A New Light for Minimally Invasive Surgery

ICG 蛍光 Navigation Surgery のすべて

光るリンパ節、脈管、臓器を追う

[監修・編集] 昭和大学 消化器 一般外科 **草野満夫**

インターメディカ

はじめに

このたび、「新たな低侵襲性手術の展開　ICG蛍光Navigation Surgeryのすべて——光るリンパ節、脈管、臓器を追う」というテーマで、本の刊行を企画した。2007年11月末に私どもの教室がお世話させていただいた第69回日本臨床外科学会総会で、このテーマでスポンサードセミナーを開催させていただいたが、会場一杯になるほどの盛況で、先生方の関心が高いことがうかがわれた。本法の有用性を多くの皆様方に知っていただき、これからの外科診療に役立ていただきたいとの考えで、この総会での発表を基にマニュアル的なテキストブックを総会記念として出版することになった。

各領域で精力的にこの仕事に取り組んでいる先生方に原稿の執筆をご依頼申し上げたところ、ほとんどの先生方から快諾いただいた。心から感謝申し上げる。

本法は乳癌、消化器系癌のセンチネルリンパ節同定法ばかりでなく、脳血管、冠動脈、リンパ管、胆道造影さらには肝臓の区域同定、消化管腫瘍の部位マーキングなどに安全・簡便な方法として注目されつつあり、脳外科、胸部心臓血管外科、乳腺外科、消化器外科、形成外科、泌尿器科、胎児外科など、幅広い外科領域で大いに威力を発揮することが期待されている。

この数年、ICG蛍光法を用いた基礎、臨床研究の学会発表数はうなぎ上りに増え、論文発表も追従するものと思われる。本法の各領域での有用性が徐々に認識されつつある証でもある。

本法は外科領域ではSPY法として冠動脈造影に応用されたのをはじめとして、乳癌のセンチネルリンパ節同定に、さらには消化器外科系領域に応用され、現在は外科のほとんどの領域で臨床応用されている。しかし、このICG蛍光法の歴史は古く、眼科領域では現在ルーチンの眼底血管検査法となっている。今回、埼玉医科大学眼科学、島田先生、米谷教授に眼科領域での本法の現状について執筆いただいた。

消化器外科領域ではICG肝予備力検査法として普段よく使用しているICGが、このような新しい画像造影の造影剤的存在になろうとは誰しも想像だにしなかった、まさに"目からうろこが落ちる"である。安全で簡便な本法はICGとPDEカメラがあれば明日からだれでも行うことができる。鏡視下手術が低侵襲性手術として普及しているが、このICG蛍光法はセンチネルリンパ節ナビゲーションなど究極の低侵襲性手術の新たな方向を提起し、鏡視下手術との融合により、その低侵襲度をさらに向上させることができる。

この本が一人でも多くの患者さんが安全で少しでも侵襲の少ない手術が受けられることに役立ってもらえることを期待したい。

本法の機器開発部門の浜松ホトニクス、株式会社インターメディカの代表取締役社長の赤土正幸氏、編集長の小沢ひとみ氏の全面的な出版協力も得られ発刊のはこびとなった。執筆者の皆様方はじめ、第69回日本臨床外科学会総会の関係各位の皆様のご理解とご支援に感謝申し上げる。皆様方のますますのご健勝とご発展を祈念申し上げます。

2008年10月

昭和大学 消化器 一般外科教授　**草野満夫**

Preface

At the end of November 2007, we organized the sponsored seminar in the 69th Congress of Japanese Clinical Surgery with the title of "All of fluorescence Navigation Surgery-Chasing Bright Lymph Nodes, Vessels, and Organs". Many surgeons showed great interests in this new concept and approach for the less invasive surgery. It proved many doctors desiring to learn the utility of this method, and to use it for surgical diagnosis and treatment. These are the background of the publication of this book.

When I requested to write manuscripts for this book, all doctors who have already been working on this field aggressively consented willingly.

This approach is acquiring increasing interest as a safe and concise procedure not only in identifying sentinel lymph nodes of breast cancer as well as cancers of digestive organs but also in detecting cerebral vessels, coronary arteries, biliary trees, in tattooing hepatic segment, and in marking tumor localization. So it is expected that the powerful device will promote the minimally invasive surgery in much more fields including chest and cardiovascular surgery, surgeries dealing with the breast and the digestive organs, plastic surgery, urology, and embryo surgery.

In the last several years, the number of presentations and publications concerning this method has been increasing steadily. It is a proof that the usefulness of this procedure has gradually been recognized.

Following the first application of this method to coronary angiography as SPY method, it is clinically applied to surgeries of the digestive organs, to the sentinel lymph node mapping of the breast, and to almost all surgical fields now. However, the history of this ICG fluorescent method is old, and now the method is routinely used as angiography of eyeground blood vessels in the ophthalmologic field. In this book, Dr. Shimada and Prof. Yoneya of the Ophthalmology Department of Saitama Medical College have written to introduce the ophthalmologic area.

ICG which is routinely used as a test drug to evaluate liver function has become a contrast medium of such new image which can be obtained after emitting LED. This is "The scales drop from eyes" for us. This famous Japanese saying means that when I heard it explained from a different point of view I really saw the light. You can do this safe and handy method from tomorrow if you have ICG and a PDE camera.

Although the laparoscopic surgery has served as a less invasive approach, the ICG fluorescence method combined with the laparoscopic surgery will become the ultimate operative procedure as less invasive surgery, like the sentinel lymph node navigation. We expect that this book will be useful for all patients so as to receive a still less invasive surgery.

We could publish this book with a great support by Hamamatsu Photonics where they produce the PDE camera and offered us valuable technical assistance, and we would like to thank staffs of Inter Medica Co. who made a great contribution to the edition of this book.

We wish to express our gratitude for understanding and support of everyone of related all of you of writer's and staffs of the 69th Congress of Japanese Clinical Surgery.

Mitsuo Kusano
Professor and Chairman Department of Surgery Showa University Tokyo JAPAN

ICG蛍光画像とNavigation Surgeryへの期待

　臨床で副作用の少ない薬剤として汎用されているインドシアニングリーン（ICG）は、750〜810nmの光の励起でピーク波長845nmの蛍光を発する。この生体透過性に優れたICGの蛍光を観察することにより、診断治療に広い範囲で応用されるようになった。

　ICGは血清蛋白と結合すると即時に蛍光特性を示すため、近赤外観察カメラPhotodynamic Eye（浜松ホトニクス社製PDE）でリアルタイムにICGの流れを観察できる。すなわち動脈に注入すると動脈や組織への血流分布、組織へのリークの部位などを観察でき、診断に応用できる。皮内あるいは組織に注入するとリンパ流及びリンパ節の存在が観察できる。

　ICGとインジゴカルミンなどの吸収色素を混注すると、吸収色素が目視できないリンパ節にもICGの蛍光が観察されることが報告され、ICGによるセンチネルリンパ節の描出には偽陰性が少ないといわれている。がん細胞がリンパ節に転移するとリンパ流動態が変わることが容易に推測され、進行癌では偽陰性率が高いといわれる。

　ICGを用いたセンチネルリンパ節の存在診断は適応を適切に選択すれば、Navigation Surgeryにおいて心強いoptionとなると考えられ、さらに基礎的検討を重ねることにより偽陰性率を下げ、PDEの応用は確実なものとなろう。

　腹腔鏡下にICG蛍光の観察が可能になると術前腸管内の腫瘍にICGを注入し、術前腫瘍およびセンチネルリンパ節のマーキングに利用できる。しかし、転移があれば陰性化することを念頭におけば、腫瘍のみでなく、切除予定線に内視鏡下にICGを注入することにより、センチネルリンパ節の偽陰性化についてはクリアできるかもしれない。腹腔鏡下腸管切除においてもPDEはNavigation Surgeryの新しい手法となり、将来さらに機器を開発することにより適応を広げていけると考える。

　ICGの蛍光でリンパ流あるいは血流量の定量化ができないかと考える。しかしながら、対象表面の蛍光強度観察のみでは定量化は困難であるといわれる。そこで、PDEを用いた血流量の評価法の検討がほしい。組織への分布、流入・流出、漏出、停滞などのパターン分類、あるいは輝度を用いてできる限り定量的に表現し、病態との関係を検討する必要があろう。

　ICGを用いた肝区域の領域を表し、切除範囲を明確にして肝切除術が試みられている。肝切除断面においてもPDEを利用することにより立体的に切除範囲を確認しながら進めることができる。

　このようにICGの蛍光を用いて種々の分野でNavigation Surgeryに応用でき、今後応用範囲がさらに広がっていくと考える。

2008年8月

浜松医科大学医学部附属病院長　中村 達

**New Light for Minimally Invasive Surgery :
Expectation for in vivo near-infrared fluorescence imaging using
Indocyanine Green (ICG) in navigation surgery**

Indocyanine Green (ICG) has recently been used in navigation surgery using fluorescence. However, this use poses a few problems. First, a sentinel node with metastasis may show false-negative fluorescence images. Second, although the fluorescence by ICG dye is able to be observed in real-time from immediately after its injection into the vessels, including lymphatic vessels or tissues, there is no ability to quantify fluid velocity and flowing volume. Finally, there may be few instruments for application of ICG dye fluoroscopy in abdominal or thoracic surgery. The progress of basic studies and the development of new instruments could yield advancements in the field of navigation surgery.

Satoshi Nakamura, M.D.
Hamamatsu University School of
Medicine, Hamamatsu, Japan
Director for Finance and Hospital

執筆者一覧

[監修・編集]

昭和大学消化器一般外科教授
草野満夫

[執筆者] 掲載順

浜松医科大学医学部附属病院長
中村　達

浜松ホトニクス株式会社 中央研究所
三輪光春

浜松ホトニクス株式会社 中央研究所
鹿山貴弘

埼玉医科大学医学部眼科講師
島田佳明

埼玉医科大学医学部眼科主任教授
米谷　新

埼玉医科大学医学部眼科
出口達也

日本大学医学部脳神経外科学系
光量子脳工学分野、神経外科学分野教授
酒谷　薫

日本大学医学部脳神経外科学系
神経外科学分野
粟野貴志

日本大学医学部脳神経外科学系
神経外科学分野准教授
加納恒男

日本大学医学部脳神経外科学系
神経外科学分野主任教授
片山容一

愛媛大学大学院医学系研究科
脳神経病態外科学准教授
久門良明

愛媛大学大学院医学系研究科
脳神経病態外科学講師
渡邉英昭

愛媛大学大学院医学系研究科
脳神経病態外科学講師
大上史朗

愛媛大学大学院医学系研究科
脳神経病態外科学教授
大西丘倫

信州大学医学部脳神経外科助教
八子武裕

信州大学医学部脳神経外科教授
本郷一博

橋本クリニック院長・神鋼病院乳腺科
橋本　隆

神鋼病院乳腺科科長
山神和彦

神鋼病院院長
山本正之

京都大学医学部乳腺外科助教
杉江知治

京都大学医学部乳腺外科
Kassim Abdelazeem Kassim

京都大学医学部乳腺外科
芳林浩史

京都大学医学部乳腺外科
高田正泰

京都大学医学部乳腺外科
竹内　恵

京都大学医学部乳腺外科助教
山城大泰

京都大学医学部乳腺外科助教
上野貴之

京都大学医学部乳腺外科教授
戸井雅和

奈良社会保険病院外科部長
鍛　利幸

奈良社会保険病院外科
山中健也

奈良社会保険病院外科
川島雅央

昭和大学病院乳腺外科講師
沢田晃暢

昭和大学病院乳腺外科
鈴木研也

国立がんセンター中央病院乳腺外科
北條　隆

国立がんセンター中央病院乳腺外科
田村宜子

国立がんセンター中央病院乳腺外科
岡田菜緒

国立がんセンター中央病院乳腺外科
菊山みずほ

国立がんセンター中央病院乳腺外科
吉田美和

国立がんセンター中央病院乳腺外科
岩本恵理子

国立がんセンター中央病院乳腺外科
明石定子

国立がんセンター中央病院乳腺外科医長
木下貴之

徳島大学大学院
ヘルスバイオサイエンス研究部
生体防御腫瘍医学講座
胸部・内分泌・腫瘍外科学分野医員
湯浅康弘

徳島大学大学院
ヘルスバイオサイエンス研究部
生体防御腫瘍医学講座
胸部・内分泌・腫瘍外科学分野助教
清家純一

徳島大学大学院
ヘルスバイオサイエンス研究部
生体防御腫瘍医学講座
胸部・内分泌・腫瘍外科学分野医員
山井礼道

徳島大学大学院
ヘルスバイオサイエンス研究部
生体防御腫瘍医学講座
胸部・内分泌・腫瘍外科学分野助教
武知浩和

徳島大学大学院
ヘルスバイオサイエンス研究部
生体防御腫瘍医学講座
胸部・内分泌・腫瘍外科学分野医員
山本洋太

徳島大学大学院
ヘルスバイオサイエンス研究部
生体防御腫瘍医学講座
胸部・内分泌・腫瘍外科学分野医員
吉良美砂子

徳島大学大学院
ヘルスバイオサイエンス研究部
生体防御腫瘍医学講座
胸部・内分泌・腫瘍外科学分野医員
岡崎憲二

徳島大学大学院
ヘルスバイオサイエンス研究部
生体防御腫瘍医学講座
胸部・内分泌・腫瘍外科学分野
澤田　徹

徳島大学大学院
ヘルスバイオサイエンス研究部
生体防御腫瘍医学講座
胸部・内分泌・腫瘍外科学分野医員
河北直也

徳島大学大学院
ヘルスバイオサイエンス研究部
生体防御腫瘍医学講座
胸部・内分泌・腫瘍外科学分野教授
丹黒　章

昭和大学消化器一般外科
五藤　哲

昭和大学消化器一般外科教授
草野満夫

昭和大学消化器一般外科
有吉朋丈

昭和大学消化器一般外科
佐藤　篤

昭和大学消化器一般外科
大塚耕司

昭和大学消化器一般外科准教授
村上雅彦

昭和大学消化器一般外科講師
田嶋勇介

昭和大学消化器一般外科
山崎公靖

昭和大学消化器一般外科
増田勇毅

昭和大学消化器一般外科
加藤正典

昭和大学消化器一般外科講師
加藤貴史

滋賀医科大学外科学講座、消化器一般外科
奥村憲二

滋賀医科大学外科学講座、消化器一般外科
助教
龍田　健

滋賀医科大学外科学講座、消化器一般外科
助教
村田　聡

滋賀医科大学外科学講座、消化器一般外科
助教
山本　寛

滋賀医科大学外科学講座、消化器一般外科
講師
内藤弘之

滋賀医科大学外科学講座、消化器一般外科
教授
谷　徹

昭和大学消化器一般外科
渡辺　誠

昭和大学消化器一般外科准教授
角田明良

島根大学医学部泌尿器科助教
井上省吾

島根大学医学部泌尿器科准教授
椎名浩昭

島根大学医学部泌尿器科助教
有地直子

島根大学医学部泌尿器科助教
三井要造

島根大学医学部泌尿器科助教
平岡毅郎

島根大学医学部泌尿器科助教
和気功治

島根大学医学部泌尿器科助教
洲村正裕

島根大学医学部泌尿器科講師
本田　聡

島根大学医学部泌尿器科教授
井川幹夫

関西医科大学皮膚科学教室准教授
爲政大幾

平塚共済病院心臓センター心臓血管外科部長
高橋政夫

横浜市立大学医学部外科治療学教授
益田宗孝

慶應義塾大学医学部外科（心臓血管）
専任講師
古梶清和

慶應義塾大学医学部外科（心臓血管）教授
四津良平

心臓血管センター北海道大野病院院長
道井洋吏

心臓血管センター北海道大野病院
心臓血管外科
光島隆二

心臓血管センター北海道大野病院
心臓血管外科
鈴木正人

心臓血管センター北海道大野病院臨床工学部
飯塚嗣久

東京慈恵会医科大学形成外科准教授
武石明精

浜松医科大学医学部形成外科准教授
深水秀一

浜松医科大学医学部形成外科
藤原雅雄

執筆者一覧

浜松医科大学医学部形成外科
鈴木綾乃

浜松医科大学医学部形成外科
水上高秀

昭和大学消化器一般外科講師
清水喜徳

昭和大学消化器一般外科講師
青木武士

昭和大学消化器一般外科
安田大輔

昭和大学消化器一般外科助教
向井聖士郎

昭和大学消化器一般外科助教
大山　祥

山梨大学医学部第2外科助教
井上秀範

山梨大学医学部第2外科准教授
進藤俊哉

山梨大学医学部第2外科教授
松本雅彦

KKR札幌医療センター斗南病院
消化器センター外科医長
海老原裕磨

KKR札幌医療センター斗南病院副院長
奥芝俊一

KKR札幌医療センター斗南病院
消化器センター外科
佐々木剛志

KKR札幌医療センター斗南病院
消化器センター外科消化器外科科長・
集中治療室科長
川原田陽

KKR札幌医療センター斗南病院
消化器センター外科科長
北城秀司

KKR札幌医療センター斗南病院院長
加藤紘之

筑波大学大学院人間総合科学研究科
臨床医学系形成外科教授
関堂　充

浜松医科大学医学部第2外科・血管外科講師
海野直樹

東京医科歯科大学医学部外科・血管外科
寺崎宏明

東京医科歯科大学医学部血管外科講師
井上芳徳

国立成育医療センター特殊診療部
石山昭彦

国立成育医療センター特殊診療部長
千葉敏雄

東京大学医学部形成外科教授
光嶋　勲

東京大学医学部形成外科助教
成島三長

東京大学医学部形成外科
山本裕介

岡山大学医学部形成再建外科
山田　潔

岡山大学医学部形成再建外科教授
木股敬裕

菊名記念病院外科
早稲田正博

新興光器製作所
福与恒雄

昭和大学消化器一般外科
新谷　隆

昭和大学消化器一般外科
村井紀元

昭和大学消化器一般外科
加藤博久

昭和大学消化器一般外科
草野智一

昭和大学消化器一般外科
松田和広

昭和大学放射線科准教授
橋本東児

慶應義塾大学医学部一般・消化器外科講師
河地茂行

慶應義塾大学医学部一般・消化器外科准教授
田辺　稔

慶應義塾大学医学部一般・消化器外科助教
篠田昌宏

慶應義塾大学医学部一般・消化器外科助教
日比泰造

慶應義塾大学医学部一般・消化器外科准教授
上田政和

東京医科大学八王子医療センター
消化器外科教授
島津元秀

慶應義塾大学医学部一般・消化器外科教授
北川雄光

東京医科大学八王子医療センター
消化器外科教
安田祥浩

東京医科大学八王子医療センター
消化器外科講師
粕谷和彦

東京医科大学八王子医療センター
消化器外科助教
園田一郎

東京医科大学八王子医療センター
消化器外科助教
野村朋壽

東京医科大学八王子医療センター
消化器外科
黄司博展

東京医科大学八王子医療センター
消化器外科助教
石崎哲央

東京医科大学八王子医療センター
消化器外科助教
尾形高士

東京医科大学八王子医療センター
消化器外科助教
寿美哲生

東京医科大学八王子医療センター
消化器外科講師
冨岡英則

東京医科大学外科学第3講座准教授
土田明彦

東京医科大学外科学第3講座主任教授
青木達哉

東京医科大学八王子医療センター
放射線科助教
佐口　徹

Contents

はじめに ———————————————————————————— 2
ICG蛍光画像とNavigation Surgeryへの期待 ——————————— 4
執筆者一覧 ———————————————————————————— 6

I ICG蛍光特性と蛍光観察法

ICGの蛍光特性 ——————————————————————————— 16
Fluorescence characteristics of indocyanine green (ICG)

PDEカメラの特性 —————————————————————————— 24
The characteristics of Photodynamic Eye (PDE) camera

II 眼科領域でのICG蛍光特性とICG蛍光眼底造影

眼科領域のICG造影：ICG蛍光眼底造影 ——————————————— 32
ICG fundus angiography, the basis and applications

III 脳外科領域への応用

脳循環評価

ICG蛍光イメージング法の頭蓋内外血行再建術中の脳循環モニタリングへの応用 —— 44
Application of indocyanine green fluorescence angiography to intraoperative monitoring of hemodynamic changes during EC-IC bypass surgery

術中造影

脳神経外科手術でのICG蛍光血管造影の有用性 —————————————— 50
Usefulness of an intra-operative ICG video-angiography for neurosurgical operations

ハンディ型赤外線カメラを用いた術中脳血管撮影の有用性 ————————— 58
Usefulness of indocyanine green videoangiography with a near-infrared portable camera device for intraoperative cerebral angiography

Contents

IV センチネルリンパ節同定とNavigation Surgery

乳 癌

ICG蛍光法によるリンパ流路の検討と乳癌センチネルリンパ節生検 —— 70
An analysis of lymphatic routes and the result of sentinel lymph-node biopsy using the observation of fluorescence image with indocyanine green

ICG蛍光法による乳癌センチネルリンパ節生検法 —— 83
Sentinel node navigation surgery with indocyanine green fluorescence imaging system in breast cancer

インドシアニングリーン蛍光測定による乳癌センチネルリンパ節生検 —— 93
Sentinel lymph nodes biopsy in breast cancer by indocyanine green fluorescence navigation

ICG蛍光法による乳癌のセンチネルリンパ節生検の検討 —— 101
A study of sentinel lymph node biopsy in breast cancer by indocyanine green fluorescence imaging method

乳癌患者における蛍光法＋色素法によるセンチネルリンパ節生検の有用性の検討 —— 111
Navigation surgery using a dye and fluorescence for detecting sentinel lymph nodes in breast cancer

食道癌

食道表在癌におけるICGを用いたリンパ管、およびセンチネルリンパ節同定法 —— 119
ICG fluorescence navigation for sentinel lymph nodes and lymphatic vessels in patients with superficial esophageal cancer

LED励起ICG蛍光による食道癌のセンチネルリンパ節の同定 —— 126
Sentinel node navigation surgery in esophageal cancer using image-guided fluorescence navigation system with indocyanine green

胃 癌

ICG蛍光法を用いた胃癌 sentinel node mapping —— 134
Sentinel node mapping guided by indocyanine green fluorescence imaging in gastric cancer

早期胃癌におけるPDEを用いたICG蛍光観察法によるセンチネルリンパ節生検 —— 144
Sentinel lymph node biopsy by ICG fluorescence imaging system in early gastric cancer

大腸癌

大腸癌におけるICG蛍光法を用いた新しいセンチネルリンパ節生検 —— 150
Sentinel node mapping guided by indocyanine green fluorescence imaging: a new method for sentinel node navigation surgery in colorectal cancer

前立腺癌

ICG蛍光測定法による前立腺癌センチネルリンパ節同定法 —— 156
A novel concept of sentinel lymph node in clinically localized prostate cancer by fluorescence navigation after intraoperative indocyanine green injection into the prostate

皮膚癌

下肢悪性黒色腫と外陰部乳房外Paget病に対するICG蛍光法を用いた sentinel node navigation surgery —— 167
Sentinel node navigation surgery using fluorescence imaging by indocyanine green for skin cancers (cutaneous malignant melanoma and extramammary Paget's disease)

V 脈管造影

冠動脈造影

ICG蛍光SPY intraoperative imaging systemを用いた術中冠動脈バイパスグラフト造影法の意義 ─患者に優しい安全確実で低侵襲なoff pump CABGを行うために─ ……… 176
An innovative SPY intra-operative imaging system to evaluate the graft patency during off-pump CABG

ICG蛍光法を用いた赤外観察カメラによる術中グラフト評価 ……… 191
Intraoperative quality assessment by using fluorescence imaging in off-pump coronary artery bypass grafting

ICG蛍光冠動脈造影法 ……… 200
Intra-operative graft gram in coronary artery bypass grafting surgery (CABG) by using indocyanine green fluorescence imaging

乳房再建

乳房再建における術中ICG蛍光造影 ……… 205
ICG fluorescence navigation surgery in breast reconstruction

有茎腹直筋皮弁を用いた乳房再建術における新しい術中血流評価法 ……… 211
The intraoperative evaluation of flap circulation by indocyanine green fluorescence angiography in the breast reconstruction with a pedicled transverse rectus abdominis myocutaneous flap (TRAM flap)

腹部血管造影

肝動脈・門脈に対するICG血管造影 ……… 219
Intraoperative angiography with an indocyanine green fluorescence imaging for hepatic artery and portal vein

消化管手術における新しい血流評価法

ICG蛍光法による腫瘍の血管造影と肝腫瘍のvascularity評価 ……… 228
ICG fluorescence angiography and the assessment of tumor vascularity of liver tumors

腹部大動脈瘤手術における術中腸管血流評価法 ……… 241
A new evaluation method to detect intestinal ischemia during operation for abdominal aortic aneurysms

消化管再建におけるICG赤外線カメラシステムを応用した新しい血流評価法 ─特に食道切除後再建臓器の新しい血流評価法について─ ……… 249
Evaluation of blood flow by indocyanine green fluorescence imaging for reconstruction after esophagectomy using the gastric tube

末梢血管・局所微小循環評価

血管外科領域におけるICG蛍光血管造影の応用 ……… 258
Indocyanine green fluorescence angiography for intraoperative assessment of blood flow in vascular surgery

インドシアニングリーン(ICG)蛍光測定による新しい局所微小循環評価法 ……… 269
A new method to evaluate local tissue blood supply by indocyanine green fluorescence

胎児内視鏡と胎盤血管造影

胎児内視鏡と胎盤血管造影 ……… 277
Visualization of the placental blood vessels by an ICG fluorescence endoscope

Contents

VI リンパ管造影、胆管造影

リンパ浮腫

PDEとスーパーマイクロサージャリーによるリンパ浮腫治療 —————— 288
Treatments for lymphedema using Photodynamic Eye and super-microsurgery

リンパ還流不全

形態学的・機能的異常をとらえる新しい画像診断法 —————— 301
Indocyanine green lymphography: A novel functional and morphological imaging technique to diagnose lymphatic disorder

リンパ浮腫患者におけるICG蛍光リンパ管造影のパターンと手術成績の比較検討 —————— 313
ICG lymphangiographic pattern and surgical effect classified by its patterns in the lymphedema limbs

術中胆管造影

ICG蛍光法による開腹および鏡視下胆道造影 —————— 326
ICG fluorescence image-guided cholangiography

VII 肝区域のTattooingと腫瘍のMarking

術中肝区域の同定

ICG蛍光法を用いた三次元肝区域同定法 —————— 336
Three dimensional identification of liver segment using ICG fluorescence navigation system

胆嚢癌の至適肝切除範囲の同定

進行胆嚢癌におけるICG蛍光法を用いた至適肝切除区域同定の経験 —————— 342
Hepatic tattooing by ICG fluorescence image in surgery of gallbladder cancer

LED励起ICG蛍光により同定した胆嚢静脈灌流域を切除する胆嚢癌に対する拡大胆嚢摘出術の1例 —————— 349
Hepatectomy of the cystic venous drainage area detected by indocyanine green fluorescence imaging as the treatment for gallbladder carcinoma

胆嚢癌に対しICG蛍光navigationにて観察された胆嚢静脈灌流域の肝切除術 —————— 355
ICG fluorescence navigation in partial hepatectomy for gallbladder cancer

消化管腫瘍の術前Marking

ICG蛍光法を応用した大腸癌術前マーキング —————— 361
Colonic marking using a fluorescence imaging technique with light-emitting diode-activated indocyanine green

VIII 鏡視下手術との融合による新たな低侵襲性手術の展開

鏡視下ICG蛍光硬性鏡の開発 ——————————————— 368
A new ICG fluorescence endoscope for minimally invasive surgery

胎児手術への応用 ————————————————————— 376
Fluorescence imaging and fetal therapy

おわりに ————————————————————————— 382

I ｜ ICG蛍光特性と蛍光観察法

Ⅰ ICG蛍光特性と蛍光観察法

ICGの蛍光特性
Fluorescence characteristics of indocyanine green (ICG)

| Key Words | インドシアニングリーン | 近赤外 | 蛍光 |

浜松ホトニクス株式会社 中央研究所
三輪光春

1 ICG（インドシアニングリーン）とは

　ICGは分子量774.96の暗緑青色の水溶性化合物であり、体内では血漿蛋白と速やかに結合し、そのほとんどは肝実質細胞に取り込まれ、代謝されずに胆汁に排泄される。ICGは肝機能や循環機能検査薬として医療承認された毒性の低い試薬であり、50年に亘り世界的に広く使用されている。**Fig.1**に構造式を示す。

　これまでICGが主として利用されてきた肝・循環機能検査はICGの光吸収特性を利用した診断法であったが、ICGはまた蛍光を発することも古くから知られており、動物を用いた生体内部の血管や臓器の可視化技術の研究[1]や、眼科領域においては網膜や脈絡膜の血管造影法における光造影剤として利用されてきた[2]。特に最近では、小型・安全で操作が容易という特徴を活かし、X線アンギオグラフィなどの放射線画像技術に代わる新たな診断手段として期待されている。術中での使用が可能なことから、乳癌センチネルリンパ節生検、冠動脈バイパス手術をはじめ、脳外科領域、形成外科領域、消化器外科領域に及ぶ様々な応用分野への広がりをみせている。ここでは光造影剤としてICGの蛍光特性に関する説明を行う。

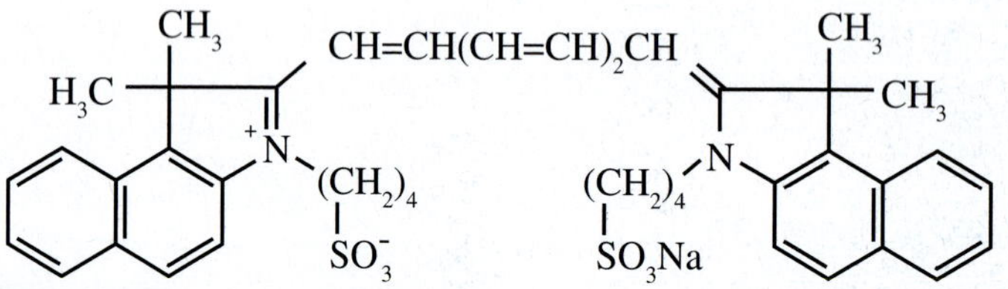

Fig.1
Molecular formula and molecular weight of ICG.

Molecular Weight 774, 96

2 ICGの吸光および蛍光の波長特性

　生体内でのICGの蛍光はピーク波長が845nmの近赤外領域にあるため、蛍光画像を直接的に肉眼で観察することはできない。そこで撮像手段として近赤外領域に感度を有するCCDなどが用いられる。ICG蛍光法による近赤外領域での光生体計測は、可視光領域の蛍光測定に比べて、自家蛍光の影響を受けにくいという利点の他に、生体深部の情報を得ることができるという点に大きな特徴がある。光が生体表面からどの程度の深さまで到達できるかは、用いる光の波長に大きく依存する。生体内における主な吸光物質はヘモグロビンと水であり、これらの影響により光の減衰が生じる。**Fig.2**にヘモグロビンと水の波長に対する吸光度特性を示す。ヘモグロビンは600nmより短波長の可視光を強く吸収し、また水は900nmより長波長の光を吸収するため、可視光や赤外光は容易に生体深部に到達できない。ところが600〜900nmのいわゆる近赤外光領域ではヘモグロビン、水とも吸光度が低く、減衰の度合いが小さい。ICGの励起波長は805nmをピークとする750nm〜810nmであり、蛍光は845nmをピークとする近赤外領域にあるため、励起、蛍光波長ともヘモグロビンと水による吸光の影響を受けにくく、比較的生体深部に到達することが可能である。現在のところ、ICG蛍光法はおよそ体表から10mmまでの深さに存在する血管やリンパ管の観察が可能である。

　深さと蛍光画像の画質に関しては、波長による吸光特性とともに組織の散乱による影響を考慮する必要がある。特に脂肪組織は吸光度は低いものの、光を散乱する度合いが大きく、脂肪の厚さに依存して単位体積あたりの光密度を低下させるために蛍光効率を悪化させる要因となる。また蛍光画像劣化（ボケ）の主要因でもある。深部情報を精度良く測定するためには、効率的な散乱除去方法の開発が重要となる。

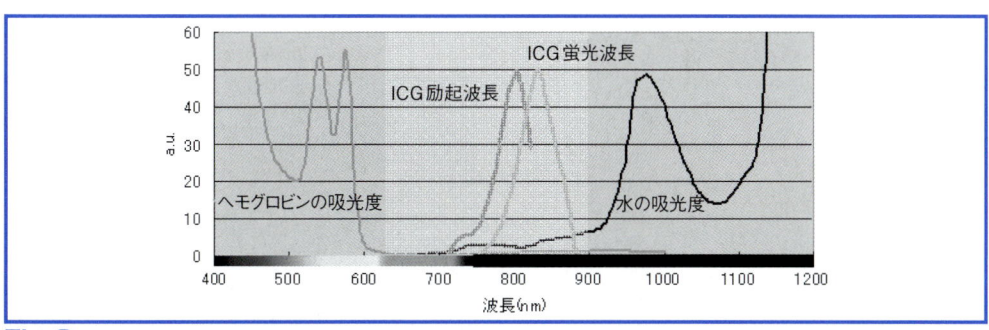

Fig.2
Absorption spectra of hemoglobin and water.
ICG excitation and emission spectra are in near infrared wavelength between 600 to 900nm. The absorption of hemoglobin and water is small in this wavelength. This is the reason why ICG fluorescence can acquire deep information in human tissue.

3 ICGは何と結合して蛍光を発するか？

　Fig.3に励起強度とICG濃度が同一条件下における、水を溶媒としたICG溶液（A）と、血漿を混ぜたICG溶液（B）の画像（Fig.3左）と蛍光画像（Fig.3右）を示す。水を溶媒としたICG溶液は不安定で蛍光強度は非常に弱いが（Fig.3蛍光画像（A））、このICG溶液に血漿を混ぜると強い蛍光を発する（Fig.3蛍光画像（B））。同様の現象が生体内で起こっている。すなわち生体に注入されたICG溶液は血漿タンパクと速やかに結合することで安定になり、強い蛍光を発する。ICGの蛍光が血漿のどの成分に依存するかについての実験結果がいくつか報告されている。従来、ICGは血中アルブミンと結合するとされていたが、Bakerらはアルブミンではなく、α-1リポプロテインと結合して蛍光を発することを示した[3]。またYoneyaらは、ICGが混合された血漿を電気泳動法により各成分に分離し、どの成分から蛍光が発せられているかを眼底カメラを用いて確認した結果、HDL（high-density lipoprotein）とLDL（low-density lipoprotein）が主成分であることを確認し、特にHDLから強い蛍光がみられたことを報告した[4]。このようにICGの蛍光が生体内のどの成分に由来するかを知ることは、蛍光画像が意味することの本質を理解するうえで大変重要である。

　水を溶媒としたICG溶液はほとんど蛍光を発しないが、ジメチルスルホキシド（DMSO）、メタノール（CH_3OH）やエタノール（C_2H_6O）を溶媒とした場合には安定で強い蛍光を発する[5]。すなわち、これらを溶媒とすることで、血漿タンパクを必要としない蛍光溶液の作成が容易に可能である。アルコールを溶媒としたICG溶液は、蛍光観察装置の動作チェックや、エポキシ樹脂と混合することで生体を模擬した固形蛍光ファントムの作成に有効である。またDMSOを溶媒としたICG溶液は、生体以外の血液を有しない測定対象への応用が可能と考えられる。ちなみにエタノールを溶媒としたICG溶液の蛍光波長のピークは、血漿の場合とは若干異なり830nmである。

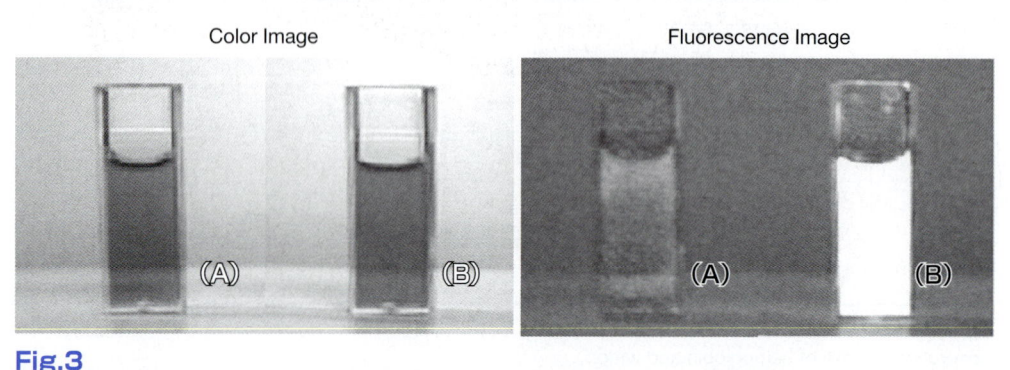

Fig.3
Fluorescence characteristics of ICG. ICG with water(A). ICG with water plus plasma(B). ICG generates strong fluorescence when combined with plasma (B).

4 ICG蛍光法の留意点

1）ICGの濃度と蛍光輝度について

　ICG濃度と蛍光強度は必ずしも一致しないことに注意を要する。一般的に、蛍光測定の場合、溶質の濃度が低い領域では蛍光強度は濃度にほぼ比例して増加するが、ある濃度で蛍光強度は飽和値に達し、さらに濃度が増すと蛍光強度が減衰する現象がみられる。この現象をクエンチングという[5]。ICG溶液は蛍光体であるが、同時に光吸収体でもあるため、ICG濃度の増加に伴い、蛍光輝度の上昇が起こるが、発した蛍光を自身で吸収するために蛍光強度の低下が起こることが濃度クエンチングの原因とされている。**Fig.4**にエタノールを溶媒としたICG溶液の濃度の違いによる蛍光強度の測定結果を示す。**Fig.4**中（**A**）、（**B**）はそれぞれ25mgのICGを5ccと1000ccのエタノールで希釈した溶液の可視画像（**Fig.4左**）と、蛍光画像（**Fig.4右**）を示す。励起光源の強度は同一とした。濃度が極めて高い（**A**）の場合にはこのように蛍光輝度が逆に低下するクエンチング現象が起こり得る。実際の臨床では、例えば乳癌センチネルリンパ節生検において、リンパ節が濃い緑色に染色されているにもかかわらず、クエンチングの影響で蛍光が確認できないことが稀にみられる。ICG蛍光法は様々な分野に応用されつつあるが、良好な蛍光画像を得るためには、各応用分野あるいは個々の患者に適したICG濃度と投与量にて実施することが重要である。

2）蛍光画像計測の定量化について

　蛍光画像の定量計測のためには、カメラシステムの固定、励起光強度の厳密な制御、検出器の感度の補正、光源―被測定対象―検出器間の正確な距離などの他に、

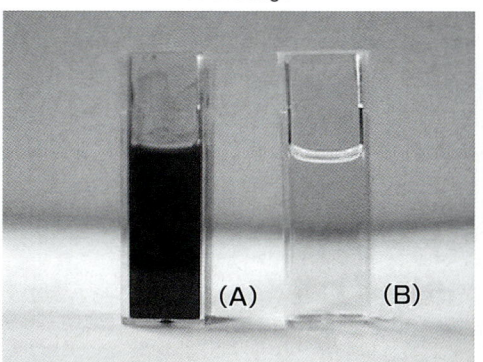

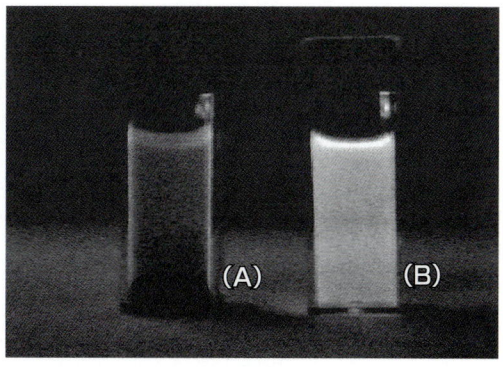

Color Image　　　　　　　　　　　　　Fluorescence Image

(A)　(B)　　　　　　　　　　　　　　　(A)　(B)

Fig.4
Quenching phenomena.
25mg ICG/5cc ethanol(A) and 25mg ICG/1000cc ethanol(B). Too high ICG concentration shows lower fluorescence intensity.

生体内の光吸収・光散乱特性をも加味した補正や画像化アルゴリズムの開発が要求される。**Fig.5**にエポキシ樹脂で作成した生体を模擬した半円筒状の固体散乱ファントムに、深さを変えて埋め込んだ蛍光体からの蛍光輝度を測定した結果を示す。ファントム内部に埋め込んだICG蛍光体は直径4.6mm×高さ5mmであり（ICG濃度は同一）、ファントム表面から蛍光体中心までの距離が4mm、8mm、12mmの深さとなるよう設計したファントムモデルを用いた。**Fig.5a**はファントムを正面から撮影したカラー画像を示し、□印は埋めた蛍光体の位置を示す。**Fig.5b**はファントム上面から撮影した画像であり、図に示される穴の位置に蛍光体が埋め込まれている。励起光はファントム表面から照射し、同じ側から蛍光画像を観察した。**Fig.5c**は励起光強度が低い状態での蛍光画像である。深さ4mmの蛍光体は明瞭に観察できるが、深さ8mmの蛍光体はファントムの散乱・吸収の影響により蛍光輝度は低い。**Fig.5d**は励起光強度を増した時の蛍光像であり、深さ12mmの蛍光体からの蛍光も観察可能であった。このように、励起光源の強度を増すことで、より深部に位置する蛍光体の検出が可能となる。ただし、蛍光強度と深さは非線形の関係にある（浅い位置にある蛍光体からの蛍光強度は深部のものよりも急激に

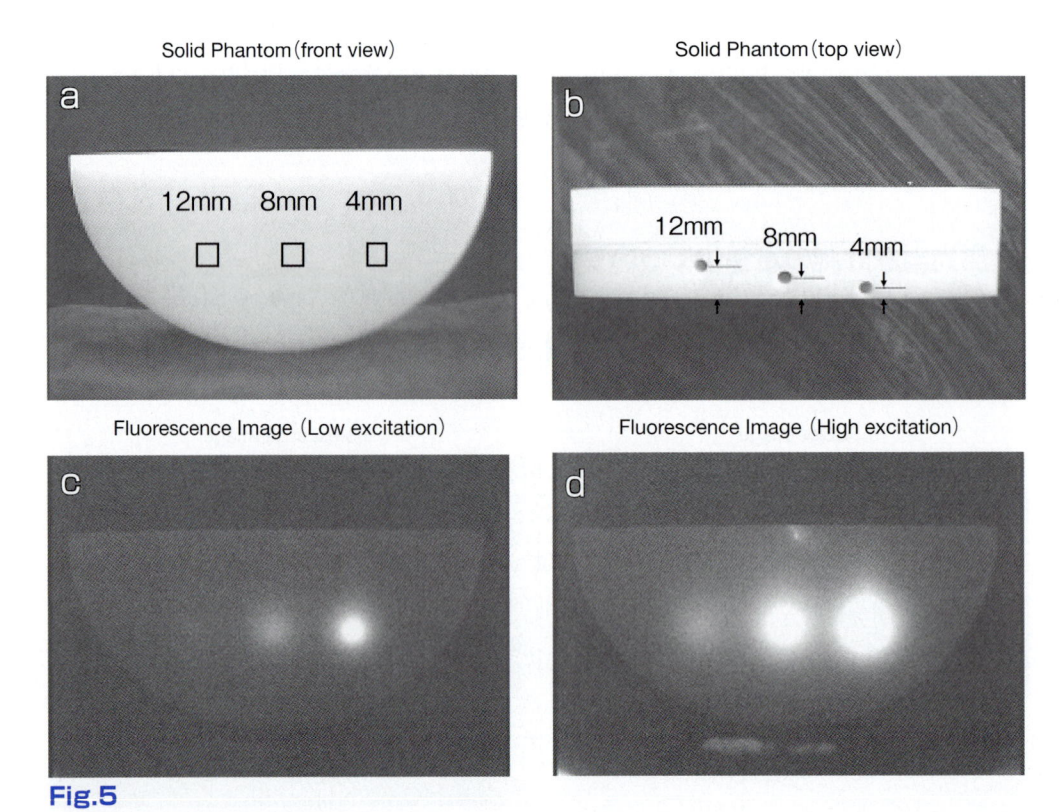

Fig.5
Fluorescence intensity according to depth.
Fluorescence substances (4.6mm diameter and 5mm height) is located at 4mm, 8mm, 12mm depth inside the solid phantom made from epoxy resin. Increase the excitation intensity, deeper fluorescence substances can be observed (c→d).

変化する)ため、定量解析をする際には画像データの飽和に注意する必要がある。またこの非線形性は生体組織の散乱・吸収に依存するため、生体内部での光の振る舞いを十分に理解したうえでの解析が重要である。ICG蛍光法を医学的に有用な診断ツールとするためには定量化は欠くことのできない重要な技術である。現在、光拡散理論に基づく光CT画像化アルゴリズムの研究が世界的に進められている[6]。近い将来、蛍光画像の定量化と三次元断層イメージングの実現が期待される。

3) ICGの副作用について

　ICGは副作用の少ない比較的安全な試薬であるが、投与症例中0.17%(36例/21,278例)の副作用が報告されている。主な副作用としてショック症状0.02%(5件)、悪心・嘔気0.08%(16件)、血管痛0.04%(8件)、発熱・熱感0.02%(4件)などが報告されている。また生理機能が低下している高齢者や妊婦、授乳婦への投与は慎重に行うことが望ましいとされている[7]。

Summary

Fluorescence characteristics of indocyanine green (ICG)

Mitsuharu Miwa

Central Research Laboratory, Hamamatsu Photonics K. K., Shizuoka, Japan

Key Words : Indocyanine green, Near infrared, Fluorescence

Indocyanine green (ICG) is a widely used diagnostic reagent which is clinically approved for use in the examination of hepatic function, cardiac output and retinal angiography. The excitation wavelength of ICG is in between 750nm to 810nm and generates a fluorescence peak wavelength at 845nm when it is combined with plasma protein.

Several papers have been published regarding the binding properties of ICG in human blood. Yoneya et al showed by using electrophoresis that ICG bound intensely to HDL (high-density lipoprotein) and moderately to LDL (low-density lipoprotein).

The excitation and fluorescence wavelength of ICG are in the near infrared wavelength region as described above. It is very important because a near infrared light can deeply penetrate into living tissue due to its low optical absorption by hemoglobin and water. Clinical experience has found that ICG fluorescence can be observed in blood and lymph vessels as much as about 10mm beneath the body surface. There are many factors that limit the depth of this penetration. Scattering is a very important factor in the depth and quality of fluorescence images, as is absorption. Especially, fat layer produces low absorption and high scattering, so that it diffuses the excited light and blurs out the fluorescence image. For the quantitative analysis of fluorescence image in human tissue, it is necessary to consider not only measurement parameters but also optical properties of tissue such as absorption and scattering.

文 献

1) Kaoru Sakatani, Masaki Kashiwasake-jibu, Yoshinori Taka, et al：Noninvasive optical imaging of the subarachnoid space and cerebrospinal fluid pathways based on near-infrared fluorescence. J Neurosurg 87：738-745, 1997.
2) 林 一彦：赤外眼底撮影法. 眼科 27：1541-1550, 1985.
3) Baker KJ：Binding of sulfobromophthalein（BSP）sodium and indocyanine green（ICG）by plasma alpha-1 lipoproteins. Proc Soc Exp Biol Med 122：957-963, 1966.
4) Shin Yoneya, Tamiya Saito, Yoshiko Komatsu, et al：Binding Properties of Indocyanine Green in Human Blood. IOVS 7（39）, 1998.
5) R.C.Benson and H.A.Kues：Fluorescence Properties of Indocyanine Green as Related to Angiography. PHYS.MED.BIOL 1（23）：159-163, 1978.
6) Vasilis Ntziachristos, Ching-Hsuan Tung, Christoph Bremer, et al：Fluorescence molecular tomography resolves protease activity in vivo. Nature Medicine 7（8）, 2002.
7) 第一三共株式会社：ジアグノグリーン注 取扱い説明書.

I ICG蛍光特性と蛍光観察法

PDEカメラの特性
The characteristics of Photodynamic Eye (PDE) camera

Key Words | 近赤外蛍光 | 蛍光イメージング | インドシアニングリーン | 術中造影

浜松ホトニクス株式会社 中央研究所
鹿山貴弘

1 PDEカメラ開発背景

　生体組織を画像化する医用イメージング技術としては、放射線トレーサーを用いたPET（positron emission tomography）、放射線を用いたX線CT（computed tomography）、核磁気共鳴現象を利用したMRI（magnetic resonance imaging）、超音波を利用した超音波CTなどが確立されており、医療現場では必要不可欠な装置として活躍している。一方、光を用いた画像化技術は、生体内部の強い散乱と吸収という問題に阻まれ、他の技術に遅れをとってきた。ところが近年、生体内での光の振る舞いに関する研究が急速に進み、光による画像化技術、いわゆる光CTが現実のものとなりつつある。光イメージングの手法の1つとして光造影剤を利用した蛍光イメージングがある。ここでは光造影剤としてインドシアニングリーン（indocyanine green；ICG）を利用した近赤外蛍光画像化装置に関する解説を行う。

　生体内に主に存在する光吸収物質として、水とヘモグロビンがある。ヘモグロビンは600nmより短波長の可視光に対して強い吸収があり、水は900nmより長波長に強い吸収を持つため、一般的に光は生体組織での透過性が悪いと考えられてきた（第I章「ICGの蛍光特性」**Fig.2**参照）。しかし近赤外波長領域（600～900nm）の光は、「optical window」と呼ばれ、ヘモグロビンや水の吸収が小さいため、比較的深い領域まで透過できる。この理由により近赤外光は、生体診断に用いられることが多く、生体内部の構造や体内機能変化を非侵襲的に、安全かつ簡便にイメージングできるという利点がある。例えば生体に近赤外光を照射すると、手のひらなど比較的薄い部位では血管など生体内部の構造を可視化することができる。これは血管内のヘモグロビンにより近赤外光が吸収されるため、血管のある部分だけ黒くイメージングができるのである。

　近赤外波長領域の光は、水とヘモグロビンの吸収が小さいため生体透過性が比較的高いが、生体組織による光散乱の影響で画質の劣化が生じる。そこで、あらかじめ生

体内に蛍光物質・発光物質を注入し、体表面で蛍光や発光を検出し生体内部の情報をイメージングする技術が研究されている。さらに近年、CCDなどの撮像素子の感度やS/Nの向上により、蛍光物質を利用した近赤外蛍光イメージング装置が実用となった。近赤外蛍光イメージングの利点として、生体バックグランドが低いためより深部までの観察が可能、PET・X線CT・MRIなどのような大型の装置を必要とせず簡便、撮像に特別な技術を必要とせず、放射線を用いないため安全であり、リアルタイムな観察を行うことができる。赤外観察カメラシステムPhotodynamic Eye（以下、PDE／浜松ホトニクス社製）は、この近赤外蛍光イメージングを応用した医療用カメラである。

2　PDEカメラの基本構成

　PDE（**Fig.1**）は、肉眼ではみえない近赤外像を観察するカメラ装置であり、組織表面下の観察や組織中の蛍光試薬の分布等の確認が可能である。

　装置の基本構成（**Fig.2**）は、カメラユニット部と画像を処理するコントローラ部で構成されている。カメラユニット部とコントローラ部は専用のカメラケーブルで接続され、コント

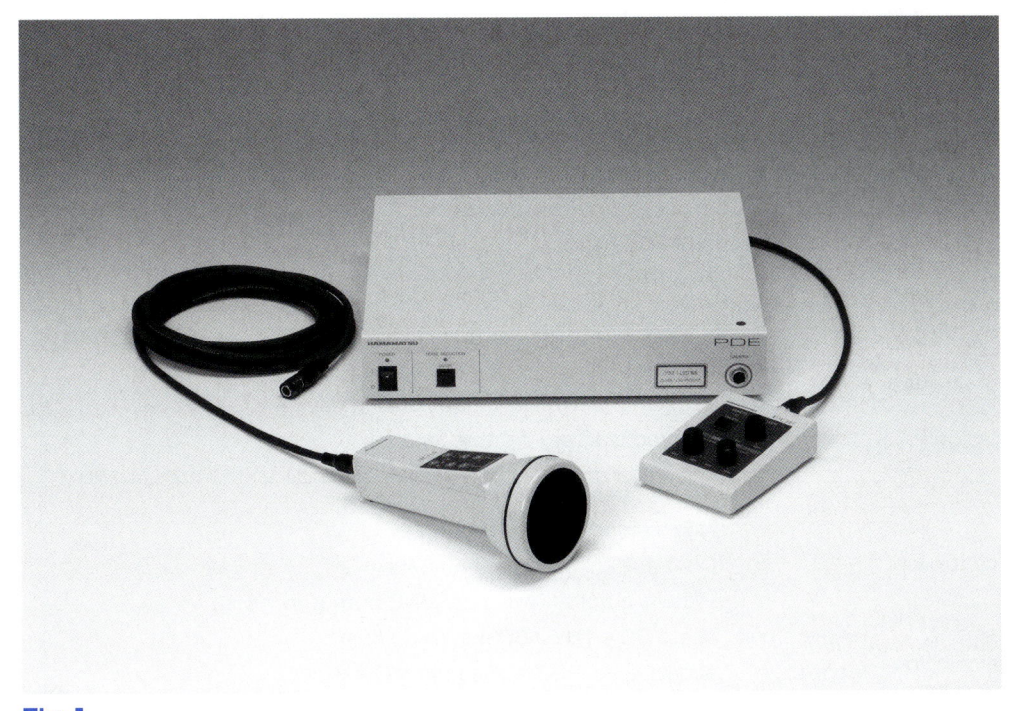

Fig.1
The appearance picture of the infrared observation camera system Photodynamic Eye (PDE).

ローラ部からの出力を液晶モニタなどの外部入力機器に表示する仕組みとなっている。PDEの基本仕様を**Table 1**に示す。

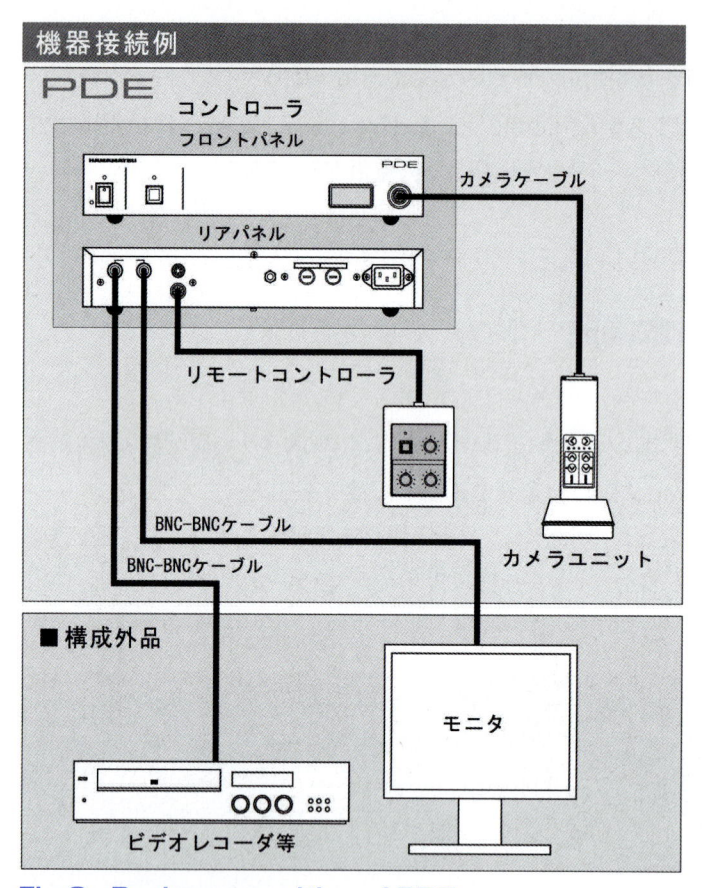

Fig.2 Basic composition of PDE

Table 1 Basic specification

camera unit		sensor : Solid-state image sensing device
		Infrared auxiliary lighting function
		Hand operation function(contrast enhancement function, auxiliary lighting intensity control)
controller		Noise reduction function
		Contrast enhancement function
		Picture output : Two lines (BNC output terminal)
outside dimension	camera unit	about 80×181×80mm(W×D×H)
	controller	about 322×283×55mm(W×D×H)
mass	camera unit	about 0.5kg
	controller	about 2.8kg

3 カメラユニット部

　カメラユニット部は小型・軽量かつハンディである（**Fig.3**）。カメラユニット前面には赤外補助照明機能として近赤外波長のLED励起光源（IECクラス1）が配置されている。またカメラユニット内部には近赤外波長領域に感度を有するCCDカメラと、観察した画像をCCDカメラに結像するレンズが内蔵され、レンズ前面には励起波長をカットする光学フィルタが設置されている。
　カメラユニット上部のスイッチ部にて赤外補助照明の光量、コントラストエンハンスメントの調整が可能で、操作者が手もとで操作することができる。またリモートコントローラ（**Fig.4**）を接続することにより、操作者以外でも光量調整、コントラストエンハンスメント調整が可能である。

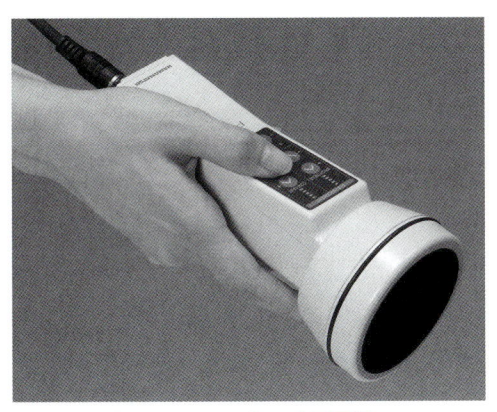

Fig.3　Camera unit of PDE 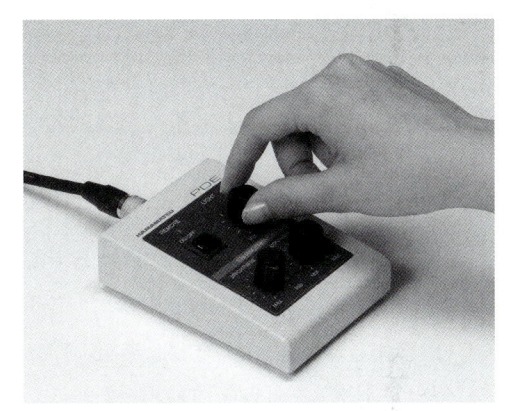　　　　Fig.4　Remote controller of PDE

4 コントローラ部

　コントローラ部はコントラストエンハンスメント機能・ノイズリダクション機能を搭載している。またPDEからの出力はモノクロのNTSC信号で、BNC出力端子が2系統設けられており、2つの外部入力機器に出力することが可能である。1つを液晶モニタに出力し、もう1つをハンディカムやビデオレコーダなどに接続し、動画を保存することが可能である。
　コントラストエンハンスメント機能には、ブライトネスとコントラストの2種類の画像強調機能がある。「コントラスト」とは、画面上の白い部分と黒い部分との明るさ（輝度）の違いのことである。コントラストを上げると画面上の白く表示されている部分はより明るくなるが、

黒い部分の明るさは変わらないため、輝度の調整の差が強調されるのが特徴である。また「ブライトネス」とは、「輝度」のことであり、「画面表示部分の全体の明るさの度合い」である。輝度を上げると表示部分全体の明るさが増し、白っぽい部分はより明るく表示されるが、黒い部分の明るさも増すのが特徴である。

　ノイズリダクション機能とは、数枚のフレーム画像を平均化し、アナログ映像信号のノイズをデジタル処理によって除去する機能のことである。この機能を用いることにより、ノイズを除去したより高画質な画像取得が可能となる。ただし、数枚のフレーム画像を平均化するため、動きの早い映像に関しては、不向きである。

5　PDEの使用方法

　PDEは近赤外蛍光試薬（ICG）の蛍光をイメージングすることができる。「蛍光」とは、ある波長の光を物質に当てた時、当てた波長とは別の波長の光が出てくる現象のことをいう。当てる光を「励起光」、出てくる光を「蛍光」、蛍光を発する物質を「蛍光体」と呼ぶ。PDEの場合、励起光は近赤外LEDの光、蛍光体はICG＝インドシアニングリーンとなる。

　PDEの使用方法について**Fig.5**を参考に記述する。①蛍光試薬ICGを観察対象組織に注入する。②PDEカメラユニットを観察対象に向け、赤外補助照明を点灯させて観察する。③蛍光試薬は近赤外LEDで励起され、特定波長の蛍光を発する。その蛍光（反射光）を体表面で検出しイメージングする。注入する部位によって異なるが、注入直後より、リアルタイムで蛍光イメージングが可能である。④蛍光観察可能な表面からの

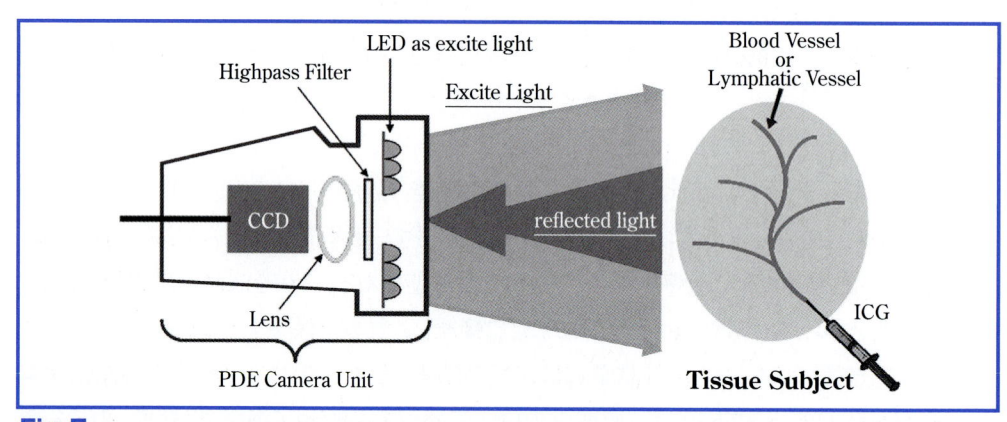

Fig.5

Schematic view of the directions for PDE

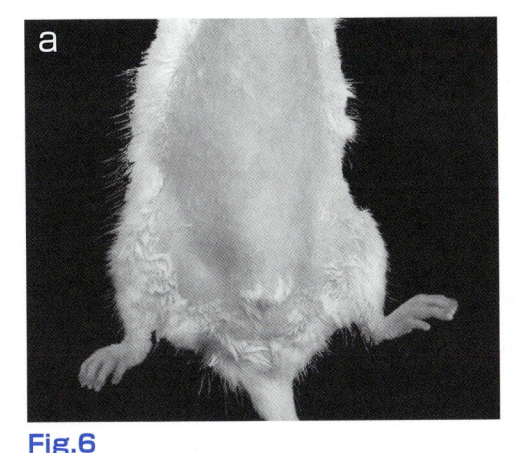

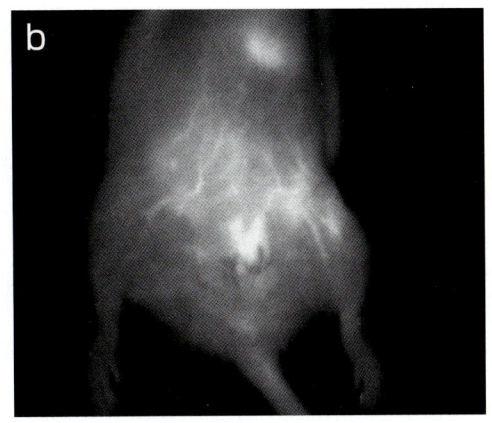

Fig.6
Angiography of a rat.
a. The visible observation image using a common camera. b. The fluorescence image using PDE.

　深さは観察対象組織により異なるが、10mm程度の深さまで可能である。
　蛍光観察するポイントとして、以下のことに留意する必要がある。それは赤外補助照明（近赤外LED）の照射光量である。観察対象（例えばリンパ管やリンパ節）が脂肪組織などに覆われている場合、散乱の影響で画像にボケが生じる。その部分を皮切していくと、散乱成分である脂肪組織が除去され、蛍光強度が増大する。蛍光強度が強くなり過ぎた場合には画像の飽和によりリンパ管とリンパ節の判別が難しくなる。そこでLEDの照射光量を下げることで、蛍光強度が下がり、さらに光量を調整することで両者の鑑別が可能になる。皮切する前後で、LEDの光量を調整する必要があるということに留意したい。
　また術場でPDEを用いる場合には2つのことに注意する必要がある。1つは、PDEのカメラユニットはガス滅菌やプラズマ滅菌などの滅菌処理をすることができない。そのため清潔なエリアで使用する場合は、専用の滅菌されたドレープを使用する。もう1つは、無影灯である。無影灯の光の波長は、ICGの蛍光よりもはるかに強い近赤外波長を含んでいる。そのため無影灯の光に蛍光が埋もれてしまうため、蛍光観察時には消灯せねばならない。またハロゲンライトやキセノンライトについても同様である。ただし、蛍光灯は近赤外光をほとんど含んでいないため、点灯しても問題にはならない。
　Fig.6はPDEを用いたICGによるラットの血管造影の観察例である。**a**は一般カメラを用いた可視観察像、**b**はPDEによる蛍光観察像である。ラットの尻尾の静脈からICGを0.1〜0.2cc注入する。可視観察像ではICGの緑色を同定することはできないが、PDEを用いることで、ラットの血管内に取り込まれ、循環したICGの蛍光像が明瞭に同定されるのが分かる。
　このようにPDEは、体内に注入された蛍光試薬から赤外蛍光をとらえることにより血管

やリンパ管の状況を非侵襲で、体表からリアルタイムに観察することができるという特徴を有した近赤外蛍光イメージングシステムである。乳癌におけるセンチネルリンパ節生検をはじめ、心臓血管外科領域（冠動脈バイパス手術時の血管吻合確認・術中造影）、形成外科領域（リンパ浮腫診断）、消化器外科領域などへの様々な応用が期待されている。

Summary

The characteristics of Photodynamic Eye (PDE) camera

Takahiro Shikayama

Central Research Laboratory, Hamamatsu Photonics K.K., Shizuoka, Japan

Key Words : Near-infrared fluorescence, Fluorescence imaging, Indocyanine green, Intra-operative imaging

We have developed a near-infrared fluorescence imaging system using indocyanine green (ICG) as an optical enhancer and have used the system for observation of blood and/or lymphatic vessels during surgery. The excitation wavelength of ICG is in the near-infrared wavelength between 750 to 810nm, and the fluorescence occurs at the maximum wavelength of 845nm in plasma.

The near-infrared fluorescence imaging system Photodynamic Eye (PDE, Hamamatsu Photonics, Hamamatsu, Japan) is equipped with light emitting diode (LED) that emits near-infrared wavelength of 760nm as excite light, and a charge-coupled device (CCD) as an image detector with an optical high pass filter in front of CCD so that fluorescence signal can be detected efficiently. This system consists of a camera unit, a controller which operates the camera unit, and a remote controller which controls the LED intensity, video gain and offset. The fluorescence image is sent to a digital video processor to be displayed on a TV monitor in real time.

The characteristics of the system are safe (X-ray radiation free), compact size, real time display, user-friendly and cost effective. It is verified that the system is applicable to various applications and promising technique for making intra-operative diagnosis.

II 眼科領域でのICG蛍光特性とICG蛍光眼底造影

眼科領域のICG造影：ICG蛍光眼底造影

ICG fundus angiography, the basis and applications

Key Words | インドシアニングリーン蛍光眼底造影 | 加齢黄斑変性症 | 光線力学療法 | 脈絡膜血管新生

埼玉医科大学医学部眼科

島田佳明　　米谷　新　　出口達也

1　ICG蛍光眼底造影

　インドシアニングリーン（indocyanine green；ICG）蛍光眼底造影は、ICGを末梢静脈から注射し、眼底の血管を造影して、組織を染色する臨床検査である。眼底の特殊性とICGの安全性が活かされ、静脈路の確保と散瞳剤点眼のほかに前処置は不要であり、外来でほとんど無侵襲に施行することができる。

　Fig.1は、加齢黄斑変性症の65歳男性の右眼について、ICG蛍光眼底造影写真と一般的な眼底写真を比較している。眼底写真（**Fig.1a**）では、眼底の中心部に位置し、視力など中心視機能に重要な黄斑に、不規則な色調変化があり、広範な滲出性病変が観察できる。眼底写真は、病変の位置と範囲を、検眼鏡所見と同様にカラーで記録できるため、診断と経過観察に有用であるが、病変の原因を同定することまではできない。

　一方、ICG蛍光眼底造影（**Fig.1b**）は、網膜と脈絡膜の動静脈とともに、病態の中心である、中心窩を囲むように成長した脈絡膜血管新生（choroidal neovascularization；CNV）を鮮明に描出している。

　今日の加齢黄斑変性症の治療は、このCNVを光線力学的療法（photodynamic therapy；PDT）や薬剤の眼内注射で抑制して、視機能の改善や安定化を図る。CNVを可視化するICG蛍光眼底造影の需要と重要性は、加齢黄斑変性症が眼科の主要な難治疾患として台頭したことにより、急速に増大している。

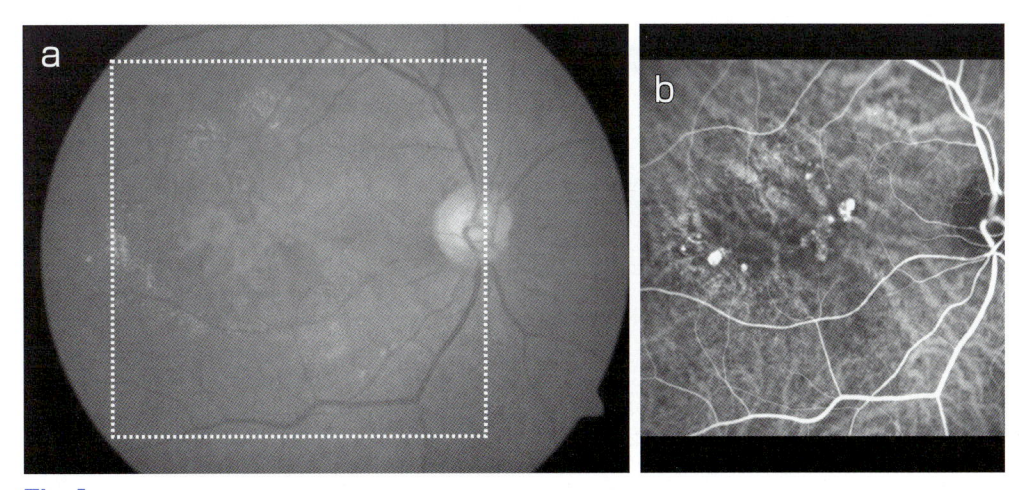

Fig.1
A fundus image (a) and a still image of ICG fundus angiography (b) of a case of age-related macular degeneration.

2 眼底の特殊性と蛍光眼底造影

　眼底は、映像を受容・知覚する器官であり、角膜や中間透光体で構成される眼球の光学系を介して、外界に光学的に曝露された特殊な構造を持っている。眼球の光学系は、中心小窩では視覚の分離閾値が細胞レベルに達するほどの性能があり、そのことが逆に経瞳孔的に眼底を照明すれば、顕微鏡的な構造まで観察できる臨床的一大特性を生じている。検眼鏡による眼底の観察（1851年）、眼底カメラによる眼底写真の記録に続いて、末梢の静脈に注射した蛍光色素による眼底の血管造影、蛍光眼底造影が考え出された（1960年）[1]。

　蛍光眼底造影を行えば、眼底血管の観察精度はさらに向上し、網膜の毛細血管まで見ることができる。また、蛍光眼底造影により、ほぼ静的な画像観察であった眼底の評価に、蛍光色素の流入・充盈・排出と、循環動態を反映した動的な要素が加わった。その所見によって確立した膨大なclinical entityや治療指針によって、蛍光眼底造影は眼科の専門施設には不可欠の検査になった。国内の施行数は年間45万件以上といわれている。

3 ICG蛍光眼底造影の目的と発達

　蛍光眼底造影の蛍光色素としてまず普及したのはフルオレセイン（fluorescein Na、フルオレサイト®注射液、アルコン）である（**Table 1**）[1]。フルオレセインの最適励起波長（488nm、青）、蛍光波長（521nm、緑）はどちらも可視光線であり、強烈な可視蛍光によって、造影開始直後の色素流入が旧式の銀塩式眼底カメラの光学ファインダからでも視認できるため、器材がプリミティブだった時代でも使用することができた。網膜血管の描出に優れ、現在も蛍光眼底造影の蛍光色素の主流である（**Table 1**）。

　ICG蛍光眼底造影[2,3]は、最適励起波長、蛍光波長がともに組織透過性に優れた赤外光であるICGを用いることで、眼底写真やフルオレセイン蛍光眼底造影では写りにくい、深部血管を描出することを目的に発達した。網膜はほぼ全層が透明な組織で、内層から外層までを透見できるが、血液塊などがあれば以遠の構造は観察できない。また、網膜の最外層の網膜色素上皮は色素が多く、さらに外層にある脈絡膜は観察しにくい。ICG蛍光眼底造影ならば、眼底の網膜血管に重なって、より外層の脈絡膜血管までもが造影・可視化される（**Fig.1b**）。

　脈絡膜は色素に富んで透明性に乏しく、検査法の開発は遅れていた。網膜と比較すれば、臨床的重要性が劣るともみられてきた。脈絡膜への関心が高まったのは、欧米の主要な失明原因である、滲出性の加齢黄斑変性症の責任病巣が、脈絡膜から生じて

Table 1　蛍光眼底造影に用いる蛍光色素

	最適励起波長	蛍光波長	蛍光眼底造影施行件数*
フルオレセイン	488nm（水中）	521nm（水中）	40万件
ICG	810nm（血漿中）	840nm（血漿中）	6万5千件

*（年間、2007年国内推計）

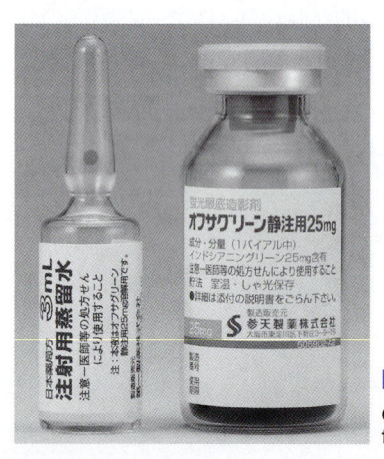

Fig.2
Ophthagreen® (Santen Pharmaceutical Co., Ltd, Osaka, Japan), ICG for intravenous injection 25mg.

網膜の構造を破壊する、CNVであることが認識されたことによる。

　加齢黄斑変性症は致死的疾患ではないが、難治・進行性で罹患者の生活の質は時に大きく低下する。わが国でも急増し、社会問題化している。2004年、加齢黄斑変性症専用のPDT製剤、ビスダイン®（verteporfin、ノバルティス ファーマ）が薬価収載され、PDTがいわゆる保険適用になったのに先立って、蛍光眼底造影専用のICG製剤、オフサグリーン®静注用25mg（**Fig.2**、参天製薬）が発売され（2002年）広く使用されるようになった。オフサグリーン®は、肝・循環機能検査用薬、ジアグノグリーン®注射用25mg（第一三共）と同内容のICGである。しかし適応が異なる別薬剤として、2.5倍以上の薬価（1,646円）がついている。オフサグリーン®発売以前のICG蛍光眼底造影には、ジアグノグリーン®がoff-label使用されていた。

4 ICG蛍光眼底造影の実際

　Fig.3はICG蛍光眼底造影の様子を模している。低照明の薄暗い環境で行う。

1）被検者

　ICGを静脈中に注射するため、末梢を確保する。検査中は座位であり、上肢に静脈留置針を固定する。蛍光眼底造影に限らず、眼底の検査は経瞳孔的に行われるので、事前の散瞳剤点眼によって瞳孔径をできるだけ拡大しておくことは基本である。

　ICGや、時間的コストを考慮して、両眼を検査するのが普通である。理論的には左右

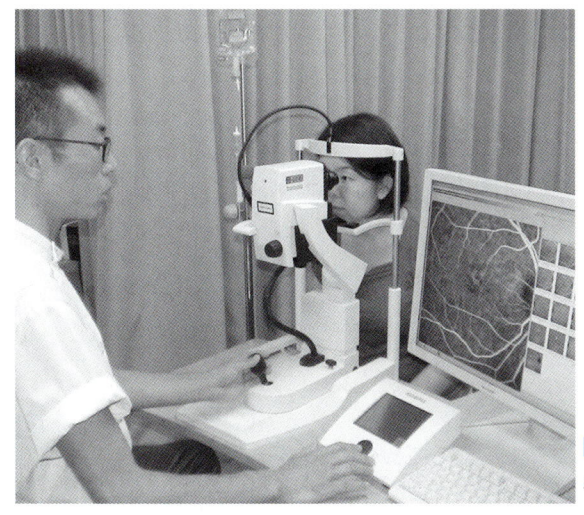

Fig.3
A setup for ICG fundus angiography.

眼に独立した2列の光学系を備えること（dichoptic）で、両眼の同時記録が可能になるが、対応する器材が市販されていないので、左右眼を時折交代しながら撮影する。しかし造影開始直後の画像は急速に変化するために、片眼からしか記録できない。したがって、両眼に病巣がある場合には、どちらの眼の検査をより優先するか決定しておく。

フルオレセインは悪心・嘔吐を引き起こすことがあり、full-stomachでの蛍光眼底造影を忌避する施設もある。しかしICGでは頻度が低く、フルオレセインほどは意識されていない。

ICG蛍光眼底造影では、最適励起波長が赤外光のため、可視光線を含まない観察光を用いることができる。被検者の羞明がないことは有利である。検査中に眼がきょろきょろと動いては、眼底の画像は大きく動揺してしまう。固視目標を提示して、それを凝視してもらうことで眼球の動きを抑制する。眼位、眼球運動には、両眼が強調して動く共動性があり、非検査眼に固視目標を提示すれば検査眼を誘導できる。造影開始時に非検査眼になる眼は、視機能の障害がないか、検査眼よりも軽い場合が多いため、眼位管理が容易になる。眼底の位置合わせも、固視目標の位置の微調節で行う。

2）装置

経瞳孔的な眼底の動画撮影に、眼底カメラを使う。白色光により静止画をカラー撮影する一般的な眼底写真と異なり、ICGの最適励起波長の単色光を観察光に用いる専用器材を使用する。

眼底カメラが、銀塩式から、charge coupled device（CCD）に移行したことによって、ICG蛍光眼底造影の実用性は飛躍的に向上した。かつて用いられた赤外光用の銀塩フィルムは、動画撮影は極めて難しく、静止画撮影にも感度が低く、また何よりも現像まで画像が確認できないことが施行の制約になった。CCDは原理的に近赤外光に極めて高感度であり、眼底がリアルタイムでモニタされることで、画像の確保に無数の利点を生んでいる。さらに、画素数の増加や動画のデジタル記録など昨今の技術革新により、装置の発達は急速である。

3）撮影の推移

ICG蛍光眼底造影は、動画記録するのが一般的である。とりわけ造影開始直後の色素流入は、動脈の拍動が観察されるなど情報が豊富なため、動画のまま読影評価する。静止画像では、早期画像・後期画像・超後期画像[4]が、臨床的に有用とされている（**Fig.4**）。

（1）造影剤管注以前

観察光照明下の眼底像は、観察光の波長とフィルタの波長特性で決まる。高コントラス

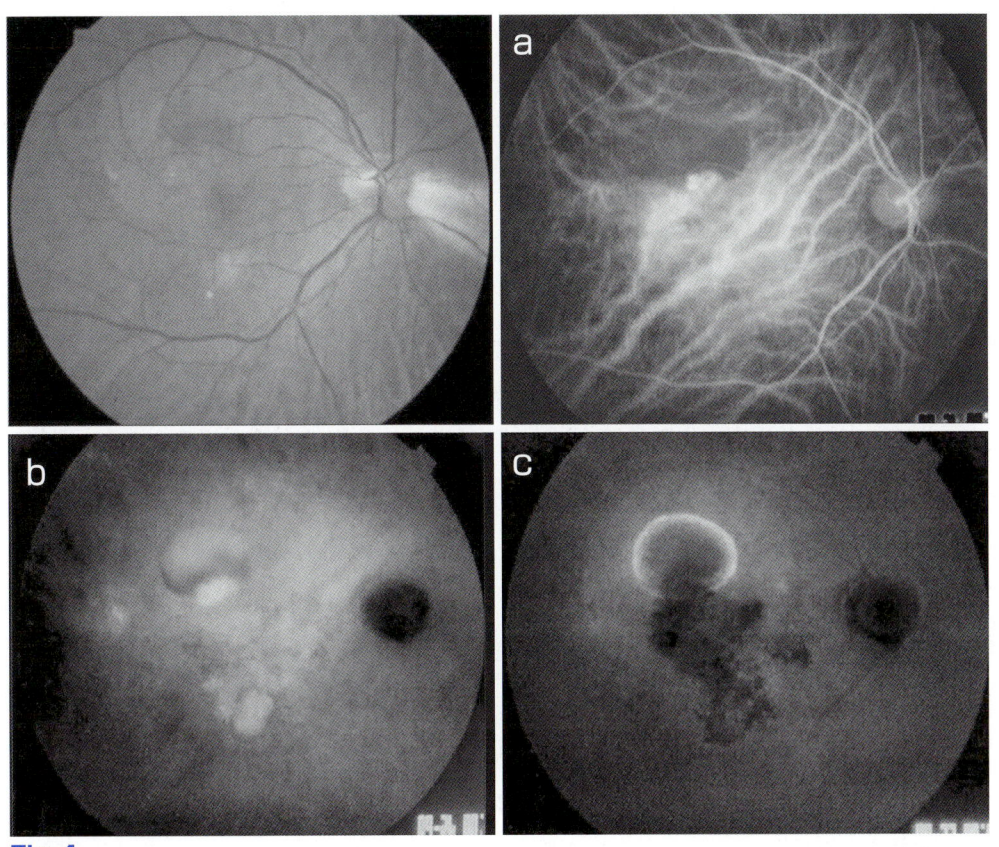

Fig.4
A case of age-related macular degeneration, a. Early frame of ICG fundus angiography at 1 minute and 45 seconds. b. Late frame at 32 minutes. c. Ultra-late phase at 24 hours. [quotation from ref. 4]

トの造影のために、蛍光をよく透過して、観察光を透過しにくい波長特性のフィルタが使われているため、造影剤の管注前の眼底は極めて暗い。この状態でも、眼底に自然にわずかな蛍光が観察され、自発蛍光と呼ばれる。自発蛍光の分析にも臨床的有用性が知られているが、ICGとは関連がないのでここでは割愛する。画像が暗くとも、造影剤の管注前に、眼底の位置、フォーカスを合わせておくことが、造影開始直後の画像をとらえるうえで重要になる(**DVD-1-1・1-2, Fig.5・6**)。

(2) 腕眼時間と初期充盈像

静脈路に蛍光色素を管注して約10秒後に眼底の動脈の造影が始まる。この時間を腕眼時間と呼んで、眼球の血液供給の指標になる。生理的な腕眼時間は、静脈還流時間の影響が大きいが、延長する場合は大動脈弓から、同側の内頸動脈、眼動脈を経て眼球に至る、動脈系の灌流障害を疑う。網膜と脈略膜では、動静脈が独立しており、網膜動脈の選択的な造影の遅延は網膜中心動脈、脈絡膜動脈では、短後毛様動脈に

原因を推定することができる。ともに眼動脈の分枝である。

脈絡膜、網膜を問わず、生理的な動脈は充盈が急速で、造影剤が眼底に出現してから、1秒間ほどで動脈のほぼ全走行が造影された動脈相に移行する（**DVD-1-1・1-2、Fig.5・6**）。

（3）初期画像

動脈の蛍光色素は、静脈にも移行し、30秒程度で動静脈の充盈が完了した動静脈相が得られる。動静脈相は、静止画像では初期画像（**Fig.4a**、1分45秒）に相当する。健常な眼底では、細く鮮明で、視神経乳頭と連絡した網膜血管と、太く淡く、個体差の大きな分布を示す脈絡膜血管が描出される。破格や病的血管吻合がない限り、網膜と脈絡膜の血流が合流することはない。CNVのような異常血管は高蛍光を呈する（**DVD-1-1・1-2、Fig.5・6**）。

【DVDの説明】

DVD-1-1（**Fig.5**）はCNVのない、ほぼ健常な右眼の造影剤管注から初期画像が得られるまでの30秒間である。0s（秒）：造影剤の管注前の映像。暗い眼底像にも、網膜の血管が、より黒く配置しているのがかろうじて観察できる。12s：この眼では、脈絡膜動脈が網膜動脈よりも一瞬早く造影が開始される。若い健常眼ではこのように脈絡膜動脈がやや早いが、高齢者では網膜動脈とほぼ同時であることが多いとされる。13s：脈絡膜、網膜の動脈の充盈が進行した動脈相。26s：動脈、静脈の充盈が完了した動静脈相で、静止画としての初期画像に相当する。静脈は動脈よりも太く、流速が遅い。動画では、瞬目や眼球運動による画像の動揺が記録されている。特に造影開始から直後は、これらをなるべく自制するように依頼する。

DVD-1-2（**Fig.6**）は左眼の加齢黄斑変性症の症例の造影剤管注から30秒間である。11s：脈絡膜動脈と網膜動脈が、ほぼ同時に造影が開始される。13s：動脈相では黄斑部の脈絡膜動脈の充盈が遅れ、灌流の低下が示唆される。29s：動静脈相では中心窩直下に異常血管網とCNVが可視化される。この眼では、眼位の動揺の頻度、程度ともに大きい。加齢黄斑変性症は高齢者に多く、動揺が起こりやすい。自制が弱まること、固視目標が視認しにくい場合があることが原因であろう。

（4）後期画像

30分程度を過ぎると、血管内のICGは減少し、組織に残留した蛍光による後期画像（**Fig.4b**、32分）が得られる。後期画像では、血管外組織を圧排している大きな血管は低蛍光になる。漏出していた蛍光は排出が遅れ、高蛍光を示す。

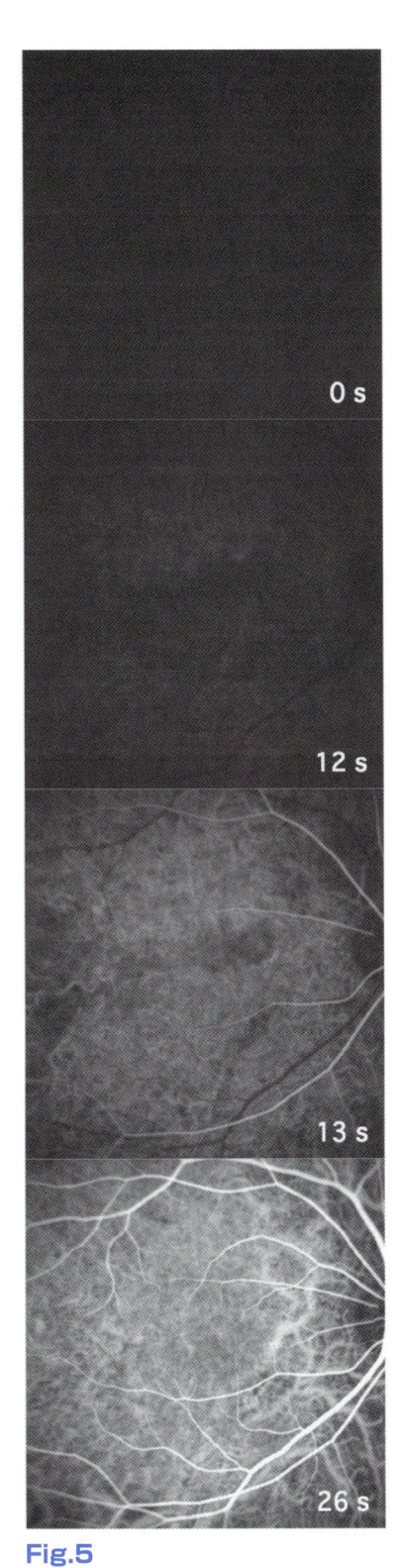

Fig.5
(DVD-1-1) Early frames of ICG fundus angiography at a right eye without CNV.

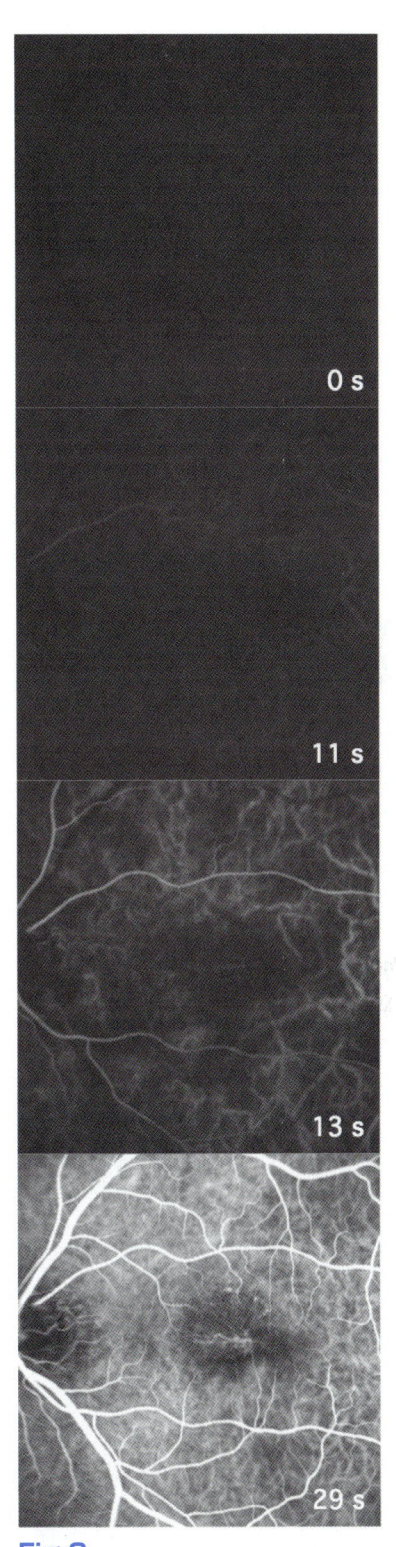

Fig.6
(DVD-1-2) Early frames of ICG fundus angiography at a left eye with CNV.

(5) 超後期画像

　ICG蛍光眼底造影を実施した翌日に眼底を観察すると、長期残留蛍光による超後期画像が得られる (**Fig.4c**、24時間)。超後期画像の残留蛍光は、高齢者ほど多いとされる[3]。また加齢黄斑変性症では、CNVに隣接して地図状の低蛍光が出現することがあり、網膜色素上皮の基底膜であるBruch膜の病的変化を反映していると考察されている[4]。また、脈絡膜の転移性腫瘍は超後期画像で高蛍光を呈する[5]。ICGは水溶性のリポ蛋白と結合することで蛍光が強まり、脂肪と結合した場合には弱まることが基礎研究で知られている[6]。

5 現代の眼科領域のICG蛍光navigation surgery

　Fig.7は、別の加齢黄斑変性症症例のPDT前後のICG蛍光眼底造影である。治療前 (**Fig.7a**) の2か所のCNV (矢印) をともに覆うように照射野 (波線円) が設定され、施行後 (**Fig.7b**) にCNVは消失して視力が改善した。CNVの発見、治療範囲の決定、効果の判定に、ICG蛍光眼底造影を用いるICG-guided、またはICG angiography (ICGA) -guided PDTが、専門施設の加齢黄斑変性症の標準的な対策である。眼科領域では、ICG navigation surgeryがすでに健康保険が使える日常診療の一部になっているといえる。

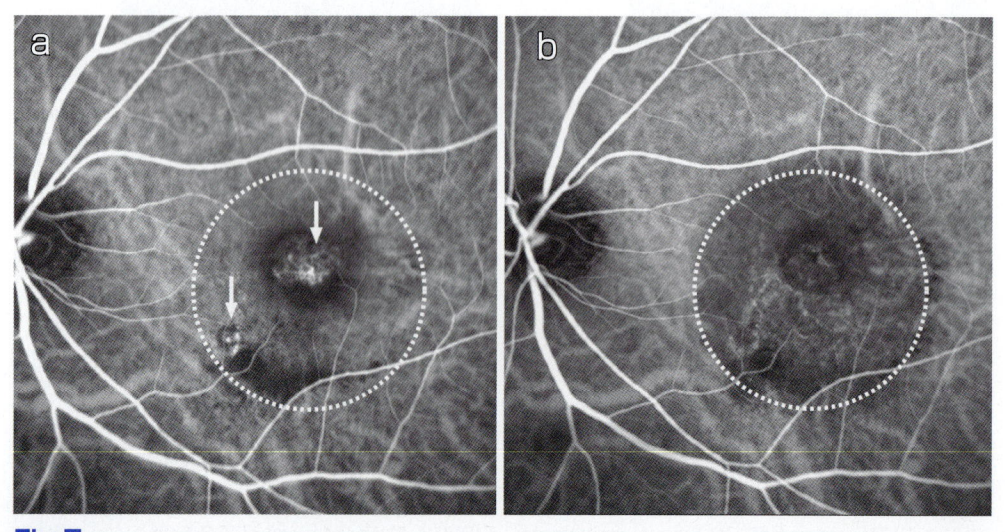

Fig.7
ICG fundus angiography before (a) and after (b) PDT in a case of age-related macular degeneration.

Summary

ICG fundus angiography, the basis and applications

Yoshiaki Shimada, Shin Yoneya, and Tatsuya Deguchi

Department of Ophthalmology, School of Medicine, Saitama Medical University, Saitama, Japan

Key Words：Indocyanine green (ICG) fundus angiography, Age-related macular degeneration, Photodynamic therapy (PDT), Choroidal neovascularization (CNV)

Purpose：To introduce an indocyanine green (ICG) fundus angiography, that is the most prominent clinical application of ICG in ophthalmologic field today.

Methods：The ICG fundus angiography has been developed to visualize choroidal vessels that have hardly been assessable otherwise. It has a 30-year-history of clinical use, however, the latest technical innovations especially a CCD (charge coupled device)-equipped fundus camera has expanded its usefulness. A recent rise of age-related macular degeneration as a leading cause of blindness among Japanese population has heightened the need. Sample movies and still images of actual ICG fundus angiography are illustrated, and comprehensive commentaries are given.

Results and Conclusions：ICG fundus angiography plays an important role to manage age-related macular degeneration because it can enhance an essential lesion, i.e., choroidal neovascularization (CNV). In daily practice, ophthalmologists apply ICG angiography to diagnose, estimate and treat age-related macular degeneration combined with photodynamic therapy (PDT), which is called ICG-guided PDT.

文 献

1) Novotny HR, Alvis D：A method of photographing fluorescence in circulating blood of the human eye. Tech Doc Rep SAMTDR USAF Sch Aerosp Med 60-82：1-4, 1960.

2) Flower RW, Hochheimer BF：A clinical technique and apparatus for simultaneous angiography of the separate retinal and choroidal circulations. Invest Ophthalmol 12：248-261, 1973.

3) 米谷新, 森圭介編：脈絡膜循環と眼底疾患. 医学書院. 2004.

4) Mori K, Gehlbach PL, Nishiyama Y, et al：The ultra-late phase of indocyanine green angiography for healthy subjects and patients with age-related macular degeneration. Retina 22：309-316, 2002.

5) 栃谷百合子, 森圭介, 米谷新：治療前後でインドシアニングリーン色素の残留組織染の変化のみられた転移性脈絡膜腫瘍の1例. 日本眼科雑誌 110：205-210, 2006.

6) Yoneya S, Saito T, Komatsu Y, et al：Binding properties of indocyanine green in human blood. Invest Ophthalmol Vis Sci 39：1286-1290, 1998.

III 脳外科領域への応用

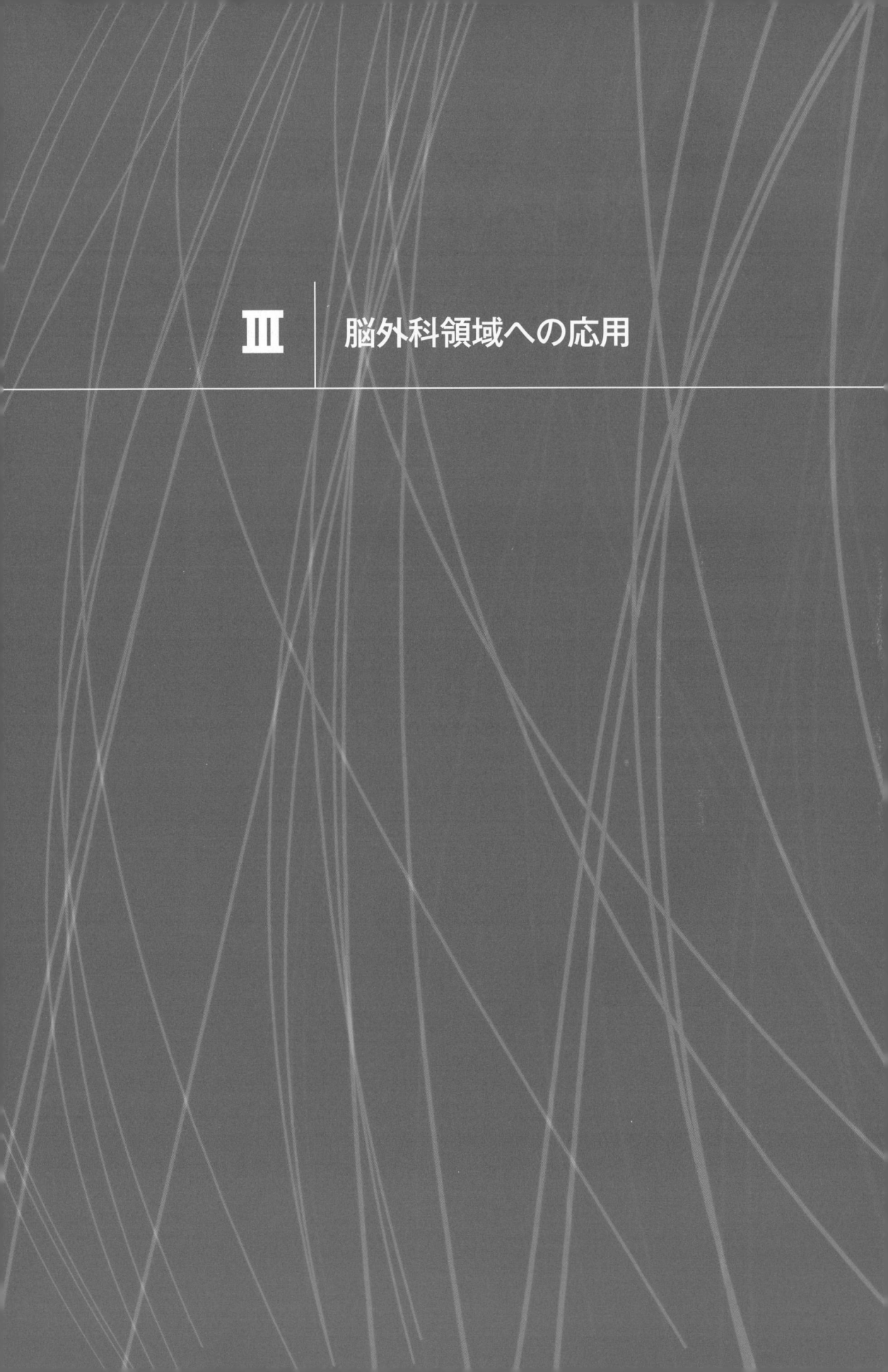

III 脳外科領域への応用──脳循環評価

ICG蛍光イメージング法の頭蓋内外血行再建術中の脳循環モニタリングへの応用

Application of indocyanine green fluorescence angiography to intraoperative monitoring of hemodynamic changes during EC-IC bypass surgery

Key Words | 脳血流 | 頭蓋内外血行再建術 | もやもや病 | 脳虚血

日本大学医学部脳神経外科学系光量子脳工学分野、神経外科学分野
酒谷　薫

日本大学医学部脳神経外科学系神経外科学分野
粟野貴志　　加納恒男　　片山容一

はじめに

　インドシアニングリーン（以下、ICG）蛍光は、近赤外光（840nm）であるため生体透過性が高く、比較的太い血管でも明瞭にイメージングできる利点がある。当初は、眼底撮影による網膜血管のイメージングなどに用いられてきたが[1]、最近では脳神経外科手術の術中脳血管イメージングに応用されるようになってきた[2-5]。ICG蛍光イメージングは、従来のX線を用いた術中脳血管撮影と比較して、非侵襲的であり、また操作が比較的簡単で手術を中断する必要がないなどの利点がある。この利点を生かし、脳動脈瘤クリッピング術中に親血管とクリップの関係を観察したり[2]、頭蓋外-頭蓋内動脈バイパス術（EC-ICバイパス術）のバイパス血管の開存性を評価することに応用されている[3]。

　われわれは、ICG蛍光イメージングをEC-ICバイパス術の術中血管造影に応用し、バイパス血流による皮質灌流状態をモニタリングしている。本稿では、自験例を提示しながら脳神経外科領域における術中ICG蛍光イメージングの有用性について考察する。

1　対象と方法

　対象は、当科でEC-ICバイパス術を行ったもやもや病患者および主幹動脈閉塞による血行力学性脳虚血（非もやもや病）である。EC-ICバイパス術には、浅側頭動脈・中大脳動脈吻合術を施行した。

　ICG血管造影システムは、780nmの光源と840nmのフィルターが装着されたCCDカメラシステムと画像を表示する液晶モニターで構成されている（**Fig.1**）（Photodynamic Eye、C9830、浜松ホトニクス社製）。CCDカメラシステムは三脚に固定した延長バーに

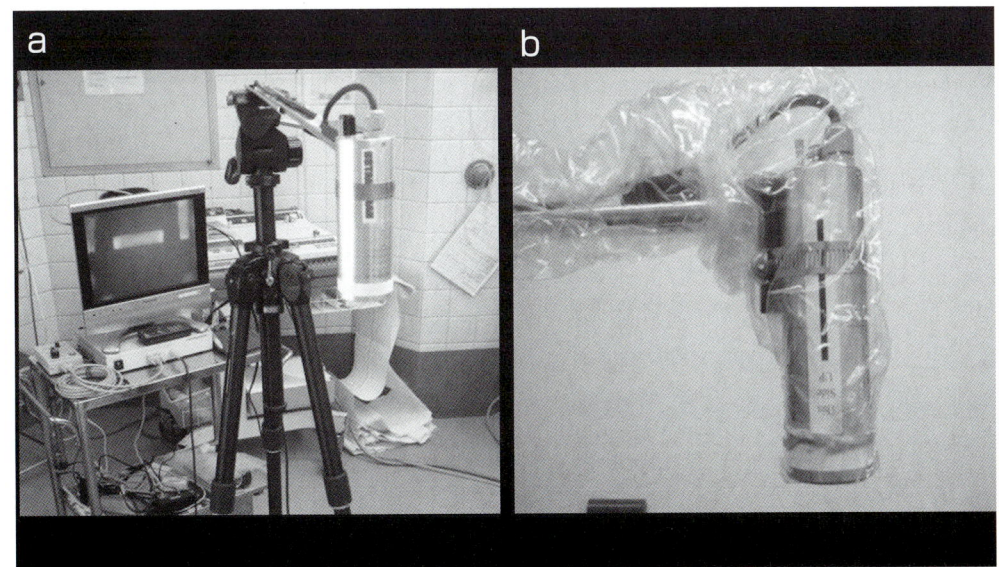

Fig. 1 ICG imaging system (Hamamatsu Photonics)
a. ICG imaging system.
b. CCD camera.

　固定し、無菌カバーで保護して術野より10cm程度離し撮影した。カメラ周辺に配置されたレーザーダイオードから励起光が放射され、術野の脳表が照らされると、血管、組織内の色素が蛍光され偏光フィルター付きビデオカメラで撮影される。血管吻合後に、ICG溶解液をバイパス血管（浅側頭動脈）の側枝に注入し、バイパス血管およびバイパス血流により灌流される脳皮質血管をイメージングした。また、ICG蛍光イメージング画像上にROIを設定することにより、ICG強度の時間的変化を算出した。さらにバイパス血流の灌流領域を定量化するために、ICG蛍光強度がピークに達する時の灌流領域面積を算出した。

2 結果

　Fig.2に浅側頭動脈・中大脳動脈吻合術中のICG血管造影例を示す。浅側頭動脈を中大脳動脈に吻合した後に、ICG溶液を浅側頭動脈の側枝より注入すると、まず吻合した浅側頭動脈がイメージングされた（Fig.2a、白矢印）。全例、術中に浅側頭動脈が開存していることを確認できた。次いで、浅側頭動脈内のICGは吻合した中大脳動脈に移動し、周辺脳皮質の灌流領域が明瞭にイメージングされた（Fig.2a）。ICGの灌流領域内にROIを設定すると、ICG注入直後より蛍光強度が急速に上昇し、その後徐々にコントロールに復帰した（Fig.2b）。またICGの灌流領域外にROIを設定しても、ICG

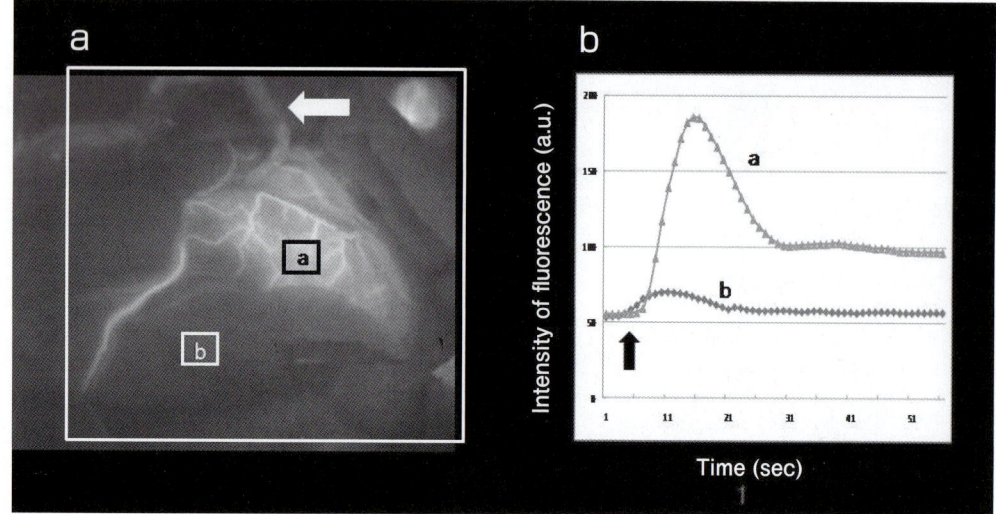

Fig.2　Intraoperative ICG angiography during EC-IC bypass surgery
a. ICG imaging of cortical blood flow after injection of ICG into the anastomosed superficial temporal artery. The white arrow indicates the superficial temporal artery.
b. Transit time of ICG in the ROI (a, b). The black arrow indicates the onset of ICG injection.

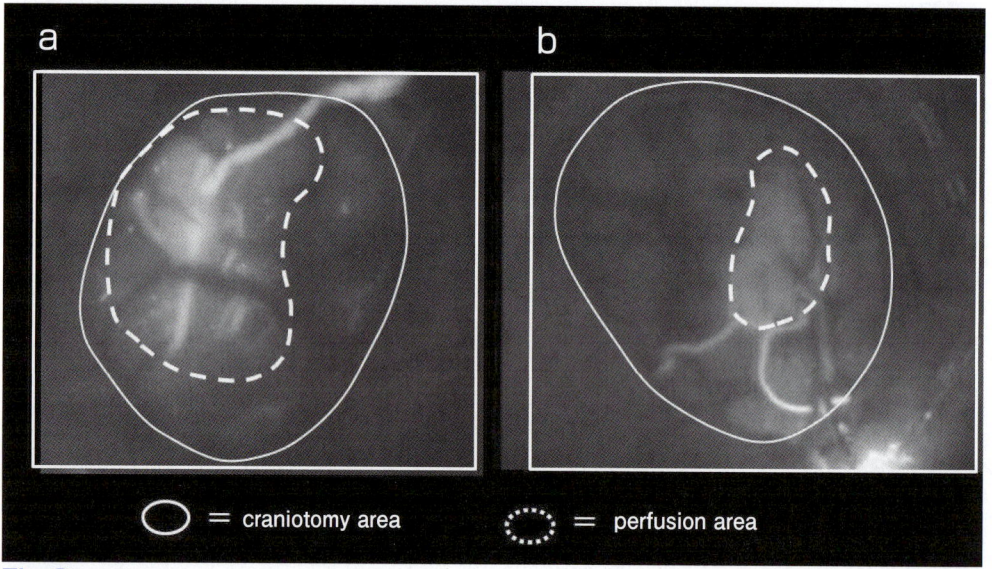

○ = craniotomy area　　⬭ = perfusion area

Fig.3
A difference in the cortical perfusion areas by bypass artery blood flow between Moyamoya disease and non-Moyamoya disease. White solid lines indicate craniotomy area while dotted lines indicate perfusion area by bypass artery.

強度はほとんど上昇しなかった。
　Fig.3は、もやもや病と非もやもや病におけるバイパス血流の皮質灌流状態の差異を比較したものである。もやもや病の灌流領域（**Fig.3a**）は非もやもや病（**Fig.3b**）よりも大きい傾向を認めた。灌流領域の面積を比較すると、もやもや病は非もやもや病よりも統計学的に有意に大きい灌流領域を示した（$p<0.05$）。

3 考察

　ICG蛍光イメージングでは、励起光(780nm)も蛍光(840nm)も近赤外光であるため、可視光領域の蛍光イメージングと比較して、生体透過性に優れている。Sakataniらは、ICGとリポプロテインを結合させたプローブをラットの脊髄クモ膜下腔に注入すると、皮膚を透過してICG蛍光が観察できることを報告している[6]。本研究においても、術中ICG蛍光イメージングにより浅側頭動脈など比較的血管壁の厚い動脈も明瞭にイメージングすることが可能であった。

　脳神経外科領域におけるICG蛍光イメージングは、diffuse-type AVMの摘出[4]、動脈瘤のクリッピング[2]に応用され、その有用性が報告されている。しかし一方では、ICG蛍光イメージングにより動脈瘤が完全にクリッピングできたと判断された症例でも、実際は不完全であった症例も報告されており[5]、今後さらに検討する必要がある。

　EC-ICバイパス術は、脳主幹動脈の狭窄や閉塞による血行力学性脳虚血例の脳虚血発作の発生率を下げる効果が確認されている手術方法である[7]。しかし、吻合後の脳皮質灌流の変化などについては知見に乏しく、また、近年、過灌流症候群など手術後の合併症についても報告がなされてきており[8]、脳皮質循環の変化に対応した厳密な周術期管理が求められてきている。さらに、もやもや病と非もやもや病では脳血流改善効果あるいはその過程がどのように異なるのか十分にはわかっていない。

　本研究では、術中ICG蛍光血管造影を用いて、バイパス血流による脳皮質灌流の程度をもやもや病と非もやもや病で比較した。その結果、もやもや病におけるバイパス血流の皮質灌流領域は非もやもや病よりも広範囲であることが明らかとなった。一般にもやもや病の脳血管は非もやもや病よりも細く脆いため血管吻合には高度な技術を要するが、本研究結果はもやもや病の方が非もやもや病よりもバイパス血管よりの血液供給量が多いことを示している。最近、われわれは可視光分光法を用いて脳皮質の酸素飽和度とバイパス血流の関係について検討し、バイパス血管を吻合する前のもやもや病の脳皮質酸素飽和度は、非もやもや病のそれよりも低値を示すことを報告した[9]。この結果は、バイパス血管の血液供給量が術前の脳虚血程度に依存していることを示唆している。

　過灌流症候群は、内頸動脈内膜剝離術の術後に経験されることが多かったが、EC-ICバイパス術においてもバイパス血管から過剰に血液が供給される症例では発生し、特にEC-ICバイパス術後の過灌流症候群は、もやもや病のそれに多く認められている[8]。本研究で観察されたバイパス血流の皮質灌流領域が非もやもや病よりも広範囲であることと関連性があるかもしれない。

　術中ICG血管造影は、EC-ICバイパス術中の血行動態の変化をとらえるうえで有用な方法と考えられた。今後は、術中ICG血管造影の所見を周術期管理に応用する方法について検討していきたい。

Summary

Application of indocyanine green fluorescence angiography to intraoperative monitoring of hemodynamic changes during EC-IC bypass surgery

Kaoru Sakatani[1,2], Takayuki Awano[1], Tsuneo Kano[1], and Yoichi Katayama[1]

Department of Neurological Surgery, [1]Division of Neurosurgery, [2]Division of Optical Brain Engineering, Nihon University School of Medicine, Tokyo, Japan

Key Words : Cerebral blood flow , EC-IC bypass surgery, Moyamoya disease, Cerebral ischemia

Indocyanine green (ICG) emits near-infrared fluorescence when it is excited by near-infrared light. The near infrared fluorescence of ICG has been applied to the imaging of cerebral vessels during neurosurgical operations such as clipping of aneurysms. In this study, ICG angiography was applied to extracranial-intracranial bypass surgery in order to evaluate the hemodynamic changes induced by the bypass in moyamoya disease (MD) and non-moyamoya ischemic diseases (non-MD). The patients enrolled were performed superficial temporal artery-middle cerebral artery (STA-MCA) anastomosis.

We compared the cortical areas where the bypass supplied blood flow between MD and non-MD patients. ICG angiography clearly demonstrated the bypass blood flow from the anastomosed STA to the cortical vessels including arteries, capillaries, and veins in both MD and non-MD. Interestingly, the bypass supplied blood flow to a larger cortical area in MD than that in non-MD. The bypass supplied a greater volume of blood flow to the ischemic brains in MD than in non-MD. This difference might be caused by the fact that the perfusion pressure was lower in MD than in non-MD. We believe that intra-operative use of ICG angiography is useful for evaluating bypass function and that it facilitates safe and accurate bypass surgery.

文 献

1) Novotny HR Alvis DL：A method of photographing fluorescence in circulating blood in the human retina. Circulation 24：82-86, 1961.

2) Raabe A, Nakaji P, Beck J, et al：Prospective evaluation of surgical microscope-integrated intraoperative near-infrared indocyanine green videoangiography during aneurysm surgery. J Neurosurg 103：982-989, 2005.

3) Woitzik J, Horn P, Vajkoczy P, et al：Intraoperative control of extracranial-intracranial bypass patency by near-infrared indocyanine green videoangiography. J Neurosurg 102：692-698, 2005.

4) Takagi Y, Kikuta KI, Nozaki K, et al：Detection of a residual nidus by surgical microscope-integrated intraoperative near-infrared indocyanine green videoangiography in a child with a cerebralarteriovenous malformation. J Neurosurg 107：416-418, 2007.

5) Mery FJ, Amin-Hanjani S, Charbel FT：Is an angiographically obliterated aneurysm always secure? Neurosurg 62：979-982, 2008.

6) Sakatani K, Kashiwasake-Jibu M, Taka Y, et al：Noninvasive optical imaging of the subarachnoid space and cerebrospinal fluid pathways based on near-infrared fluorescence. J Neurosurg 87：738-745, 1997.

7) 小川彰, JET study group：脳卒中治療の中・長期予後. 脳卒中の外科 30：97-100, 2002.

8) Fujimura M, Kaneta T, Mugikura S, et al：Temporary neurologic deterioration due to cerebral hyperperfusion after superficial temporal artery-middle cerebral artery anastomosis in patients with adult-onset moyamoya disease. Surg Neurol 67：273-282, 2007.

9) Hoshino T, Katayama Y, Sakatani K：Intraoperative monitoring of cerebral blood oxygenation and hemodynamics during extracranial-intracranial bypass surgery by a newly developed visible light spectroscopy system. Surg Neurol 65：569-576, 2006.

III 脳外科領域への応用――術中造影

脳神経外科手術での ICG 蛍光血管造影の有用性

Usefulness of an intra-operative ICG video-angiography for neurosurgical operations

Key Words　クリッピング術　バイパス術　ICG蛍光血管造影

愛媛大学大学院医学系研究科脳神経病態外科学

久門良明　　渡邉英昭　　大上史朗　　大西丘倫

はじめに

　脳神経外科手術のうち、脳動脈瘤クリッピング後に親血管や分岐血管が温存できたか否か、頭蓋内外血管吻合手術後に吻合血管が開存しているか否かを確認することは、手術成績に結びつくため重要なことである。従来、この目的に超音波ドップラーや術中脳血管撮影などが用いられていた。しかし前者は確実性に欠け、後者は造影剤の動脈内投与が必要で安全性に問題があり、また術野を一旦離れることになり余分な検査時間を要する。

　近年欧米で行われ始めたインドシアニングリーン（indocyanine green；ICG）蛍光血管造影は、造影剤としてのICGを静脈内投与することが可能で、顕微鏡使用下に血管内の循環動態を観察できる。そのため本法は従来の術中脳血管撮影に比べて、安全性が高く、操作に時間がかからないため、脳血管撮影に代わる方法として期待されている[1-5]。

　われわれも、脳血管障害を対象として、本法を術中に使用しているので、その有用性と問題点について述べる。

1 対象および方法

　脳動脈瘤クリッピング術11件、頭蓋内外血管吻合手術5件に使用した。

　インドシアニングリーン（ICG）1バイアル（25mg）を添付溶解液（注射用蒸留水）10mlで溶解し、0.2～0.5mg/kg（体重50kgの症例で1回10～25mg）を静脈内注射した。具体的には、術前後に1回ずつ行う場合は5mlを、3回になる可能性があれば、3mlずつを投与した。1手術あたり25mgまでにとどめた。

　機器は、蛍光血管造影システム内蔵の顕微鏡（OPMI Pentero：カールツァイス社な

いしM525 OH4 FL800：ライカ社）を用いた。

　ICG蛍光血管造影は、脳動脈瘤クリッピング、血管吻合の操作前後に、ICGを静脈内注射し、手術用顕微鏡を蛍光観察条件（術野に700〜850nm波長の近赤外光を照射し、血管内を循環するICG蛍光を励起させて780〜950nm波長の赤外光を赤外線カメラを用いてビデオ撮影）にして観察した。

　なおICGは従来肝機能検査や循環動態検査に使用するために認可された薬剤のため、当施設臨床研究倫理審査委員会の承認を受け、患者の同意を得て本法を実施した。

2 結果

1）脳動脈瘤クリッピング術について

　クリッピング術の前後に、ICG蛍光血管造影を行い、血管内を流れるICGの循環状態を比較した。クリップによる親動脈および分岐動脈の狭窄の有無や、前脈絡叢動脈、後交通動脈やそれからの細い穿通枝、前交通動脈からの細い穿通枝の循環も十分に観察できた。

　しかし、動脈壁に高度の石灰化や動脈硬化性変化を伴う箇所では、観察できる蛍光が弱かった。また、クリップの陰になる瘤のネック周辺部や、血管が脳を保護する綿シートや血液で覆われた箇所ではICGを観察できなかった。そのため、血管内に蛍光が観察できる間に、クリップの向きを変えたり、顕微鏡の光軸を変えたり、術野をクリーンにする必要があった。

【症例1】

　左内頸動脈後交通動脈分岐部動脈瘤に対し、ネッククリッピングを行った。左pterional approachにて動脈瘤を十分に剥離した（**Fig.1a**）。その時点で、ICG溶解液を3ml静脈注射し、蛍光を観察した（**Fig.1b**）。内頸動脈、中大脳動脈、前大脳動脈、後交通動脈、前脈絡叢動脈および動脈瘤の中を循環するICG蛍光が観察された。後交通動脈からの穿通枝も観察できた。内頸動脈では動脈硬化性変化を示す部分では蛍光が弱く、瘤も壁の薄い箇所で蛍光が強かった。動脈瘤が二房性であったため、2個のクリップを用いてネッククリッピングを行った（**Fig.1c**）。その後、ICG溶解液を5ml静脈注射して蛍光を観察した（**Fig.1d**）。動脈瘤の蛍光のみ消失しており、内頸動脈、中大脳動脈、前大脳動脈、後交通動脈、前脈絡叢動脈およびそれらの穿通枝の造影は良好であった。クリップのかかった部分の狭窄程度を観察することは困難であった。

【症例2】

　右前大脳動脈瘤に対し、ネッククリッピング術を行った。右pterional approachにより動脈瘤を十分に剥離した(**Fig.2a**)。その時点で、ICG溶解液を5ml静脈注射し、蛍光を観察した(**Fig.2b**)。内頸動脈、前大脳動脈、中大脳動脈および動脈瘤の中を循環するICG蛍光が観察された。動脈硬化性変化は軽度で、血管および瘤の蛍光による造影は均一であった。前大脳動脈の狭窄や周辺の穿通枝の閉塞をきたさないようにネッククリッピングを行った(**Fig.2c**)。その後、ICG溶解液を5ml静脈注射して蛍光を観察した。動脈瘤の蛍光のみ消失しており、内頸動脈、中大脳動脈、前大脳動脈の造影は良好であった(**Fig.2d**)。この際、マイクロゾンデにてクリップの向きを変えて瘤の裏側を観察したが、細い穿通枝も観察できた。

2) 頭蓋内外血管吻合術について

　頭蓋内外血管吻合後に、静脈投与し、浅側頭動脈から吻合血管にICGが循環するか否かを観察し、吻合部の開存を確認した。

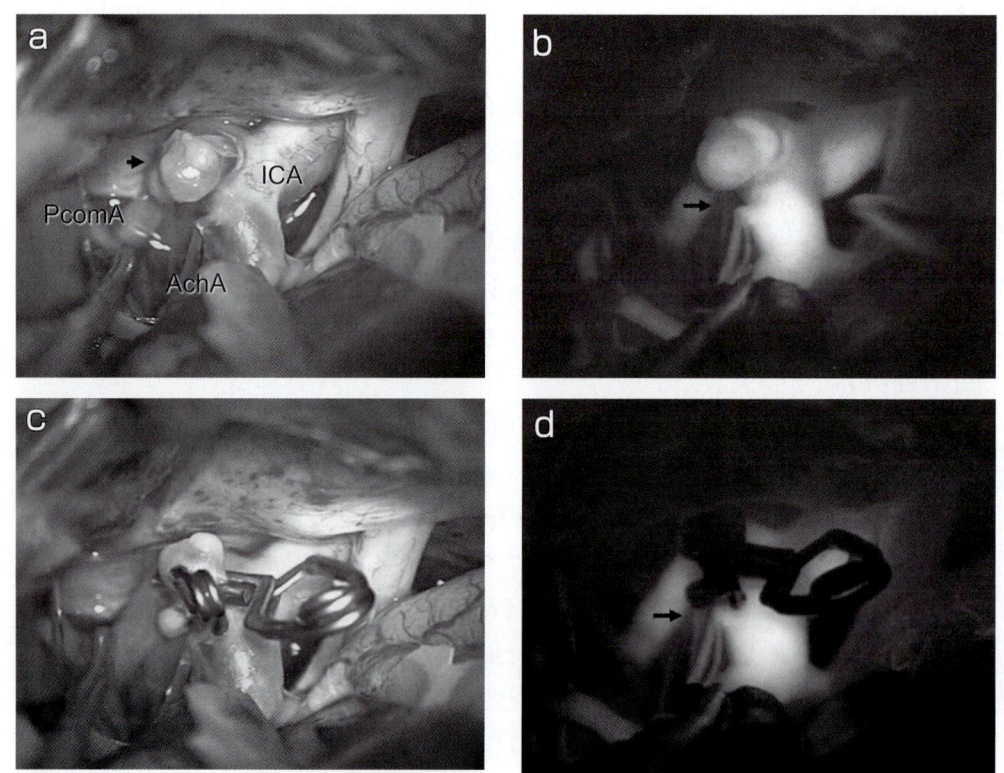

Fig.1
Anatomical (a, c) and indocyanine green (ICG) angiographic view (b, d) before and after clipping of a left internal carotid artery (ICA) aneurysm (arrowhead) that has incorporated the origin of the posterior communicating artery (PcomA). The anterior choroidal artery (AchA) consists of 2 branches. Note the small perforating branch (arrow) from the PcomA as well as ICA, AchA are visible in the ICG angiographic images.

【症例3】
　左中大脳動脈閉塞症に対し、2か所で浅側頭動脈中大脳動脈吻合術を行った（**Fig.3a**）。その後、ICG溶解液を5ml静脈注射し、蛍光を観察した。浅側頭動脈から造影され始め、吻合した中大脳動脈の皮質枝が造影され、吻合部の開存が確認できた（**Fig.3b**）。

3）副作用について
　ICG投与後、明らかな副作用は認められなかった。また、ICG投与に起因したと考えられる血液検査、肝機能検査、腎機能検査の異常は認められなかった。

3 考察

1）脳動脈瘤クリッピング術について
　脳動脈瘤クリッピングの目的は、親動脈、分岐動脈および穿通枝の血流を障害するこ

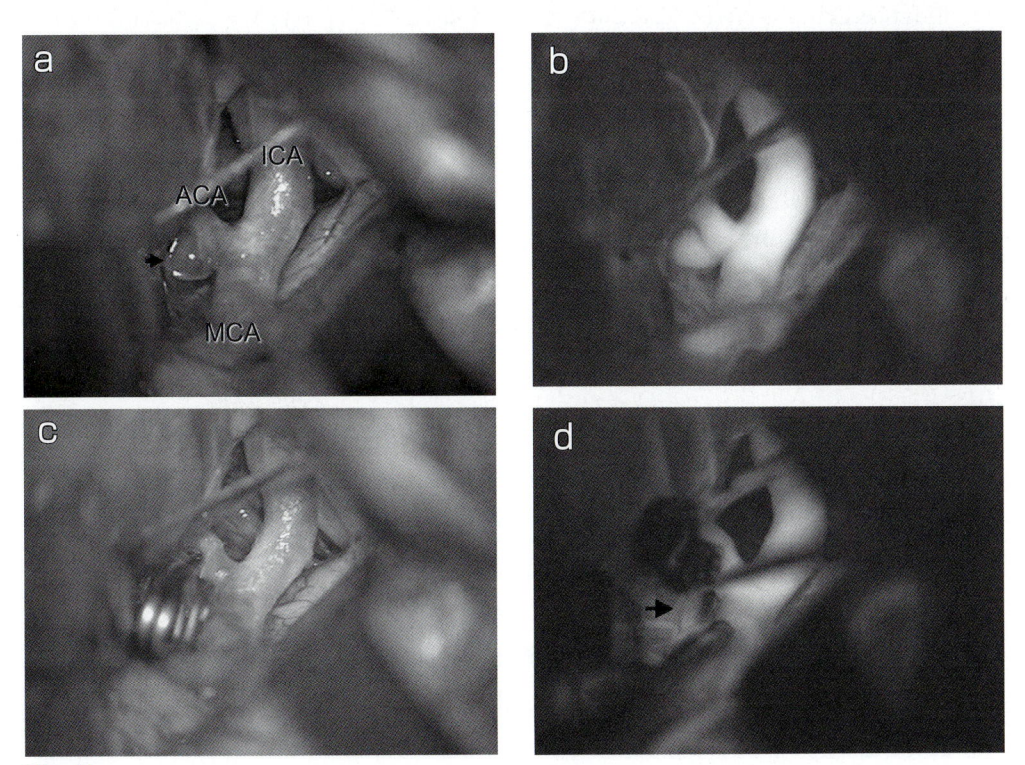

Fig.2
Anatomical (a, c) and ICG angiographic view (b, d) before and after clipping of a right anterior cerebral artery (ACA) aneurysm (arrowhead). Note the small perforating branch (arrow) from the ACA as well as ICA, ACA and middle cerebral artery (MCA) are visible in the ICG angiographic images.

Fig.3
Anatomical (a) and ICG angiographic view (b) after anastomosis of 2 branches of a left superficial temporal artery (arrowheads) and 2 branches of a left MCA. Note the branches of MCA (arrows) are visible in the ICG angiographic image.

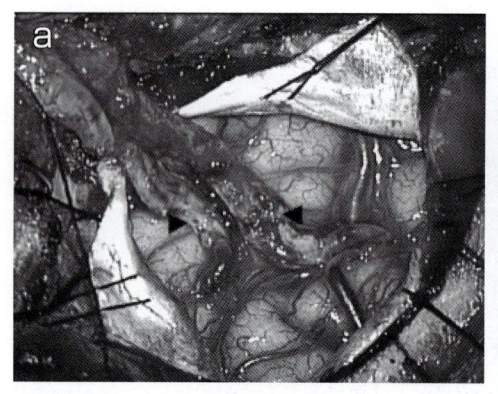

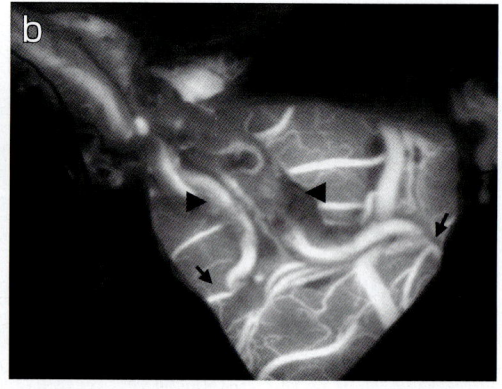

となく瘤を閉塞することにある。しかし、顕微鏡下クリッピング術後の脳血管撮影の検討によると、瘤が造影される率は2〜8％、親動脈や分岐動脈の閉塞率は4〜12％とされている[3]。したがって術中に脳血管撮影を行うことは、より確実なクリッピングにつながるが、検査に起因した合併症が低いとはいえ存在することより、全例にルーチンに行われることはない。

近年、ICGやfluoresceinを用いた蛍光血管造影が顕微鏡手術にも導入され、その有用性が検討されている[2-4]。Raabeら[3]は、クリッピング後にICG蛍光血管造影を行い、111例中10例（9％）において、分岐動脈や穿通枝の循環障害、動脈瘤の造影残存などが観察でき、術中にクリップし直している。そして、術中蛍光血管造影所見は、術中ないし術後の脳血管撮影所見と90％の症例で一致したと述べている。しかし、10％の症例では親動脈や分岐動脈の何らかの狭窄や瘤ネックの残存がみられ、脳血管撮影に確実性では劣ることも指摘している。

今回の経験でも、クリップの陰となる部分は蛍光の観察が難しく、軽度の狭窄やネック残存の判定は困難なケースもあると思われた。また、蛍光の流れ具合を視覚的に判断するため、クリップ後の穿通枝の微妙な循環障害を判断するのは難しいと思われた。しかし静脈注射で、なおかつ顕微鏡使用下で観察できるという大きな利点がある。今後は、蛍光血管造影をルーチンに行い、巨大動脈瘤のように、親動脈温存の程度やネック残存の判定が難しい症例の場合には、術中脳血管撮影を併用することが勧められる。

蛍光血管造影の課題として、今後は、術者の視覚的な評価だけでなく、循環障害の程度を定量的に評価する方法も必要となろう。

2) 頭蓋内外血管吻合術について

　頭蓋内外血管吻合術にICG蛍光血管造影を用いた報告はいくつかある[1-5]。Woitzikら[5]は、本法が術中にバイパスの開存を確認するのに有用かを40例で検討し、浅側頭動脈中大脳動脈吻合術の30例中4例で閉塞が、大伏在静脈を用いたハイフローバイパスの8例中2例で吻合部の近位側で狭窄がわかり、ただちに吻合し直したと報告した。また、手術終了時のICG所見と術後の血管撮影やCTアンギオ所見との比較により、本法はバイパスの開存を確認するのに簡便で確かな方法であると結論づけている。

　われわれも、蛍光血管造影で吻合血管の開存がみられた例は、術後の検査でも開存が確認され、本法は有用であった。ただ客観性に欠けるため、今後は造影されてくる血管の時間的経過や範囲を定量的に評価できれば、循環動態の判断が可能になると思われる。

結語

　脳動脈瘤クリッピング術、頭蓋内外血管吻合術の術中にICG血管造影を行うことにより、安全で、ある程度の正確さをもって循環動態の情報を得ることができた。今後は、定量的評価方法の導入が期待される。

Summary

Usefulness of an intra-operative ICG video-angiography for neurosurgical operations

Yoshiaki Kumon, Hideaki Watanabe, Shirou Ohue, and Takanori Ohnishi

Department of Neurosurgery, Ehime University Graduate School of Medicine, Ehime, Japan

Key Words : Clipping surgery, Bypass surgery, ICG video-angiography

Objects : We report the usefulness of an intra-operative indocyanine green (ICG) video-angiography for neurosurgical operations.

Methods : Sixteen patients with cerebral aneurysms (n=11) or cerebral ischemic diseases (n=5) were enrolled in this study. A microscope-integrated light source containing infrared excitation light illuminated the operating field. ICG (totally up to 25 mg for a patient) was injected intravenously into the patient before and/or after neck clipping of a cerebral aneurysm or anastomosis of the superficial temporal artery and the middle cerebral artery, and intravascular fluorescene from within the blood vessels was imaged using a video camera attached to the microscope.

Results : Image quality and spatial resolution were excellent and permitted a real-time assessment of vessel patency and aneurysm occlusion if the structures of interest were visible to the surgeon's eyes under microscope, including perforating arteries with a diameter of less than 1 millimeter in patients with cerebral aneurysms. In patients with cerebral ischemic diseases, excellent visualization of cerebral arteries, the bypass graft, and brain perfusion was noted. The final findings of ICG video-angiography could be positively validated during postoperative course by performing cerebral angiography or CT angiography.

Conclusions : ICG video-angiography provides a reliable and rapid intra-operative assessment for perfect clipping of cerebral aneurysms or bypass patency.

文 献

1) Peña-Tapia PG, Kemmling A, Czabanka M, et al：Identification of the optical cortical target point for extracranial-intracranial bypass surgery in patients with hemodynamic cerebrovascular insufficiency. J Neurosurg 108：655-661, 2008.
2) Raabe A, Beck J, Gerlach R, et al：Near-infrared indocyanine green video angiography：A new method for intraoperative assessment of vascular flow. Neurosurgery 52：132-139, 2003.
3) Raabe A, Nakaji P, Beck J, et al：Prospective evaluation of surgical microscope-integrated intraoperative near-infrared indocyanine green videoangiography during aneurysm surgery. J Neurosurg 103：982-989, 2005.
4) Suzuki K, Kodama N, Sasaki T, et al：Confirmation of blood flow in perforating arteries using fluorescein cerebral angiography during aneurysm surgery. J Neurosurg 107：68-73, 2007.
5) Woitzik J, Horn P, Vajkoczy P, et al：Intraoperative control of extracranial-intracranial bypass patency by near-infrared indocyanine green videoangiography. J Neurosurg 102：692-698, 2005.

III 脳外科領域への応用——術中造影

ハンディ型赤外線カメラを用いた術中脳血管撮影の有用性

Usefulness of indocyanine green videoangiography with a near-infrared portable camera device for intraoperative cerebral angiography

Key Words | インドシアニングリーンビデオ血管撮影 | 術中脳血管撮影 | ハンディ型赤外線カメラ | 脳血管手術

信州大学医学部脳神経外科

八子武裕　本郷一博

はじめに

　脳神経外科手術における術中脳血管撮影は術中の脳血管の状態をその場で評価できる重要な術中検査法である。しかし、セットアップや操作が煩雑であり、その侵襲性ゆえ安全性にも問題がある。そこでインドシアニングリーン (indocyanine green；以下ICG) を用いた赤外線蛍光術中血管撮影 (ICG videoangiography；以下ICG-VAG) が術中脳血管撮影に代わりうる方法として脳神経外科領域でも注目されてきている。近年、赤外線撮影機能が搭載可能な手術用顕微鏡が発売され、今後さらに脳神経外科領域でも用途が広がると予想される。しかし、顕微鏡を新調するにはコストが大きく現実的に導入は容易でない。

　その点、ハンディ型赤外線カメラ (浜松ホトニクス社製PDE、以下PDE) は乳腺のセンチネルリンパ節生検術や、形成外科の皮弁形成術や心臓外科の冠動脈バイパス術での血行確認など多分野で活用されており、汎用性が高く導入に関してはトータルコストに優れる。今回われわれはこのデバイスを脳神経外科血管系手術でも応用し得るかを検討したので報告する。

1 対象と方法

　信州大学脳神経外科において平成19年4月から平成20年7月までの期間にPDEにて術中ICG-VAGを行ったバイパス術8症例（平均年齢53.5歳）、クリッピング術6症例（平均年齢54.2歳）について、それぞれ以下の点をICG-VAGで評価が可能であったかを調べた (**Table 1**)：1) バイパス術群①吻合部の開存性、②吻合後の吻合血管および周囲血管の血流方向の変化、2) クリッピング術群①動脈瘤の閉塞、②親動脈の開存性。なお、ICG-VAGを行うことに関して、事前に患者、家族へは検査の意義

Table 1 Summary of demographic data in 14 patients who underwent bypass or clipping surgery

	Case	Age/Sex	Diagnosis	Surgery
Bypass group				
	1	52/M	left MCA severe stenosis	STA-MCA double bypass
	2	69/M	right ICA occlusion	STA-MCA double bypass
	3	63/W	right IC-cavernous giant aneurysm	ICA ligation with single STA-MCA bypass
	4	33/M	left A1 giant aneurysm	A1 trapping with A3-A3 bypass
	5	33/W	left MCA multiple aneurysms	OA-RA-MCA bypass
	6	54/W	right VA giant aneurysm	OA-RA-P2 bypass
	7	49/M	left MCA severe stenosis	STA-MCA single bypass
	8	75/M	left ICA occlusion	STA-MCA single bypass
Clipping group				
	9	48/M	Unruptured ACoA large aneurysm	clipping
	10	57/M	Ruptured ACoA aneurysm	clipping
	11	51/W	Unruptured left ICA large aneurysm	clipping
	12	57/M	Unruptured ACoA aneurysm	clipping
	13	62/W	Unruptured right MCA aneurysm	clipping
	14	50/M	Ruptured right MCA aneurysm	clipping

MCA=middle cerebral artery, STA=superficial temporal artery, IC=internal carotid, ICA=internal carotid artery, VA=vertebral artery, A1=first segment of the anterior cerebral artery, OA=occipital artery, RA=radial artery, P2=the second segment of the posterior cerebral artery, ACoA=anterior communicating artery

と副作用などについて説明を行い同意を得ている。

1回の撮影におけるICGの投与量は1.25〜2.5mgとし、投与方法は経末梢静脈でのボーラス投与で行った。手術はそれぞれ通常の方法で行い、ICG-VAG撮影時には顕微鏡を術野から外してPDEを用手的に構えて撮影し、撮影映像はデジタルビデオテープで記録した。

2 結果

バイパス術群では8例中7例で吻合部と周囲血管の血流変化の撮影に成功した（**Table 2**）。成功しなかった1例は巨大椎骨動脈瘤に対する後頭動脈—橈骨動脈グラフト—後大脳動脈吻合術の症例（Case 6）であった。この例では術野が深く狭かったため、吻合部に画角を合わせられなかった（**Fig.1**）。撮影に成功した7例のうち、2例では吻合部の開存性不良が示された（Case 3・7）。

クリッピング術群では瘤の閉塞を確認できたのは6例中2例（Case 9・14）で、親動脈の開存性を確認できたのは6例中4例（Case 9・11・13・14）であった（**Table 3**）。この群ではバイパス術群に比べ、術野が深く狭くなりやすい、動脈瘤が小さいために画

角を合わせにくい、動脈瘤をクリップすると瘤へICGが流入せず蛍光が認められなくなるなどのため撮影しにくかった。ただし、親動脈の開存性の確認は瘤に比べて画角が合わせやすいこともあり撮影は行いやすかった。

ICG-VAGにおける合併症は今回の検討の中では認められなかった。

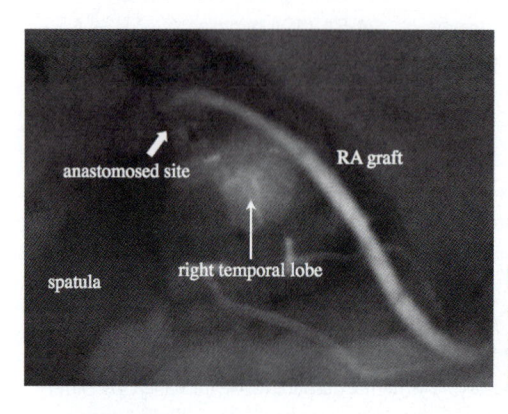

Fig.1
Case 6. ICG-VAG image showing patency of the radial artery (RA) graft after occipital artery (OA) -RA graft-P2 bypass. However, the anastomosed site is not visible because it is located deep in the operating field.

Table 2 Results in all of 8 patients, who underwent bypass surgery

	Visualized	Not visualized	Total
Patent & flow changed	5	1	6
Not patent	2	0	2
Total	7	1	8

Table 3 Results in all of 6 patients who underwent clippig surgery

	Visualized	Not visualized
Obliteration	2	4
Patency of parent artery	4	2

3 症例提示

Case 1：52歳・男性。軽微な脳梗塞にて発症した左中大脳動脈高度狭窄例(**Fig.2a・b**)。single photon emission computed tomography (SPECT) にて左中大脳動脈灌流域の脳血流低下と血管予備能の低下が示され(**Fig.2c**)、浅側頭動脈(superficial temporal artery；以下STA)—中大脳動脈(middle cerebral artery；以下MCA)のバイパス術を2本施行した(**Fig.3**、**DVD-4-1**)。2本の血管吻合終了後のICG-VAGで吻合の開存とMCA皮質枝の造影速度の向上、吻合部周辺血管の順行性血行への変化、脳表の造影効果の増強が認められた(**Fig.3d**)。術後脳梗塞などの合併症はみられず独歩退院し、術後のSPECTで吻合による脳血流改善が確認された(**Fig.4**)。

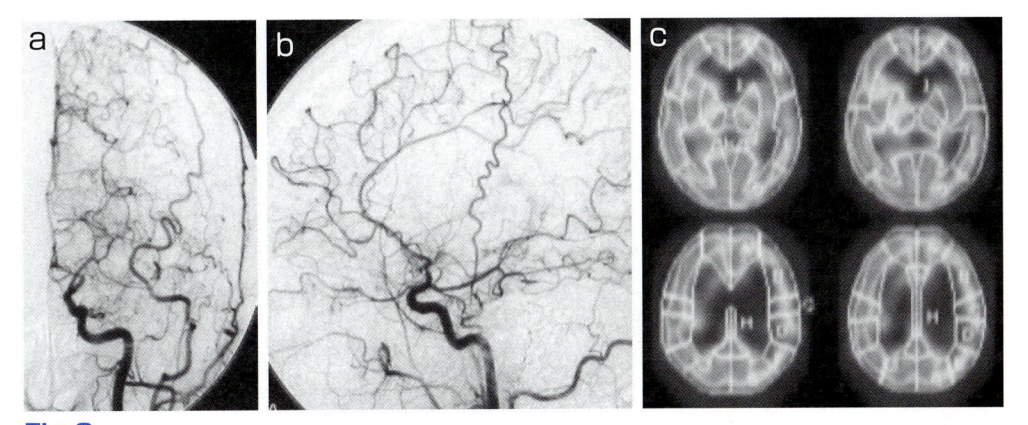

Fig.2
Case 1. Preoperative angiograms (a ; A-P, b ; lateral view) demonstrating severe stenosis of the left middle cerebral artery (MCA). Single photon emission computed tomography (SPECT) (c) showing hypoperfusion in the MCA territory.

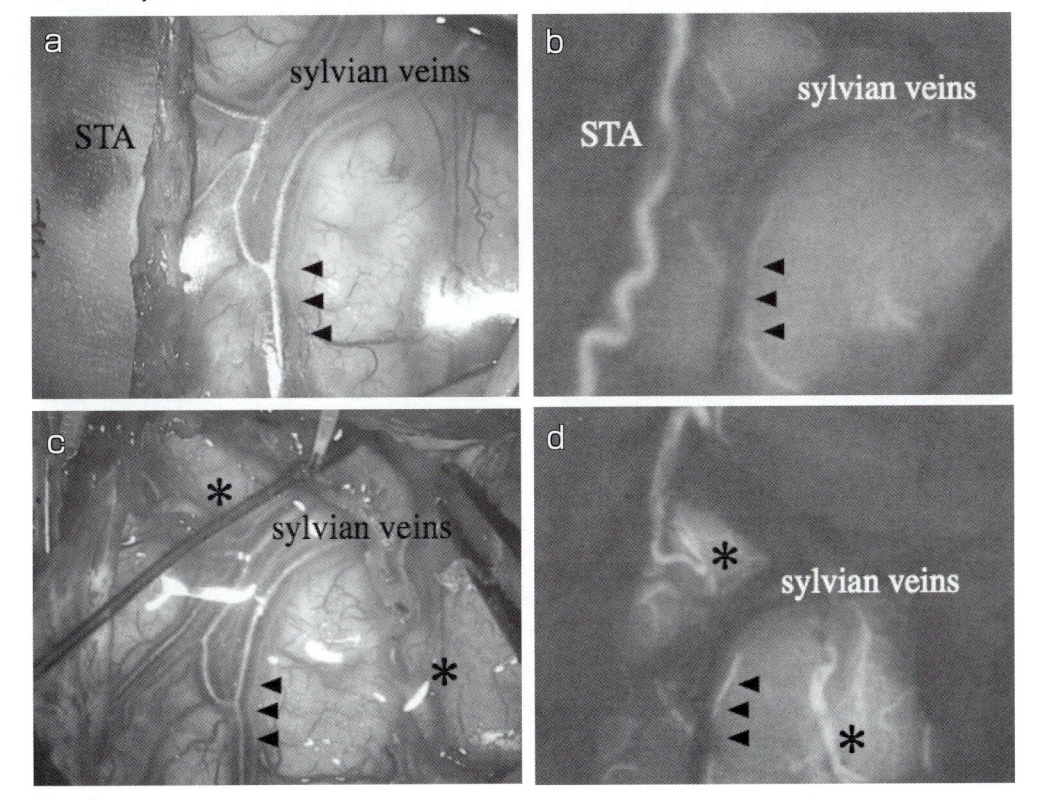

Fig.3
Case 1. Intraoperative photos (a and c) and ICG-VAG images (b and d) showing delayed and reversed flow of cortical arteries (arrowheads) comparing with superficial temporal artery (STA) before bypass (b). ICG-VAG image (d) obtained after STA-MCA bypass demonstrating patency of bypass (asterisks) and earlier filling of cortical arteries.

Case 8：75歳・男性。左頸部内頸動脈閉塞例。SPECTで左中大脳動脈灌流域の血流低下と血管予備能の低下があり、浅側頭動脈─中大脳動脈吻合術を行っ

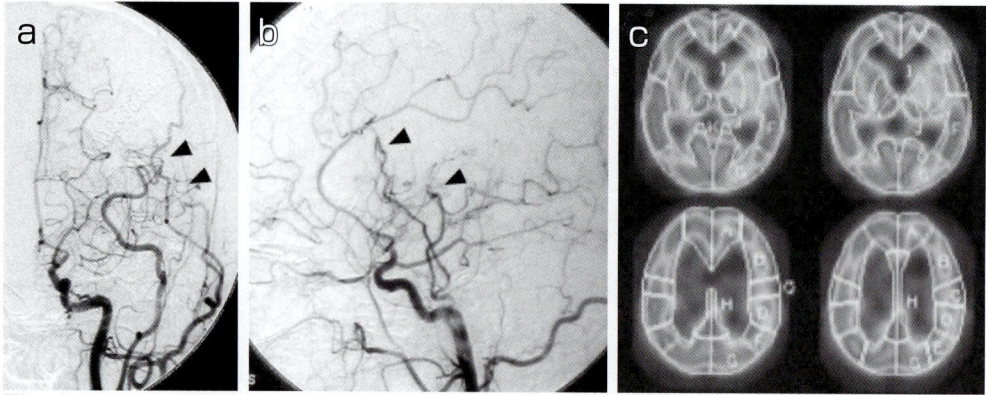

Fig.4

Case 1. Postoperative angiogram A-P view (a) and lateral view (b) also disclosing patency of bypass (arrowheads). SPECT (c) revealing improvement of the cerebral blood flow (CBF) in the left MCA territory.

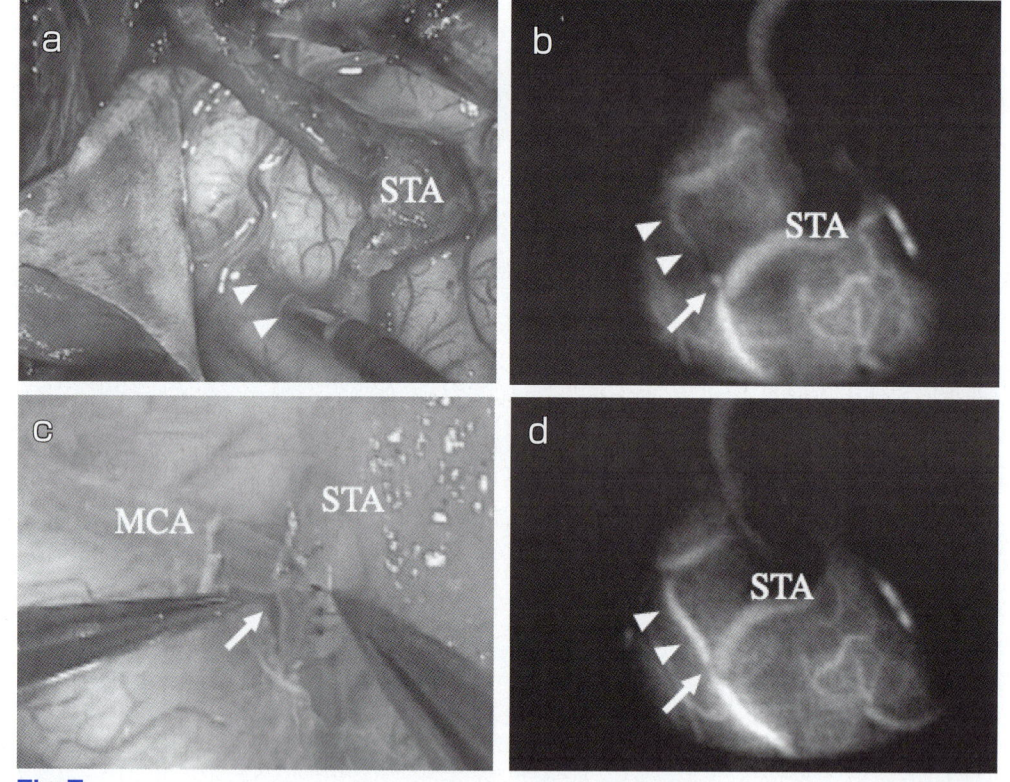

Fig.5

Case 8. Intraoperative photos (a and c) and ICG-VAG images (b and d) obtained in STA-MCA bypass surgery. ICG-VAG indicating severe stenosis in the proximal side of the bypass (arrowheads), a stenotic site (c; arrow), and patency of bypass after revision of the bypass (d).

た(**DVD-4-2**)。吻合後のICG-VAGで吻合近位側の血流が不良であることが示された(**Fig.5a・b**)。確認すると吻合部の一部に外膜のひきつれによる狭窄が見つかり(**Fig.5c**)、この狭窄を解除すると吻合部からの血流は改善した(**Fig.5d**)。術後完成

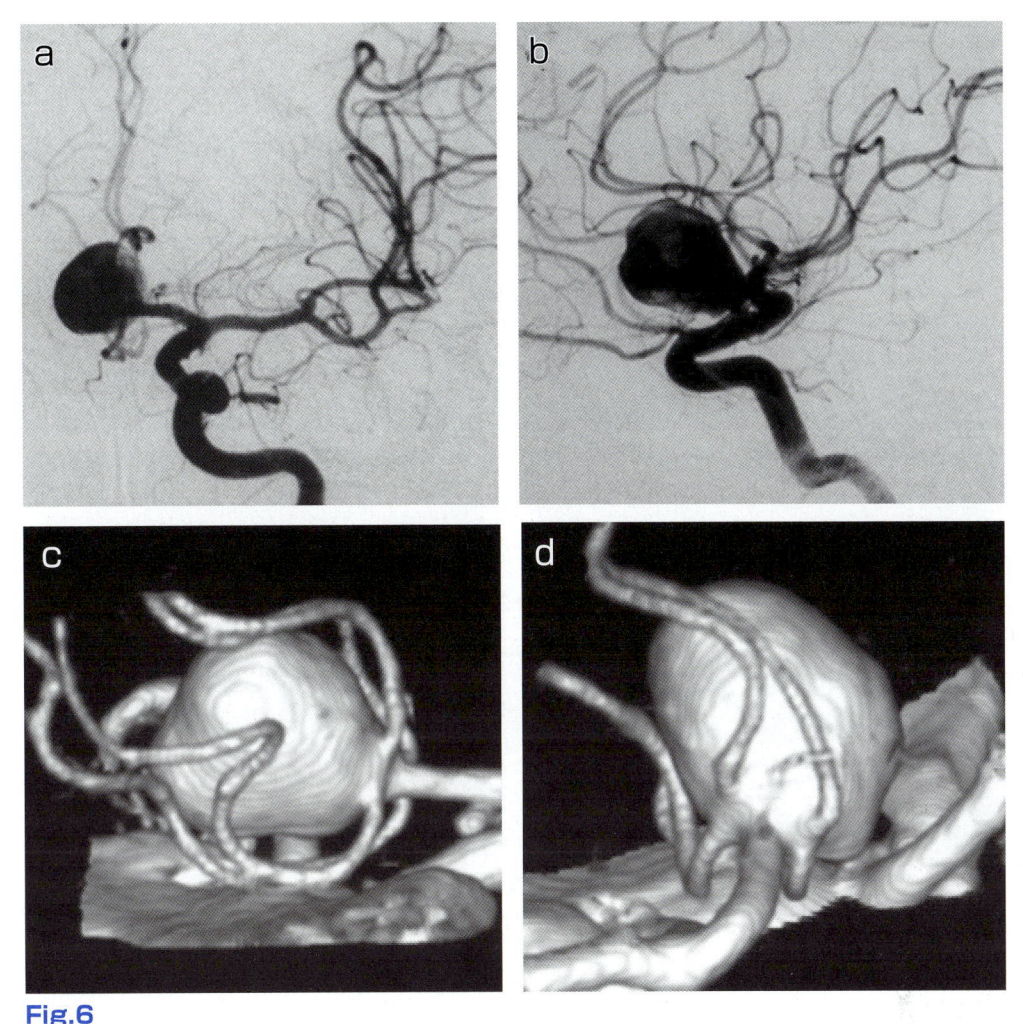

Fig.6
Case 9. Preoperative angiograms, A-P view (a) and lateral view (b), and three dimensional reconstructed CT angiograms (c and d) showing a large aneurysm at the anterior communicating artery (ACoA) with four A2 branches originating from the neck.

脳梗塞はみられず、神経障害も認めなかった。

Case 9：48歳・男性。頭痛の精査中にMRIで偶然に未破裂前交通動脈瘤が発見された。瘤は最大径22mmと大きく、両側の脳梁周囲動脈と脳梁辺縁動脈の計4本が動脈瘤頸部から分枝していた（**Fig.6**）。両側前頭開頭、経大脳縦裂到達法にてクリッピング術を行った（**Fig.7・8、DVD-4-3**）。ICG-VAG撮影は、術野が狭く深いため画角合わせが難しかった。コントロール撮影では発光が強すぎたが瘤内で血流が渦巻いている様子が観察された（**Fig.7b**）。最初にクリップをかけた後のICG-VAGでは瘤の造影がないようにみえたが、その後再び撮影すると瘤内にICGの停留による淡い持続的蛍光が見られた（**Fig.7d**）。このため不完全閉塞が考えられ、クリップを追加し瘤の閉塞を得

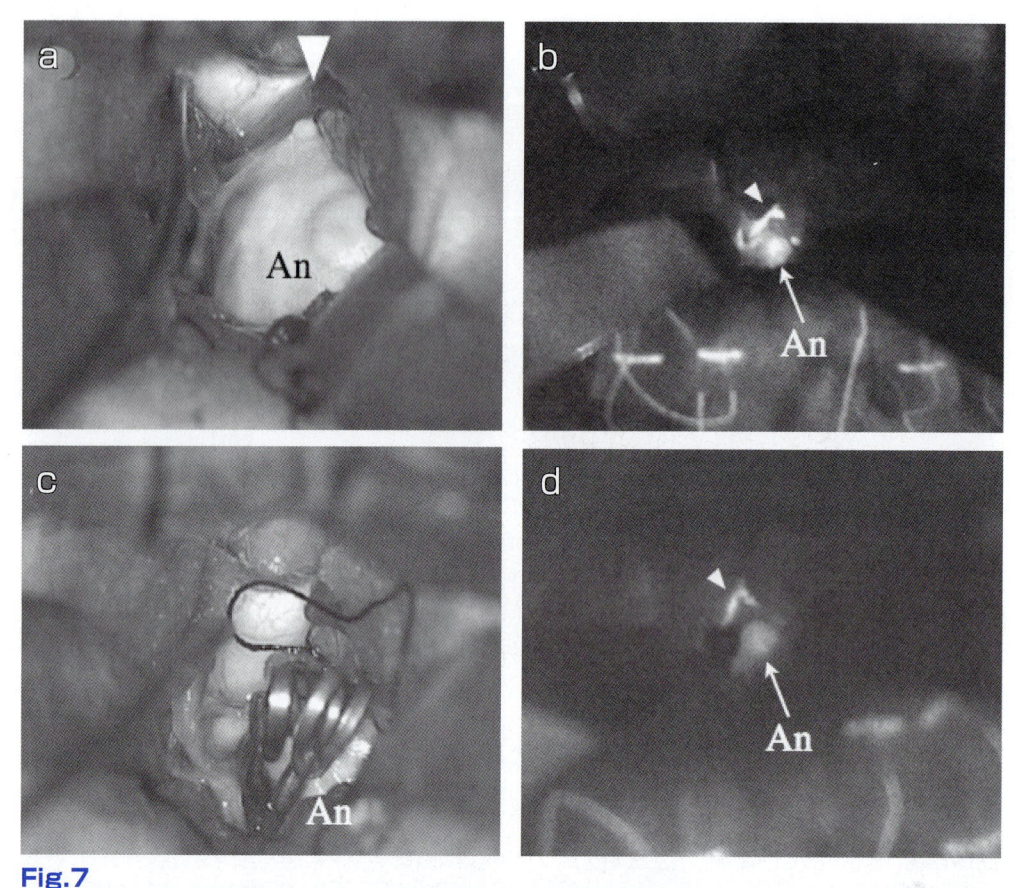

Fig.7
Case 9. Intraoperative photos (a and c) and ICG-VAG images (b and d) obtained in clipping surgery. ICG-VAG demonstrating blood filling into the aneurysm and flow of the right pericallosal artery (b; arrowhead), and remaining of ICG after initial clipping (c).

た(**Fig.8a**)。最終局面でのICG-VAGではまだICGが停留していたがさらなる造影効果がみられず、閉塞は完全と判断した(**Fig.8b・c**)。術後の脳血管撮影で瘤は消失しており、4本の末梢血管も開存していた(**Fig.9**)。

4 考察

近年の脳神経外科領域でのICG-VAGの活用はRaabeらの報告[1)2)]にはじまる。その後赤外線撮影機能が実装された手術用顕微鏡[3)]が開発・発売され、最近使用報告が増えてきている。脳神経外科手術の特徴は顕微鏡下手術であり、顕微鏡による赤外線撮影の方が利便性は高い。しかし多大のコストを要し導入は容易でない。一方、今回使用したPDEは単体でも顕微鏡に比べ導入コストが小さく、またハンディ型であるために

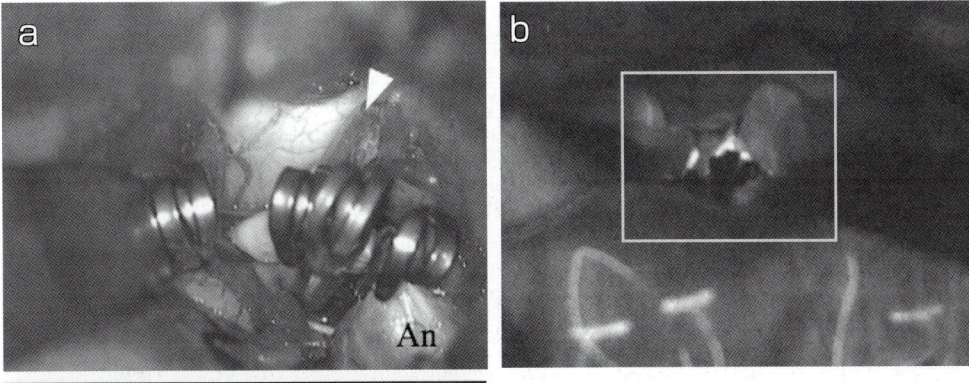

Fig.8
Case 9. After final clipping (a), no further staining of ICG is observed (b and c, c is a magnified view of the square in b).

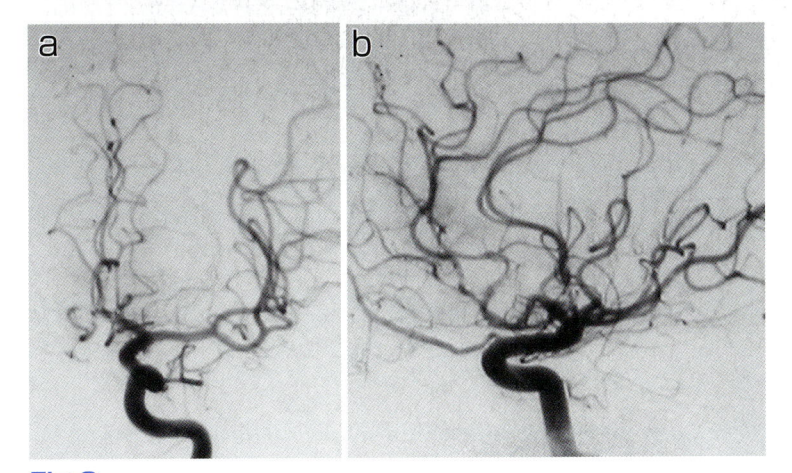

Fig.9
Case 9. Postoperative angiograms (a;A-P view and b;lateral view) showing the aneurysm completely obliterated and patency of four A2 branches.

多分野で容易に活用できるので総合的に導入負担は小さくなる。
　PDEは元来乳腺外科領域での活用を目的として設計されており、そのため撮影画角が広くセッティングされている。一方、脳神経外科領域では撮影対象構造物が小さく、かつ術野が狭く深いためPDEを活用するには条件が悪い。それでも今回提示したよう

に、特に浅い術野で対象物が比較的大きい（広い）バイパス術での血流評価には十分な撮影・評価能力があると思われた。

　今回の検討を通じてその他気づいたことをいくつか列挙する。

①撮影ごとに顕微鏡を術野から外す面倒は慣れればさほど苦にならず、脳血管撮影に比べればはるかに簡便であった。しかしカメラを用手的に構えての撮影は、やはり手ぶれや画角合わせの点で安定性を欠いた。

②撮影感度に関して、脳神経外科手術では血管がほぼむき出し状態なので本機の血管中ICG蛍光に対する感度はむしろ良好過ぎるくらいで、ICGの投与量を再検討する必要性があった。

③ICG-VAGはビデオで記録（30コマ／秒）するので、一般的な脳血管撮影（8〜16コマ／秒）に比べ時間分解能に優れる。これは血流方向の評価に役立った。

④本文で述べていないが、症例によっては閉創時の頭皮弁血行の確認にも使用した。これはハンディ型という汎用機ならではの利点であり、バイパス術や外傷の手術など術後の皮弁血行が問題となる手術でも役立つと思われた。

おわりに

　われわれもまだ使用経験が浅く、撮影を安定して行えていないことも課題であるが、それでもPDEでのICG-VAGは脳神経外科手術でも有用性があると考えられた。しかし、まだ現時点で本機が最良とはいえず、特にフォーカス調節機能やズーム機能などが搭載されれば、本機でのICG-VAGの脳神経外科領域への応用はさらに発展するであろうと思われる。

Summary

Usefulness of indocyanine green videoangiography with a near-infrared portable camera device for intraoperative cerebral angiography

Takehiro Yako and Kazuhiro Hongo
Department of Neurosurgery, Shinshu University School of Medicine, Matsumoto, Japan

Key Words : Indocyanine green videoangiography, Intraoperative cerebral angiography, Portable device, Cerebrovascular surgery

Objectives : Intraoperative cerebral angiography has a great benefit for neurosurgeons by giving helpful information in the cerebrovascular surgery; however, it demands complicated operations and entails some risks due to its invasive properties. Indocyanine green videoangiography (ICG-VAG) has recently attracted neurosurgeons' attention that it may take the place of intraoperative angiography. The authors evaluated the usefulness of the ICG-VAG with a near-infrared (NIR) portable camera device in cerebrovascular surgeries.

Patients and Methods : Eight patients undergoing bypass surgery (bypass group), and six undergoing clipping surgery (clipping group) were enrolled in this study. The bypass group included seven patients undergoing superficial temporal artery (STA) - middle cerebral artery (MCA) bypass, and the remaining one, occipital artery (OA) - radial artery (RA) graft - posterior cerebral artery (PCA) bypass. Clipping surgery was performed in three anterior communicating artery (ACoA) aneurysms, three MCA and one internal carotid artery (ICA) aneurysms. Each patient was evaluated with ICG-VAG using the portable device intraoperatively regarding the following factors ; patency and flow change of the bypass in the bypass group, obliteration of the aneurysm and patency of the parent artery in the clipping group.

Results : The patency of bypass was successfully visualized with ICG-VAG in all seven patients with STA-MCA-bypass. In two of the seven patients, occlusion of bypass was demonstrated. In the clipping group, obliteration of the aneurysm in two and the patency of the parent arteries in four out of the six patients were disclosed with ICG-VAG.

Discussion : Advantages of ICG-VAG with the NIR portable camera device were proved to be easy use and applicability to various surgeries with a relatively lower cost than that with the NIR built in type microscope. It seems more difficult to use the ICG-VAG with the portable device in clipping surgeries because we have to perform them under deeper and smaller operative fields than those in bypass surgeries.

Conclusions : Our results indicate that the portable device can also be useful in the field of cerebrovascular surgery. If several functions, such as focusing and zooming, are added in this device, further extended applications of the ICG-VAG with the portable device are expected for cerebrovascular surgeries.

文 献

1) Raabe A, Beck J, Gerlach R, et al：Near-infrared indocyanine green video angiography：a new method for intraoperative assessment of vascular flow. Neurosurgery 52：132-139, 2003.
2) Raabe A, Beck J, Seifert V：Technique and image quality of intraoperative indocyanine green angiography during aneurysm surgery using surgical microscope integrated near-infrared video technology. Zentralbl Neurochir 66：1-6, 2005.
3) Raabe A, Nakaji P, Beck J, et al：Prospective evaluation of surgical microscope-integrated intraoperative near-infrared indocyanine green videoangiography during aneurysm surgery. J Neurosurg 103：982-989, 2005.

IV | センチネルリンパ節同定とNavigation Surgery

Ⅳ センチネルリンパ節同定とNavigation Surgery──乳癌

ICG蛍光法によるリンパ流路の検討と乳癌センチネルリンパ節生検

An analysis of lymphatic routes and the result of sentinel lymph-node biopsy using the observation of fluorescence image with indocyanine green

Key Words | センチネルリンパ節 | 蛍光画像 | インドシアニングリーン | 乳癌

橋本クリニック・神鋼病院乳腺科
橋本　隆

神鋼病院乳腺科
山神和彦　　山本正之

はじめに

　1993年に早期乳癌に対するセンチネルリンパ節生検が報告され、その後本邦でも多くの臨床試験を経て現在では広く実地臨床の場で施行されている。リンパ節の同定率ではRI法と色素法の併用による良好な成績が報告されているが、多くの一般施設ではRI法の施行が困難であり色素法単独で生検が行われていると思われる。しかし色素法においてはlearning curveの存在から、年間症例数の少ない施設では手技の習熟に時間を要するという欠点も認められる。またRI法と異なり、腋窩切開創は経験に基づく位置決めであり、創が大きくなる、センチネルリンパ節の同定操作も盲目的で時に過大侵襲となり得るなどの問題も生じる。

　われわれは2004年7月より、色素法に蛍光画像観察装置（PDE）を併用するICG（インドシアニングリーン；indocyanine green）蛍光法を用いて乳癌に対するセンチネルリンパ節生検を試行し、良好なリンパ節の同定率を得た[1]。本稿ではその手技の紹介と乳房浅部の多彩なリンパ流路を解説し、続いてICG蛍光法によるSNB（sentinel lymph node biopsy）の成績について述べる。

1 使用装置と方法

1）PDE（Photodynamic Eye）

　使用した装置は浜松ホトニクス社製の蛍光画像観察装置（Photodynamic Eye；PDE）（**Fig.1**）で、その原理については別項を参照されたい。

2）乳房リンパ流路の観察方法

　患側乳腺において、インドシアニングリーン溶液（5mg/ml）とインジゴカルミン試薬また

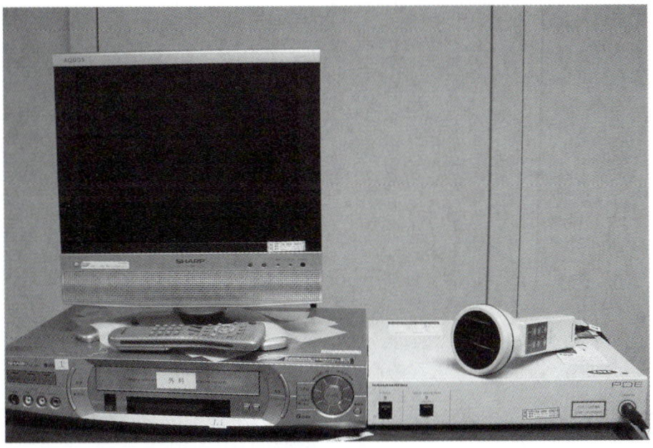

Fig. 1 The device of fluorescence imaging system (Photodynamic Eye ; PDE)

はパテントブルー試薬の等量混合液を腫瘍局在領域の乳輪部皮内に0.5～1ml注入し、軽い注入部のマッサージの後、リンパ管内に吸収され高比重リポ蛋白と結合したICGから発せられる蛍光を、PDEで画像化しモニター上で観察・記録を行う。ICG試薬の単独注入で蛍光観察は可能であるが、肉眼的に視認性の優れた青色色素であるインジゴカルミン試薬またはパテントブルー試薬を混合することで、腋窩操作におけるリンパ管やセンチネルリンパ節の直視下の同定が容易となる。一方、乳輪部近傍に局在する腫瘍に対する部分切除術の場合、皮下への色素注入により切除時のマーキングと干渉しあって正確な切除が困難となることがあり、慎重な皮内注入が望まれる。初回投与により明らかなリンパ流路が認められない場合は、腫瘍周辺の浅深部や局在領域以外の乳輪部にも追加注入を行うが、この際も切除線のマーキングと区別しておく必要がある。

　色素の注入後、最初に流速の速い静脈路が観察されることが多く、続いて流速の遅いリンパ流路が観察される（**DVD-5-1**）。静脈路はモニター画面では濃い線として認められ、色素の注入後は蛍光の流れがやや速く圧迫により容易に消失するのに対し、リンパ流路は遅れて出現し圧迫にても消失しない、ゆっくりとした流れであることから鑑別が可能である。また、得られた流路にマーキングを行う際には、蛍光の輝線の観察に支障を来さないように赤色マジックの使用が望ましい。

3）蛍光の観察可能な深度

　PDEにより蛍光の観察が可能な深度は腋窩脂肪層で約1cmであるが、リンパ流の経皮的観察では5～8mm程度と思われる。したがって皮膚の肥厚例や皮下脂肪層の多い症例では明瞭な蛍光画像が得られないことがある。

4）蛍光輝度の調整

　蛍光の観察は、無影灯を消灯し室内灯による照明下で行う。乳房浅部リンパ流路の

経皮的観察時は励起光の強度を最大にするが、腋窩の皮膚切開後の脂肪織内リンパ節の観察時には強度を下げる必要がある。最大強度のまま観察を行うと、リンパ管や剝離操作により脂肪織内に漏出したICGの高輝度の蛍光をリンパ節と誤認しやすくなる。そのため観察部位の状況に応じて、適切な輝度の蛍光画像が得られるように励起光の調節が必要である。

5）器具の清潔管理

消毒後の術野で蛍光観察を行うために、CCDカメラ部分は滅菌したビニール袋に入れて清潔な状態にする。流路の観察時は自由度の高いフリーハンドで操作を行っているが、腋窩操作の際はスタンドに固定した方が鮮明な画像が得られる。

6）インドシアニングリーンの安全性と副作用

ICG蛍光法は眼底造影検査や心血管のバイパスグラフトなどにも応用されており、また色素自体は肝機能検査や循環機能検査など臨床面で広く用いられている。しかし本剤投与による副作用が0.17％（ショック症状：0.02％）に認められるため、術前に安全性に関する説明を行い投与後の全身状態の観察が必要である。

2 乳房リンパ流路の検討

1）蛍光観察からみた乳房のリンパ系解剖

乳房のリンパ系は乳腺内リンパ系と乳腺所属リンパ節に分けられる。乳腺内リンパ系には乳輪部、浅在性、深在性リンパ系が存在し、浅在性リンパ系が乳輪部リンパ系とネットワークを形成し、腋窩へ向かう数本の太いリンパ流路となり腋窩の深部リンパ系に合流したのちに、腋窩リンパ節に到達する[2)3)]（**Fig.2**）。蛍光観察においても、乳輪部への注入後に多くの症例で乳輪を取り囲むようなリンパ管のネットワークが描出され、続いて腋窩へ向かうリンパ流路が認められる（**Fig.3**）。約半数の症例では腋窩へ向かう明瞭な流路は1本であるが、2本（35.7％）、3本（3.5％）と複数の流路が認められる症例もある（**Table 1**）。その場合、乳輪部からの複数の流路は腋窩手前や腋窩部で近接・合流することが多い（**Fig.4**）。

内側の浅在性リンパ系には胸骨方向へ走行し、正中を越えて対側乳腺や腋窩へ至るcross-mammary経路が存在するとされ、われわれも対側腋窩へのリンパ流路を3例で経験した。2例は乳房浅部に蛍光のうっ滞像を伴う局所進行例であり、残る1例は左乳房部分切除および腋窩郭清後の温存乳房に二次発癌を認めた症例であった。本例で

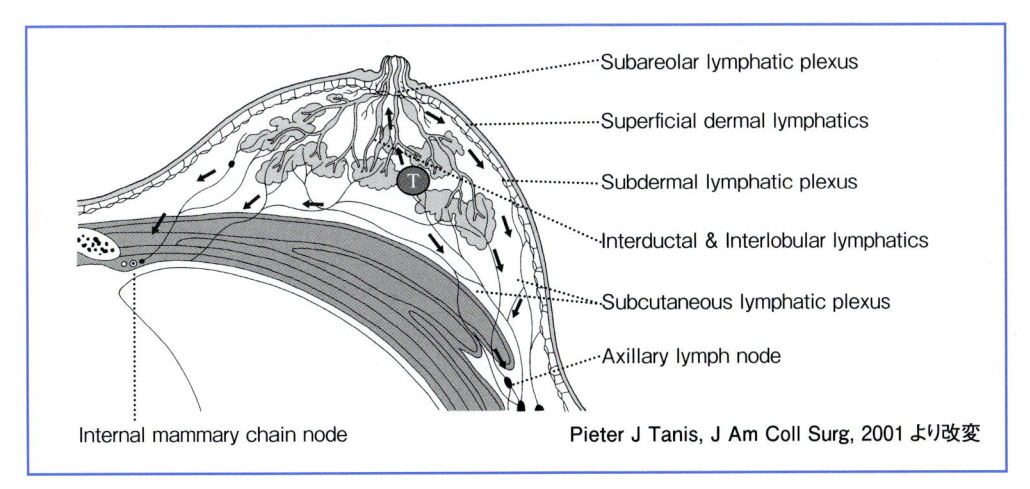

Fig.2 The anatomy of the lymphatic system of the breast

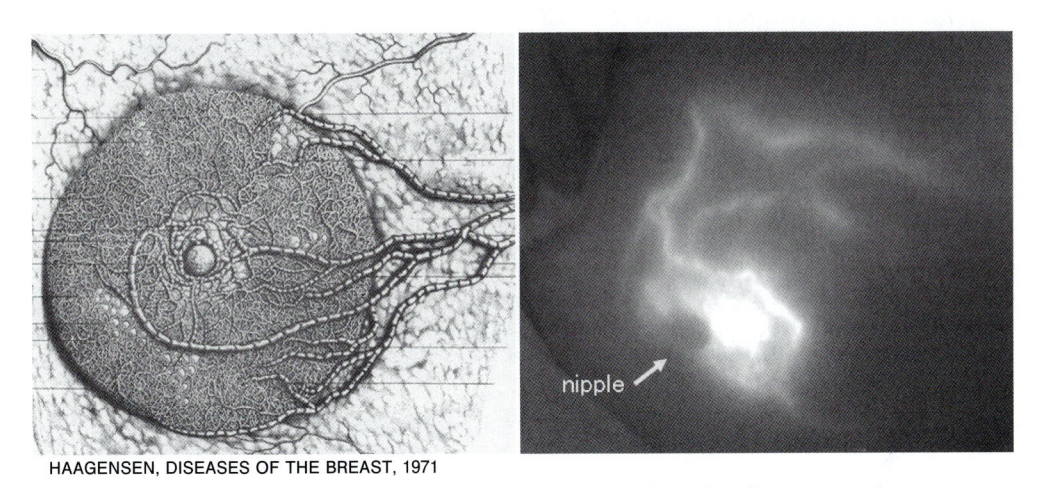

Fig.3 The fluorescence image of the areolar lymphatic network

Table 1 The number and confluence of lymphatic route toward the axilla

腋窩流路数	症例数（%）	流路の合流
4本	1（0.4%）	1（100%）
3本	9（3.5%）	7（77.8%）
2本	91（35.7%）	67（73.6%）
1本	133（52.2%）	−
0本	21（8.2%）	−

は胸骨前面を経由して対側乳房上縁を通り右腋窩へ至る経路を認めた。さらに対側腋窩部の小切開創から色素に染まるリンパ節を同定し、本症例におけるセンチネルリンパ節と考えられた（**Fig.5**）。

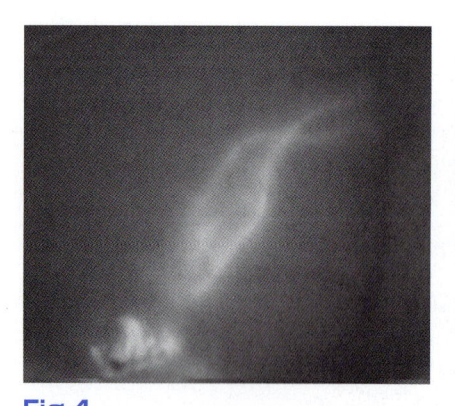

Fig.4
The confluence of fluorescent image toward the axilla was observed.

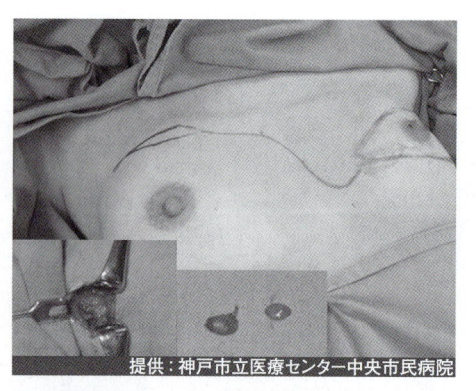

Fig.5
The unusual lymphatic route toward the contra-lateral axilla was observed and SLN was extirpated.

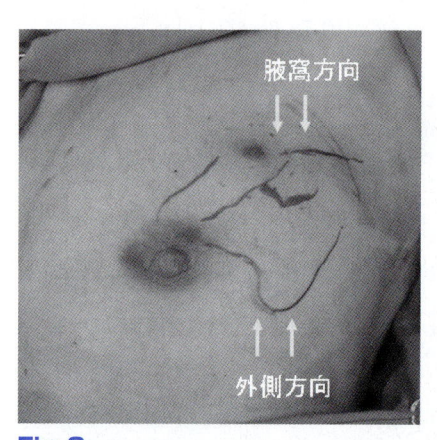

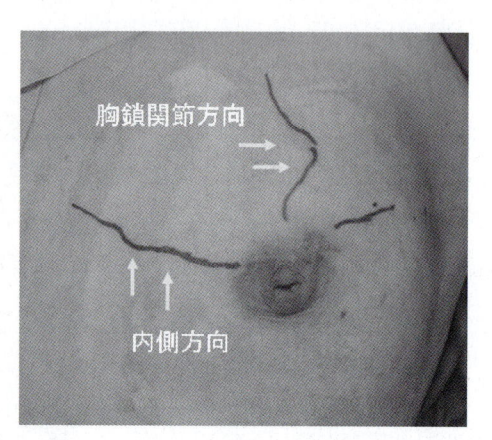

提供：神戸市立医療センター中央市民病院

Fig.6
The image of various lymphatic route departed from the injected point at the areola.

Table 2　The classification of direction of lymphatic route departed from the injected point of areola

①腋窩流路	:	415（95.4%）
②外側流路	:	37（ 8.5%）
③胸鎖流路	:	19（ 4.4%）
④内側流路	:	15（ 3.4%）
複数のリンパ流路（＋）	:	49（11.3%）
リンパ流路不明	:	9（ 2.3%）

2）浅在リンパ流路の描出頻度

　　乳輪部から腋窩へ向かう流路以外に、**Fig.6**に示すように胸骨側へ向かう内側流路や大胸筋外側縁へ向かう外側流路、胸鎖関節方向へ向かう流路などが描出される。観察頻度は腋窩方向の流路は415/435例（95.4%）とほとんどの症例で認められたが、外側方向へは37/435例（8.5%）、胸鎖関節方向へは19/435例（4.4%）、内側方向へは

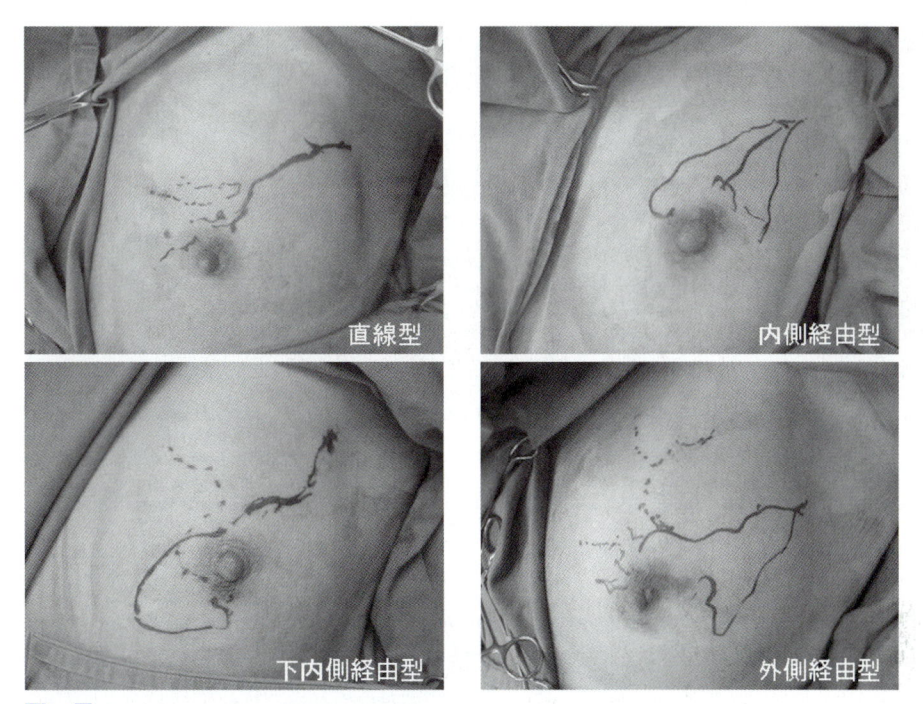

Fig.7
The various lymphatic route toward the axilla were observed ; classified to 4 types.

15/435例（3.4%）と低頻度である。また、49/435例（11.3%）で腋窩流路と外側流路が同時に描出されるなど、複数の方向への流路が認められた（**Table 2**）。

腋窩へ向かう流路の走行パターンは一定でなく、①直線状に向かう直線型、②内側方向へ進んだあと腋窩へ向かう内側経由型、③下方へ進んでから反転して腋窩へ向かう下内側経由型、④大胸筋外側縁方向から腋窩へ向かう外側経由型などが存在する（**Fig.7**）。これらの流路の途中に腫瘍が存在する場合、腫瘍の摘出生検などの操作により本来のリンパ流路が損傷され、腋窩部センチネルリンパ節の同定への影響が考えられる。

RI法による乳房リンパ流の検討では胸骨傍リンパ節への流入が15%に認められ[5]、また同リンパ節への単独転移例も報告[6]されている。さらに詳細なリンパ流路の観察を行い、今後は腋窩以外のセンチネルリンパ節生検も考慮すべきと思われる。

3 蛍光観察を併用したセンチネルリンパ節生検

1）腋窩領域

蛍光観察により印したマーキングのうち腋窩方向へのリンパ流路をたどり、蛍光の消失

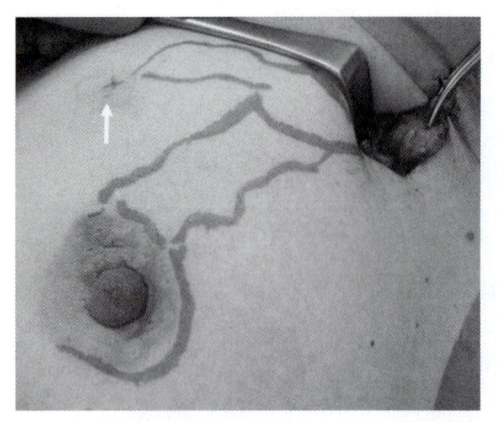

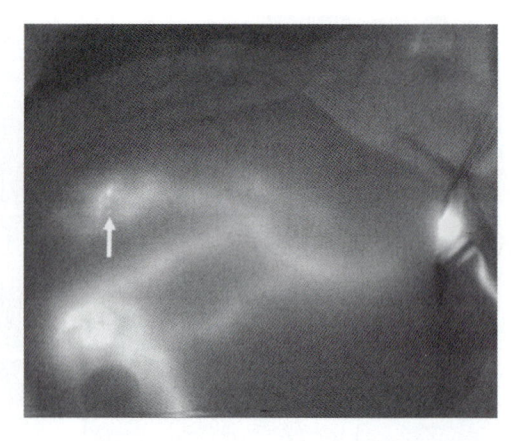

Fig.8
The fluorescence image of SLN connected with lymphatic route was observed and stained with dye. Another fluorescence image to the axilla appeared from the injected point beside the tumor (Arrow shows the injected point).

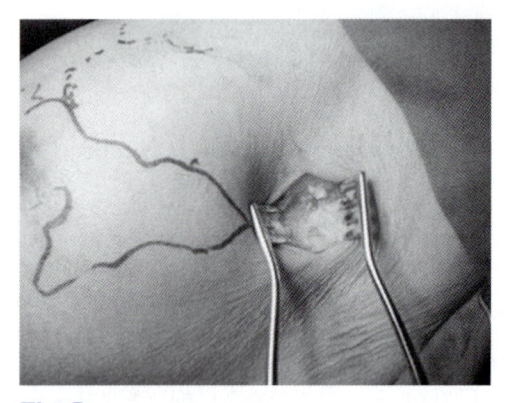

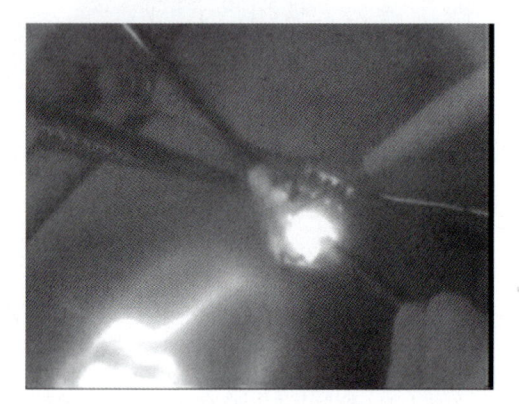

Fig.9
The fluorescence image of SLN was observed through fat tissue clearly, but the dye could not confirmed with fat.

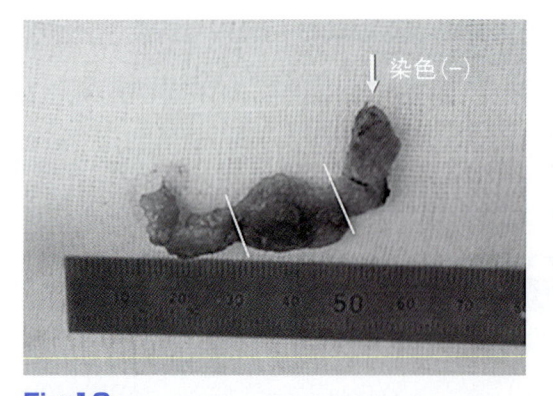

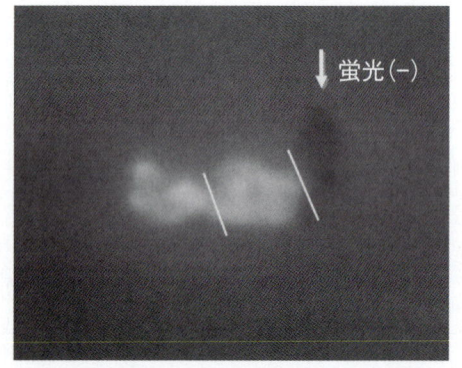

Fig.10
One third of the nodes in which both dye and fluorescence are not confirmed is interpreted as non-sentinel lymph-node.

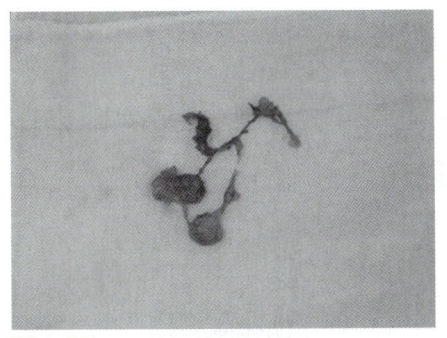

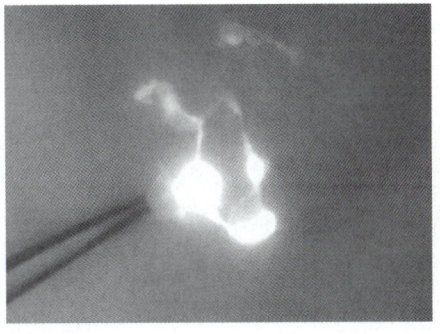

Fig.11
Three lymph-nodes emitting fluorescence were extirpated with lymphatic vessels as SLN group.

Table 3 The identification rate of sentinel lymph-node biopsy by means of the observation of fluorescence image with indocyanine green

SLN同定率：97.3%（434/446）	
肉眼的染色（＋）-ICG蛍光（＋）	415（93.0%）
肉眼的染色（－）-ICG蛍光（＋）	19（ 4.3%）
肉眼的染色（－）-ICG蛍光（－）　触診	7（ 1.6%）
SLN同定不能で郭清施行	5（ 1.1%）

色素法単独によるSLN同定率　91.5%（151/165）

　する部位の約1cm離れた腋窩部に約2cmの皮膚切開を行い、色素法に準じて染色されたリンパ管およびリンパ節を検索する（**Fig.8**）。また、腫瘍近傍への注入により乳輪を経由せずに直接腋窩へ向かう流路も認められるが、多くは乳輪からの流路と合流する。まれに皮下脂肪層の薄い症例などで、流路の延長上にリンパ節と思われる蛍光の淡い停滞像を認めることもある。腋窩操作において青染するリンパ管やリンパ節の同定が困難な場合は、脂肪織を通して認められる蛍光を観察し検索の補助とすると同定が容易となり（**Fig.9**）、盲目的な操作による神経や静脈損傷の回避が可能となる。またモニター画像を参照しながら、蛍光観察のみを指標としてリンパ節を同定・摘出する方法も簡便で有用である（**DVD-5-2**）。

　摘出したリンパ節について色素の染色状況や蛍光の有無を観察し、明らかに色素の取り込みを認めるリンパ節と、色素は認めないが蛍光を認めるリンパ節をセンチネルリンパ節と判断している。すなわち色素の取り込みと蛍光の両者を認めない場合は、非センチネルリンパ節と判断する（**Fig.10**）。また、二次リンパ節への色素の流入による非センチネルリンパ節の青染を避けるために、色素注入からリンパ節摘出までの時間を経験的に10分以内としている。しかしセンチネルリンパ節を1つではなくセンチネルリンパ節群として考えると、リンパ管を介して連続し蛍光を認めるリンパ節を一塊として摘出することが望ましい（**Fig.11**）。

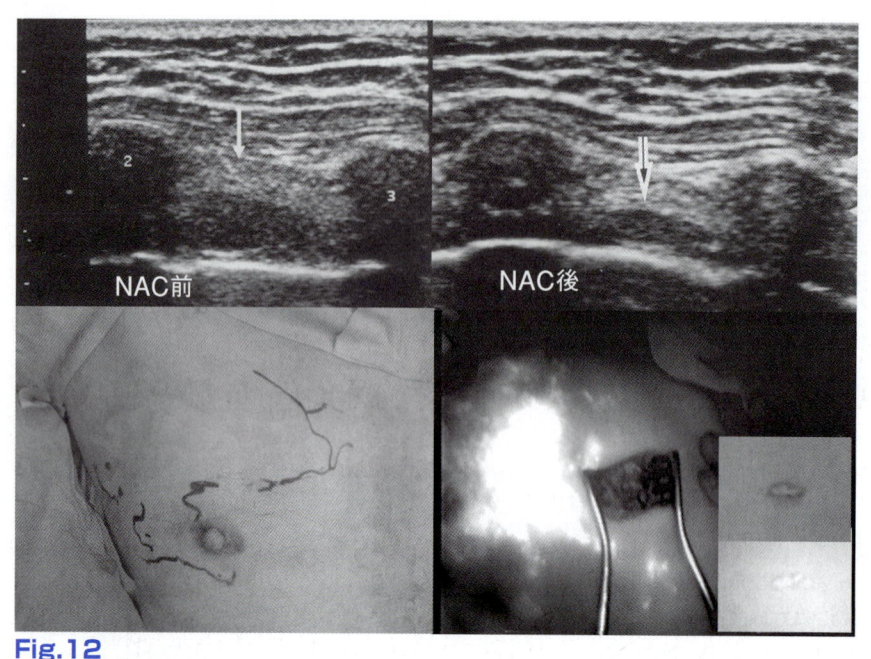

Fig.12
Preoperative US image showed swollen para-sternal LN (Arrow show). The lymphatic route toward the inside was observed, but extirpated LN was not stained with dye and no fluorescence image was appeared (below).

　本法を用いたセンチネルリンパ節生検におけるリンパ節の同定率は434/446例（97.3%）であり、従来の色素法単独手技の91.5%に比べて良好な成績であった（**Table 3**）。蛍光画像の感度は視認による色素の確認の約100倍とされており、肉眼的染色（−）・ICG蛍光（＋）の19例（4.3%）は色素法単独では同定不可能な症例であり、肉眼的に色素を認めた415例に加えて同定率向上に寄与したと思われる。

2）胸骨傍領域

　胸骨傍リンパ節に関しては、郭清により生存率が向上しないため治療的意義が乏しいとされている[4]。しかし同部位における転移の有無は予後因子として重要であり、正確な病期決定に必要である。

　われわれは術前超音波検査において胸骨縁に沿う矢状操作法と肋間での水平走査法を施行し、internal mammary areaにおける紡錘形の低エコー腫瘤像を認める症例は転移陽性疑いとしている（**Fig.12上**）。そのうち、術中の蛍光観察により乳腺内側方向の同一肋間へ向かうリンパ流路を認めた6例において、肋間操作によりリンパ節の摘出生検を行ったがすべて転移陰性であり、またリンパ節には色素および蛍光を認めなかった（**Fig.12下**）。リンパ系解剖では、胸骨傍リンパ節へ至るリンパ管は乳腺後脂肪織を通り大胸筋内側縁経由で合流するとされており[3]、内側の浅在性リンパ系とは異なるものと思われる。

4 乳房浅部における蛍光のうっ滞

　乳輪部への色素注入後に網目状の蛍光のうっ滞像を認める症例を16例経験した（**Fig.13**、**DVD-5-3**）。
　肉眼でも色素のうっ滞が認められ、大半がT3以上（13/16例）あるいは4個以上の腋窩リンパ節転移陽性（13/16例）の進行症例であった。高度のリンパ管侵襲によるリンパ流のうっ滞が原因と考えられる。これらの症例に温存術を施行すると炎症性乳癌型再発の一因となり得るため、乳房切除術を考慮する所見である。

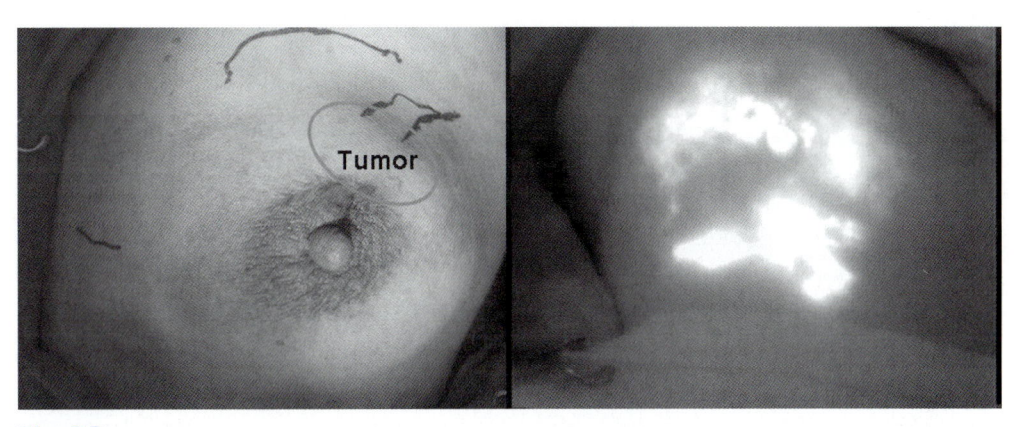

Fig.13
The tracery fluorescence stain was observed in the case of locally advanced breast cancer.

5 腋窩郭清操作への応用

　腋窩郭清の意義は、予後の改善ではなく正確な予後規定因子であるリンパ節転移状況の把握である。さらに放射線照射よりも腋窩郭清による局所制御率が優れており[7]、転移陽性例では低侵襲の合併症の少ないリンパ節郭清が必要となる。そのため最近では、徹底した郭清に代えて周囲組織の温存を試みている。蛍光法により腋窩を観察すると脂肪結合織内のリンパ節を明瞭に同定し得て（**Fig.14・15**）、不要なリンパ管損傷を避け神経温存も容易となり、術後のリンパ液貯留や上腕の浮腫および知覚障害などの合併症の予防につながると思われる。

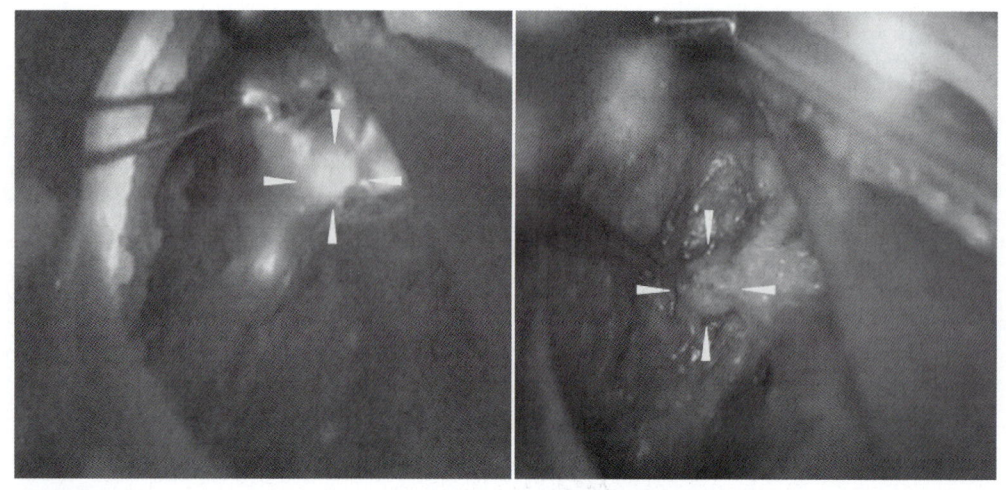

Fig. 14
The fluorescence image of Level I LN in the adipose tissue was confirmed during axillar LN dissection.

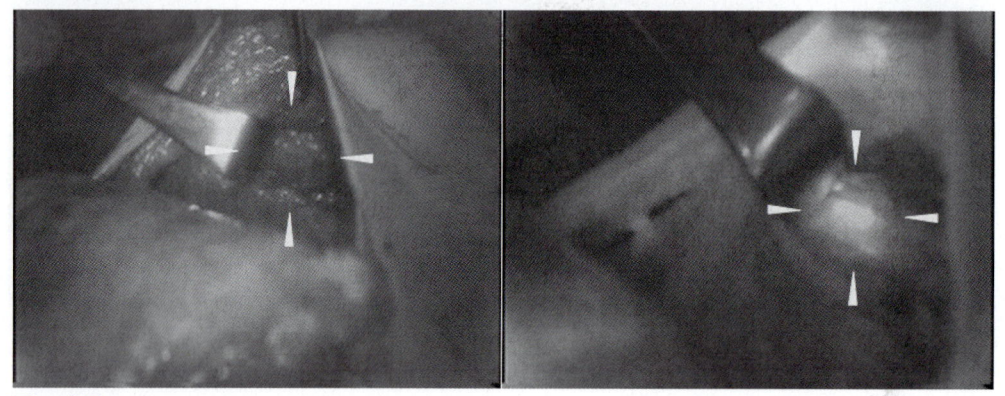

Fig. 15
The fluorescence image of Level II LN was observed below the minor pectoral muscle.

おわりに

　われわれが施行している乳癌症例におけるICG蛍光法を用いたセンチネルリンパ節生検法と、蛍光観察に基づくリンパ流路の走行および得られた知見について述べた。本法は低侵襲的で合理的な乳癌手術のために有用な方法である。今後、症例の蓄積と装置の改良などにより実地臨床での活用範囲がさらに広がると思われる。

Summary

An analysis of lymphatic routes and the result of sentinel lymph-node biopsy using the observation of fluorescence image with indocyanine green

Takashi Hashimoto[1,2], Kazuhiko Yamagami[2], and Masayuki Yamamoto[2]
[1]Hashimoto Clinic, [2]Department of Breast Surgery, Shinko Hospital, Hyogo, Japan

Key Words : Sentinel lymph-node, Fluorescence image, Indocyanine green, Breast cancer

A sentinel lymph node biopsy is generally performed to avoid unnecessary axillary lymph node dissection. The combination method using both lympho-scintigraphy and dye-guided method has provided a better identification rate of sentinel nodes than either of these two methods used alone. Fluorescence imaging navigation with indocyanine green is convenient and has the ability to detect true sentinel nodes. The lymph nodes dyed with indocyanine green show distinct fluorescence and are easier to detect through the fat tissue than when a simple blue dye method is used. Using this method, the identification rate was 97.2% in a series of 398 patients with breast cancer.

In addition, we explored various lymphatic routes departed from the areola to the axilla (95.4%), to the outside (8.5%) and the inside (3.4%) of the breast, and to the direction for the sternocleid junction (4.4%). The frequency of identifying each route varied with the state of lymph node metastasis and the condition of the breast.

We believe that the fluorescence imaging navigation method improves the result of sentinel lymph node biopsy even if the operator is inexperienced. It also provides a minimally invasive procedure for biopsy as well as for axillary lymph node dissection, thus helping to minimize postoperative complications.

文　献

1) 橋本 隆, 岡田憲幸, 正井良和, ほか：ICG蛍光測光による乳腺リンパ流の観察. 日臨外会誌 66：1821-1826, 2005.

2) Tanis PJ, Nieweg OE, Valdés RA, et al：Anatomy and physiology of lymphatic drainage of the breast from the perspective of sentinel node Biopsy. j Am Coll Surg 195(3)：399-409, 2001.

3) 丹黒 章, 中野基一郎, 岡崎憲二：特集乳腺　乳腺の解剖. HORMONE FRONIER IN GYNECOLOGY 13(1)：17-22, 2006.

4) Veronesi U, Marubini E, Mariani L, et al：The dissection of internal mammary nodes does not improve the survival of breast cancer patients. 30-year results of a randomised trial. Eur J Cancer 35(9)：1320-1325, 1999.

5) Paul J, Sybren M, Rik J, et al：Functional Lympatic Anatomy for Sentinel Node Biopsy in Breast Cancer. Ann Surg 233(1)：81-89, 2000.

6) Samuel J, Pieter J, Omgo E, et al：Isolated internal mammary sentinel lymph node metastasis in two cancer patients. Int J Clin Oncol 7：368-371, 2002.

7) Borgstein P, Meijer S：Historical perspective of lymphatic tumour spread and the emergence of the sentinel node concept. Eur J Surg Oncol 24(2)：85-89, 1998.

Ⅳ センチネルリンパ節同定とNavigation Surgery ── 乳癌

ICG蛍光法による乳癌センチネルリンパ節生検法

Sentinel node navigation surgery with indocyanine green fluorescence imaging system in breast cancer

Key Words　乳癌　センチネルリンパ節　インドシアニングリーン　蛍光

京都大学医学部乳腺外科

杉江知治　　Kassim Abdelazeem Kassim　　芳林浩史　　高田正泰
竹内　恵　　山城大泰　　上野貴之　　戸井雅和

はじめに

　乳癌は血行性およびリンパ行性に転移するため、標準的な乳癌の手術では局所制御の目的で腋窩リンパ節の郭清が同時に行われてきた。しかし、リンパ節郭清の範囲を拡大しても予後には影響しないことが明らかとなり、リンパ節の目的が従来の局所制御だけではなく病期決定のための正確な情報を得ることに比重がおかれている。

　乳房では乳輪を中心としてリンパ管網が発達しているが、その主な輸出経路は腋窩に向かう主経路であり、リンパの流れはここで1つのリンパ節あるいはリンパ節群に集積する。この部位はまさに乳房における免疫監視機構の最前線ともいってよい。センチネルリンパ節は「原発巣から腫瘍細胞がリンパ流で最初に到達する1個あるいは数個のリンパ節」と定義され、ここから他のリンパ節へ転移が波及してゆくと考えられている。このリンパ流の最初の集積点であるセンチネルリンパ節での転移状況は腋窩リンパ節の全体の転移状況を反映しているといえ、このことは小規模な無作為試験ながらセンチネルリンパ節に転移を認めなければ腋窩郭清を省略しても予後に差はないことでも実証されている[1]。

　センチネルリンパ節の同定方法として主に色素法とラジオアイソトープ法があるが、そのなかで、近年ラジオアイソトープを用いない新しいセンチネルリンパ節の同定法として蛍光法が注目されている。これは色素として肝機能検査で汎用されているインドシアニングリーン（indocyanine green；ICG）を用い、赤外線観察カメラによって経時的にリンパの流れを観察できる画期的な方法であり、現在わが国の現状に即した実践的なセンチネル生検方法として期待されている。本稿では、このICG蛍光センチネル法の原理と当施設における成績について紹介する。

1 ICG蛍光センチネル法の原理

ICG蛍光法はICGの蛍光特性を利用した画像診断法である。ICGは血中のα1-リポ蛋白と結合することによって、組織中にもれることなく血管内にとどまるため、肝機能検査や循環機能などの検査用試薬としてひろく用いられている。このICGは750〜800nmの近赤外線を吸収し、励起されると840nmの強い蛍光を発する[2]。ICG蛍光画像を取得するためのカメラシステムがPDE（Photodynamic Eye；浜松ホトニクス社製）である。PDEは発光ダイオード（light emitting diode；LED）より760nmの励起光を発し、820nm以下の励起光を遮断し蛍光のみ透過する光学フィルターを通して、2次元電荷結合素子（charge-coupled device；CCD）によって映像化する装置である[3]。

2 ICG蛍光センチネル法の手技

全身麻酔下で術野の消毒前に乳輪下（subareolar）に1mlのsulfan blueを注入する（**Fig.1a**）。基本的に腫瘍の位置を問わず乳輪下に注入するが、穿刺部は腫瘍の位置する象限の乳輪部を選んでいる。続いて創部を消毒したのち、5mg/mlに溶解したICGを同じ部位より乳輪下に1ml注入する（**Fig.1b**）。ICG注入後ただちに無影灯を消してPDEによる観察を開始する。ICG注入直後では蛍光が乳輪下に限局していること

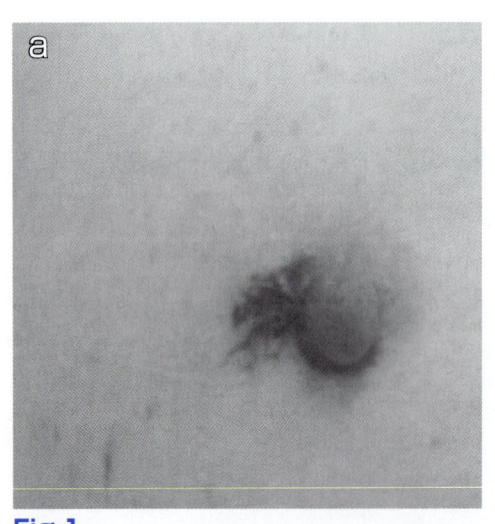

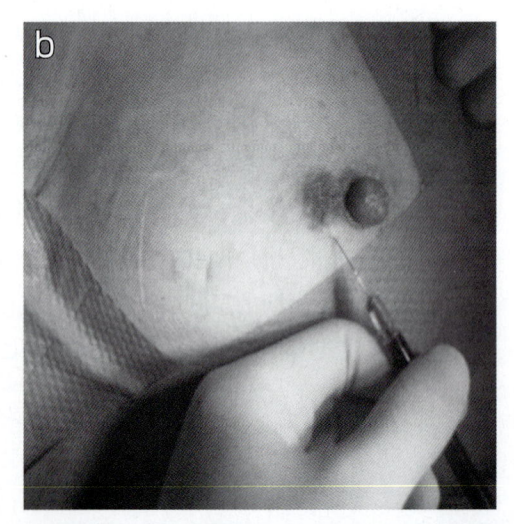

Fig.1
Sulfan blue was first injected at the subareolar location just after induction of anesthesia (a). Subareolar injection of ICG followed sulfan blue at the same location just after sterilization of the operation site (b).

が多いが、乳頭を軽く押しつけながらマッサージをすることによって、徐々に乳輪より遠心性に向かう皮下のリンパ管を観察することができる(**Fig.2**)。ときに血管が描出されることがあるが、血管ではリンパ管にくらべて流速が速いこと、リンパ管では持続的に蛍光が観察されるのに対して血管では蛍光がwashing outされることから鑑別は容易である。乳輪からは数条のリンパ管が観察できるが、腋窩に向かうにしたがってリンパ管は1本に集約されてゆく。この主経路をカメラで追いながら、皮膚ペン等でトレースしてゆく。リンパ管は前腋窩線近傍で皮下から深部に向かうために、この部位で途絶しているようにみ

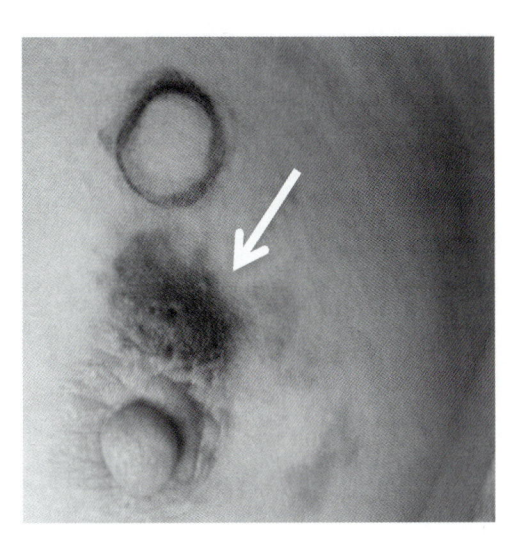

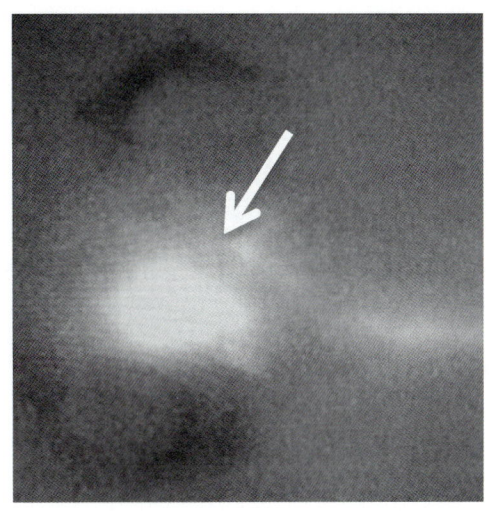

Fig. 2
The strong fluorescence signals was observed at the subareolar location (arrow).

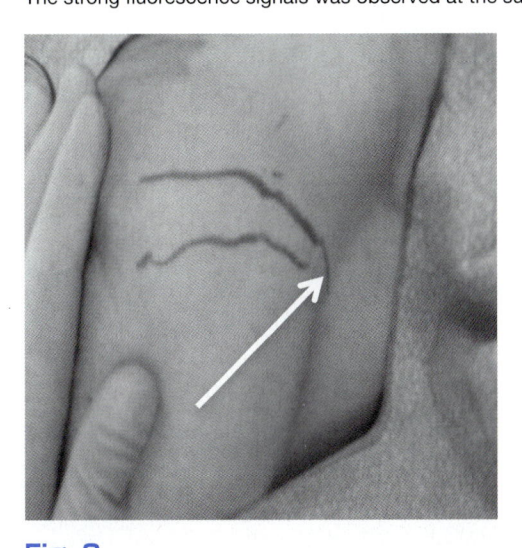

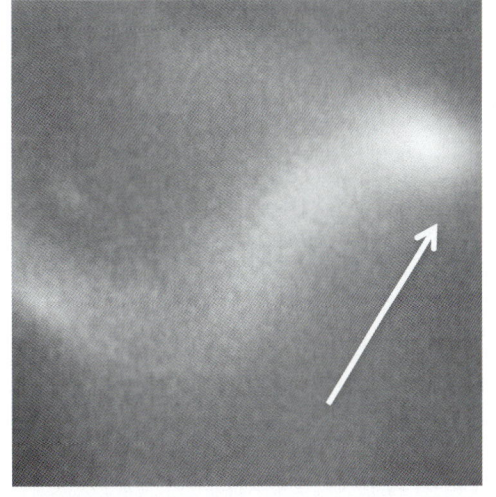

Fig. 3
The subcutaneous lymphatic streams were observed from the areola to the axilla. The lymphatic tracts were disappeared near the axilla where the lymphatic flow drained from subcuatenous tissue to deep axillary space (arrow).

える(**Fig.3**)。これはPDEの検出感度の関係上、深部の蛍光を検出できないためである。このリンパ管が途絶した部位より約2cm頭側に皮膚割線にそって約4cmの皮膚切開を加える。頭側に皮膚切開を加える理由は、皮下から深部に向かうリンパ管の損傷をさけ、無用にICGが組織中に漏出することを防ぐためである。皮下脂肪を鈍的に剝離してゆくと、色素に染まったリンパ管を確認することができる。これらを損傷しないように剝離をすすめると筋膜下に色素に染まった第一センチネルリンパ節を確認することができる(**Fig.4a**)。続いて切開創にPDEカメラをあて、創部の中に発光するリンパ節がある

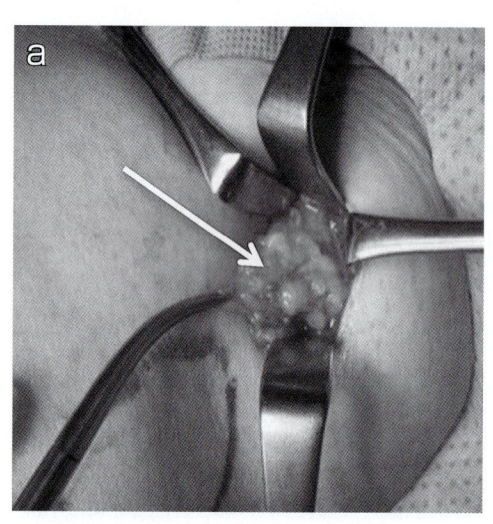

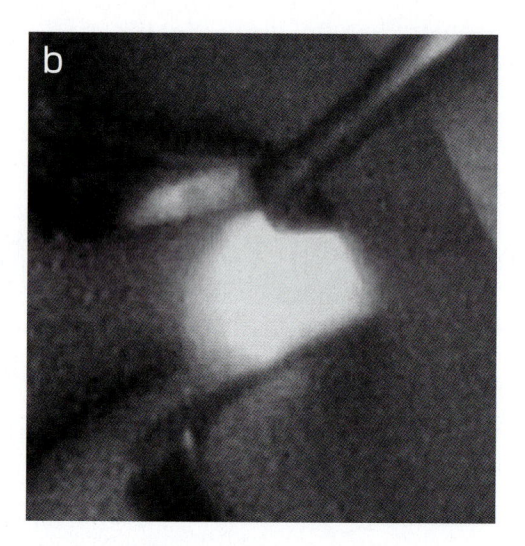

Fig. 4
The axillary incision was made and blue dye guided to dissection of SLNs. The first sentinel lymph node was easily identified as a blue node (a. arrow). The strong fluorescent signal was observed in the sentinel lymph node and the surrounding fat tissue (b).

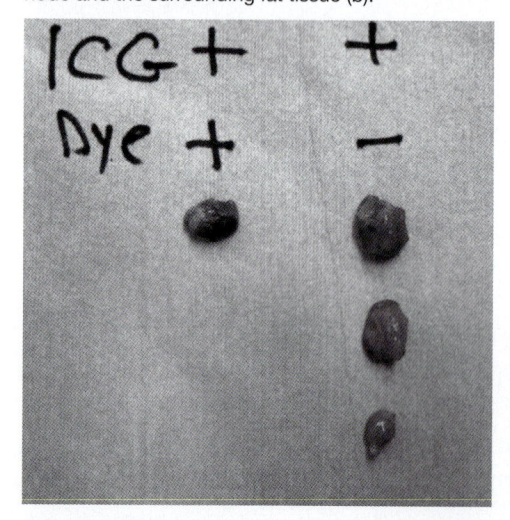

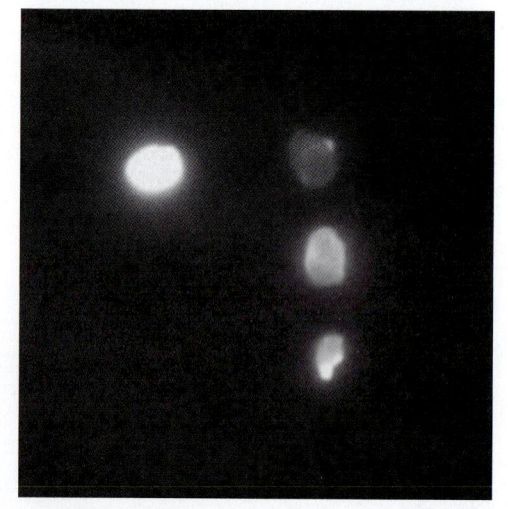

Fig. 5
The lymph nodes were checked with PDE ex vivo. Four lymph nodes were removed, and one of them had both fluorescence signal and blue dye (double positive SLN).

かどうかを確認する。通常センチネルリンパ節は周囲の脂肪組織とともに強い蛍光を発しているが（**Fig.4b**）、光量を絞ることによってICGの漏出と発光するセンチネルリンパ節を区別することができる場合がある。色素もしくは発光しているリンパ節を摘出した後、再度PDEによって創部を確認し、蛍光を発するリンパ節が残っていないかどうかを確認する。ただし、リンパ節の摘出後ではICGの漏れによって創部の観察がしにくくなっている場合が多い。摘出したリンパ節は色素の有無、蛍光の有無を確認したあとに病理組織診断を行う（**Fig.5**）。われわれの施設では、術中迅速診断は原則的に行わず、永久固定標本によって診断を行っている。また、2008年4月から摘出リンパ節は4個以上とし、色素、蛍光いずれかが陽性のものをセンチネルリンパ節、いずれも陰性のものを傍センチネルリンパ節として、転移の有無を検討している。

3 ICG蛍光センチネルリンパ節の同定と成績

2008年8月まで2例の両側乳癌をふくむ33例の乳癌症例に対して、のべ35例の色素併用蛍光センチネルリンパ節生検を施行した。T1-2 cN0の浸潤性乳癌30例、DCIS 3例において摘出したリンパ節は平均3.7個（1～8個）であった。そのうち1～3個を摘出した症例が14例、4～5個摘出した症例が15例、6個以上を摘出した症例が6例であった（**Table 1**）。摘出したリンパ節のうち蛍光および色素陽性のセンチネルリンパ節は平

Table 1 Number of LNs removed

Number of LN	Number of cases	%
(1 to 3)	14	40
(4 to 5)	15	42.8
(6 to 8)	6	17.2
Total	35	100

Table 2 Number of cases where SLNs had ICG fluorescence and/or blue dye

		Patent blue dye	
		Positive	Negative
ICG fluorescence	Positive	97.1%	65.7%
	Negative	14.2%	**0%

** Additional palpable nodes (range 1-3) were removed in 9 patients. These LNs (parasentinel nodes) were double negative and histopathological examination was negative for metastasis.

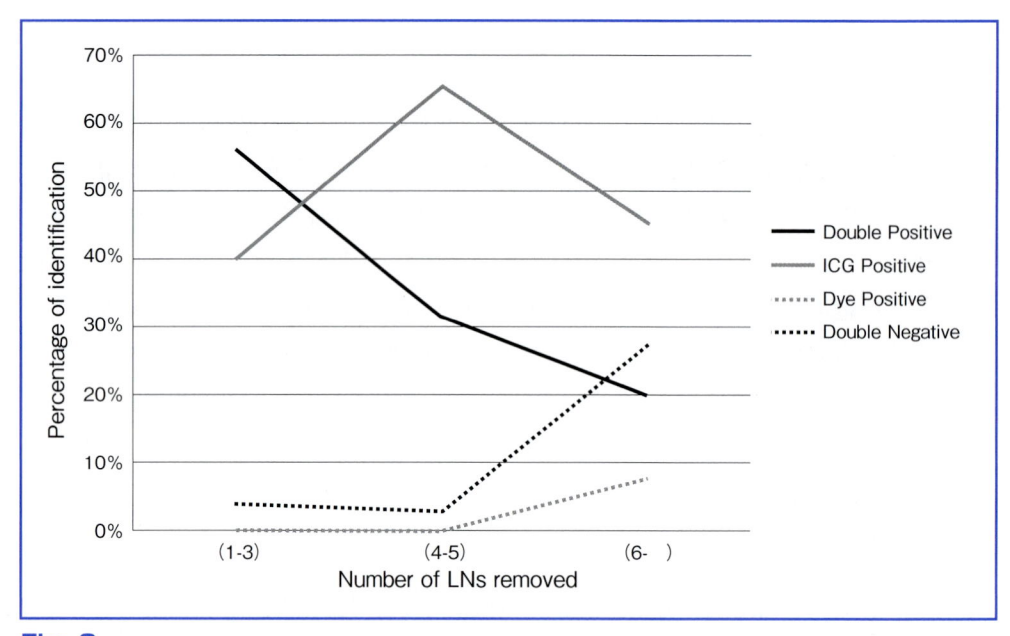

Fig. 6
Number of LNs removed and detected by the fluorescence signal and /or the blue dye.

均3.3個（1〜6個）であり，同定率は100％であった。そのうち蛍光陽性・色素陽性のdouble positive（DP）リンパ節は97.1％，蛍光もしくは色素のみ陽性のsingle positive（SP）リンパ節はそれぞれ65.7％，14.2％であった。蛍光，色素ともに認めないdouble negative（DN）リンパ節は9例で傍センチネルリンパ節として摘出した（**Table 2**）。センチネルリンパ節生検時に摘出したリンパ節の個数を1〜3個，4〜5個，6個以上の3群に分け，各群におけるDP，SP，DNリンパ節の占める割合を**Fig.6**にしめす。同定できた第一センチネルリンパ節をふくめ1〜3個摘出した場合には，DPリンパ節がもっとも多いのに対し，摘出個数が4〜5個に増えると，DPリンパ節に代わってSPリンパ節の占める割合が増加する傾向にあった。一方，摘出リンパ節が6個以上になると，蛍光も色素も認めないDNリンパ節の占める割合が高くなり，摘出したリンパ節のなかに非センチネルリンパ節が含まれてくることがわかった。35例中センチネルリンパ節に転移を認めたのは3例でいずれもDPセンチネルリンパ節にのみ認め，SPリンパ節およびDNリンパ節に転移を認めなかった。

4 ICG蛍光センチネル法の意義と問題点

　乳癌のセンチネルリンパ節生検は、1993年Kragら[4]によるラジオアイソトープ法、1994年Giulianoら[5]による色素法が報告されて以来、様々な臨床研究によってその安全性と有用性が検証されている。

　色素法には欧米ではisosulfan blue (lymphazrin)やsulfan blue (patent blue violet)が汎用されているが、わが国ではいずれの薬剤も保険収載されていないためindocyanine greenやindigocarmineが用いられることが多い。ラジオアイソトープ法は米国では^{99m}Tc-sulfur colloid、欧州では^{99m}Tc-albumineが主に用いられているが、わが国ではいずれのアイソトープも色素同様保険収載されていないため、唯一使用可能な^{99m}Tc-tin colloidを用いている施設が多い。センチネルリンパ節の同定率および偽陰性率は、ラジオアイソトープ法で92%/6%、色素との併用法で93%/4%と同等の成績をおさめているのに対して、色素単独法は77%/8%と精度の面でラジオアイソトープ法に劣っていることが報告されている[6]。これらの結果を受けて欧米ではラジオアイソトープと色素の併用法が標準的方法となっている[7]。しかし、わが国では①使用できるリンパ管用試薬が欧米で使用できるものとはことなっている、②センチネルリンパ節生検自体が保険収載されていないため、試薬を含めすべて施設負担になっている、③ラジオアイソトープの管理区域外使用についても未だ法的整備が整っていない、などから、欧米の標準的方法をわが国の実臨床の場で実践することが困難な状況になっている。

　ICG蛍光法の長所として、まず試薬が日常診療で使用されている検査用試薬であり、ラジオアイソトープのように施設内使用の制限がないことから、機材さえそろえばどの病院でも行える手技といえる。また、皮膚の上から経時的にリンパ流の方向を確認でき、センチネルリンパ節の部位をあらかじめ同定してから皮膚切開を行えるため、手技の習熟期間も短くてすむことがあげられる。一方、短所として①リンパ管を損傷すると薬液が漏れてしまい、切開創全体が発光するためリンパ節の同定が困難になってしまう、②ICGの分子量が小さいために、時間がたつとセンチネルリンパ節以外のリンパ節にもICGが流れ、蛍光を発することがある、③無影灯下での観察はできず手術操作はblind dissectionにならざるを得ない、などがあげられる。われわれは、これらのICG蛍光法の短所を補うためにパテントブルーを用いた色素法を併用している。すなわち、切開創の位置決めは蛍光法によって行い、皮膚切開後の手術操作については色素を手掛かりに行い、適宜蛍光の有無を確認することによって確実にICG蛍光陽性または色素陽性のセンチネルリンパ節を摘出することができる。

　ICG単独による色素法の成績は同定率74%、偽陰性率11%と他の色素法と遜色はないものの[8]、アイソトープ法には劣っているといわざるを得ない。ICG蛍光法について、鍜

らは18例の検討からセンチネルリンパ節の同定率は94%であるのに対して、ICGに染まったリンパ節は50%にすぎなかった[9]。われわれの蛍光法と色素法を組み合わせた併用法では、同定率は100%と良好な成績をおさめており、ラジオアイソトープ法と色素の併用法と遜色のない結果であった。

センチネルリンパ節の摘出個数に関しては、これまでの報告ではICG単独法で1.7個[8]、蛍光法では2.8個[9]とされている。本来、真のセンチネルリンパ節であればたとえ1個であっても、その転移の有無が腋窩全体の転移状況を反映するといえる。しかし、転移リンパ節では癌細胞がトレーサーの取り込みを阻害する、あるいはリンパ管の腫瘍塞栓のために本来の主経路とは別の迂回路ができているなどの理由によって、センチネルリンパ節以外に転移を認めるといった偽陰性が生じる可能性が指摘されている。その意味でセンチネルリンパ節を最初に転移をきたす個々のリンパ節をいうのではなく、腫瘍から出た遠心性リンパ経路のなかでもっとも転移率の高い一連のリンパ節群としてとらえることも重要と思われる。

このセンチネルリンパ節群の考え方に基づいて偽陰性をできるだけ減少させ、検査の精度を向上させる1つの方法として近年では4 node biopsyが提唱されている。センチネルリンパ節の摘出個数と偽陰性率の検討から、センチネルリンパ節を1～3個摘出するのではなく、同定できた第4～第5リンパ節までを摘出することによって、転移がある場合はほぼ100%近くの確率で診断可能であることがすでに報告されている[10][11]。今回のわれわれの蛍光法を用いた検討では、摘出した平均センチネルリンパ節数は3.3個であったが、4～5個摘出した場合にくらべて6個以上のリンパ節を摘出した場合には、むしろ傍センチネルであるDNリンパ節が増加していた。したがって、蛍光法においても5個までのリンパ節摘出がセンチネルリンパ節生検として妥当であると考えられる。

5 今後の課題

これまでの小規模な臨床研究によって、ICG蛍光法はラジオアイソトープ法と同等の同定率がしめされているが、今後症例の蓄積によってICG蛍光法の妥当性や有用性をさらに検討していく必要がある。また、現在のPDEでは体表から蛍光を発するリンパ節を検出できないが、今後励起光やフィルターの改良によって体表からもセンチネルリンパ節を同定できれば、さらに手術手技は簡素化され、ラジオアイソトープ法に代わる標準的方法になるものと期待される。

Summary

Sentinel node navigation surgery with indocyanine green fluorescence imaging system in breast cancer

Tomoharu Sugie, Kassim Abdelazeem Kassim, Hiroshi Yoshibayashi, Masahiro Takada, Megumi Takeuchi, Hiroyasu Yamashiro, Takayuki Ueno, and Masakazu Toi

Department of Breast Surgery, Graduate School of Medicine, Kyoto University, Kyoto, Japan

Key Words : Breast cancer, Sentinel node, Indocyanine green, Fluorescence imaging

Sentinel lymph node (SLN) biopsy have become the standard method to assess an actual axillary status in breast cancer. A radioisotope or a dye has been the standard tracer used to identify sentinel lymph nodes. A novel method using indocyanine green fluorescence imaging system is a rather simple and safe technique than using a gamma probe method.

In this study, 33 breast cancer patients, including two with bilateral breast cancer, underwent injection of sulfan blue and indocyanine green at the subareolar location. Lymphatic flows were traced with charge-coupled device (CCD) and a real-time image guided surgery enabled to identify potential SLNs. Lymph nodes were removed as SLNs if they had fluorescence signals and/or blue dye. The mean number of SLNs discovered was 3.3 (range 1-6) and the identification rate of SLNs was 100%. Twenty one out of 35 cases had more than four lymph nodes removed. Three metastases were found in fluorescence and dye positive SLNs. Fluorescence positive and dye negative SLNs increased in number when more than four lymph nodes were removed whereas non SLNs, i.e. fluorescence and dye negative apparently increased when more than six LNs were removed.

ICG fluorescence imaging in SLN biopsy provides a comparable result to the use of gamma probes and the removal of less than six SLNs allows the rational SLN biopsy in this imaging system.

文　献

1) Veronesi U, Peganelli G, Viale G, et al：A randomized comparison of sentinel-node biopsy with routine axillary dissection in breast cancer. N Engl J Med 349：546-553, 2003.
2) Bensori, RC, Kunes HA：Fluorescence properties of indocyanine green as related to angiography. Phys Med Biol 23：159-163, 1978.
3) 三輪光春：インドシアニングリーン (ICG) 蛍光法の原理と医用応用. p136-139, 医学書院, 2008.
4) Krag DN, Weaver DL, Alex JC, et al：Surgical resection and radiolocalization of the sentinel lymph node in breast cancer using a gamma probe. Surg Oncol 2：335-340, 1993.
5) Giuliano AE, Kirgan DM, Guenther JM, et al：Lymphatic mapping and sentinel lymphadenectomy for breast cancer. Ann Surg 220：391-401, 1994.
6) Limehan DC, Hill ADK, Akhurst T, et al：Intradermal radiocolloid and intraparenchymal blue dye injection optimize sentinel node identification in breast cancer patients. Ann Surg Oncol 6：450-454, 1999.
7) Cox CE, Pendas S, Cox JM, et al：Guidelines for sentinel node biopsy and lymphatics mapping of patient with breast cancer. Ann Surg 227：645-653, 1998.
8) Motomura K, Inaji H, Komoike Y, et al：Sentinel node biopsy guided by indocyanine green dye in breast cancer patients. Jpn J Clin Oncol 29：604-607, 1999.
9) Kitai T, Inomoto T, Miwa M, et al：Fluorescence navigation with indocyanine green for detecting sentinel lymph nodes in breast cancer. Breast Cancer 12：211-215, 2005.
10) Yi M, Meric-Bernstam F, Ross MI, Akins JS, et al：How many sentinel lymph nodes are enough during sentinel lymph node dissection for breast cancer? Cancer 113：30-37, 2008.
11) Zakaria S, Degnim AC, Kleer CG, et al：Sentinel lymph node biopsy for breast cancer：how many nodes are enough? J Surg Oncol 96：554-559, 2007.

IV センチネルリンパ節同定とNavigation Surgery――乳癌

インドシアニングリーン蛍光測定による乳癌センチネルリンパ節生検
Sentinel lymph nodes biopsy in breast cancer by indocyanine green fluorescence navigation

Key Words | インドシアニングリーン | 蛍光ガイド | センチネルリンパ節 | 乳癌

奈良社会保険病院外科

鍛 利幸　　山中健也　　川島雅央

はじめに

　インドシアニングリーン（ICG）の蛍光測定を用いた乳癌センチネルリンパ節生検は、2003年の報告以来、多くの施設で取り入れられ、その有用性が確立されつつある[1-6]。その利点は、色素を用いることの簡便性、安全性、経済性と、他の色素法に比べてトレーニングを必要としない手技の容易さにある。ICGは優れた蛍光物質であり、しかもその励起/蛍光波長のピークはいわゆるoptical windowと呼ばれる生体組織を透過しやすい領域にあるため、比較的深部の組織の同定が可能である。蛍光測定によって皮下リンパ管や腋窩リンパ節の同定は格段に容易になった。しかし、当初は、皮下リンパ管を損傷しないように剥離するストレスや、センチネルリンパ節を皮膚の上から同定できないなどの問題点も存在した[1)2)]。われわれは、このような問題点を克服し、より標準的な手技を確立するために、現在までいくつかの工夫を行ってきた。

1 手技の変遷

1）変遷1

　導入当初は、乳頭から腋窩へ向かう皮下リンパ管を皮膚の上から観察し、蛍光シグナルが消える点に皮膚切開を置き、皮下にICGの緑色を肉眼で確認してそのリンパ管を腋窩まで剥離追跡する方法を行っていた。しかし、ICGの緑色はしばしば視認困難で、リンパ管の剥離中にリンパ管を損傷してしまう危険性があった。

2）変遷2

　20例目あたりから、皮下リンパ管を露出させないで周囲に脂肪組織をつけたまま剥離するようにした。ICGの緑色はあえて視認せず、蛍光シグナルのみでリンパ管を皮下から腋

窩へ剥離する。これにより、リンパ管の損傷の危険性がほとんどなくなった。

3）変遷3

皮下から腋窩腔へのリンパ管の剥離は、この方法で最もストレスを感じるところである。深部へ剥離を進める際、腋窩腔へ到達するまでに大胸筋筋膜に連続する浅系筋膜と小胸筋筋膜に連続する深系筋膜の2枚の筋膜を切開しなければならない。これらの膜構造を意識することによって、今どのレベルの深さを剥離しているかが認識でき、剥離中に"迷子"になりにくくなった[7]。

4）変遷4

最近では、皮膚切開前に、腋窩を透明なプラスチックの半球で圧迫することによって、センチネルリンパ節の部位を皮膚の上からおおまかに予想することができるようになった。この方法では、皮膚切開の後、前述の2枚の筋膜を切開すれば、真下にセンチネルリンパ節を同定することが可能である。多くの場合、皮下リンパ管を追跡する必要はなく、RI法により近い手技でセンチネルリンパ節生検を行うことができると考えている。この方法については次に述べる。

2 腋窩圧迫を加えたICG蛍光法による乳癌センチネルリンパ節生検の手技
──現在われわれが行っている方法（DVD-7参照）

ICG 25mgを5mlで溶解し、そのうち0.5mlを乳輪の皮内に、1〜2 mlを腫瘍周囲の乳腺組織に注入する。赤外線観察カメラシステムPDE（浜松ホトニクス社製）を用いて、皮膚の上から皮下リンパ管の流れを観察する。通常は、大胸筋外縁を越えた部位でみえなくなる。ここが、皮下リンパ管が腋窩へ向かう部位であり、センチネルリンパ節はこのリンパ管の延長上にある。このリンパ管がみえなくなって腋窩腔へ到達すると思われる領域を透明なプラスチックの半球で何か所か圧迫すると、半球の頂部にぼんやりとした蛍光シグナルが認められる部位があり、ここがセンチネルリンパ節の部位であると推測される（**Fig.1**）。この半球の頂部には径1mmの小孔があいており、圧迫して蛍光シグナルが認められる部位でこの小孔から皮膚ペンでマーキングする（**Fig.2**）。この直上に約4cmの皮膚切開を置き、小さな開創器をかけて、PDEで再度観察する。皮下リンパ管はあえて追跡しないので皮弁は作成しない。圧迫しなければわからなかった蛍光シグナルが、ここではまだ淡く局在も不明瞭であるがかろうじて観察できる（**Fig.3**）。皮下組織を順次切開し、腋窩腔へと剥離を進める。この時、浅系筋膜と深系筋膜は重要なランド

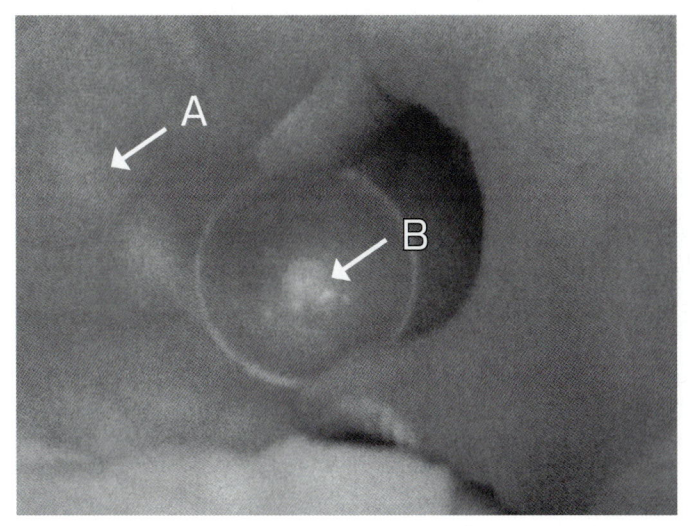

Fig. 1
Axillary skin was pressed by a transparent plastic hemisphere with the diameter of 4 cm to search a spot where fluorescence appeared with pressure. Sentinel lymph nodes were supposed to be under this pressure-induced fluorescent spot. A;subcutaneous lymphatic channels. B;a pressure-induced fluorescent spot.

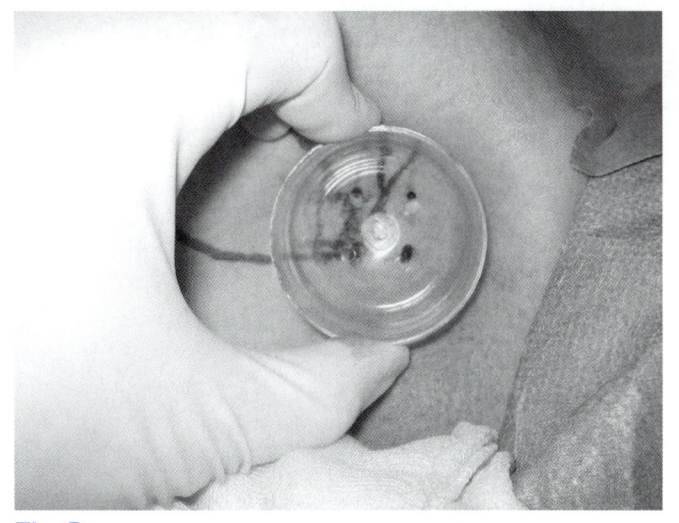

Fig. 2
The fluorescent spot was marked by a dermal pen through a hole on the top of the transparent plastic hemisphere.

マークなので、大胸筋外縁は肉眼か触診で確認しておく。大胸筋外縁から連続する浅系筋膜はしっかりした筋膜で、この筋膜を切開すると脂肪組織が柔らかくなるので認識しやすい。ここで開創器を浅系筋膜の切開縁にかけてPDEで観察すると、蛍光シグナルは皮下で観察した時よりも強く局在も明瞭となる（**Fig.4**）。この深さでは皮下リンパ管やリンパ節が剥離面に近くなるので、CCDカメラが飽和してしまいリンパ管とリンパ節を区別しにくくなる。発光ダイオード（LED）の強度を下げることによってリンパ管の蛍光強度を抑

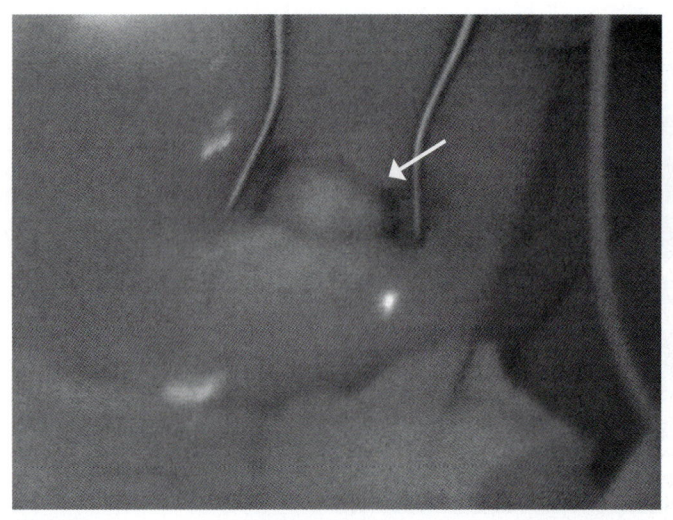

Fig.3
After skin incision, weak and obscure fluorescent signal was observed in the subcutaneous tissue (arrow).

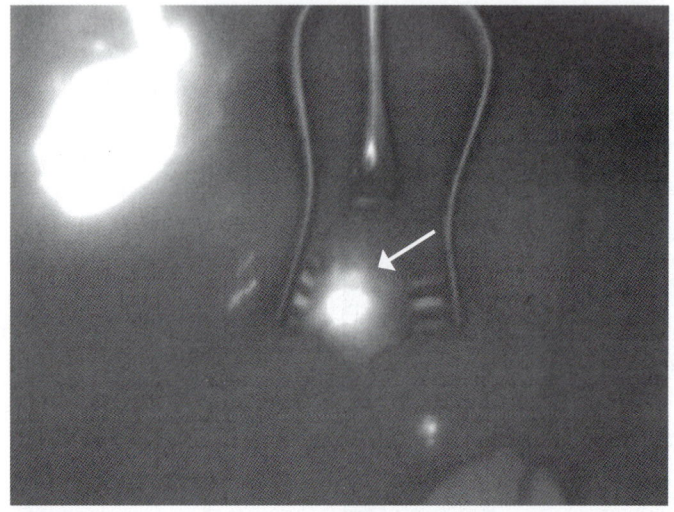

Fig.4
After incision of the superficial pectoral fascia, more intense and well-localized fluorescent signal was observed (arrow).

え、より強い蛍光を有するリンパ節のみを区別することができる。小胸筋筋膜から連続する深系筋膜（浅系筋膜より薄い）を切開し腋窩腔へ到達すると、脂肪組織が容易に創外に引き出せるようになる。再度、深系筋膜切離縁に開創器をかけてPDEで観察すると引き出した脂肪組織の中に1～2個、蛍光を有するスポットを認める（**Fig.5**）。これがセンチネルリンパ節であり、これらを含めて周囲脂肪組織とともに摘出する。

　脂肪組織からリンパ節を剝離同定し、蛍光シグナルの有無によってセンチネルリンパ節かどうかを判定する（**Fig.6**）。摘出後、腋窩腔を触診し硬いリンパ節がないかどうかを

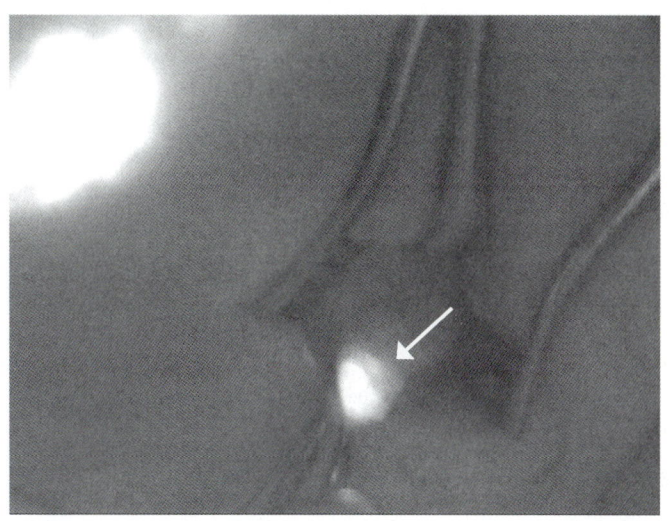

Fig.5
After incision of the deep pectoral fascia, fatty tissue can be easily pulled out of the axilla. A sentinel node can be determined as a fluorescent spot in the axillary fatty tissue (arrow).

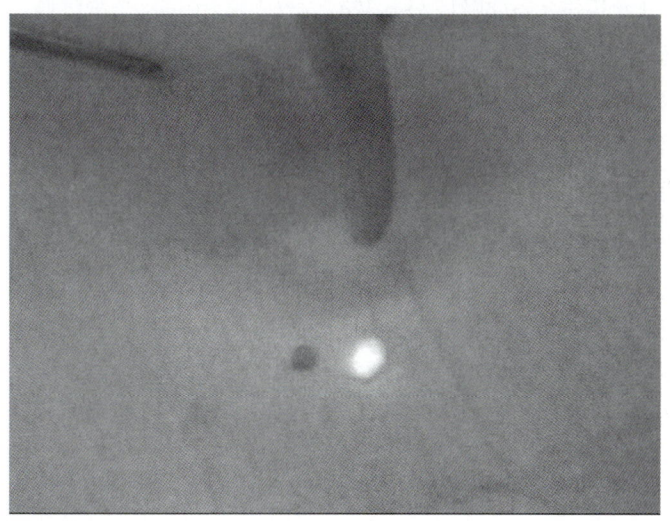

Fig.6
Two lymph nodes were removed. One with fluorescence is a sentinel node, and another is non-sentinel.

確認するとともに、再度PDEを用いて、センチネルリンパ節の取り残しがないかどうかを確認する。この方法では皮下リンパ管を追跡しないので、腋窩方向のみならず乳腺側もよく確認する必要がある。

3 考察

　われわれが、ICG蛍光法を開始した時は、色素法の手技に従って行った[8]。それまでセンチネルリンパ節生検未経験の2人の外科医によって行ったvalidation studyは33例について施行、同定率93.5%、偽陰性率8.3%であった[2]。手技の改良によって同定率はほぼ100%となり、周囲脂肪組織とともに摘出することにより摘出リンパ節個数はやや多くなるものの、手技上の偽陰性症例は少なくなった。現在の方法の要点は、①腋窩腔へ到達するまでの2枚の膜構造に注意することと、②皮膚の上からの圧迫によってセンチネルリンパ節の部位を同定することである。

　浅系筋膜、深系筋膜の2枚の膜を意識して剝離することによって、以前は剝離中出血した時などしばしば"迷子"になることがあったが、そのような事態がほとんどなくなった。また、われわれの方法では、センチネルリンパ節を周囲脂肪組織とともに摘出するため肋間上腕神経や外側動静脈を損傷する危険性があるが、2枚の膜を切開して腋窩腔に入ったことを認識することによって、神経や血管の損傷をより注意深く避けることができる。

　RI法に比べてICG蛍光法の欠点の1つに、皮膚の上からセンチネルリンパ節が同定できないことがあった。ICGが蛍光特性を持つ近赤外線領域は、生体内の強い吸光物質であるヘモグロビンと水の吸収スペクトルの谷間にあってoptical windowと呼ばれ、光が組織深部に到達しやすいことから、パルスオキシメータなど生体応用の進んだ波長領域である[9]。この領域では光の吸収よりも散乱による影響が約100倍大きく、PDEで腋窩を観察する時、主な散乱物質は脂肪組織の脂肪粒子である[10)11)]。センチネルリンパ節の直上の皮膚を圧迫して光源・検出器との距離を短くすることによって、脂肪組織による散乱の影響を小さくすることができる。圧迫しても散乱係数は必ずしも大きくならない。われわれは、種々の圧迫器具を試みたが、現在使用している直径4cmの透明なプラスチックの半球が最も優れていた。これまで10例で、皮膚の上から圧迫することによってセンチネルリンパ節の同定を行った。最初の4例は、皮膚切開前に部位を同定した後、従来通り皮下リンパ管を追跡する方法でセンチネルリンパ節生検を行い、皮膚からの同定部位が正しいことを確認した。残りの6例では、皮膚の上から圧迫によって同定した部位の直上に皮膚切開を置き、皮下リンパ管は追跡しないでそのまま腋窩腔に入ってセンチネルリンパ節を同定しえた。腋窩圧迫によって皮膚の上からセンチネルリンパ節を同定する方法は、皮膚切開や腋窩の剝離を安心して行うことができ、より標準的な手技になりうると思われる。

Summary

Sentinel lymph nodes biopsy in breast cancer by indocyanine green fluorescence navigation

Toshiyuki Kitai, Kenya Yamanaka, and Masahiro Kawashima
Department of Surgery, Nara Social Insurance Hospital, Nara, Japan

Key Words : Indocyanine green, Fluorescence navigation, Sentinel lymph node, Breast cancer

Indocyanine green fluorescence navigation method for detecting sentinel lymph nodes in breast cancer has been widely accepted since it was first reported in 2003. This method can provide satisfactory results with less training than other dye-guided methods, but is still technically difficult when compared with radioisotope-guided methods. First, axillary sentinel lymph nodes cannot be visualized before the skin incision is made. Second, the dissection of subcutaneous lymphatic channels needs training to learn the skill, because further fluorescence navigation may become impossible after lymphatic channels are injured and dye leaks.

In this paper, some technical devices used in our institute to reduce such difficulties are described. After dye injection, axillary skin is pressed by a transparent plastic hemisphere to search a spot where a fluorescent signal appears with pressure. Sentinel nodes are supposed to be under this pressure-induced fluorescent spot. Incision is made on the skin over the sentinel lymph nodes, and subcutaneous tissue is dissected with the guidance of fluorescent signal from the sentinel lymph nodes, not by tracing the lymphatic channels. After skin incision, a weak and obscure fluorescent signal is observed. Incision of the superficial pectoral fascia makes the fluorescent signal more intense and well-localized, and further incision of the deep pectoral fascia makes it possible to pull out the sentinel lymph nodes surrounded by the axillary fatty tissue. Our devices are helpful to make decisions where to place a skin incision, and where to dissect the subcutaneous tissue directly to reach the sentinel lymph nodes without stress to avoid injury to the lymphatic channels.

文　献

1) Kitai T, Inomoto T, Miwa M, et al：Fluorescence navigation with indocyanine green for detecting sentinel lymph nodes in breast cancer. Breast Cancer 12：211-215, 2005.
2) 鍛利幸, 井ノ本琢也, 三輪光春, ほか：インドシアニングリーン蛍光測定による乳癌センチネルリンパ節生検—Validation Studyの報告. 乳癌の臨床 20(3)：250-254, 2005.
3) 橋本隆, 岡田憲幸, 正井良和, ほか：ICG蛍光測光による乳腺リンパ流の観察：センチネルリンパ節生検への応用. 日臨外会誌 66(8)：1821-1826, 2005.
4) 伊藤勅子, 草間律, 小林直紀, ほか：ICG蛍光法におけるセンチネルリンパ節生検. 乳癌の臨床 22(5)：399-403, 2007.
5) Tagaya N, Yamazaki R, Nakagawa A, et al：Intraoperative identification of sentinel lymph nodes by near infrared fluorescence imaging in patients with breast cancer. Am J Surg 195：850-853, 2008.
6) Ogasawara Y, Ikeda H, Takahashi M, et al：Evaluation of breast lymphatic pathways with indocyanine green fluorescence imaging in patients with breast cancer. World J Surg 32：1924-1929, 2008.
7) 山中健也, 鍛利幸, 川島雅央, ほか：腋窩の膜解剖に注目したICG蛍光法によるセンチネルリンパ節生検. 手術 62(9)：1335-1338, 2008.
8) Giuliano AE, Jones RC, Brennan M, et al：Sentinel lymphadenectomy in breast cancer. J Clin Oncol 15：2345-2350, 1997.
9) Yoshiya I, Shimada Y, Tanaka K：Spectrophotometric monitoring of arterial oxygen saturation in the finger tip. Med Biol Exp Comp 18：27-32, 1980.
10) Kitai T, Beauvoit B, Chance B：Optical determination of fatty change of the graft liver with near-infrared time-resolved spectroscopy. Transplantation 62：642-647, 1996.
11) Beauvoit B, Chance B：Time resolved spectroscopy of mitochondria, cells and tissues under normal and pathological condition. Moll Cell Biochem 184：445-455, 1998.

ICG蛍光法による乳癌のセンチネルリンパ節生検の検討

A study of sentinel lymph node biopsy in breast cancer by indocyanine green fluorescence imaging method

Key Words　乳癌　ICG蛍光法　センチネルリンパ節生検

昭和大学病院乳腺外科

沢田晃暢　　鈴木研也

はじめに

　近年の乳癌治療においては縮小手術の傾向が強まっている。定型的乳房切除術（Halsted）に始まった乳癌の手術は、Pateyの手術方法やAuchincloss法を経て乳房温存手術に落ち着いた。この乳房温存手術は乳房を残したいと考える患者にとっては大変意義のある手術方法である。現在では、腋窩のリンパ節郭清をも省略すべくセンチネルリンパ節生検（sentinel lymph node biopsy；SNB）手技が普及しつつある。

　かねてより乳癌では、リンパ節の転移状況は最も重要な予後因子であり、術後補助療法の基準になるものとされてきた[1]。が、最近では腋窩郭清の有無が生命予後に影響を与えることはなく、リンパ節転移が顕著化してからの郭清でも局所制御は可能と考えられている[2-4]。さらに、リンパ節転移の状況が、必ずしも術後の補助化学療法の重要な因子ではないとされている[5]。

　腋窩リンパ節郭清の問題点は、上腕内側皮膚の知覚障害が高率に起こることのみならず、上腕の浮腫や運動障害などが出現することであり[6]、手術後患者のquality of life（QOL）を低下させてきた。

　以上より、腋窩リンパ節郭清を省略することは、腋窩リンパ節転移陰性患者にとってたいへんメリットが大きい。

　そこで考えだされた手技が、センチネルリンパ節生検（SNB）である。センチネルリンパ節生検の概念とは、がんからリンパ流を最初に受けるリンパ節を生検し、ここに転移を認めなければ他のリンパ節に転移している可能性は低いため、腋窩リンパ節郭清（ALND）の省略を可能とする[7]、というものである。

　センチネルリンパ節（SN）を同定する方法としては、色素法、ICG蛍光法、ラジオアイソトープ（RI）法、色素＋RI併用法と数多く議論されてきているが、どれも臨床試験の規模が小さく[8-10]、現段階ではどの方法がベストであるかは、結論が得られていない。

　そのため各施設は、設備等をふまえて独自で臨床応用している。

　当科においても、いくつかのstudyを行っている。まず、施設を問わず簡便に行える

色素単独法に関して検討を行った[11]。

その後、色素+RI法を試みたが、簡便さと、費用の面で、患者にメリットがあると考えICG蛍光法に変更した。今回、当科（乳腺外科）において同意を得られた乳癌患者に対して行ったセンチネルリンパ節生検ICG蛍光法に関して検討する。

1 ICG蛍光法に対する当科の取り組み

乳癌において、われわれが行ってきたこれまでのセンチネルリンパ節の同定方法は、色素単独法→RI+色素併用法→ICG蛍光法と変遷している。RI+色素併用法からICG蛍光法に変更した理由の1つとして、手術前、手術中の煩わしさである。また、RIに関しては医療従事者への被曝問題が残っており、諸手を挙げて賛成できる状況ではない。そのため、最近はICG蛍光法のみでセンチネルリンパ節を同定している。

このICG蛍光法の意義を、どのようにとらえて実施するかは、施設によって違いがあるところである。それは、「リンパ節の蛍光をどのように考えるか？」にある。

①まず、蛍光法で発光している部分をセンチネルリンパ節と考えて、光っているリンパ節をカメラで確認しながらセンチネルリンパ節を切除する方法である。

②もう1つは、色素法の補助として考えるものである。ICGの蛍光は、リンパ管（リンパ流）の流れを確認するだけで、皮膚切開後のリンパ節の同定は、基本的に色素の色を確認する方法である。要するに、手術中は発光しているリンパ節やリンパ管を探すのではなく、色のついているリンパ節を探すのである。

われわれは、もともと色素法で慣れていたこともあり[11]、ICG蛍光法は②（色素法の延長）と考えている。

2 対象と方法

対象：2005年4月より2007年12月の期間で、乳癌手術時にセンチネルリンパ節生検を試行した228例である。年齢は32歳～86歳の女性である。

センチネルリンパ節生検を行う対象者は、腫瘍径がT1まで（腋窩リンパ節転移例はのぞく）と、本人が希望した場合とした。それ以外は、センチネルリンパ節生検時にバックアップ郭清を併用した。全例、この手技に関しては、患者本人よりの同意書で確認を行っている。

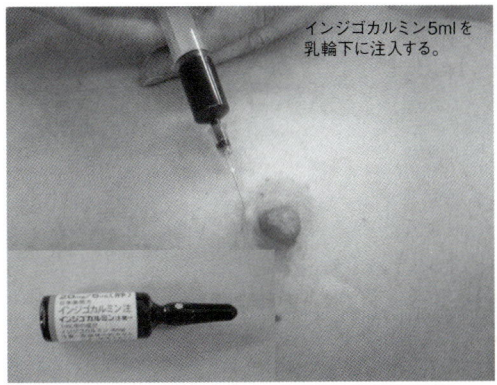

Fig.1 インジゴカルミン5mlを乳輪下に注入する。

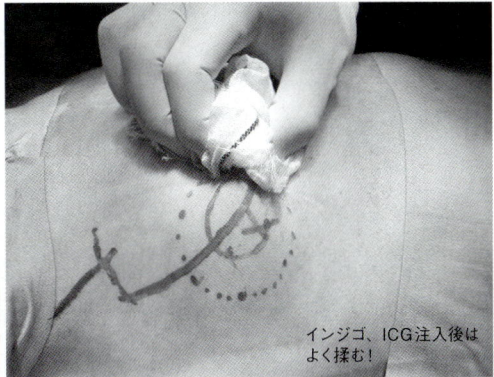

Fig.2 インジゴ、ICG注入後はよく揉む！

Fig.3 ICG 2mlを乳輪下に注入

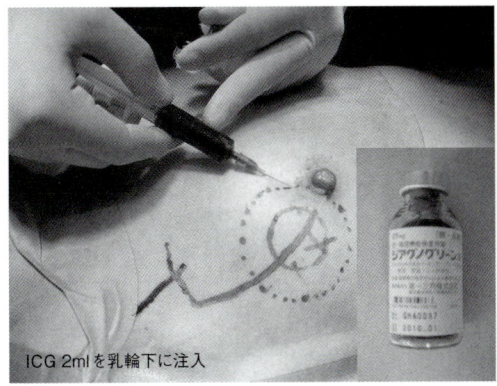

Fig.4 浜松ホトニクス社製カメラ

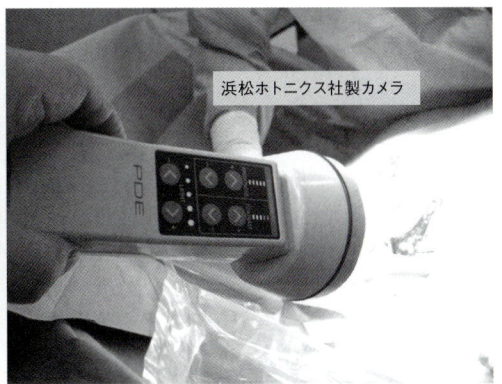

　この手技に関わった外科医は2人のみであり、全例（228例）この乳腺外科医師（乳腺専門医）によって行われた。

方法：手術室において、手術体位をとった時点で、まず患側の乳輪下にインジゴカルミン5mlを注入（**Fig.1**）し、液がリンパ管内に広がることを期待しよく揉む（**Fig.2**）。注入が終了した時点で、手洗いを行う。その後布片を掛け、手術開始直前に、インドシアニングリーン（ICG）2mlを再度乳輪下に注入する（**Fig.3**）。そのICGは、もともと付属している溶解液10mlのうち、5mlを使ってICGを溶解したものである。ICGの注入直後より浜松ホトニクス社製のカメラ（**Fig.4**）システム（Photodynamic Eye；PDE）でICGの流れを確認する。腋窩付近までICGが流れてくると、リンパ流が深部へと流れを変えるため、カメラで確認することができなくなる（**Fig.5**）。その周囲にセンチネルリンパ節を確認できる（**Fig.6**）。

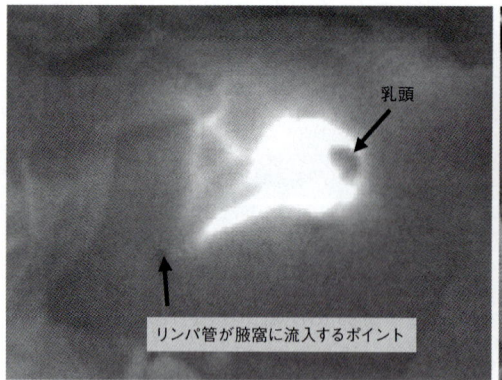

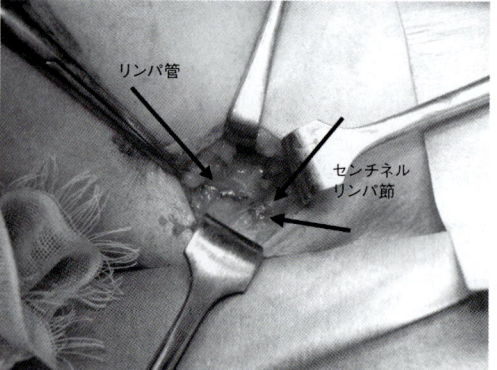

Fig.5   **Fig.6**

3 結果

センチネルリンパ節生検（SNB）を行った228例のうち、腋窩リンパ節郭清（バックアップ郭清、ALND）を同時に施行した症例が81例であり、ALNDを省略した症例が147例（**Table 1**）であった。

また、摘出されたリンパ節は、1～7個であり、平均すると2.2個であった。

1）バックアップ郭清を試行した症例

81例中、術前化学療法（NAC）を試行した13例とNAC非試行68例を腫瘍径（～T1、T2～）に分けて（**Table 2**）示した。この～T1、T2～、術前化学療法に分類したSNBの精度をそれぞれ（**Table 3-5**）に示した。

①～T1（腫瘍径）の42例では、偽陰性率は0%と問題なかった。

Table 1　228 patients that tried sentinel lymph node biopsy are classified in presence of axillal lymph node dissection (ALND)

SNB＼ALND	バックアップ（＋）	バックアップ（－）
センチネルリンパ節生検施行例	81例	147例

Table 2　In 81 patients of ALND, it is classified according to tumor diameter by presence of neo adjuvant chemotherapy (NAC)

術前chemo＼stage	～T1	T2～
NAC（－）	42例	26例
NAC（＋）	2例	11例

Table 3 A classification of 42 patients that tumor diameter (to 2cm) operated for SNB and ALND at the same time

センチネル \ 腋窩リンパ節	ALN（+）転移陽性	ALN（−）転移陰性
SLN（+）転移陽性	11	13
SLN（−）転移陰性	0	18

Sensitivity rate：100%, false negative：0%, specificity：58%

Table 4 A classification of 26 patients that operated for SNB and ALND at the same time that tumor diameter was more than 2cm

センチネル \ 腋窩リンパ節	ALN（+）転移陽性	ALN（−）転移陰性
SLN（+）転移陽性	5	5
SLN（−）転移陰性	4	12

Sensitivity rate：56%, false negative：44%, specificity：71%

Table 5 A classification of 13 patients that operated for SNB and ALND at the same time after NAC

センチネル \ 腋窩リンパ節	ALN（+）転移陽性	ALN（−）転移陰性
SLN（+）転移陽性	2	0
SLN（−）転移陰性	1	10

Sensitivity rate：67%, false negative：33%, specificity：100%

②しかし、T2〜（腫瘍径）の26例では、偽陰性率は44%とセンチネルリンパ節同定の精度は低下し、臨床応用は厳しい結果となった。

③化学療法後に手術を行った症例（NAC後）は、13例と検討するには症例数が少ないが、検討するとセンチネルリンパ節生検の精度は33%で、これもまた低い結果であった。

2）バックアップ郭清を省略した症例

147例における、センチネルリンパ節の同定率は、（147/148）＝99%であった。

この同定できなかった1例は、皮下を流れるリンパ流を手術開始後早々に切ってしまい、ICGがリンパ管周囲に流れ出し、皮下組織が蛍光し（**Fig.7**）、リンパ流の同定ができなかった症例である。さらに、肉眼においても色素の色を見つけることができなかった。

この147例のほとんどは、ICGを注入してから10分以内にセンチネルリンパ節を見つけることができた。ただし、全例（228例）2人の固定した医師によって行われているため、習熟した医師のみでの検討となっている。

また別の1例では、ICGで蛍光が認められるものの、その先に色素が入り込まず、リンパ節を確認できない症例が存在した。そのため、蛍光しているリンパ管のみを手術中に病理診断すると、その先端部は癌細胞で充満（**Fig.8**）しており、色素がそこで途絶し、

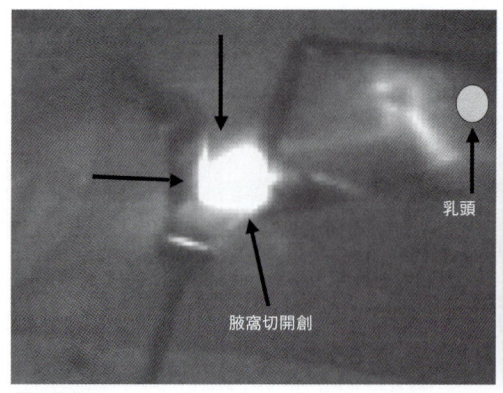

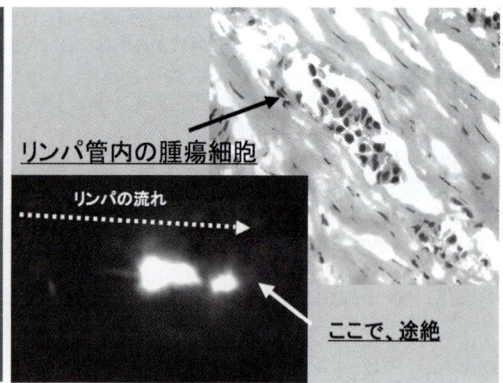

Fig.7

腋窩切開創
乳頭

Fig.8

リンパ管内の腫瘍細胞
リンパの流れ
ここで、途絶

流れない状況が起きていた。

　さらに別の1例では、SNに転移がないと診断したが、切除した乳腺内リンパ節に転移を認める例を経験した。この症例は、腺内リンパ節がSNであったと後から判明した症例であった。

4　考察

　当施設では、このICG蛍光法を始めた当初は、蛍光しているリンパ節をなるべく多くサンプリングしていたが、手術中にリンパ管を切断すると、そこよりICGそのものが周囲に漏れ、漏れた部位はすべて発光し、周囲組織とリンパ節との識別の妨げを経験し困惑することが多かった。

　そこで、われわれはこのICG蛍光法を色素法の延長上にある手技と考え直した。手術中においては、なるべく色素（リンパ管）を肉眼で見つけ、それを追ってセンチネルリンパ節を確認することに専念した。まさに色素法そのものである。

　要するに、肉眼で色が着いているリンパ管を見つける手助けを、ICG蛍光法で行おうということなのである。

　結果としては、同定率：99%（バックアップ郭清省略症例）、偽陰性率：0%（T1乳癌）と、良い結果を残すことができた。

　Schwartzら[12]は、センチネルリンパ節生検は同定率95%以上、偽陰性率は5%以下が好ましいと述べており、この手技としては、問題なく行われており、将来性を感じさせる結果である。

　しかし、腫瘍径が大きい（T2以上）症例や、術前に化学療法を試行した症例では偽陰性率が高く、臨床応用するには困難であると考えた。

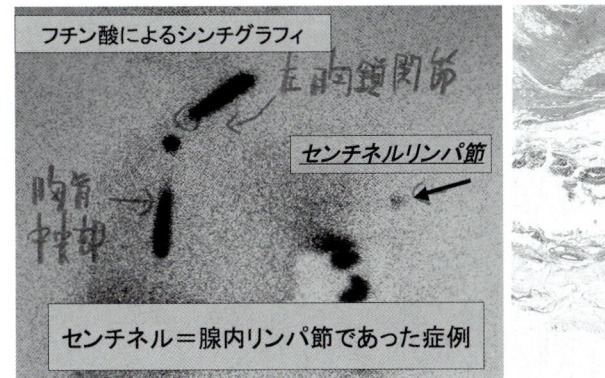

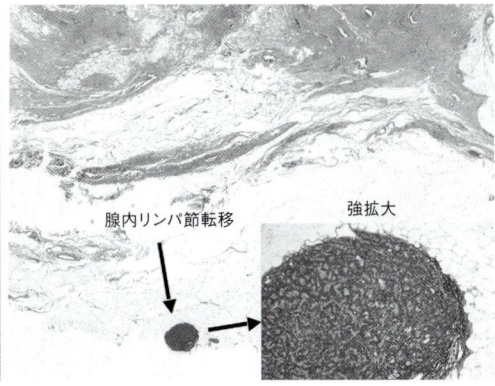

Fig.9

Fig.10

ただ、2001年12月〜2005年3月に当教室で試みたSNB（色素単独法）129例と、今回行った228例は、2人の乳腺外科医がすべてに関わっており、良い結果が出たのはICG蛍光法によるものではなく、単にlearning curve[13]の影響なのかもしれない。

実際のところ、このICG蛍光法でセンチネルリンパ節生検を行い、この手技の長所と短所がみえてきた。

利点

(1) いちばんの利点は、どこの施設においても簡単に行えることである。
(2) RIを使用しないため、施設が限定されることがなく、また標本を取り扱う者への放射線被曝のリスクがないことである。
(3) 手技が簡単で、装置を揃えることにより、実践のハードルが低い。

欠点

(1) 腺内リンパ節がセンチネルリンパ節であった場合、RI＋色素法では手術中にピンポイントでリンパ節の位置を確認（**Fig.9**）できるが、ICG蛍光法では、SNが腺内のリンパ節に存在することをもともと想定しておらず、腋窩から探し始めるため、見逃す（**Fig.10**）ことになる。
(2) 手術前に、局所麻酔下においてSNBを行う場合（微小転移を見逃さないため）、RIでは、ピンポイントで位置を同定できるため、小さな切開創で行うことができる。しかし、ICG蛍光法では、SNをリンパ流で予測しながら同定するため、ピンポイントで皮膚の上から同定することができず、局所麻酔下では困難である。術前のSNBには不向きである。

5 まとめ

　ICG蛍光法によるSNBは、施設を選ばない点では非常に優れた手技であると考えられた。しかし、当然のことながら欠点も存在する。

　今後、大規模臨床試験の結果[14-16]が報告され、一般的にSNBが手術手技として認知された場合、リンパ節の同定方法として、どのような手法が推奨されるべきであるかは、さらなる今後の課題になると考える。

　それまで、われわれとしては症例を積み重ね、一定の方向性を見いだすことを目標に精度の向上を目指したいと思っている。

Summary

A study of sentinel lymph node biopsy in breast cancer by indocyanine green fluorescence imaging method

Terumasa Sawada and Kenya Suzuki
Division of Breast Surgery, Showa University, School of Medicine, Tokyo, Japan

Key Words : Breast cancer, Indocyanine green fluorescence imaging, Sentinel lymph node biopsy

　Abstract : Background : Sentinel lymph node biopsy is an accepted treatment approach for patients with operable breast cancer. Sentinel lymph node (SN) is defined as the first regional lymph node receiving lymphatic drainage from a tumor. This time we have evaluated the feasibility of Sentinel Node Biopsy (SNB) using ICG fluorescence imaging method that was performed in patients with breast cancer after their agreements were obtained.

　Methods : We enrolled 228 patients who were treated in our institution from April 2005 to December 2007. The age ranged from 32 to 86 years old, and all were women. Indigocarmine 5ml was injected into right under the areola, and then indocyanine green (ICG) 2ml was injected into the same site. A flow of ICG was confirmed just after the infusion by a camera system (photodynamic Eye : PDE) what is made by Hamamatsu Photonics Corporation. It became impossible to confirm the flow with the camera when the flow of ICG reached at near the axilla from where the lymph flow turns to a deep direction. Cutting and searching the part,a SN can be confirmed.

　Results : Among the 228 patients who received SNB, ALND was performed in 81 and ALND was omitted in 147 patients. Furthermore, the number of resected lymph nodes was 1-7, with an average of 2.2. Of the 81 patients performed ALND, 13 patients were performed neoadjuvant chemotherapy (NAC) and 68 patients were not done. A review of them in terms of tumor diameter revealed the false negative rate of 0% in 42 patients with Tis-T1. In 26 patients whose tumor diameters were more than T2, the false negative rate of SNB was 44% which was severe result as for its clinical application. In 13 patients after NAC, the false negative rate of SNB was not good, 33%. The identification rate of SLNs in 147 patients who did not require backup dissection was 99% (145/146) .

　Conclusion : Advantages of ICG fluorescence imaging method are :
1) The greatest advantage is that it can easily be done in every institution.
2) Because RI is not required, there is no risk of radiation exposure to a person handlingspecimens.
3) The maneuver is simple, and a hurdle of practice is low by preparing the apparatus.
　Weak points of ICG fluorescence imaging method are:
1) When a lymph gland in a mammary gland is a SN, we can overlook with this ICG fluorescence imaging method.
2) RI method enables pinpoint identification of SNs by a small incised wound when SNB is performed under local anesthesia before operation. However, in such a condition, we have difficulties in pinpoint identification of SNs by the ICG fluorescence imaging method.

Ongoing large-scale clinical studies, that will be reported in future, would clarify the recommended procedures, when SNB would be recognized as a general operative procedure. We would acquire experience more and more to make guidelines of the ICG fluorescence imaging method.

文 献

1) 上野貴史, 川端英孝, 馬場紀行：N0症例の腋窩郭清の可否. 外科 59：794-796, 1997.
2) Fisher B, Redmond C, Fisher ER, et al：Ten years results of a randomized clinical trial comparing radical mastectomy and total mastectomy with or without radiation. N Engl J Med 312：674-681, 1985.
3) Fisher B, Jeong JH, Anderson S, et al：Twenty-five-year follow-up of a randomized trial comparing radical mastectomy, total mastectomy, and total mastectomy followed by irradiation. N Eng J Med 347：567-575, 2002.
4) Veronessi U, Marubini E, Mariani L, et al：The dissection of internal mammary nodes does not improve the survival of breast cancer patients. 30-year results of randomized trial. Eur J Cancer 35：1320-1325, 1999.
5) Goldhirsch A, Glick JH, Gelber RD, et al：Meeting highlights：International Consensus Panel on the Treatment of Primary Breast Cancer. J Natl Cancer Inst 90：1601-1608, 1998.
6) 井本滋, 福喜多博義, 村上康二, ほか：Sentinel node biopsy（見張りリンパ節生検）の試み. 乳癌の臨 14：491-494, 1999.
7) Veronesi U, Paganelli G, Galimberti V, et al：Sentinel-node biopsy to avoid axillary dissection in breast cancer with clinically negative lymph nodes. Lancet 394：1864-1867, 1997.
8) Meyer-Rochow GY, Martin RCW, Harman CR：Sentinel lymph node biopsy in breast cancer; validation study and comparison of blue dye alone with triple modality localization. ANZ J Surg 73：815-818, 2003.
9) Radovanovic Z, Golubovic A, Plzak A, et al：Blue dye versus combined blue dye-radioactive tracer technique in detection of sentinel lymph node in breast cancer. Eur J Surg Oncol 30：913-917, 2004.
10) Hung WK, Chan CM, Ying M, et al：Randomized clinical trial comparing blue dye with combined dye and isotope for sentinel lymph node biopsy in breast cancer. Br J Surg 92：1494-1497, 2005.
11) 沢田晃暢, 鈴木研也, 柏瀬立尚, ほか：乳癌患者の色素単独法によるセンチネルリンパ節生検. 昭和医会誌 65（6）：493-499, 2005.
12) Schwartz GF, et al：Cancer 94：2542-2551, 2002.
13) Noguchi M, Tsugawa K, Miwa K, et al：Sentinel lymph node biopsy in breast cancer using blue dye with or without isotope localization. Breast cancer 7：287-296, 2000.
14) Mc Neil C：Sentinel node biopsy：Studies should bring needed data. J Nalt Cancer Inst 90：728-730, 1998.
15) Mansel RE, Fallowfield L, Kissin M, et al：Randomized multicenter trial of sentinel node biopsy versus standard axillary treatment in operable breast cancer：the ALMANAC Trial. J Nalt Cancer Inst 98：599-609, 2006.
16) White RL Jr, Wilke LG：Update on the NSABP and ACOSOG breast cancer sentinel node trials. Am Surg 70：420-424, 2004.

IV センチネルリンパ節同定とNavigation Surgery ── 乳癌

乳癌患者における蛍光法＋色素法による センチネルリンパ節生検の有用性の検討

Navigation surgery using a dye and fluorescence for detecting sentinel lymph nodes in breast cancer

Key Words | 乳癌 | センチネルリンパ節 | 蛍光法 | ICG

国立がんセンター中央病院乳腺外科

北條　隆　　田村宜子　　岡田菜緒　　菊山みずほ　　吉田美和
岩本恵理子　明石定子　　木下貴之

はじめに

　乳癌に対する治療の変遷は近年著しい。外科領域において手術は縮小化の傾向にあり、乳房温存手術は徐々に普及し、現在最も多く行われている術式となっている。リンパ節の郭清範囲もセンチネルリンパ節生検（SNNS）の出現により縮小化の方向にあり、腋窩郭清に伴う合併症の低下や手術時間の短縮を行うことができた。

　一方、センチネルリンパ節（SLN）には転移を認めず、他のリンパ節に転移を認めるといった偽陰性の問題がある。そのため、SLNをきちんと同定することが重要になってくる。

　SLNの同定法には、色素を用いる色素法とアイソトープを用いるガンマプローブ法、色素とアイソトープを用いる併用法がある。それぞれの方法には利点と欠点が存在し、色素法の利点は放射線被爆やshine-through現象がなく、取り扱いが簡単で安価なことである。しかし腋窩を広く切開する必要があり、習熟期間が長く、時にアレルギー反応を認める。また、ガンマプローブ法においては、皮膚切開前に局在診断が可能であり、腋窩の剥離が少なく、習熟期間が短いといった利点がある。しかし、放射線被爆やshine-through現象、扱いが煩雑であり、高価といった問題がある。

　近年、肝機能検査に使用され、SNNSでの色素として使用される薬剤の1つであるインドシアニングリーン（indocyanine green；ICG）が体内に投与されると蛍光が励起され、赤外線蛍光観測装置により画像化できることから、心臓血管外科領域[1,2]、臓器移植[3]、胃腸領域[4]そして乳腺領域に臨床応用されている。今回われわれはICGとパテントブルーを投与し、蛍光画像化装置を併用しながらのSNNSを行い、その結果の検討を行った。

1 対象及び方法

1）対象

2006年8月から2007年4月までに、蛍光装置を併用してSNNSを行い、触診と画像検査にて腋窩に転移を認めない症例を対象とした。

2）方法

手術直前に乳頭下に1%パテントブルーを患側乳輪直下に約2ml注射し、加刀直前にICGを乳輪直下と腫瘍直上にそれぞれ約2ml注射。その後蛍光画像化装置を使用してリンパ管の走行を確認。皮膚切開部位を決定。皮膚切開後は着色したリンパ管を確認した後に色素が流入したリンパ節、着色したリンパ節、あるいは蛍光したリンパ節を同定し摘出。SNNS後は蛍光画像化装置にてSLNが摘出されていることを確認してSNNSを終了した。摘出したリンパ節は迅速病理にて転移の診断を行い、SLNに転移を認めた場合は同一手術にて腋窩リンパ節郭清を行った。摘出されたSLNは色素沈着、蛍光の有無により分類。病理にて3mm間隔に分割して転移の有無を確認した（**Fig.1**）。

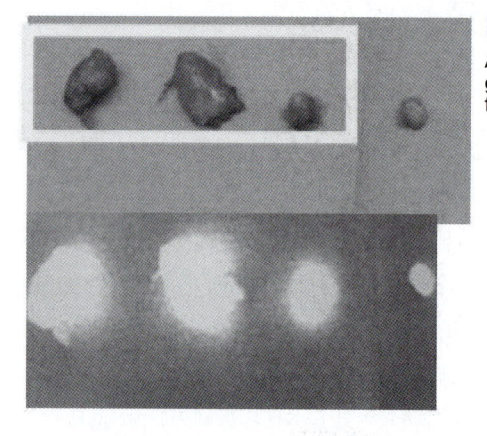

Fig. 1
All of the blue-stained SLNs were harvested. After surgical resection, the lymph nodes were re-evaluated by fluorescence navigation.

2 結果

両側乳癌を含む合計113症例に対して行った。平均年齢は57.6歳（34〜83歳）、腫瘍の占拠部位はC領域42症例（37.2%）、A領域29症例（25.7%）、D領域15症例（13.3%）、B領域11症例（9.7%）、E領域10症例（8.8%）、多発症例は6症例（5.3%）であった。

同定率は、蛍光法のみでは99.1%、色素法のみでは92.9%であり、同定できたSLNの平均の個数は、蛍光法で確認できたSLNが3.6個（中央値個）であり、色素法で確認できたSLNは2.0個（中央値個）であった（**Table 1**）。

　全症例中の27症例（23.9%）にmacro-metastasesを、4症例にmicro-metastasesを認めた。macro-metastasesを認めた27症例中の5症例は色素法で同定したSLNでは転移を確認できず、蛍光法で同定したSLNでその症例におけるリンパ節の転移を診断することができた（**Table 2**）。さらに蛍光法のみで転移を確認できた5症例の内訳は1例を除き、センチネルリンパ節生検後に行った腋窩リンパ節郭清により摘出した非センチネルリンパ節には転移を認めなかった。この5ケースにおいて、色素法で同定できたSLNは1あるいは0個であり、蛍光法で同定できたSLNの個数は平均3.9個であった（**Table 3**）。

　また、今回の113症例においては体表より、蛍光画像化装置を用いて確認できたリンパ流を解析した。リンパ流は概ねB領域からC領域へ流れていたが、A領域に腫瘍を

Table 1 Detection Rate

State of SLN	number of SLN (Average)	Detection rate
Flu positive	3.6	99.1% (112/113)
Dye positive	2.0	92.9% (105/113)

Flu：Fluorescence, SLN：Sentinel lymph node

Table 2 Detection rate of Metastasis SLN

State of SLN	Detection rate of metastasis SLN	Detection rate of metastasis SLN (contain micro metastasis and ITC cases)
Dye and Flu positive	81.5% (22 cases)	83.9% (26 cases)
Only Flu positive (dye negative)	18.5% (5 cases)	16.1% (5 cases)
total	27 cases	31 cases

Table 3 Five cases of characteristics that were able to confirm metastasis only by a fluorescence SLN

Case	State of SLN		number of metastasis LNs	number of removal LNs	Size of metastasis SLNs
	Dye Positive	Flu Positive			
1	1	3	1	16	10mm
1	0	1	1	10	13mm
1	1	6	1	6	13mm
1	1	4	1	12	9mm
5	1	4	5	12	12mm
All SLN Metastasis cases (31 cases) Average (median)	2.0 (2)	3.9 (3.5)	3.3 (1.5)	14.9 (13)	12.3mm (13mm)

* Size of all SLN：average 10.4mm, median 10mm

Table 4 Correlation with tumor location and lymph-flow

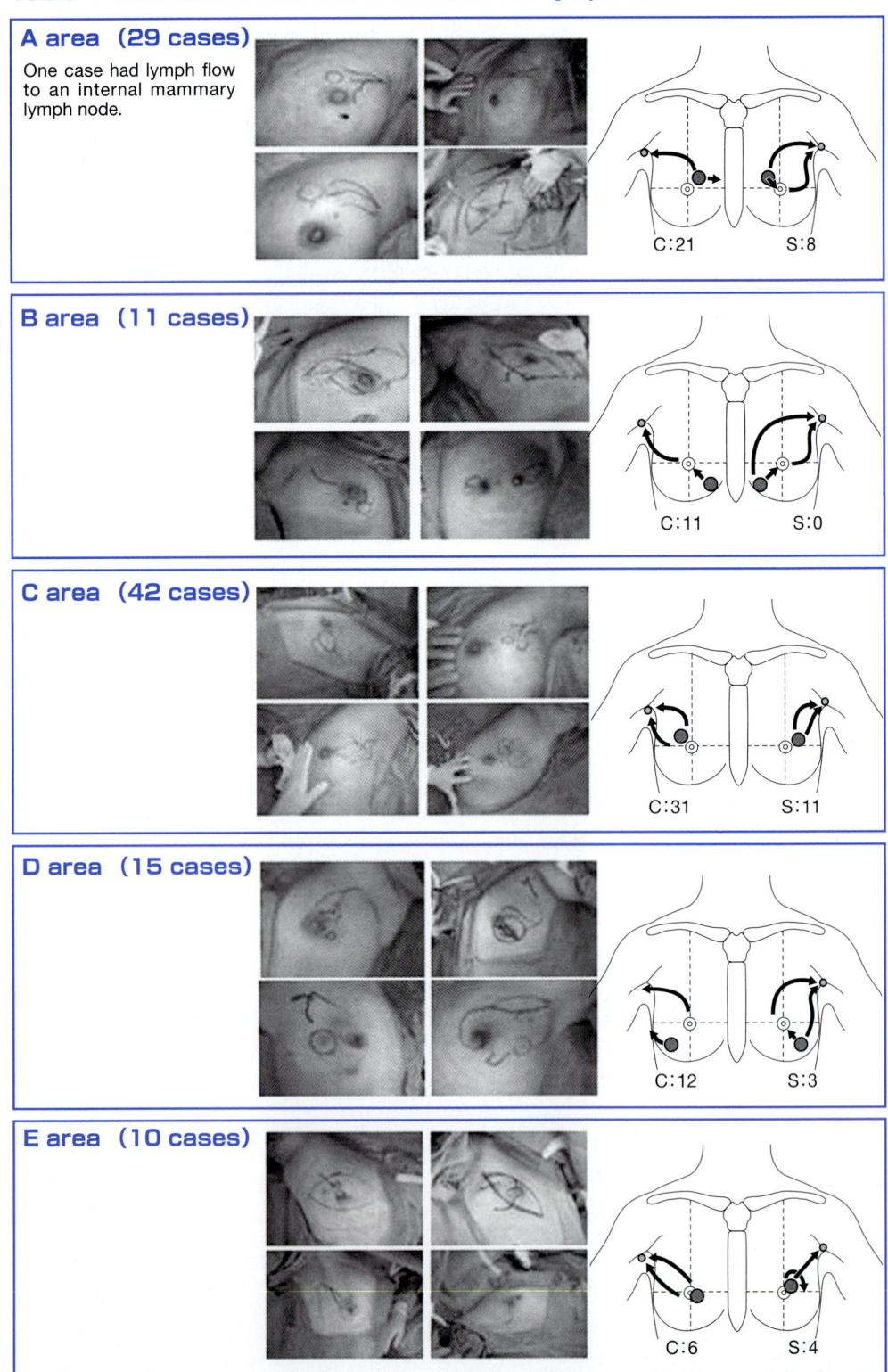

A area (29 cases)
One case had lymph flow to an internal mammary lymph node.
C:21 S:8

B area (11 cases)
C:11 S:0

C area (42 cases)
C:31 S:11

D area (15 cases)
C:12 S:3

E area (10 cases)
C:6 S:4

Confluence type : C, Separate type : S

認めた1症例にのみ内胸方向へのリンパ流を認めた。リンパ流は大きく分けて分流するタイプと合流するタイプに分けられたが、約70%の症例は合流して中心腋窩リンパ節方向へ流れていった（**Table 4**）。同定できたSLN数とリンパ流との間に相関はみられなかった。

3 考察

　日本におけるSNNSの同定方法は色素法、アイソトープ法または両者を併用して行う併用法がある。また使用する薬剤は色素法においては、イソスルファンブルー（lymphazurin）を個人輸入して使用、あるいは未承認薬剤であるパテントブルー（patent blue violet）やメチレンブルー（methylene blue）を各施設での倫理委員会承認のもと使用、あるいは肝臓機能検査薬であり今回蛍光法として使用したICGや腎機能検査試薬であるインジゴカルミン（indigocarmine）を使用している。おのおのの同定方法で同定率は81%から94%で大きな差は認めないと考えられている[5]。またICGでの同定率は71%[6]や84%[7]との報告がある。今までに蛍光画像化装置を併用しての同定率は94%[8]と100%[9]の報告があり、われわれの蛍光画像化装置を併用したうえでのSLNの同定率も99%と高い同定率であったことより、ICGのみで同定した場合よりも、同定率は高いと考えられる。

　また摘出リンパ節の個数であるが、蛍光法と以前我々がfeasibility studyとして行った色素法＋アイソトープ法の併用でのSLNの個数の比較では3.6個と3.0個、そして同定率は両方法とも約99%と同程度の精度と考えられた。しかし、SLNの個数は平均約2個程度といわれており[10][11]、若干多い傾向にあるが、今回検討した症例において、腕のむくみなどの合併症は認めていない。全113症例中の微小転移4症例を含む31症例（27.4%）にSLNの転移を認め、その後に腋窩郭清を行っている。その31症例中の5症例においては、色素法では同定できず、蛍光法で同定したSLNでリンパ節転移を認めることができた。5症例の内訳として4症例はSLNのみに転移を認めており、転移SLNの大きさは9〜13mmと全SLNの径の平均とほぼ同程度の大きさであった（**Table 3**）。しかし、色素法で獲得できたSLNの個数は約1個と色素法でのSLNの個数と比較すると少ないことから、色素法で確認しにくいあるいは1個しか認められない場合には蛍光法でのSLNの確認が有用と思われた。また、色素法では同定困難な症例でも蛍光法では安定してSLNを同定することができた。

　最後に、全症例のSLNへのリンパの流れを検討した。今回のリンパの流れは概ねB領域からC領域に向かっていた。乳腺のリンパ流は腋窩リンパ節と胸骨傍リンパ節に注

ぎ込み、その75％は腋窩リンパ節へ、残りの25％は胸骨傍リンパ節に注ぐと述べられている[12)13)]。今回の乳頭直下と腫瘍直下へのICG注入によるリンパ流では1症例にのみ胸骨傍リンパ節へ流入をみたが、それ以外は全例腋窩領域へのリンパ流であった。

　C領域の腫瘍においての色素注入は、腫瘍の周囲あるいは腫瘍直上に注入することでSLNの同定困難の原因となることがあるが、乳頭直下の注入が適切と考えられた。また、悪性黒色腫におけるSLNに注ぐリンパ管のパターンが報告されており[14)]、今回においても合流してから腋窩へ注ぎ込むタイプと分流したまま注ぎ込むタイプに分けられ、合流するタイプと分流タイプではSLNの個数やSLNの位置に差は認めなかった（データ無し）。

　SNNSには様々な方法があるが、蛍光法によるSNNSの利点は皮膚切開前にリンパ管の走行が確認できることにより皮膚切開部位の決定が容易であること、また高い同定率を得ることができる。しかし、欠点としてはリンパ管に傷がついてしまうと肉眼ではICGの色素はみえなくても、蛍光画像化装置を通してみると予想以上にICGの汚染範囲は広いため、その場合の蛍光法でのSNNSは困難なことや、術野を暗くしないとリンパ管や、リンパ節を確認できないといったことがある。また色素としてのICGはパテントブルーやメチレンブルーと比較すると劣るため、蛍光法のみよりも蛍光法と色素法を併用した方法が常に安定してSNNSを行える方法と考えられる。ラジオアイソトープの使用が困難な施設、色素法のみでのSNNSをこれから始める施設においては、蛍光画像化装置を併用した蛍光法に色素法を組み合わせた同定方法は有効だと思われた。

Summary

Navigation surgery using a dye and fluorescence for detecting sentinel lymph nodes in breast cancer

Takashi Hojo, Nobuko Tamura, Nao Okada, Mizuho Kikuyama, Miwa Yoshida, Eriko Iwamoto, Sadako Akashi, and Takayuki Kinoshita

Breast Surgery Division, National Cancer Center Hospital, Tokyo, Japan

Key Words : Breast cancer, Sentinel lymph node, Fluorescence imaging, Indocyanine green

Conservative resections of the breast and sentinel lymph node navigation surgery (SNNS) have become popular, and then surgery for breast cancer has trended toward minimally invasive procedure. SNNS has shortened operation time and has reduced side effects, but it sometimes produces false negative. Therefore, a highly sensitive and convenient method is needed when using SNNS. The purpose of this report is to demonstrate the effect of blue dye with fluorescence imaging method against breast cancer.

Materials and Methods : Patients with breast cancer who had no metastasis in axillary lymph nodes were enrolled in this study. A solution of patent blue dye was injected into the subareolar region after the induction of anesthesia.

The whole breast was compressed and massaged for about 5 minutes. ICG was injected into the skin on the tumor and into the subareolar region just before starting the surgical procedure. A fluorescent lymphatic channel draining was visualized with fluorescence navigation. We removed the sentinel lymph node that was found by dye and fluorescence imaging method.

Results : In a series of 113 eligible patients, the identification rate was 99.1%, and the average number of sentinel lymph nodes was 3.6. Twenty-seven patients of them had metastasis in the axillary lymph nodes. Five out of 27 patients were dye negative and fluorescence positive. In five patients, the mean number of sentinel lymph nodes was one. This was much below average compared to mean numbers that had been reported so far. Most lymphatic drainage flowed from the lower-inner quadrant to the upper-outer quadrant, but lymphatic drainage in only one case flowed to the internal mammary lymph node.

Discussion : Because we can detect lymph flow, the determination of skin incision line for sentinel lymph node biopsy is far easier using the fluorescent method than using only the dye method. In this study, the detection rate of sentinel biopsy using the fluorescent method was almost equal to that of combination method of RI and dye. Lymphatic channel draining was confirmed mostly to be of confluence type. Confirmation using the fluorescence method might be effective. In conclusion, the fluorescent method offers advantages : 1) it is able to find lymph flow on the skin before we determine a skin incision line ; and 2) it has a high identification rate. In hospitals where isotopes are unavailable, the combination method should be helpful.

文 献

1) Vogt PR, Bauer EP, Graves K：Novadaq Spy Intraoperative Imaging System—current status. Thorac Cardiovasc Surg, 51：49-51, 2003.
2) Balacumaraswami L, Abu-Omar Y, Anastasiadis K, Choudhary B, Pigott D, Yeong SK, Taggart DP：Does off-pump total arterial grafting increase the incidence of intraoperative graft failure? J Thorac Cardiovasc Surg, 128：238-244, 2004.
3) Sekijima M, Tojimbara T, Sato S, Nakamura M, Kawase T, Kai K, Urashima Y, Nakajima I, Fuchinoue S, Teraoka S：An intraoperative fluorescent imaging system in organ transplantation. Transplant Proc, 36：2188-2190, 2004.
4) Parungo CP, Ohnishi S, Kim SW, Kim S, Laurence RG, Soltesz EG, Chen FY, Colson YL, Cohn LH, Bawendi MG et al：Intraoperative identification of esophageal sentinel lymph nodes with near-infrared fluorescence imaging. J Thorac Cardiovasc Surg, 129：844-850, 2005.
5) 野口昌邦：日本における乳癌センチネルリンパ節生検の動向. 外科 65(13)：1701-1708, 2003.
6) Motomura K, Inaji H, Komoike Y, Kasugai T, Noguchi S, Koyama H：Sentinel node biopsy guided by indocyanine green dye in breast cancer patients. Jpn J Clin Oncol, 29：604-607, 1999.
7) Noguchi M, Motomura K, Imoto S, Miyauchi M, Sato K, Iwata H, Ohta M, Kurosumi M, Tsugawa K：A multicenter validation study of sentinel lymph node biopsy by the Japanese Breast Cancer Society. Breast Cancer Res Treat, 63：31-40, 2000.
8) Kitai T, Inomoto T, Miwa M, Shikayama T：Fluorescence navigation with indocyanine green for detecting sentinel lymph nodes in breast cancer. Breast Cancer, 12：211-215, 2005.
9) Tagaya N, Yamazaki R, Nakagawa A, Abe A, Hamada K, Kubota K, Oyama T：Intraoperative identification of sentinel lymph nodes by near-infrared fluorescence imaging in patients with breast cancer. Am J Surg, 2008.
10) Duncan M, Cech A, Wechter D, Moonka R：Criteria for establishing the adequacy of a sentinel lymphadenectomy. Am J Surg, 187：639-642; discussion 642, 2004.
11) Kennedy RJ, Kollias J, Gill PG, Bochner M, Coventry BJ, Farshid G：Removal of two sentinel nodes accurately stages the axilla in breast cancer. Br J Surg, 90：1349-1353, 2003.
12) Halsell JT, Smith JR, Bentlage CR, Park OK, Humphreys JW, Jr.：Lymphatic Drainage of the Breast Demonstrated by Vital Dye Staining and Radiography. Ann Surg, 162：221-226, 1965.
13) Kett K, Varga G, Lukacs L：Direct lymphography of the breast. Lymphology, 3：2-12, 1970.
14) Leong SP：Selective sentinel lymph node mapping and dissection for malignant melanoma. Cancer Treat Res, 111：39-64, 2002.

IV センチネルリンパ節同定とNavigation Surgery ── 食道癌

食道表在癌におけるICGを用いたリンパ管、およびセンチネルリンパ節同定法
ICG fluorescence navigation for sentinel lymph nodes and lymphatic vessels in patients with superficial esophageal cancer

Key Words 食道表在癌 / センチネルリンパ節ナビゲーション / インドシアニングリーン / 蛍光イメージング

徳島大学大学院ヘルスバイオサイエンス研究部　生体防御腫瘍医学講座　胸部・内分泌・腫瘍外科学分野

湯浅康弘　　清家純一　　山井礼道　　武知浩和　　山本洋太
吉良美砂子　岡崎憲二　　澤田　徹　　河北直也　　丹黒　章

はじめに

　食道癌は他の消化器癌に比べ早期からリンパ節転移をきたし、粘膜下に腫瘍が達するとリンパ節転移率は30〜50％にもなる[1]。またその転移部位も多彩であり、リンパ節転移を1個のみ認めた症例でも癌取り扱い規約上の1群リンパ節に転移を認めず、2群あるいはそれ以遠のリンパ節転移を認めたいわゆる"スキップ転移"症例が約50％にも達するといわれている[2]。こうした背景から食道癌標準外科手術として頸・胸・腹部リンパ節郭清術が行われ、良好な治療成績をあげている。その反面、このような3領域郭清術の手術侵襲は大きく、特に呼吸器合併症や反回神経麻痺は患者のQOLを損ねるだけでなく時に致命的となる。もし、リンパ節転移が術前（中）に診断できればこのような画一的な郭清は不要となり、症例ごとの治療選択が可能となる。

　近年、センチネルリンパ節（sentinel lymph node；SN）の概念が登場し、乳癌治療において急速に普及している[3-5]。SNとは腫瘍から直接リンパ流を受け、最初に転移するリンパ節のことであり、SNにリンパ節転移がなければその他のリンパ節に転移は生じていないと判断して、リンパ節郭清を省略することができる。さらに、SNを詳細に病理検索することにより、微小な転移を見逃さず、正確な病期診断を行うことができる。食道癌においてもこの理論が応用可能であれば、個々の症例に応じた縮小手術が可能となるはずである。

　本項では当科で実践しているCTリンパ管造影（CT lymphography；CTLG）による腫瘍からのリンパ路およびSNの局在診断とインドシアニングリーン（indocyanine green；ICG）を用いた蛍光による術中SN同定法（以下ICG法）について解説し、食道癌におけるセンチネルリンパ節ナビゲーション手術（sentinel node navigation surgery；SNNS）の可能性について考察する。

1 方法

術前CTLG：食道表在癌症例でCT、MRIやPET-CTで明らかなリンパ節転移がないと予測される症例に対してCTLGを行っている。患者を左側臥位とし、内視鏡観察下に23G硬化療法針を用いて、水溶性造影剤（iopamiron 370）を病変の周囲4か所の粘膜下に0.5ccずつ膨疹ができるのを確認しながら、圧をかけて注入する。注入後に仰臥位とし1～2mmスライスでMDCTを撮影する。モニターで腫瘍からのリンパ流とSNを確認し、立体画像を構築する（**Fig.1**）[5-7]。

術中ICG法：CTLGを行った症例に対して全例に行っている。開胸直後に腫瘍近傍の外膜側から粘膜下に向かって25Gの翼状針を刺入して、ICG（5mg/ml）0.5mlを病変周囲2か所に注入する（**Fig.2**）。ICGが励起光によって蛍光を発する特性を利用し、蛍光観察装置（浜松ホトニクス社製）を用いてリンパ管を検索する。蛍光を発するリンパ管とSNをin vivoで確認した後に食道の剝離をはじめ、逐次リンパ節を郭清する。郭清したリンパ節と一塊にして切除した周囲の脂肪織もバックテーブルにおいてex vivoで再度観

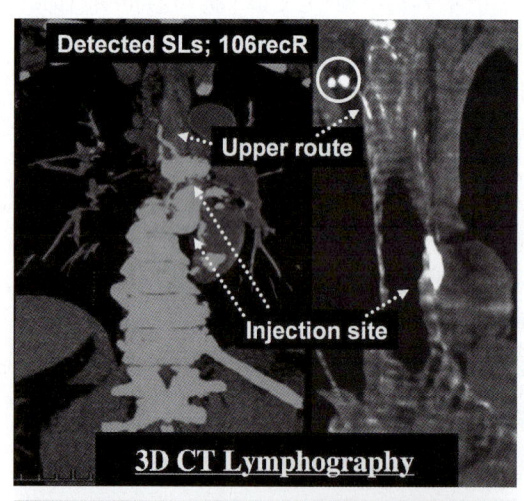

Fig.1
CT lymphography; 5 minutes after the endoscopic mucosal injection of iopamidol, a multi-detector row CT was photographed, not only the lymphatic vessels were visualized but SNs were clearly detected.

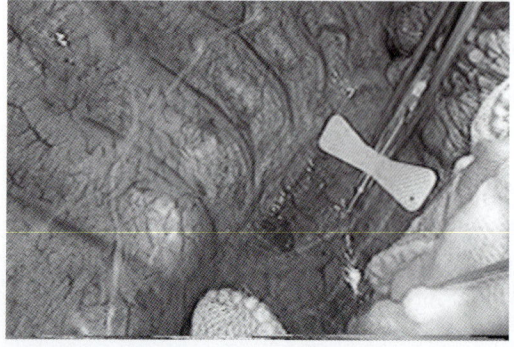

Fig.2
ICG solution was injected intra-operatively into the subadventitia around the tumor.

察装置を用いて観察し、蛍光を確認できたリンパ節をCTLGの所見に照らし合わせてSNと診断した(**Fig.3・4**)。

病理組織検査：郭清リンパ節はhematoxylin-eosin(HE)染色で転移の有無を検索した。病理検索に際してはSNは2mmの細切切片で、その他のリンパ節は最大割面の1切片で組織学的検索を行った。

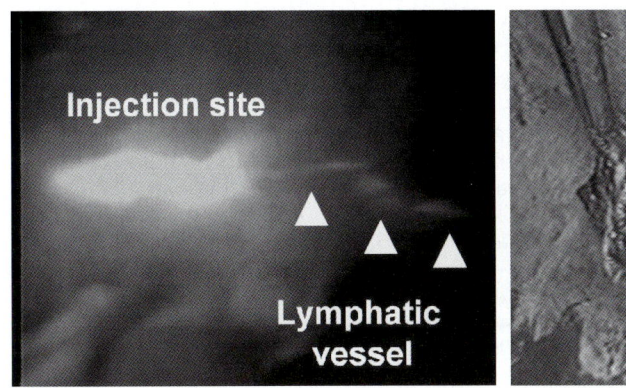

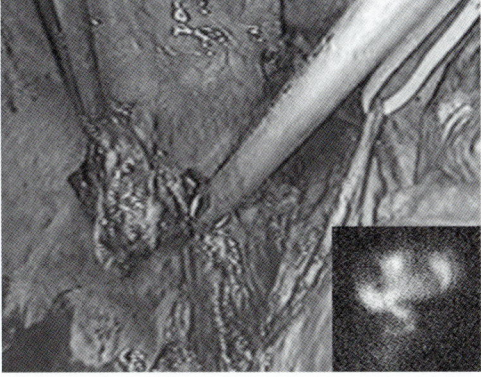

Fig.3
Fluorescence imaging was obtained and it mostly moved upward (arrowheads), and finally reached 106recR LN (in vivo).

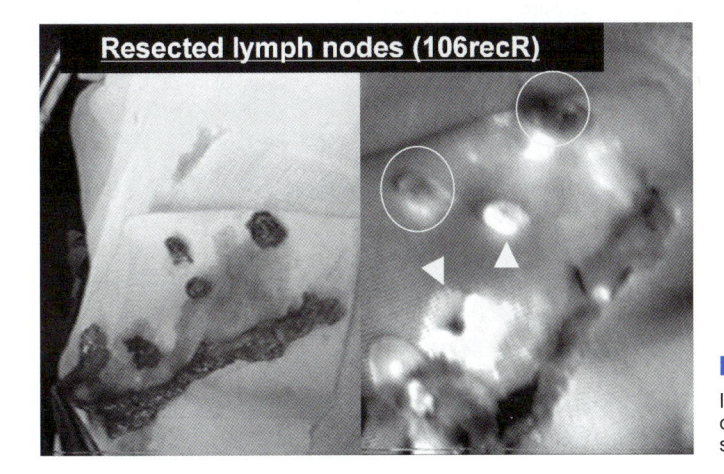

Fig.4
In these resected lymph nodes, only 2 LNs had fluorescent image, so confirmed as SNs (ex vivo).

2 結果

本法を11症例に行い、全例合併症なく、安全かつ短時間で施行しえた。**Table 1**の如く、すべての症例でリンパ路が描出され、SN同定率は90.9%(10/11)であった。また

病理組織学的にリンパ節転移を認めたのは3例で、このうちの2例は術前、術中に診断したSNと一致していた。一方、残りの1例はCTLG法でもICG法でもSNとして描出することはできず、転移リンパ節に向かう流れも描出されなかった（偽陽性：9.1%）。

Table 1 Results of SN mapping using ICG and CTLG in 11 patients

No	age	tumor location	pT category (subclassi-fication)	ICG SN	ICG lymphatic route	CTLG SN	CTLG lymphatic route	location of metastatic node
1	62	Lt	T2(MP)	108	Peri&Down	108	Up&Down	−
2	78	Mt	T1b(sm2)	105, 106recR	Peri&Up	106recR, 2	Up&Down	−
3	48	Lt	T1a(m1)	2	Downward	106pre, 2	Up&Down	−
4	63	Lt	T3(ad)	1, 3	Downward	3, 106, 108, 1	Downward	3
5	77	Mt	T1b(sm3)	108, 106recR	Peri&Up	108, 106tbL	Periesophageal	108
6	62	Lt	T1a(m1)	108, 105, 110	Peri&Up	3, 110	Downward	−
7	65	Mt	T1a(m2)	106recL 105	Up&Peri	106recL, 108, 107	Up&Peri	−
8	63	Mt	T1a(m2)	106recR	Upward	105	Upward	−
9	77	Ut	T1a(m2)	105	Upward	3, 2, 107, 108	Up&Peri	−
10	76	Mt	T1b(sm2)	108	Peri&Up	108, 107	Upward	−
11	60	Mt	T1b(sm3)	−	Upward	104L	Upward	106recR

3 考察

　消化管癌領域におけるSNNSはわが国を中心に臨床研究が進んでいる。トレーサーとしてはアイソトープや色素が用いられ、それぞれの弱点を補うべく併用法が行われ、良好な成績が報告されてきた[8)9)]。RI法は術前、術中にSNを同定できる、優れた方法であるが、RI管理区域内だけに使用が制限され、施行できる施設が限定される。術前のラジオシンチグラフィーも立体画像での診断は別にCTの撮影を要し、腫瘍周囲にあるSNの同定は腫瘍部からの散乱線によるshine-through現象により、困難であるなどの問題点がある[5)]。
　色素法では術前診断は不可能である。また術中、色素に染まったリンパ管やリンパ節の同定が難しく、炭粉沈着のある縦隔内リンパ節ではさらに難しい。

ICGは肝機能を知るための検査薬として広く用いられており、安全かつ安価な色素性薬剤である。粒子径が小さいため、リンパ管への取り込みは良好で比較的短時間で遠位のリンパ節へ到達する。通常光では視認しづらいが、生体内では血中リポ蛋白と結合し、近赤外波長の光に対して蛍光を発するという特性をもつ。われわれの使用している蛍光観察装置（浜松ホトニクス社製）は波長760nmの発光ダイオードとCCDカメラを内蔵しており、ダイオードからの近赤外光によりICGが励起されピーク波長845nmの蛍光を発し、それをCCDカメラで観察するものである。

　ICG法ではリンパ流を術中、リアルタイムに観察可能で、通常光ではとらえにくい炭粉沈着の強いリンパ節へのICGの取り込みも明瞭に観察できた。また、RI法ではshine-through現象により同定できない原発巣近傍のSNもCTLG法では明瞭に同定でき、ICG法で確認が可能であった。

　本法はいまだ臨床試験の段階で、注入法や部位、観察機器の精度、観察のタイミング等、未解決の問題も多い。胸部操作を先行することが多い食道癌にとって、反回神経周囲と同様、転移の好発部位である胃小彎側のリンパ節に関しては、腹部操作時には時間が経過しておりICGがwash outされているのではないかという懸念があったが、蛍光法では少量のICGにより2〜3時間後でも蛍光を発することが判明しており、それらは同定可能であった。

　今回の検討ではfalse negativeを1例認めた。病理検査では右反回神経周囲リンパ節に転移を認め、術前CTでも上縦隔にリンパ管造影に不染の腫大したリンパ節を認めていた。SN生検は転移のないことを証明することが目的であり、転移のあるリンパ節に対してはSN理論は成り立たないはずである。しかし、このCTLGを術前に行うことによりSNとリンパ路との関係だけでなく、腫瘍によるリンパ管の閉塞やリンパ節の占拠により、本来あるべき上縦隔へのルートの途絶、リンパ節の不染などの所見も得られることから術前にリンパ節の転移診断が可能である[4)5)]。

おわりに

　SN理論は複雑なリンパ網を有する食道癌においても成立すると考えられる。CTLGは食道癌においても術前にSNの個数と部位が正確に同定でき、通常の造影CT、MRIやPET-CTではいまだ確立していない術前リンパ節転移診断が可能である。蛍光観察装置を用いたICG法は炭粉沈着リンパ節の多い縦隔内であってもリンパ路とSNを明瞭に描出できSNの術中同定に有用であった。縦隔鏡下食道切除術[10)]などの組み合わせによる積極的縮小手術の恩恵は患者にとって計り知れず、今後の展開が大いに期待される手技である。

Summary

ICG fluorescence navigation for sentinel lymph nodes and lymphatic vessels in patients with superficial esophageal cancer

Yasuhiro Yuasa, Junichi Seike, Hiromichi Yamai, Hirokazu Takechi, Youta Yamamoto, Misako Kira, Kenji Okazaki, Toru Sawada, Naoya Kawakita, and Akira Tangoku
Department of Thoracic Endocrine Surgery and Oncology, Institute of Health Bioscience,
The University of Tokushima Graduate School, Tokushima, Japan

Key Words : Superficial esophageal cancer, Sentinel lymph node navigation, Indocyanine green, Fluorescence imaging

Purposes of the sentinel lymph node (SN) biopsy include preventing the operative morbidity and improving the pathological staging. SN navigation (SNN) studies using available techniques have suggested that the lymphatic drainage of the gastrointestinal tract is much more complicated, skip metastasis being rather frequent because of aberrant lymphatic drainages outside of the basin. Recent studies have shown favorable results for identification of SNs in esophageal cancer. CT lymphography (CTLG) with endoscopic mucosal injection of the commercially available, water-soluble contrast agent iopamidol was applicable for SNN surgery for superficial esophageal cancer (SEC).

This study was designed to evaluate the feasibility of SN identification in SEC using an indocyanine green (ICG) fluorescence imaging which was performed CTLG pre-operatively. Eleven patients with clinically diagnosed as having SEC were enrolled in this study. An ICG solution was injected intra-operatively around the tumor. Fluorescence imaging was obtained by using a photodynamic eye. No adverse events occurred after ICG injection. Lymphatic routes were immediately visualized in all cases, and SN detection rate was 90.9% (10/11). Lymph node metastasis was histopathologically found in 3 cases with one false-negative case (9.1%). But the node was diagnosed as metastasis preoperatively with CTLG.

Using pre-operative CTLG and intra-operative ICG navigation, SNs were detected precisely. Lymphatic metastases, which have gone undetected using ordinary CT, MRI and PET-CT scanning, can be predicted with this navigation system. The choice of a less invasive treatment as mediastinoscope assisted transhiatal esophagectomy with this system might improve the postoperative quality of life and survival of the patient.

文 献

1) 小玉正智,掛川輝夫:食道表在癌の治療-第49回食道疾患研究会.食道表在癌アンケート集計報告.日外会誌 97:683-690,1996.
2) 北川雄光,安藤暢敏,小澤壯治,ほか:食道癌における至適リンパ節郭清.外会誌 102:477-483,2001.
3) Tangoku A, Yamamoto S, Suga K, et al:Sentinel lymph node biopsy using computed tomography-lymphography in patients with breast cancer. Surgery 135:258-265, 2004.
4) Suga K, Yamamoto S, Tangoku A, et al:Breast Sentinel Lymph Node Navigation With Three-Dimensional Interstitial Multidetector-Row Computed Tomographic Lymphography. Invest Radiol 40(6):336-342, 2005.
5) Tangoku A, Seike J, Nakano K, et al:Current status of sentinel lymph node navigation surgery in breast and gastrointestinal tract. J Med Invest 54:1-18, 2007.
6) Suga K, Shimizu K, Kawakami Y, et al:Lymphatic drainage from esophagogastric tract: feasibility of endoscopic CT lymphography for direct visualization of pathways. Radiology 237:952-960, 2005.
7) Hayashi H, Tangoku A, Suga K, et al:CT lymphography-navigated sentinel lymph node biopsy in patients with superficial esophageal cancer. Surgery 139:224-235, 2006.
8) Kitagawa Y, Fujii H, Mukai M, et al:Intra-operative lymphatic mapping and sentinel lymph node sampling in esophageal and gastric cancer. Surg Clin North Am 11:293-304, 2002.
9) Hayashi H, Ochiai T, Mori M, et al:Sentinel lymph node mapping for gastric cancer using a dual procedure with dye-and gamma probe-guided techniques. J Am Coll Surg 196:68-74, 2003.
10) 丹黒 章,清家純一,本田純子,ほか:消化器外科アトラス 食道癌に対する縦隔鏡下食道切除術 消化器外科 29:1383-1396, 2006.

Ⅳ センチネルリンパ節同定とNavigation Surgery —— 食道癌

LED励起ICG蛍光による食道癌の センチネルリンパ節の同定

Sentinel node navigation surgery in esophageal cancer using image-guided fluorescence navigation system with indocyanine green

Key Words | 食道癌 | ICG | センチネルリンパ節

昭和大学消化器一般外科

五藤　哲　　草野満夫　　有吉朋丈　　佐藤　篤　　大塚耕司
村上雅彦

浜松ホトニクス株式会社 中央研究所

三輪光春

はじめに

　食道癌は他臓器の癌に比べて比較的予後不良である。この理由の1つとして、広範囲なリンパ節転移がある。食道癌のリンパ節転移は頸部、胸部、腹部に及びやすく、手術は食道亜全摘3領域リンパ節郭清術が標準術式となってきている[1]。しかしながら、本術式は侵襲度が高く、手術による合併症の割合も他臓器癌より比較的多い。近年の内視鏡治療の進歩により、食道表在癌は、より広範囲なものも内視鏡的粘膜下層剥離術にて適応の拡大が行われている。また、化学放射線療法は、その進歩により深達度T1bでの根治治療として行われてきており、stageⅡ以上の症例にも施設によっては適応を拡大している[2]。さらに鏡視下手術の発展により、手術侵襲や合併症の軽減を目的に、進行癌に対して胸腔鏡および腹腔鏡を併用した食道亜全摘術を行う施設も徐々に増えてきている[3]。

　一方、近年リンパ節郭清の縮小により、低侵襲、機能温存手術を目的としたセンチネルノードナビゲーション手術（SNNS）が臨床応用され始め、食道癌に対してもいくつかの施設で行われている[4,5]。しかし、リンパ節転移率が高く広範囲に及びやすい食道癌においては、他臓器癌に比べると臨床応用は普及していない。今回われわれは、インドシアニングリーン（indocyanine green；ICG）が血清蛋白と結合すると蛍光を発するという特性を利用し、LED（発光ダイオード）で蛍光を励起させリンパ流、センチネルリンパ節（以下SN）を同定する方法を用いて、食道癌のSNの同定を試みた。当科では、食道癌手術は全症例胸腔鏡下に行っておりSNの同定は摘出検体にて行った。また、術中胸腔内観察を鏡視下用装置で行ったので検討する。

1 食道癌のリンパ節転移

　主病変の占拠部位別のリンパ節転移は、胸部上部食道（Ut）では、頸部上縦隔領域に多いが、腹部にも10％以上の転移が報告されている。胸部中部食道（Mt）では頸部、縦隔、腹部への均等な転移がみられ、胸部下部食道（Lt）では、中下縦隔から腹部領域に多いが、頸部にも20％以上の転移の報告がある[6]。また、主病変の深達度別リンパ節転移率をみても、T1a（m3）で10％程度あり、リンパ節転移しやすい疾患である[7]。

2 食道癌におけるSN同定法

　食道癌におけるセンチネルリンパ節（SN）同定に基づくsentinel node navigation surgery（SNNS）は、いくつかの施設で研究されているというのが現状である。SNを同定する方法は、isosulfan blue、ICGを用いる色素法とradioisotope（RI）法がある。色素法は大腸癌や胃癌でその有用性が報告されている[8]。食道癌においては^{99m}Tcスズコロイドをトレーサーに用いたRI法の有用性が少数報告されている[9]。

1）対象

　倫理委員会で承認された実施計画書をもとに本法を施行した食道癌手術症例14例。症例は内視鏡治療の適応がない術前stage0〜Ⅲで、全症例に根治目的に胸腔鏡下食道亜全摘術を行っている（**Table 1**）。

Table 1 Back ground

Sex	male	13
	female	1
Age	66.8±7.7（59-86）	
Area	Ut	2
	Mt	6
	Lt	6
Stage	0	3
	Ⅰ	4
	Ⅱ	3
	Ⅲ	3
	Ⅳa	1

2）ICG注入方法

ICG25mgを生理食塩水20mlで溶解し、手術前日に内視鏡下に23G局注針を用いて粘膜下層に0.5mlずつ2か所、計1mlを腫瘍の口側および肛門側に注入した。

3）SNの同定法

SNの同定はLED励起ICG蛍光装置を用いて行った。術後に、LED励起ICG蛍光装置と観察装置が一体となった赤外線観察カメラシステムPDE-2（浜松ホトニクス社製）を用いて摘出リンパ節を観察した。また当科では、浜松ホトニクス社と新興光器製作所と共同で直径10mmの鏡視下手術用の蛍光硬性鏡を開発した。最近はこの硬性鏡を用いて、術中胸腔鏡下に胸腔内を観察している。

PDE-2による観察下で、輝度の高い白色調を示した摘出リンパ節をSNとして同定し、ホルマリン固定の後パラフィン包埋し、H-E染色にて病理診断を行った。

3　結果

当初、ICG局注量が計1mlで、摘出リンパ節のほとんどが発色した1症例目を除き、SNと同定できたリンパ節個数は、2〜14症例目の13症例での全摘出リンパ節672個のうち40個であった。SN同定率（SNが同定された症例／全症例）は100%（13/13）で、1症例あたり平均3.1個のSNが同定された。正診率（SNを指標としたリンパ節転移診断の正診率）は、61.5%（8/13）で、感度（SNにて転移陽性症例／転移陽性症例）は、28.6%（2/7）であった。さらに、偽陰性率（転移陽性症例／SNを指標としたリンパ節転移陰性症例）は、45.5%（5/11）であった（**Table 2**）。また、PDE-2による観察で輝度の高い白色調を示した組織は計59個あり、これがリンパ節である確率は40/59（67.8%）であった。

Table 2　Accuracy rate, sensitivity, False negative rate, and the mean number of SNs in the patients with esophageal cancer

AR	61.5% (8/13)
MN	3.1±1.4
S	28.6% (2/7)
FNR	45.5% (5/11)

AR;accuracy rate, MN;the mean number of SNs in the patients, S;sensitivity, FNR;false negative rate

4 考察

食道癌のSN同定には、色素法よりもRI法あるいはRI+色素併用法が優れているといわれている。その理由として、色素法で用いられているisosuflan blue (lymphazurin)、patent blue、ICGなどは、粒子径が小さいためリンパ管への取り込みは良好である。しかし、短時間で遠位のリンパ節まで拡散するため、術中のリアルタイムなリンパ流の観察には優れているものの、食道癌のSN同定には必ずしも適していない。なぜなら、食道周囲リンパ流は胃や大腸のように膜の中ではなく縦隔内にあり、食道を剥離授動しないと観察できないため、剥離授動操作によって本来のリンパ流が破壊されてしまうからである。また、縦隔リンパ節は炭粉沈着が強く、色素の流入したリンパ節を同定しにくいのも1つの要因である。

RI法は、^{99m}Tcで標識したスズコロイドをトレーサーとしている報告がある。^{99m}Tcスズコロイドは半減期が短い放射性同位元素で、粒子径が比較的大きくリンパ節のマクロファージに効率よく捕捉されることが知られている。また、停留時間が長く、深部縦隔内など色素による視認困難な部位でも術前検索が可能である。しかし、トレーサー局注部位周囲は放射活性が高いため、近傍のSN検索は困難なことがある。

LED励起ICG蛍光法は、色素法同様、リンパ管への取り込みは良好で、術中のリアルタイムなリンパ流観察に優れている。また比較的停滞時間は長く、われわれは基本的に手術前日内視鏡下に局注しているが、術前3日前に局注してもSN同定は可能である。

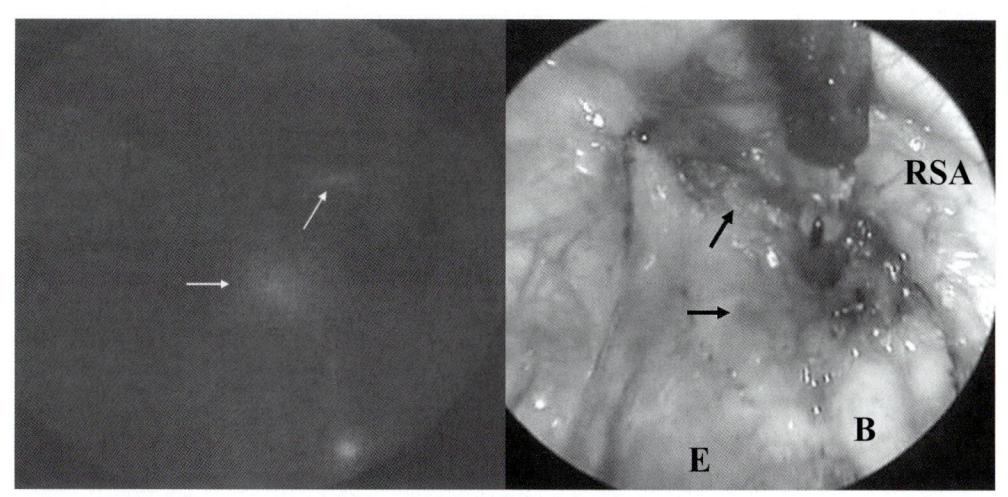

Fig.1 Indocyanine green fluorescence imaging. Sentinel nodes in fatty tissue were visualized around right reccurent nerve
→: SN, E;esophagus, B;bronchus, RSA;right subclavian artery

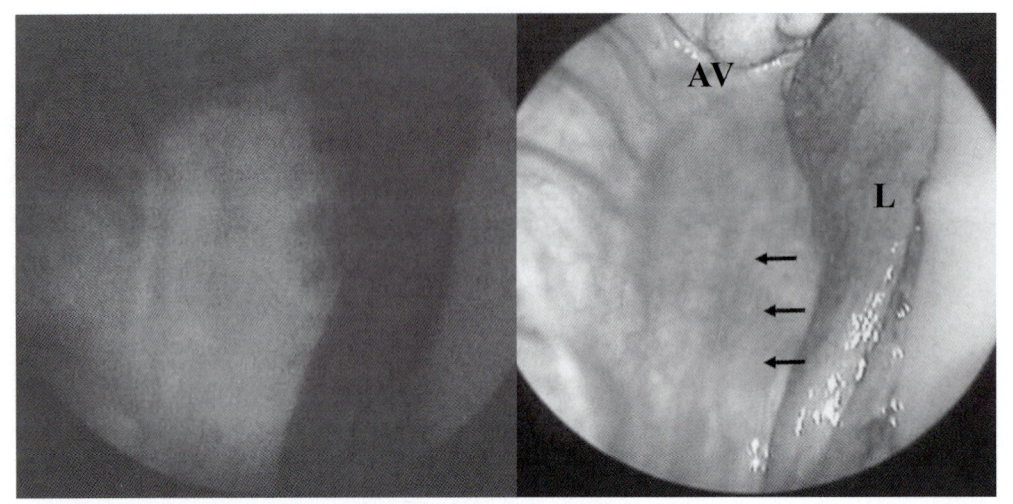

Fig.2 Indocyanine green fluorescence imaging around main tumor
←:main tumor, L;right lung, AV;azygos vein

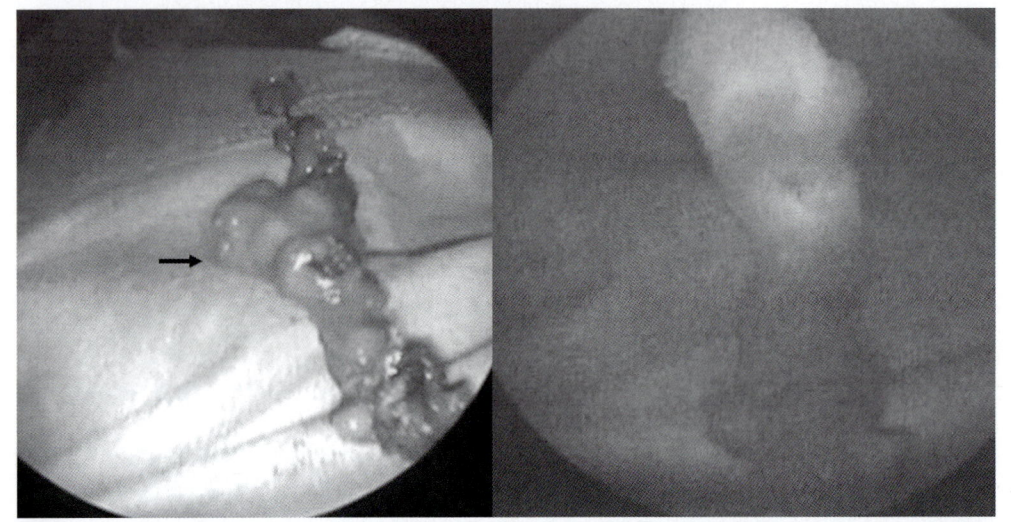

Fig.3 Indocyanine green fluorescence imaging. The SNs in fatty tissue with bright fluorescence in specimen
→:SNs

　炭粉沈着の強いリンパ節であっても、蛍光による同定のため、SNの同定は容易である。しかし、深部組織内のSNの同定は、蛍光であるため約5mm程度の深部のSNやリンパ流の同定は何とか可能であるが、それより深部は、同定困難である。われわれは、術中10mm径の蛍光硬性鏡にて、縦隔内を観察している。術中観察では、右反回神経周囲の106recR、食道右側にある傍食道リンパ節105、108、110などが同定できることがあるが、その他のリンパ節は、食道を剥離授動しないと観察できない（**Fig.1**）。
　また、ICG局注近傍は蛍光が強く、RI法と同様に、SN同定は困難なことがある（**Fig.2**）。以上のような状況のため、われわれは術中のSN同定よりも、摘出標本での

SN同定を主体として現在行っている(Fig.3)。摘出標本でのSN同定において、輝度の高い蛍光を示した組織がリンパ節であった確率は67.8%(40個/59個)であった。これは、RI法や色素法では報告のないことであるが、①リンパ管の切断面が蛍光を強く示した、②脂肪の厚い層の中にあり、肉眼的にリンパ節の判断が困難である、③画像的に蛍光は辺縁が明確でないためリンパ節の判断が困難である、などが原因と考えられる。

RI法においては、症例数の多い所では、stage1症例に限った検討で、SN同定率90%以上、1症例のSN個数は約5個、正診率90%以上、感度75～89%、偽陰性率6～12.5%との報告がある[4)5)]。われわれの結果を比較すると、SN同定率、平均SN個数は大きな差はないが、正診率、感度、偽陰性率は大きな隔たりがある。これは、食道癌におけるSN生検は、トレーサー投与に始まりSN同定と摘出、病理診断に至るまで習熟した手技が必要であるといわれている通り、14例の経験しかないわれわれの手技が安定していないということが1つ挙げられる。

また、14例のうち、stage0、I症例は7例、stageII、III、IVa症例は7例あり、stage0、I症例7例に限って検討すると、正診率 85.7%(6/7)、偽陰性率14.3%(1/7)であった。すなわち、stage0、I症例7例に限っては、RI法に近い結果が出る可能性が示唆される。stageII、III、IVaになると、転移リンパ節は結節化、腫大化し、癌細胞によりリンパ管が閉塞されトレーサーの取り込みが悪くなると考えられている。この現象がICG蛍光法でも起こっているものと考えられる。

実際、われわれの検討では、全症例の同定されたSN40個中、7個は転移陽性リンパ節と同じ番号のリンパ節を同定しているが転移陽性リンパ節は同定していない。この現象はリンパ節転移があった症例の71.4%(5/7)に及んでいる(Table 3)。この現象を踏まえて、リンパ節転移陽性症例7例のうち、71.4%(5/7)が、転移リンパ節もしくは転移リンパ節と同じ番号のリンパ節をSNと同定したことがわかった。これは、食道癌におけるSNの同定は、癌のリンパ行性転移の方向を示唆する可能性があると考えられる。

LED励起ICG蛍光による食道癌のSNの同定は、stage0、IではRI法の報告と同様の結果が得られた。また、リンパ節転移陽性症例において、SNの同定は、癌のリンパ行性転移の方向を示唆する可能性があると考えられ、画一的な3領域リンパ節郭清ではなく、SNの分布状況に応じた重点的リンパ節郭清範囲の設定など、臨床応用の助けとなることが期待される。

Table 3 The rate of the patient having metastatic or the same number area's SNs with metastatic lymph node per patients having metastatic lymph nodes (SNAR)

SNAR	71.4% (5/7)

Summary

Sentinel node navigation surgery in esophageal cancer using image-guided fluorescence navigation system with indocyanine green

Satoru Goto[1], Mitsuo Kusano[1], Tomotake Ariyoshi[1], Atsushi Sato[1], Koji Otsuka[1], Masahiko Murakami[1], and Mitsuharu Miwa[2]

[1]Division of General and Gastroenterological Surgery, Department of Surgery, Showa University, School of Medicine, Tokyo, Japan
[2]Central Laboratory, Hamamatsu Photonics, Shizuoka, Japan

Key Words：Esophageal cancer, Indocyanine green, Sentinel node

Esophageal cancer is one of the most malignant tumors of the gastrointestinal tract. Metastases to lymph nodes in multiple organs from the cervical to abdominal areas are present at the time of diagnosis in many cases. Recently radio-guided method in order to detect sentinel nodes (SNs) has been reported in esophageal cancer.

This time, we report first time sentinel node navigation surgery (SNNS) in esophageal cancer using image-guided fluorescence navigation system with indocyanine green. SNNS was performed in 14 patients with clinical stage0-III esophageal cancer. The accuracy rate was 61.5%, the mean number of SNs in the patients was 3.1, the sensitivity was 28.6%, and the false negative rate was 45.5%. But in the patients with clinical stage0, I, it produced almost the same results as radio-guided method in accuracy rate and false negative rate.

And in the patients with lymph node metastasis, it was 71.4% that the rate of the patient having metastatic or the same number area's SNs with metastatic lymph node. It means there are some possibilities that SNs using image-guided fluorescence navigation system with indocyanine green guide the direction of lymph node metastasis.

文　献

1) 梶山美明, 岩沼佳見, 富田夏実, ほか:【食道癌治療の最前線】食道癌外科治療の現況 3領域リンパ節郭清手術の生存解析から. 順天堂医学 53：542-551, 2007.

2) 古平毅:【低侵襲化をめざした放射線治療の現況と展望】化学放射線療法. Biotherapy 22：166-175, 2008.

3) 村上雅彦, 加藤貴史, 大塚耕司, ほか：カラーグラフ 内視鏡外科手術に必要な局所解剖のパラダイムシフト 胸腔鏡下食道切除術. 臨床外科 59：1239-1246, 2004.

4) Takeuchi H, Kitagawa Y：Preoperative diagnosis of lymph node metastases and sentinel node navigation surgery in patients with upper gastrointestinal cancer. Nippon Geka Gakkai Zasshi 109：90-94, 2008.

5) 青木達哉, 高木融, 逢坂由昭, ほか：センチネルノードナビゲーション手術（SNNS）の進歩と展望 消化器癌 食道癌. 外科 70：400-404, 2008.

6) 梶山美明, 鶴丸昌彦：胸部食道進行癌の診断と治療-最近の進歩 進行食道癌の手術：胸部上部食道癌. 消化器外科 23：1001-1007, 2000.

7) 鶴丸昌彦, 梶山美明, 岩沼佳見, ほか：消化器癌手術におけるコツ〜ここが違う 気管・気管支周囲のリンパ節郭清. 手術 58：1-6, 2004.

8) Saha S, Wiese D, Badin J, et al：Technical details of sentinel lymph node mapping in colorectal cancer and its impact on staging. Ann Surg Oncol 7：82-84, 2000.

9) Kitagawa Y, Fujii H, Mukai M, et al：Intraoperative lymphatic mapping and sentinel node sampling in esophageal and gastric cancer. Surg Oncol Clin N Am 11：293-304, 2002.

ICG蛍光法を用いた胃癌 sentinel node mapping
Sentinel node mapping guided by indocyanine green fluorescence imaging in gastric cancer

Key Words | 胃癌 | センチネルリンパ節 | ICG蛍光法

昭和大学消化器一般外科
田嶋勇介　山崎公靖　増田勇毅　加藤正典　加藤貴史

浜松ホトニクス株式会社 中央研究所
三輪光春

昭和大学消化器一般外科
草野満夫

はじめに

　センチネルリンパ節(sentinel node；SN)とは、原発腫瘍からのドレナージリンパ流が直接流入するリンパ節である。近年、各種悪性腫瘍に対するSN navigation surgery(SNNS)の有用性に関する報告が多くなされている[1)2)]。乳癌においてはすでに、「SNにおける転移が陰性であれば、腋窩リンパ節郭清を省略する」が標準的な考え方となってきている[2)]。胃癌においては、特に早期癌におけるSNコンセプトの妥当性が証明されつつあり、SN mappingによる縮小手術・低侵襲手術を目指した検証がすすめられている[3-12)]。

　これまで行われてきた胃癌SN mappingの方法は、トレーサーの種類により大きく色素法とradioisotope(RI)法とに分類される[13)]。色素法には、安価・簡便・視認可能などの利点、観察時間が制約される・深部観察が困難・技術的習熟が必要などの欠点があげられる。一方RI法には、長時間観察が可能・定量的・客観的・視野外や深部組織内でも観察可能などの利点、高価・煩雑・設備が必要・視認不能・shine through effectなどの欠点があげられる[13)]。

　近年、インドシアニングリーン(indocyanine green；ICG)の近赤外線領域における蛍光特性を用いたintraoperative imagingの有用性が、種々の領域において報告されている[14-18)]。今回われわれは、胃癌におけるICG蛍光法の新しいSN同定法としての可能性について検討を行った。

1　対象と方法

　2005年3月より2008年7月の間に、昭和大学消化器一般外科にて胃切除術を行った胃

癌患者の74例を対象とした。**Table 1**に対象患者のうちわけを示す。ICG溶解液（400〜800倍希釈）を、50例においては、術前内視鏡下に腫瘍周囲の0.5ml×4か所に粘

Table 1　対象患者のうちわけ

性	男	39
	女	35
年齢（歳）		67.8±10.2
腫瘍の部位	U	12
	M	37
	L	25
深達度	pT1	45
	pT2	20
	pT3	9
リンパ節転移	なし	54
	あり	20
術式	全摘（鏡視下）	16(2)
	噴門側切除（鏡視下）	3(3)
	幽門側切除（鏡視下）	45(19)
	幽門保存切除（鏡視下）	10(8)

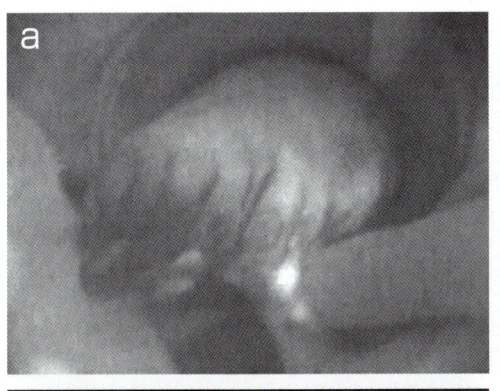

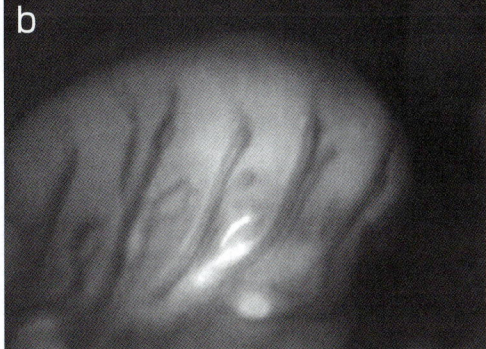

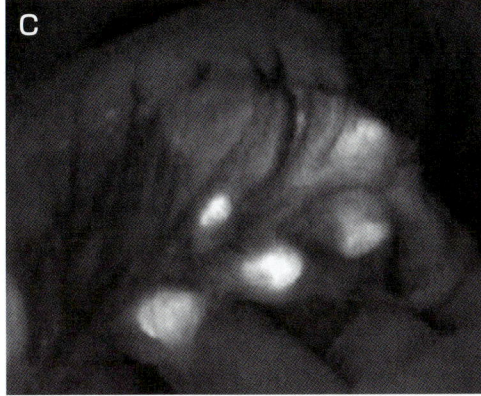

Fig.1
SN mapping guided by ICG fluorescence imaging during laparoscopy-assisted gastrectomy.
a.After the dissection of the lesser omentum and greater omentum, the stomach is pulled up through the 5-cm-long minilaparotomy incision to perform ICG fluorescence imaging-guided SN mapping.
b.ICG fluorescence imaging reveals multidirectional lymphatic flows draining the tumor showing bright fluorescence. Lymphatic vessels draining the tumor and round shaped SNs can be visualized by their bright fluorescence.
c.Five SNs around the right gastroepiploic vessels (#4d) are visualized by their bright fluorescence.

膜下層に局所注射した。また24例においては、術中直視下に腫瘍浸潤部周囲の漿膜下層に行った。手術は定型的リンパ節郭清を伴う胃切除術を施行した。ICGの蛍光励起と観察装置が一体となった赤外線カメラシステム（浜松ホトニクス社製）を用いてSN mappingを行った[11)12)14)19)]。開腹手術症例ではPhotodynamic Eye（PDE：大きさ）またはPDE-2（大きさ）、鏡視下手術ではPDE-2を用い上腹部（小）切開創より観察を行った。白色蛍光を発した類円形上のリンパ節様構造領域をSNとした（**Fig. 1**）。

2 結果

全症例においてICG注入に関連した副作用は認められなかった。ICG注入直後より、腫瘍周囲のリンパ流が白色の蛍光を発し、明瞭に観察された。肉眼的に明らかな緑色を呈さないSNとの認識が困難なリンパ節も明瞭な蛍光により容易に客観的な同定が可能であった（**Fig. 2**）。術中ICG注入症例には、リンパ節郭清などによる術中操作により、リンパ管からICG蛍光の漏出をきたし、以後の観察が困難となってしまった症例が存在した（ICG fluorescence leakage）。一方、術前ICG注入例では、リンパ管からの蛍光がやや弱い傾向を示したが、ICG fluorescence leakageはみられなかった。

全症例におけるSN同定率は97.3%（72/74例）、平均SN個数は7.6 ± 6.8個であった。またSNが同定できた症例における正診率は90.3%（65/72例）、偽陰性率は35.0%（7/20例）であった。

Table 2にcT-stage別にみたSN mappingの結果を示す。cT2, 3の20例に比べ、cT1の54例において有意に術前ICG注入例が多く（81.5% vs. 30.0%, p< 0.0001）、pT-stageが低かった（p < 0.0001）。またcT1症例において、有意に正診率が高く（96.2% vs 73.7%, p = 0.0119）、偽陰性率が低い傾向を示した（22.2% vs. 45.5%）。

Table 3にICG注入時間別にみたSN mappingの結果を示す。術中注入を行った24例に比べ、ICG術前注入を行った50例において有意にcT-stageおよびpT-stageが低かった（それぞれp < 0.0001）。また術前注入例において、より平均SN個数が多かった（9.6 ± 6.9 vs. 4.0 ± 4.8, p < 0.0001）。さらに術前注入例において、有意に正診率が高く（98.0% vs 72.7%, p = 0.0026）、偽陰性率が低い傾向を示した（10.0% vs. 60.0%）。ICG注入を手術前日に行った17例と手術3日前に行った33例の比較では、平均SN個数（9.6 ± 5.3 vs. 9.5 ± 7.7）などの因子に差はみられなかった。

Table 4に術式（鏡視下・開腹手術）別にみたSN mappingの結果を示す。鏡視下・開腹手術症例間に、SN同定率・平均SN個数・正診率・偽陰性率の差はみられなかった。

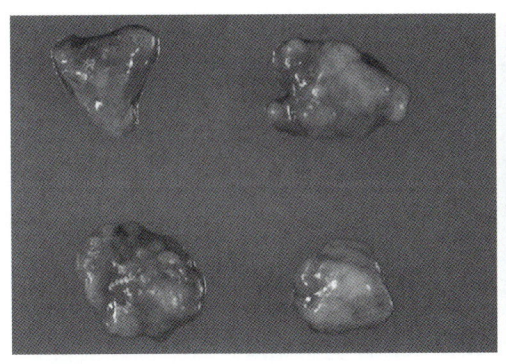

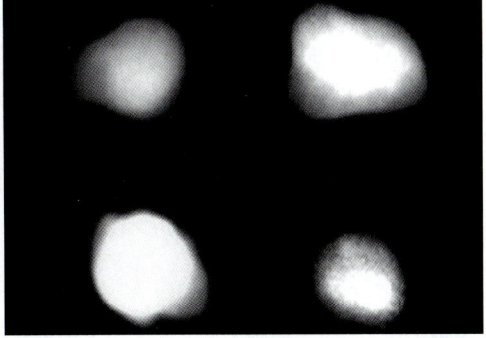

Fig.2
Intraoperative ICG fluorescence imaging.
These resected lymph nodes are not green in color and were difficult to identify as sentinel nodes by naked eye examination (left). However, all the lymph nodes were easily and clearly detectable by their bright fluorescence during ICG fluorescence imaging (right).

Table 2 cT-stage 別にみた SN mapping の結果

		cT-stage		P値
		cT1（n = 54例）	cT2, cT3（n = 20例）	
ICG注入	術前	81.5%（44例）	30.0%（6例）	< 0.0001
	術中	18.5%（10例）	70.0%（14例）	
pT-stage	pT1	83.3%（45例）	5.0%（1例）	< 0.0001
	pT2	14.8%（8例）	55.0%（11例）	
	pT3	1.9%（1例）	40.0%（8例）	
平均SN個数		7.5±5.9	8.0±9.0	N.S.
SN同定率		98.1%（53/54）	95.0%（19/20）	N.S.
正診率		96.2%（51/53）	73.7%（14/19）	0.0119
偽陰性率		22.2%（2/9）	45.5%（5/11）	N.S.

N.S., 有意差なし

Table 3 ICG 注入時間別にみた SN mapping の結果

	術前ICG注入			術中ICG注入（n=24例）	P値（術前vs術中）
	手術前日（n=17例）	手術3日前（n=33例）	合計（n=50例）		
cT-stage					
cT1	88.2%（15例）	87.9%（29例）	88.0%（44例）	41.7%（10例）	0.0001
cT2	5.9%（1例）	12.1%（4例）	10.0%（5例）	50.0%（12例）	
cT3	5.9%（1例）	0%	2.0%（1例）	8.3%（2例）	
pT-stage					
pT1	76.5%（13例）	66.7%（22例）	70.0%（35例）	45.8%（11例）	0.0068
pT2	17.6%（3例）	30.3%（10例）	26.0%（13例）	25.0%（6例）	
pT3	5.9%（1例）	3.0%（1例）	4.0%（2例）	29.2%（7例）	
平均SN個数	9.6±5.3	9.5±7.7	9.6±6.9	4.0±4.8	<0.0001
SN同定率	100%（17/17）	100%（33/33）	100%（50/50）	91.7%（22/24）	N.S.
正診率	94.1%（16/17）	100%（33/33）	98.0%（49/50）	72.7%（16/22）	0.0026
偽陰性率	33.3%（1/3）	0%（0/7）	10.0%（1/10）	60.0%（6/10）	N.S.

N.S., 有意差なし

Table 5にリンパ節転移を伴ったcT1-stage胃癌9症例の臨床病理学的特徴を示す。これらの2/9例（22.2%）が偽陰性症例であった（症例1および症例4）。偽陰性となった2症例のうち、1例はICG術中注入例、もう1例は術前注入例（内視鏡的粘膜切除術後症例）であった。偽陰性症例を含む全症例におけるリンパ節転移はSNまたはSNと同じ領域のリンパ節にのみ認められた。

Table 4　術式（鏡視下・開腹手術）別にみた SN mapping の結果

		鏡視下手術 （n=32例）	開腹手術 （n=42例）
SN同定率		96.9%(31/32)	97.6%(41/42)
平均SN個数		8.0±6.5	7.4±7.2
正診率	cT1	96.3%(26/27)	96.2%(25/26)
	cT2	100%(3/3)	80.0%(8/10)
	cT3	100%(1/1)	40.0%(2/5)
	pT1	95.7%(22/23)	95.5%(21/22)
	pT2	100%(7/7)	83.3%(10/12)
	pT3	100%(1/1)	57.1%(4/7)
合計		96.8%(30/31)	85.4%(35/41)
偽陰性率	cT1	33.3%(1/3)	16.7%(1/6)
	cT2	0%(0/1)	33.3%(2/6)
	cT3	0%(0/0)	75.0%(3/4)
	pT1	50.0%(1/2)	25.0%(1/4)
	pT2	0%(0/2)	33.3%(2/6)
	pT3	0%(0/0)	50.0%(3/6)
合計		25.0%(1/4)	37.5%(6/16)

Table 5　リンパ節転移を伴った cT1-stage 胃癌 9 症例の臨床病理学的特徴

症例 番号	腫瘍の 部位	ICG注 入時間	術式	pT-stage （深達度）	SNにおける転移 （SNの局在）	リンパ節転移 （転移部位）
1[a]	M	術中	開腹	pT1(SM1)	0/3(#3,4d,6)	1/46(#6)
2	L	術中	開腹	pT1(SM2)	1/3(#6)	4/61(#3,6)
3	L	術中	開腹	pT1(SM2)	1/4(#3)	4/61(#3)
4[b]	L	術前	鏡視下	pT1(SM2)	0/15(#3.4sb,4d,6,7,8a)	1/35(#3)
5	M	術前	鏡視下	pT1(SM2)	3/11(#3,4d,6)	9/71(#3,4d)
6	M	術前	開腹	pT1(SM2)	1/5(#3,4d)	1/48(#3)
7	L	術前	開腹	pT2(MP)	4/4(#3,4d,6)	8/27(#3,6)
8	L	術前	鏡視下	pT2(SS)	2/11(#3,5)	2/32(#3)
9	U	術前	開腹	pT3(SE)	1/11(#1,3,4sa)	1/34(#3)

[a] 偽陰性症例、[b] 偽陰性症例（内視鏡的粘膜切除術後症例）

3 考察

　ICGは体内の血清蛋白と結合すると、近赤外線領域における吸収および蛍光特性を示す[10-12)14)19)]。近赤外線光は体内での透過性が高く、体内の情報を得るのに適した性格を有すると考えられている。実際、ICG蛍光画像を用いることにより、肉眼的に明らかな緑色を呈さないSNとの認識が困難なリンパ管・リンパ節も、明瞭な蛍光により容易に同定が可能であった。このことはICG蛍光画像が肉眼観察に比べ、明らかに高感度かつ客観的なSN同定法であることを示している。

　ICG蛍光法によるSN mappingの特徴として、術前投与による観察が可能な点があげられる[12)19)]。自験例において、術中注入例に比べ術前注入例で有意に平均SN個数が多かった（9.6 ± 6.9 vs. 4.0 ± 4.8, p<0.0001）。この差の原因として第一に、時間経過とともにICG粒子が遠位のリンパ節まで流出したことが考えられるが、術中ICG注入例ではICG fluorescence leakageにより十分な観察・SN生検ができなかったことが関与した可能性がある。一方、術前ICG注入を手術前日と手術3日前に行った症例には、平均SN個数に差はみられなかった（9.6 ± 5.3 vs. 9.5 ± 7.7）。したがって、ICG注入後1日間のICG粒子の動態は不明だが、原発巣から周囲リンパ節への流入はICG注入後ほぼ1日の時点ですでに完成しており、以後少なくとも2日間はそれらのリンパ節に停滞すると考えられる。

　近年、胃癌SN mappingの妥当性と臨床的有用性を示唆するデータが多く報告されている[3-12)]。これらの中で、SN転移陰性症例に対する縮小手術の可能性に関するものが散見される。これまでの色素法・RI法を用いた胃癌SN mappingの検討から、早期胃癌においては「SNに転移がなければ他のリンパ節にも転移はない」というSN理論が高い確率で当てはまることが明らかになってきた[3-9)]。自験例では、全症例における正診率は90.3%、cT1症例においては96.2%とcT2-3症例に比べ有意に高かった（p = 0.0119）。したがって、ICG蛍光法によるSN mappingは、特に早期胃癌における術中リンパ節転移診断に有用と考えられる。

　SNNSを行ううえで正確なリンパ節転移診断は極めて重要である。しかし、これまでの色素法・RI法いずれの方法を用いた報告においても、偽陰性症例が少なからず存在する[3-9)]。自験例においてもcT1の2症例において偽陰性が認められた。リンパ節転移診断の精度に関連する因子について、自験例においてICG術中注入例に比べ術前注入例で有意に正診率が高かったため（98.0% vs 72.7%, p = 0.0026）、術前注入の優越性が示唆される[12)]。しかし、術前注入例において早期症例・平均SN個数が多かったこと、術中注入例におけるICG fluorescence leakage、また、触知不能な早期胃癌症例における術中（漿膜下層への）注入の正確性などの影響も考えられ、今後さらなる検討が必

要である。

　Ajisaka, Miwa[20]は、青色色素を用いた胃癌SN mappingにより、腫瘍からのドレナージリンパ流（lymphatic basin）を右左胃動脈・右左大網動脈・後胃動脈流域に分類したところ、non-SNにおける微小転移を含むリンパ節転移はすべてSNと同じlymphatic basin内であったと報告した。自験例においても、cT1-stageの偽陰性症例を含む全症例におけるリンパ節転移は、SNまたはSNと同じ領域のリンパ節にのみ認められた。したがって、「lymphatic basin理論」はICG蛍光法を用いた胃癌SN mappingにも適用されることが示唆される。つまり、「SN転移陰性ならば他のリンパ節は郭清しない」から「SN転移陰性でもSNの存在するlymphatic basinは切除する」にすることにより、SNNS後転移リンパ遺残の危険性がかなり低下することが予測される。さらに自験例での検討では、鏡視下手術と開腹手術における正診率・偽陰性率は同等であった。これらのことから、鏡視下手術+lymphatic basin切除はcT1-stage胃癌に対する新しい低侵襲個別化手術となりうることが示唆される。ICG蛍光法はそのような手術において有用なツールとなりうると考えられる。

Summary

Sentinel node mapping guided by indocyanine green fluorescence imaging in gastric cancer

Yusuke Tajima[1], Kimiyasu Yamazaki[1], Yuki Masuda[1], Masanori Kato[1], Takashi Kato[1], Mitsuharu Miwa[2], and Mitsuo Kusano[1]

[1]Division of Gastroenterological Surgery, Department of Surgery, Showa University, School of Medicine, Tokyo, Japan

[2]Central Laboratory, Hamamatsu Photonics, Shizuoka, Japan

Key Words : Gastric cancer, Sentinel node, Indocyanine green fluorescence imaging

Background : Indocyanine green (ICG) fluorescence imaging has recently been reported as a new method for sentinel node (SN) mapping in several types of cancers. In this study, we determined the possible usefulness of SN mapping guided by ICG fluorescence imaging in the management of gastric cancer.

Methods : We enrolled a series of 74 patients with gastric cancer who had undergone standard gastrectomy with lymphadenectomy. Two ml of ICG solution (0.5%) was injected into the submucosa around the tumor endoscopically prior to the operation or into the subserosa intraoperatively. ICG fluorescence imaging guided intraoperative SN mapping was conducted using a charge-coupled device camera with a light-emitting diode having a wavelength of 760 nm as the light source and a cut filter to filter out lights with wavelengths below 820 nm as the detector.

Results : Immediately after the ICG injection, lymphatic vessels draining from the tumor and round-shaped SNs were visualized by their bright fluorescence. Even SNs that were not green in color could be easily and clearly visualized by ICG fluorescence imaging. Among the 74 patients with gastric cancer, the SN detection rate and mean number of SNs were 97.3% and 7.6, respectively. Cancers in cT1-stage were associated with a significantly higher accuracy rate as compared with cT2- or cT3-stage cancers (96.2% vs. 73.7%, $P = 0.0119$). Among 53 cT1-stage cancers, including 2 cases with a false-negative finding, lymph node metastasis was found only in SNs and non-SNs located in the same lymphatic basin as the detected SNs.

Conclusions : This study shows that ICG fluorescence imaging allows highly sensitive image-guided intra-operative SN mapping in cases of gastric cancer. Our data suggest that SN mapping guided by ICG fluorescence imaging might be useful for predicting the metastatic status in the lymph nodes in cases of cT1-stage gastric cancer.

文 献

1) Morton DL, Wen DR, Wong JH, et al：Technical details of intraoperative lymphatic mapping for early stage melanoma. Arch Surg 127：392-399, 1992.
2) Veronesi U, Paganelli G, Galimberti V, et al：Sentinel-node biopsy to avoid axillary dissection in breast cancer with clinically negative lymphnodes. Lancet 349：1864-1867, 1997.
3) Hiratsuka M, Miyashiro I, Ishikawa O, et al：Application of sentinel node biopsy to gastric cancer surgery. Surgery 129：335-340, 2001.
4) Kitagawa Y, Fujii H, Mukai M, et al：Radio-guided sentinel node detection for gastric cancer. Br J Surg 89：604-608, 2002.
5) Ichikura T, Morita D, Uchida T, et al：Sentinel node concept in gastric carcinoma. World J Surg 26：318-322, 2002.
6) Miwa K, Kinami S, Taniguchi K, et al：Mapping sentinel nodes in patients with early-stage gastric carcinoma. Br J Surg 90：178-182, 2003.
7) Hayashi H, Ochiai T, Mori M, et al：Sentinel lymph node mapping for gastric cancer using a dual procedure with dye- and gamma probe-guided techniques. J Am Coll Surg 196：68-74, 2003.
8) Isozaki H, Kimura T, Tanaka N, et al：Esophagus gastrointestinal surgical treatment study group：An assessment of the feasibility of sentinel lymph node-guided surgery for gastric cancer. Gastric Cancer 7：149-153, 2004.
9) Arigami T, Natsugoe S, Uenosono Y, et al：Evaluation of sentinel node concept in gastric cancer based on lymph node micrometastasis determined by reverse transcription-polymerase chain reaction. Ann Surg 243：341-347, 2006.
10) Nimura H, Narimiya N, Mitsumori N, et al：Infrared ray electronic endoscopy combined with indocyanine green injection for detection of sentinel nodes of patients with gastric cancer. Br J Surg 91：575-579, 2004.
11) Kusano M, Tajima Y, Yamazaki K, et al：Sentinel node mapping guided by indocyanine green fluorescence imaging：a new method for sentinel node navigation surgery in gastrointestinal cancer. Digest Surg 25：103-108, 2008.
12) Tajima Y, Yamazaki K, Masuda Y, et al：Sentinel node mapping guided by indocyanine green fluorescence imaging during laparoscopic surgery in gastric cancer. Ann Surg (inpress).
13) 田嶋勇介, 山崎公靖, 加藤正典, ほか：色素法とRI法の比較. 外科70 (4)：375-381, 2008.
14) Kitai T, Inomoto T, Miwa M, et al：Fluorescence navigation with indocyanine green for detecting sentinel lymph nodes in breast cancer. Breast Cancer 12：211-215, 2005.

15) Reuthebuch O, Haussler A, Genoni M, et al：Novadaq SPY：intraoperative quality assessment in off-pump coronary artery bypass grafting. Chest 125：418-424, 2004.

16) Raabe A, Beck J, Gerlach R, et al：Near-infrared indocyanine green video angiography：a new method for intraoperative assessment of vascular flow. Neurosurgery 52：132-139, 2003.

17) Sekijima M, Tojimbara T, Sato S, et al：An intraoperative fluorescent imaging system in organ transplantation. Transplant Proc 36：2188-2190, 2004.

18) Yoneya S, Saito T, Koyama I, et al：Binding properties of indocyanine green in human blood. Invest Ophthalmol Vis Sci 39：1286-1290, 1998.

19) Miyashiro I, Miyoshi N, Hiratsuka M, et al：Detection of sentinel node in gastric cancer surgery by indocyanine green fluorescence imaging：comparison with infrared imaging. Ann Surg Oncol 15：1640-1643, 2008.

20) Ajisaka H, Miwa K. Micrometastases in sentinel nodes of gastric cancer. Br J Cancer 89：676-680, 2003.

早期胃癌におけるPDEを用いたICG蛍光観察法によるセンチネルリンパ節生検

Sentinel lymph node biopsy by ICG fluorescence imaging system in early gastric cancer

Key Words　早期胃癌　センチネルリンパ節　ICG　蛍光観察法

滋賀医科大学外科学講座 消化器一般外科

奥村憲二　龍田 健　村田 聡　山本 寛　内藤弘之
谷 徹

1　日本における胃癌の手術およびリンパ節転移の研究

　胃(癌)は、日本においてそのリンパ節転移に関する研究がさかんに行われている臓器の1つである。これらの研究をもとに、現在の日本における標準術式でのリンパ節郭清範囲が検討され、胃癌取り扱い規約にまとめられてきた[1]。腹腔内における胃癌のリンパ節転移経路は複数あるが、拡大郭清を行った生存率との比較により、現在はD2郭清を標準術式とみなし、さらに機能温存を目的としたD2郭清未満の縮小手術も検討され、stageによってはこれらの術式も認められるようになってきた。

2　胃癌におけるセンチネルリンパ節

　この中で、センチネルリンパ節(sentinel lymph nodeあるいはsentinel node；SN)に着目した研究が行われるようになってきた。SNは、UICC/AJCCによるTNM分類(第6版、2002年)でthe first lymph node to receive lymphatic drainage from a primary tumourと定義されている。SN conceptは、SNにリンパ節転移がなければSN以外のリンパ節転移はないと判断しうる、というものでありSN以外のリンパ節郭清は不必要と考えることができる。早期胃癌は消化器癌の中ではSN理論研究が最も進んだ領域の1つであり、sentinel node navigation surgery；SNNS)による機能温存、個別化縮小手術への応用が期待されている[2]。

　縮小手術は、胃癌治療ガイドライン第2版[3]によれば、深達度が粘膜下層までの早期

胃癌であることと、リンパ節転移が1群までのstage IBまでが対象になる。縮小手術Aではリンパ節に転移がないことが必要条件の1つになる。術前評価においてリンパ節転移が確認されないのはもちろん、術中評価においてもリンパ節転移が認められないことが必要である。特にこの術中評価としては、肉眼的に明らかではないこと、その中で転移の疑わしいリンパ節に関しては術中迅速病理検査に提出してその転移の有無を確認するが、その際迅速病理検査に提出するリンパ節に関しては主観的ではなく客観的に転移が疑われることを評価する必要がある。この中で、SN conceptの応用が考えられるわけだが、このSNでの評価が、その正確性、放射線被曝などの問題から議論になる。

3 SNの評価法

SNの評価として具体的に①インドシアニングリーン（indocyanine green；ICG）やisosulfan blue, patent blueを用いた色素法（肉眼）、②放射性同位元素（radioisotope；RI）を用いた方法（^{99m}Tcで標識）、そして近年になり、③赤外線による蛍光発色を検出するICG蛍光観察法がある。
①ICGなどを用いた肉眼による色素法は、肉眼という点においてその検出感度が劣る。
②放射性同位元素を用いたRI法は放射線被曝の問題がある。
③赤外線によるICG蛍光観察法は放射線被曝の問題がなく、蛍光測定による優れた検出感度が期待されている。

4 当科におけるPDEを用いたICG蛍光観察法によるSN生検の成績および評価

当科では、PDE（Photodynamic Eye；PDE）を用いたICG蛍光観察法を2005年度より乳癌において導入した。胃癌においては翌年より、早期胃癌のリンパ節転移の臨床研究も兼ねて導入した。

当科では、開腹下でICG色素注入を行っている。具体的な色素注入法としては、術前のマーキングとして腫瘍周囲にクリッピングを行い、このクリッピング触知下に、腫瘍近傍に4か所ICG試薬を各0.1ml漿膜下に注入する。その後、PDEカメラによるSNの追跡、navigationとなる。これは術前に早期胃癌と診断されたものに対して施行している。以下に、この中で特徴的な所見を得られた症例について報告する。

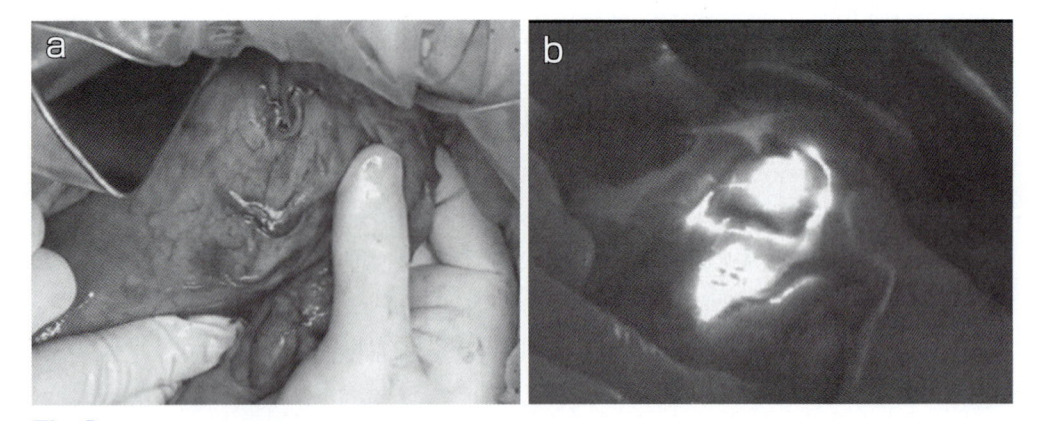

Fig. 1
a. After injection of 0.1ml ICG at subserosa of the posterior wall of the stomach near the tumor. b. Injection sites and flow are clearly detected as white fluorescence staining by using PDE.

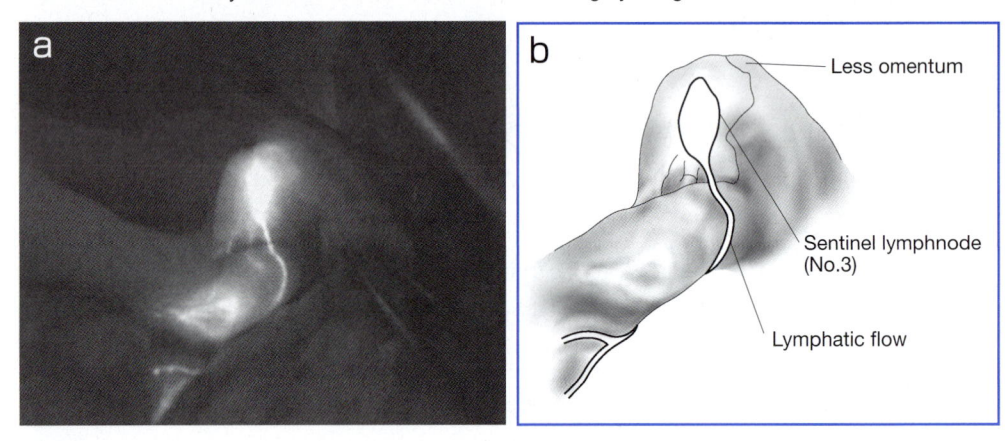

Fig. 2
a. Lymphatic flow and a small lymphnode (No.3) were clearly detected at the less curvature by using PDE. However no flow or sentinel node were seen without PDE. b. Its schema.

1）症例報告

　　症例は48歳・女性。gastric cancer（M, P, 0（IIc），T1（SM），N0, P0, H0, M0 Stage IA）の術前診断であった。胃後壁腫瘍近傍に計4か所ICG試薬を各0.1ml漿膜下に注入しPDEでSNを検索した（**Fig.1**）。その結果、リンパ流とともに小彎側No.3リンパ節に明瞭な発色を認めたため（**Fig.2**）、摘出を行いこれを迅速病理診断に提出したところ転移陽性であった。大きさは約1mmであった（**Fig.3**）。さらに2群リンパ節郭清を行い、摘出されたSN以外のリンパ節28個中には転移は認められなかった。

　　PDEを使用してのICG蛍光観察法によるSNの診断を、早期胃癌に対する縮小手術に用いるうえでいちばん大切になるのは検出感度[4]および偽陰性率であると思われる。SNによる診断で仮に陰性と判断されてリンパ節郭清を省略化して、その後摘出されたリンパ節の中に転移陽性のものがあっては、SNによる診断をリンパ節転移に対する評価法

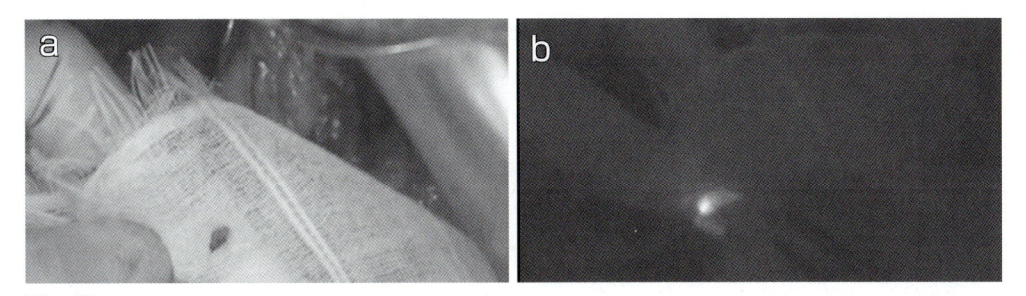

Fig.3
a. Resected lymphnode without staining. b. White fluorescence staining are clearly detected in the resected lymphnode by using PDE.

としてのstandardにすることはできない。当科においては、ICG蛍光観察法によるSN navigationの症例数は少ないものの、偽陰性のものは現在経験していない。また、今回提示した症例のように、約1mm大という通常の色素法では検出することが難しい非常に小さいSNの同定も明瞭に検出可能であった。また、PDEを用いることにより、リアルタイムで明瞭にリンパ流路を観察できることもこのシステムの大きな利点であると思われる。

5 ICG蛍光観察法によるSN生検の腹腔鏡下胃切除術への応用

　今後、益々増加してくるであろう腹腔鏡下胃切除術において、その術前診断におけるリンパ節転移の有無の評価は非常に重要である。胃癌ガイドライン上で腹腔鏡下胃切除術が臨床研究として適応のあるものはstage IBまでであり、その多くはリンパ節転移のないものが対象となると思われる。開腹下と違って、腹腔鏡下では直接リンパ節を触知できない以上、術中のリンパ節転移の有無の診断は、腹腔鏡下での肉眼による視診で行われるしかない。これは、触知できるのと比べると当然その診断は劣ると思われる。この際、SN生検が確立されたものであるのなら、腹腔鏡下においてリンパ節転移を判断する優れた方法となるはずである。腹腔鏡下にてSNを観察するには、まず術前に内視鏡下に胃粘膜下組織にICG試薬を注入し、内視鏡下にICG試薬に染色されたSNを観察することになる[5)6)]。吸光度を利用した赤外光観察システムを用いた腹腔鏡下（開腹下も含む）での胃癌に対するSN biopsyの成績が報告されており、84例、259個のリンパ節の観察を行い、通常の色素法に比べてSNを約3倍観察でき、その検出感度は100%、偽陰性率は0%だったと報告されている[7)]。ICGは強力な蛍光物質であり、蛍光測定は吸光度測定よりもはるかに感度が高いといわれており[8)]、蛍光測定が可能な内視鏡の開発が期待される。

Summary

Sentinel lymph node biopsy by ICG fluorescence imaging system in early gastric cancer

Kenji Okumura, Ken Tatsuta, Satoshi Murata, Hiroshi Yamamoto, Hiroyuki Naitoh, and Toru Tani

Division of Gastrointestinal and General Surgery, Department of Surgery, Shiga University of Medical Science, Shiga, Japan

Key Words : Early gastric cancer, Sentinel lymph node, ICG, Fluorescence imaging

D2 lymphadenectomy is the standard operation of gastric cancer in Japan. Recently less invasive surgeries with D1 + α or D1 + β lymphadenectomy have been performed for the purpose of preserving the function of the stomach. To detect whether the lymph nodes have been involved or not, the sentinel node (SN) concept is now under clinical trials. There are mainly two ways how to detect SNs. The one is using a pigment such as ICG (indocyanine green) or patent blue (pigmentation method). The other is using radioisotope such as ^{99m}Tc. The problem of the pigmentation method is to provide unsatisfactory sensitivity and that of the radioisotope method is to entail a danger of the exposure to radiation. To improve the sensitivity of SN biopsy, ICG fluorescence imaging system has been invented. This system images ICG fluorescence by an infrared ray and the superior sensitivity can be expected. In our institution, the system was introduced in 2006 to detect SNs in early gastric cancer. In a case presented here, which was diagnosed as early gastric cancer (M, P, 0 (IIc), T1 (SM), N0, P0, H0, M0 Stage IA), a small SN (No.3) was clearly revealed with the lymphatic flow as a white fluorescence staining by using the system. However, no staining was seen unless using it. There have been no false negative cases so far. In conclusion, this ICG fluorescence imaging system can be a better tool for SN navigation surgery of early gastric cancer. A combined use of the system with laparoscopic gastrectomy is expected as well.

文　献

1) 胃癌取り扱い規約 第13版. 日本胃癌学会編, 金原出版, 1998.
2) 竹内裕也, 北川雄光：術前診断とNavigation Surgery 6. 上部消化管疾患——食道癌・胃癌における術前リンパ節転移診断とSentinel Node Navigation Surgery——. 日外会誌 109：90-94, 2008.
3) 胃癌治療ガイドライン 第2版. 日本胃癌学会編, 金原出版, 2004.
4) Ichikura T, Chochi K, Sugasawa H, et al：Individualized surgery for early gastric cancer guided by sentinel node biopsy. Surgery 139：501-507, 2006.
5) Saikawa Y, Otani Y, Kitagawa Y, et al：Interim results of sentinel node biopsy during laparoscopic gastrectomy：possible role in function-preserving surgery for early cancer. World J Surg 30：1962-1968, 2006
6) Tonouchi H, Mohri Y, Tanaka K, et al：Laparoscopic lymphatic mapping and sentinel node biopsies for early-stage gastric cancer：the cause of false negativity. World J Surg 29：418-421, 2005.
7) Nimura H, Narimiya N, Mitsumori N, et al：Infrared ray electronic endoscopy combined with indocyanine green injection for detection of sentinel nodes of patients with gastric cancer. Br J Surg 91：575-579, 2004.
8) Benson RC, Kues HA：Fluorescence properties of indocyanine green as related to angiography. Phys Med Biol 23：159-163, 1978.

IV センチネルリンパ節同定とNavigation Surgery──大腸癌

大腸癌におけるICG蛍光法を用いた新しいセンチネルリンパ節生検

Sentinel node mapping guided by indocyanine green fluorescence imaging: a new method for sentinel node navigation surgery in colorectal cancer

Key Words | 大腸癌 | センチネルリンパ節 | インドシアニングリーン(ICG) | 蛍光法

昭和大学消化器一般外科

渡辺　誠　　角田明良　　草野満夫

はじめに

　大腸癌におけるセンチネルリンパ節ナビゲーション手術(sentinel node navigation surgery；SNNS)に関しては消化管腫瘍では胃癌に比してその臨床的意義は十分に検討されていないのが現状である[1]。しかしながら大腸癌においてSNNSの理論が適応しうるならば、根治性と機能温存を両立できる術式の決定が可能となり、本法の低侵襲手術に対する意義は極めて大きいと考えられる。

　本稿では大腸癌におけるICG蛍光法を用いたセンチネルリンパ節(SN)同定法についてその方法論を中心に述べる。

1 ICG蛍光法を用いたSN同定の実際

1) ICG局注

　ICGは0.25％溶液を用いる。進行癌の場合は術中開腹後に、また早期癌の場合は腫瘍部位の同定(マーキング)にも応用できるため術前内視鏡的に局注している(術前マーキングに関しては本書p361を参照されたい)。0.25％ICG溶液0.5mlを開腹後の場合は腫瘍周囲の漿膜下層に、また術前の場合は内視鏡的に腫瘍周囲の粘膜下層に計4か所局注する(**Fig.1**)。

2) SN同定の実際

　LED搭載CCDカメラシステムPDE-2(浜松ホトニクス社製；以下PDE-2)を用いて暗室下に結腸を観察し、輝度の高い白色調に描出されるリンパ節をSNとして同定する(**Fig.2**)。

　術中に同定したSNは、そこで摘出し術中凍結迅速病理診断ならびに永久標本による

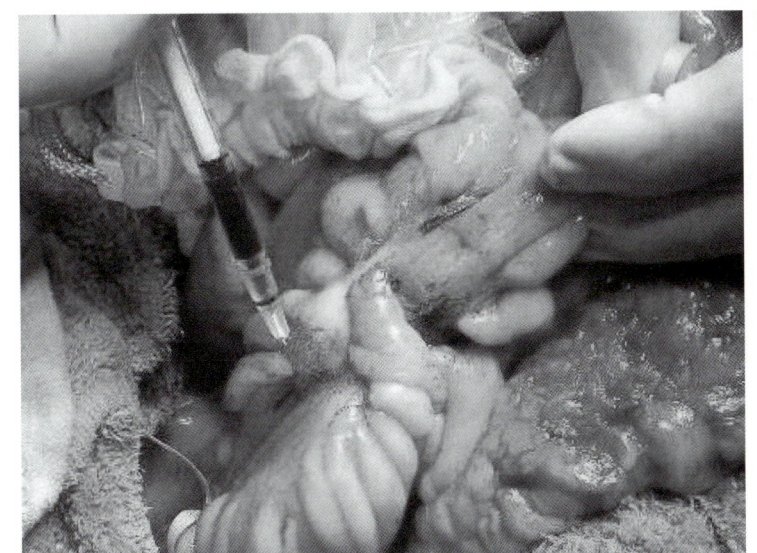

Fig. 1
ICG was injected into the subserosa space of the bowel wall around the lesion.

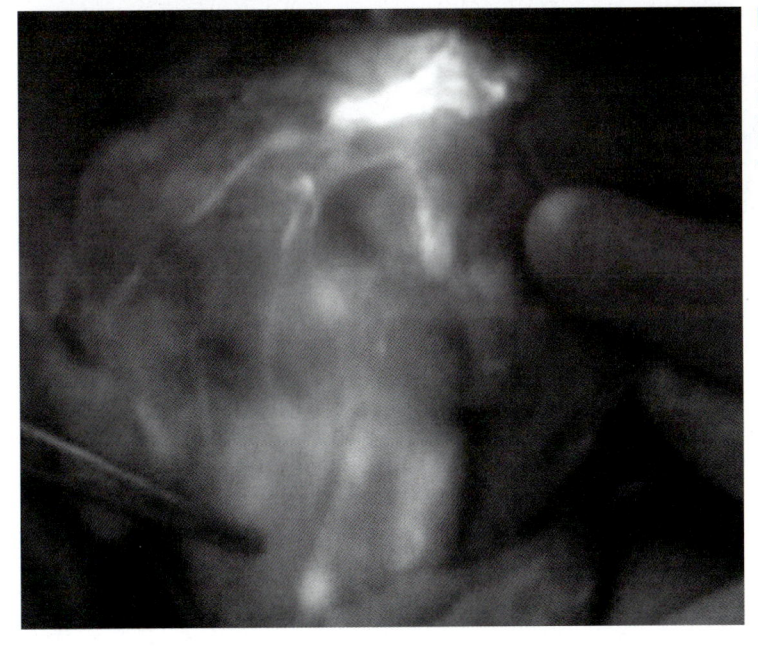

Fig. 2
ICG fluorescence imaging. Lymphatic vessels draining the tumor and round sentinel nodes were visualized by their bright fluorescence.

HE染色にて病理診断する。また手術終了後に切除標本をPDE-2で再観察し、白色調に描出されるリンパ節が存在すればそれもSNとして同定し、永久標本によるHE染色にて病理診断する。

Table 1 Characteristics of patients

Sex	male	24
	female	16
Age		70.4±10.1 (51-92)
Location	C	7
	A	8
	T	5
	D	5
	S	13
	Rs	2
Operation	Open	12
	HALC	21
	LAC	7
Stage	0	5
	I	16
	II	11
	IIIa	8

HALC; hand assisted laparoscopic colectomy
LAC; laparoscopic assisted colectomy

Table 2 Results of SN Examination

Mean of Total LNs	13.1±8.8 (2-39)
Mean of SN	2.1±1.8 (1-7)
Detected rate	92.5% (37/40)
Sensitivity	37.5% (3/8)
False negative rate	62.5% (5/8)

2 成績

　ICG蛍光法によるSN同定を施行した結腸癌（Rs癌も含める）40症例の成績[1]について述べる。患者背景に関してはTable 1に示した通りである。術前内視鏡的局注症例は20例で、注入から手術までの期間は中央値で3(1～5)日であった。全症例の平均SN個数は2.1±1.8個、同定率は92.5%、感度は37.5%、特異度は100%であった(Table 2)。なお、手技が安定した後半30症例に限って検討すると、平均2.9±2.1個、同定率は100%、感度は60%、特異度は100%であった。

3 考察

　SNの同定法は使用されるトレーサーによって大きく色素法[2]、radio-isotope(RI)法[3]、色素とRIの併用（併用法）[4-7]に分類される。それぞれに長所、短所を有する。大腸癌領域において色素法は腹膜翻転部以下の下部直腸ではリンパ流が多彩なうえ、直接視認するためには剝離授動が必要なことから正確な客観的評価が難しい[2]。一方、RI法では可視範囲以外のSNも客観的評価が可能であるため剝離、授動によりリンパ流が破壊されてしまう懸念がある場合には有用であるが、高価なうえ、放射線安全管理区域内での取り扱いが必要であり、限られた施設でしか使用できない[3]。併用法に関しては欧米からの報告が多いが、その成績については、同定率85～98%、感度54～92%と報告者によって差があり、大腸癌に対する併用法の有用性は明らかでない[4-7]。

　ICG蛍光法では肉眼的に緑色と認識できないリンパ節でもLED下においてはSNとして描出が可能となる。したがって色素法より同定されるSNの数は多く、複数あるSNを見逃す確率が少なく客観性にも優れていると考えられる[8]。

　また今回の検討では術前局注症例が20例あり、その診断能は術中局注症例と比較しても遜色のない結果であった。このことから術前局注しておくことで手術時間の短縮につながり、かつ腫瘍部位の術前マーキングとしても応用できるため意義深いと思われた[9]。

　大腸癌では、メラノーマや乳癌と異なりSNコンセプトに関してはいまだ不透明な点が多く、一定のコンセンサスが得られていない。欧米では縮小手術の指標というよりは、術後化学療法の適応を決定するための指標として広く臨床研究が行われている[5]。

　今回は主に結腸癌に関するICG蛍光法の方法論について述べた。結腸癌に関しては縮小手術の可能性や術後化学療法の決定指標への応用、また直腸癌に関しては、側方郭清の適応判定指標への可能性なども含めて、今後検討を重ねてその妥当性を検証していく必要があると思われる。

Summary

Sentinel node mapping guided by indocyanine green fluorescence imaging: a new method for sentinel node navigation surgery in colorectal cancer

Makoto Watanabe, Akira Tsunoda, and Mitsuo Kusano
Department of General and Gastroenterological Surgery, Showa University, School of Medicine, Tokyo, Japan

Key Words : Colorectal cancer, Sentinel node, Indocyanine green (ICG), Fluorescence imaging

A new method for sentinel node (SN) navigation surgery in colorectal cancer is described mainly from a methodological standpoint.

Intra-operatively, lymphatic vessels draining from the tumor and round-shaped SNs were visualized by their bright fluorescence. Even SNs that were not green in color could be easily and clearly visualized by indocyanine green (ICG) fluorescence imaging.

The SN detection rate, mean number of SNs, and the sensitivity were 92.5%, 2.1 ± 1.8 (1-7), and (37.5%), respectively, in a total of 40 patients with colorectal cancer.

Preliminary results show that ICG fluorescence imaging allows easy and real time imaging-guided SN mapping in patients with colorectal cancer. SN mapping guided by ICG fluorescence imaging could be a promising tool deserving further clinical exploration.

文　献

1) 草野満夫, 渡辺誠, 田嶋勇介, ほか：大腸癌におけるセンチネルリンパ節同定法 - ICG 蛍光法と鏡視下蛍光硬性鏡の開発 -. 手術 62(4)：461-467, 2008.

2) 吉田孝太郎, 板橋道朗, 亀岡信悟：大腸癌；色素法による成績. Sentinel Node Navigation - 癌治療への新しい展開. 北島政樹, 久保敦編, p212-216, 金原出版, 2002.

3) 船橋公彦, 徳山隆之, 寺本龍生：大腸癌：RI 法による成績. Sentinel Node Navigation - 癌治療への新しい展開. 北島政樹, 久保敦司編, p218-224, 金原出版, 2002.

4) Trocha SD, Nora DT, Saha SS, et al：Combination probe and dye-directed lymphatic mapping detects micrometastases in early colorectal cancer. J Gastrointest Surg 7：340-346, 2003.

5) Bilchik AJ, Nora DT, Sobin LH, et al：Effect of lymphatic mapping on the new tumor-node-metastasis classification for colorectal cancer. J Clin Oncol 21：668-672, 2003.

6) Terwisscha Van Scheltinga SEJ, Den Boer FC, Pijpers R, et al：Sentinel node staging in colon carcinoma：value of sentinel lymph node biopsy with radiocolloid and blue staining. Scand J Gastroenterol 41：153-157, 2006.

7) Bembenek A, Rosenberg R, Wagler E, et al：Sentinel lymph node biopsy in colon cancer：a prospective multicenter trial. Ann Surg 245：858-863, 2007.

8) Mitsuo K, Tajima Y, Yamazaki K, et al：Sentinel node mapping guided by indocyanine green fluorescence imaging：a new method for sentinel node navigation surgery in gastrointestinal cancer. Dig Surg 25：103-108, 2008.

9) Watanabe M, Tsunoda A, Narita K, et al：Feasibility study of colonic tattooing using a fluorescence imaging technique with light-emitting diode-activated indocyanine green. Surg Today (in press).

Ⅳ センチネルリンパ節同定とNavigation Surgery ── 前立腺癌

ICG蛍光測定法による前立腺癌センチネルリンパ節同定法

A novel concept of sentinel lymph node in clinically localized prostate cancer by fluorescence navigation after intraoperative indocyanine green injection into the prostate

| Key Words | 前立腺癌 | センチネルリンパ節 | ICG |

島根大学医学部泌尿器科

井上省吾　　椎名浩昭　　有地直子　　三井要造　　平岡毅郎
和気功治　　洲村正裕　　本田　聡　　井川幹夫

緒言

センチネルリンパ節（sentinel lymph node；SLN）は腫瘍からのリンパが最初に辿り着くリンパ節と定義されている。SLNに転移がなければ、リンパ節転移は陰性で、所属リンパ節郭清は不要であり、これをSLN conceptと定義される[1]。乳癌や皮膚癌だけでなく様々な癌でSLN conceptが明らかになっており[2]、SLNに転移があれば所属リンパ節にも転移があると予測される。泌尿器科領域でのSLN conceptはCabanas[3]が1977年に陰茎癌にて発表したのが最初であり、同様に前立腺癌や膀胱癌などの深部臓器の癌についても成立する可能性がある。

前立腺癌でのSLNの研究は1999年にWawroschekら[4]が報告し、本邦ではTakashimaら[5]が報告しているのみで、SLN conceptについては不明な点が多い。Takashimaら[5]の報告ではradioisotope（RI）を用いて、γプローブでSLNを同定しているが、RIの使用制限のため実施可能施設が限られるなど簡便性および安全性の点で問題がある。

乳癌においてICG（インドシアニングリーン）蛍光測定法を用いたSLN biopsyが行われており、RI法と比較し簡便性および安全性の点で優れている。Kitaiら[6]はICG蛍光測定法による乳癌のSLN同定法の有用性を報告しているが、われわれの検索する限りではこの方法を前立腺癌に応用した報告は現時点ではない。今回、ICG蛍光測定法を前立腺癌について試用し、その経験および有用性について報告する。

1 対象と方法

2007年7月から2008年4月までの期間に、Partin table[7]でリンパ節転移の確率が5％

Table 1 Backgrounds and clinical characteristics

Case	10
Age	67yrs.(65〜75yrs.)
PSA	14.76ng/ml (7.86〜52.67)
Prostate volume	32.2g(17.0〜75.9 g)
Gleason score 6 or less	1
7	3
8-9	6
Clinical stage T1c	3
T2a	3
T2b	1
T2c	2
T3a	1
Lymph node involvement(Partin table)	9%(6〜26)

　以上の前立腺癌10例に対して前立腺全摘除術およびICG蛍光測定法を併用した骨盤リンパ節郭清を施行した。なお、島根大学医学部附属病院医の倫理委員会で承認された実施計画書をもとに、患者およびその家族に説明し、同意を得たうえで施行した。

　年齢は中央値67歳（65〜75歳）で、血清PSA値は中央値14.76ng/ml（7.86〜52.67 ng/ml）であった。前立腺生検標本のGleason scoreは6以下が1例、7が3例、8および9が6例で、臨床病期はT1c 3例、T2a 3例、T2b 1例、T2c 2例、T3a 1例であった（**Table 1**）。

　方法は下腹部正中切開にて大動脈分岐部以下のリンパ節群を露出しておき、ICG25mg/5ml 1バイアルを生理食塩水10mlで溶解し、その0.5mlずつを前立腺の右葉と左葉にそれぞれ注入する。ICGの蛍光の励起とその観察装置が一体となった赤外線観察カメラシステムPDE（浜松ホトニクス社製）を用いて観察した。術野の無影灯は消し、室内の蛍光灯は蛍光測定には影響を及ぼさないため蛍光灯下でリンパ管の位置を確認し、輝度の高い白色調に観察されたリンパ節をSLNと同定した（in vivo）。その後、左右の外腸骨、内腸骨、閉鎖領域のリンパ節群を別々に摘除し、摘除したリンパ節に対しても蛍光測定を行った後（ex vivo）、病理組織学的検査に提出した。

　さらに、リンパ節の輝度を定量化するため、PDEにて撮影した動画を静止画に処理した後、Image Jを用いて各領域のリンパ節の輝度をカウントし、対照となる周囲脂肪織も同様にカウントし、その比率を算出した。その結果はANOVAもしくはunpaired t検定を行い、p値が0.05以下を有意差ありと判定した。

2 結果

　ICG注入に伴う合併症は認められなかった。静脈路は投与直後から認められ、速やかに消失するのに対し、リンパ流路は徐々に蛍光が認められるようになり、その多くは長時間観察可能であった（**Fig.1**）。ICGによる蛍光測定が不十分な症例に対してはICG再注入により蛍光の観察が可能になったが、2例ではリンパ流路は確認できなかった。10

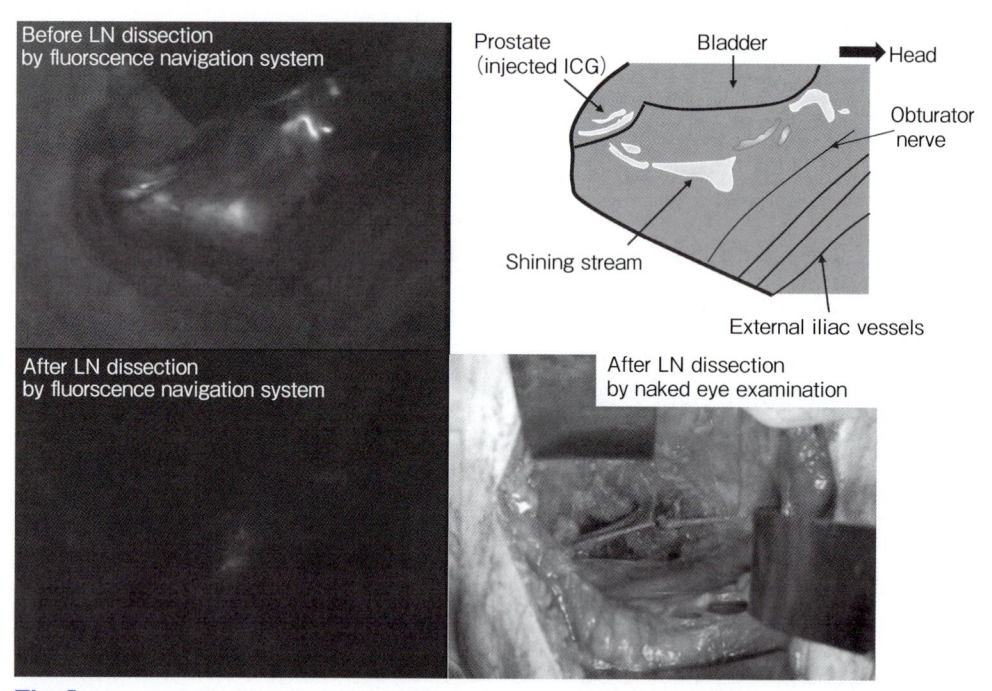

Fig.1
Lymphatic vessels draining from the prostate visualized by fluorescence navigation system

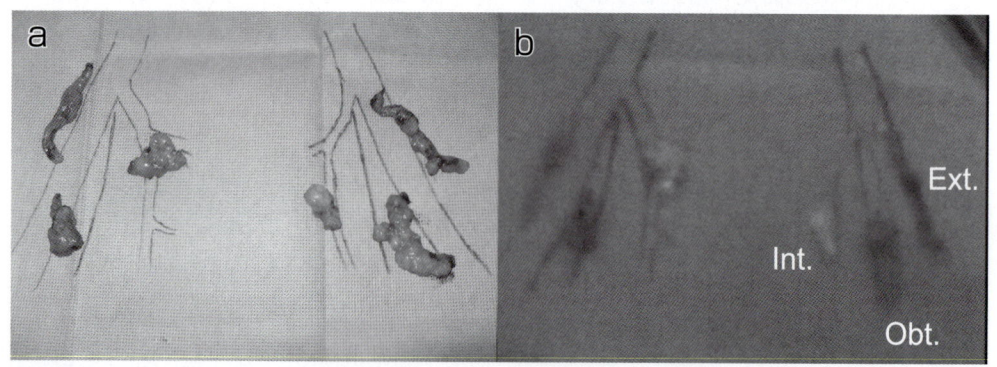

Fig.2
Resected lymph nodes after the injection of indocyanine green.
a. Lymph nodes staining with ICG is not clear to the naked eye.
b. Lymph nodes observed to high bright area under illumination with fluorescence navigation system.

例中8例においては、肉眼ではリンパ流路は確認できなかったが、ICG蛍光測定法（in vivo）では容易かつ明瞭にSLNを同定できた。なお、前立腺全摘の標準リンパ節郭清領域に含まれる外腸骨リンパ節への流路は今回の検討では明瞭ではなかった。摘除したリンパ節は肉眼では緑色に染まっていなかったが、ICG蛍光測定法（ex vivo）では高輝度のリンパ節を認めた（**Fig.2**）。

　輝度の測定結果について、in vivoでは外腸骨節が2.32、閉鎖節が3.13、内腸骨節が8.36で、内腸骨節が外腸骨節、閉鎖節よりも有意に高く（**Fig.3a**、$p<0.001$）、ex vivoでも外腸骨節が5.04、閉鎖節が6.51、内腸骨節が9.54で内腸骨節が外腸骨節よりも有意に輝度が高かった（**Fig.3b**、$p=0.039$）。また、摘除したリンパ節の平均個数は、外腸骨節が1.90個、閉鎖節が2.65個、内腸骨節が1.45個であり、閉鎖節が内腸骨節よりも有意に多かった（**Fig.3c**、$p=0.038$）。輝度（in vivo）と摘除したリンパ節数の比は、外腸骨節が1.64、閉鎖節が1.44、内腸骨節が5.82であり、内腸骨節が外腸骨節、閉鎖節よりも有意に高かった（**Fig.3d**、$p<0.001$）。

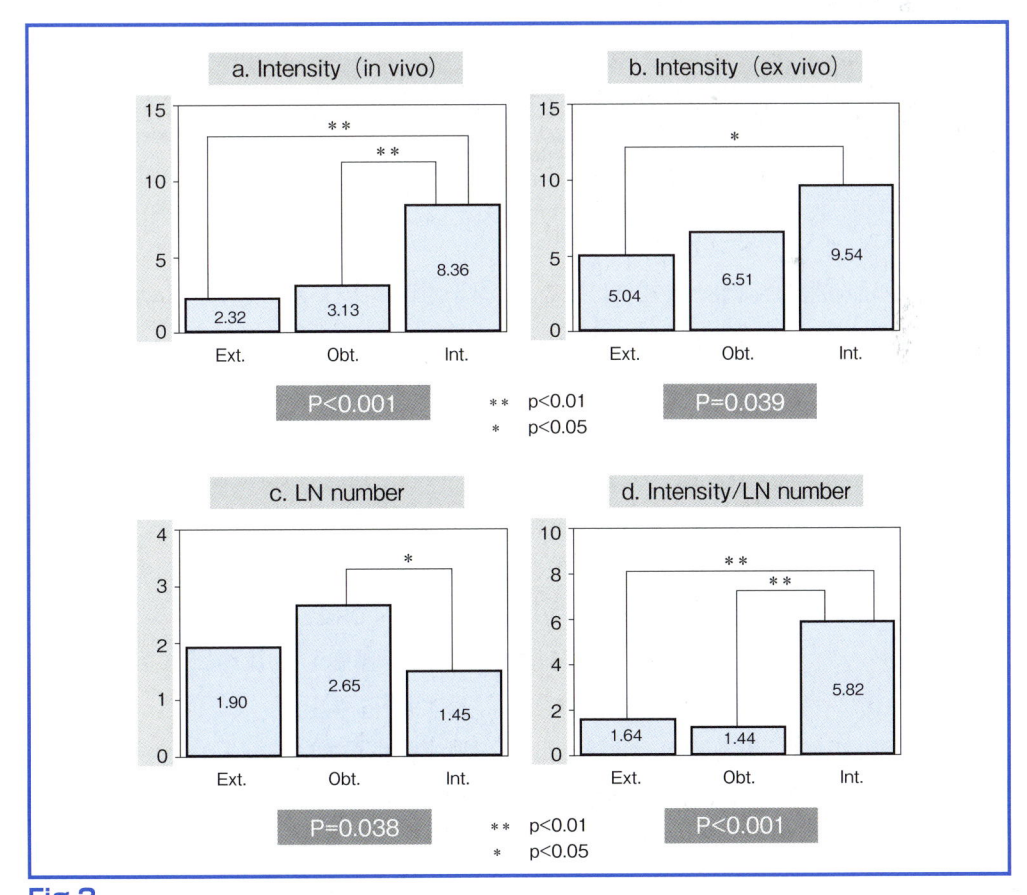

Fig.3
Results of relative value of lymph nodes intensity and resected lymph nodes.

Case	PSA	GS	pT	LNI	Side	in vivo			ex vivo			LN mets		
						Ext.	Obt.	Int.	Ext.	Obt.	Int.	Ext.	Obt.	Int.
8	4.68	9	3b	11	R	2.1	2.4	3.9	3.1	3.0	3.1	3	2	5
					L	2.5	3.2	2.6	2.6	3.2	3.1	1	2(1)	0

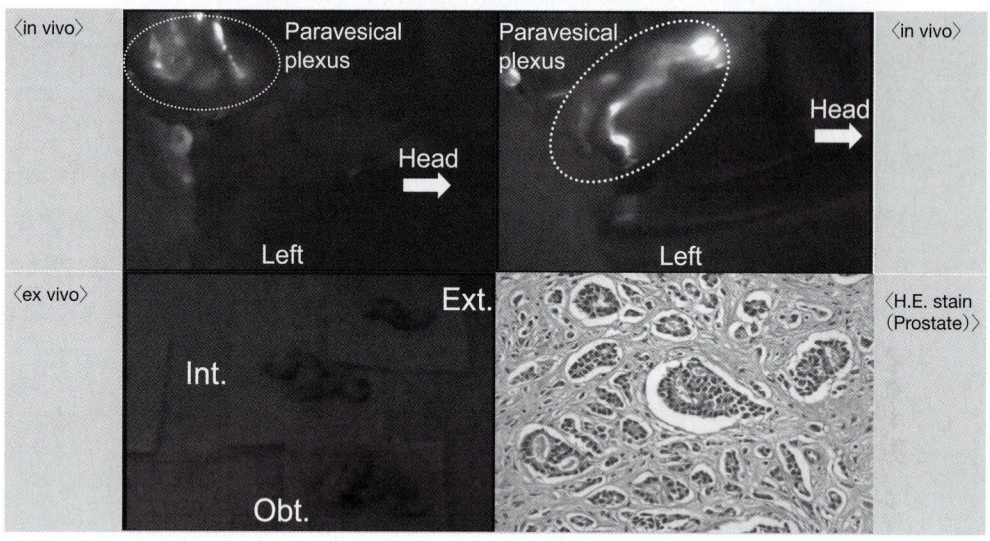

Fig.4

Case 8 Left side
Though pathological examination showed LN metastasis in left obturator LN, there was not any high fluorescence in the regional LNs of the prostate both in vivo and ex vivo. On the other side, there was high fluorescent region in paravesical plexus, which recognized as the region outside of extended LN dissection. Pathological examination of the prostate revealed adenocarcinoma with lymphatic invasion.

　リンパ節転移は症例8と9の2例に認め、いずれも転移リンパ節に輝度を認めなかった。症例8は75歳。術前PSAは4.676ng/mlで前立腺生検ではGleason score 9の前立腺癌を両葉に認め、Partin tableではリンパ節転移の可能性は11%であった。病理学的に左閉鎖リンパ節に転移を認めたが、in vivoではICGを繰り返し注入するもリンパ節郭清の予定範囲にはリンパ流路を確認できず、リンパ節郭清範囲外である膀胱前リンパ叢にリンパ流路を認めた。また、ex vivoでも郭清リンパ節をICG蛍光測定法にて観察したが、輝きを認めなかった。病理組織学的検査では前立腺組織内のリンパ管に癌細胞の浸潤を認めた。癌細胞が前立腺組織内のリンパ管に対してび漫性に浸潤し、リンパ節郭清範囲内のリンパ管networkが広範囲に閉塞したため、側副リンパ流路として郭清範囲外の膀胱前リンパ叢にリンパ流路を認めたと考えられた（**Fig.4**）。

　症例9は64歳。術前PSAは8.320ng/mlで前立腺生検ではGleason score 7の前立腺癌を両葉に認め、Partin tableではリンパ節転移の可能性は6%であった。病理学的に右閉鎖リンパ節に転移を認めたが、in vivoでは右閉鎖領域にはリンパ流路を確認できず、右内腸骨領域にリンパ流路を認めた。同様に、ex vivoでも郭清リンパ節をICG蛍光測定法にて観察したが、右内腸骨リンパ節には輝きを認めるも、転移を認めた右閉鎖

Case	PSA	GS	pT	LNI	Side	in vivo			ex vivo			LN mets		
						Ext.	Obt.	Int.	Ext.	Obt.	Int.	Ext.	Obt.	Int.
9	8.32	7	3a	6	R	2.1	2.2	7.9	3.7	4.2	13.2	1	3(1)	1
					L	1.7	2.1	4.3	6.3	11.8	11.2	3	3	0

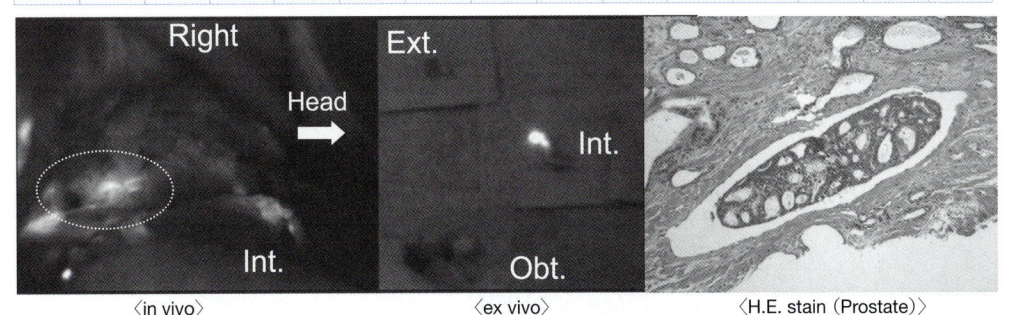

Fig.5
Case 9 Right side
Though pathological examination showed LN metastasis in right obturator LN, which was not showed as high fluorescence. On the other hand, high fluorescent LN was showed in right obturator LN, which did not have metastasis. Pathological examination of the prostate revealed adenocarcinoma with lymphatic invasion sporadically.

リンパ節には輝きを認めなかった。病理組織学的検査では癌細胞が前立腺組織内のリンパ管へ限局性に浸潤したため、癌転移がみられた右閉鎖リンパ節へのリンパ流路は途絶していたが、右内腸骨領域に向かうリンパ流路は開存していたと考えられた（**Fig.5**）。

　症例8と9では前立腺組織内のリンパ管浸潤の程度に差を認めており、このことがICG蛍光測定法によるリンパ流路の同定部位に影響を与えたと推察された。

3 考察

　前立腺癌における骨盤リンパ節転移の意義についてみると、1つは予後の予測に役立ち、リンパ節転移のない局所限局性前立腺癌に対し手術療法や放射線療法といった根治的治療を施行した場合には、癌特異的10年生存率は90％以上と良好な予後を期待できる[8]。しかし前立腺癌のリンパ節転移巣は通常著明な腫大を示さず、顕微鏡的な転移であることが多く、画像診断の有用性は低い[9]。骨盤リンパ節郭清のみが、正確にリンパ節転移の有無を診断できるが、一方で、下肢の浮腫やリンパ漏といった合併症の頻度も高くなるため[10]、より低侵襲で正確なリンパ節転移の診断法が求められている[11]。また、より早期にリンパ節転移を診断することで、ホルモン療法や放射線療法といった後療法が施行可能になる。さらに、議論の残るところではあるが、骨盤リンパ節郭清が治療的意義を有する可能性が考えられている[12-14]。

　前立腺からのリンパ流路は下膀胱静脈に沿って内腸骨リンパ節に向かう頭側への流れ

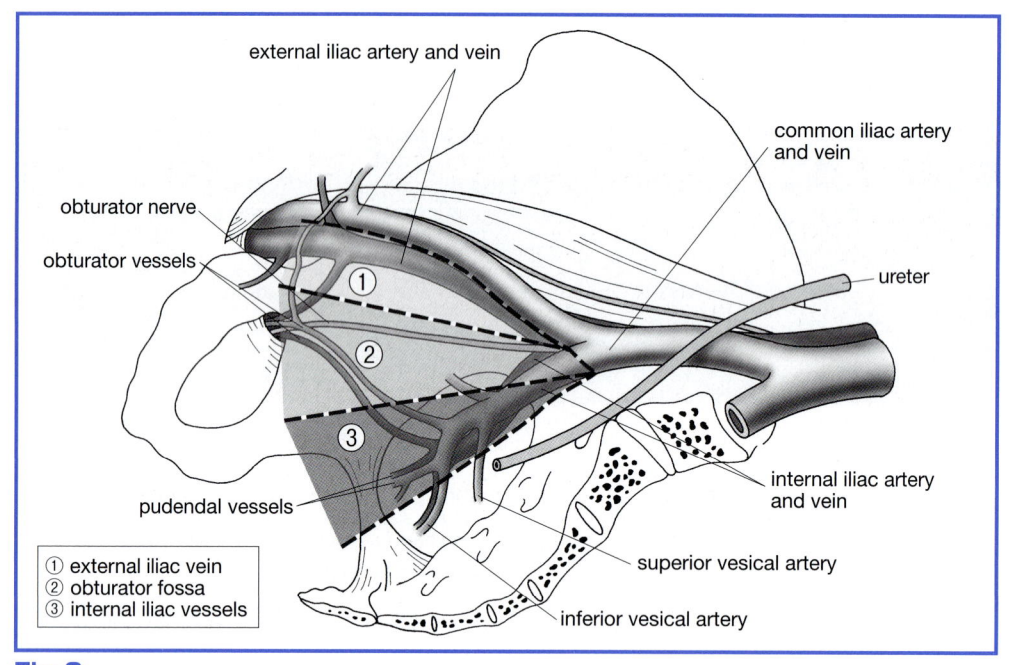

Fig.6
Range of pelvic lymph node dissection（文献17を改変）

が主要経路とされており、膀胱前リンパ叢と外腸骨リンパ節に向かう外側への流れ、岬角および外側仙骨リンパ節に向かう後方への流れに大きく分けられるが[15]、前立腺癌におけるリンパ流路については現在のところ不明な点が多い。

　前立腺全摘におけるリンパ節郭清については、大きく"limited"、"standard"、"extended"と分類されているが[16]、郭清範囲に明確な定義はない。"limited"はほぼ閉鎖リンパ節のみの郭清で**Fig.6**の②領域と①の一部領域にあたる。"standard"は外腸骨領域も加わり、**Fig.6**の②領域と①領域が含まれ、これらが標準リンパ節郭清と定義される。"extended"は外側が外腸骨静脈の腹側まで、尾側は大腿管まで、近位側は総腸骨動脈分岐部まで、内側は膀胱壁外側、背側は閉鎖腔の底から内腸骨動脈までで、**Fig.6**の①、②、③領域とされ、これらを合わせて拡大リンパ節郭清と定義される[12]。Baderらは365例の前立腺全摘時に拡大リンパ節郭清を施行しており、多くのリンパ節転移が標準リンパ節郭清の範囲から外れていることを報告している[12]。標準リンパ節郭清ではリンパ節転移を見落としている可能性があり、リンパ節郭清の範囲については今後検討の余地があるものと思われる[17]。

　ICG蛍光測定法により郭清範囲をSLNに限定できれば、広範なリンパ節郭清に伴う下肢の浮腫やリンパ漏といった合併症を回避でき、今後はより低侵襲で正確なリンパ節転移の診断が可能と思われる。前立腺全摘におけるICG蛍光測定法の長所としては骨盤リンパ節に向かうリンパ流路をリアルタイムに追える点や、肉眼では緑色に見えないリンパ節が

ICG蛍光測定法では白く輝くため、適確にSLNを判別でき、またリンパ節の取り残しを防げる点が挙げられる[6]。一方で、ICG蛍光測定法には現時点ではいくつかの問題点があり、リンパ節転移陽性例ではむしろリンパ流路が同定できない可能性がある。閉鎖領域のリンパ節転移がみられた2例で、ICG蛍光測定法では、in vivo、ex vivoいずれも転移リンパ節に輝度を認めなかった。その原因として、癌細胞による前立腺の微小リンパ路の閉塞もしくは破壊のため、転移リンパ節にICGが流入することなく高い輝きを示さなかったものと推察された。さらに、より深部に位置するリンパ節については脂肪組織に覆われていることが多いため、in vivoではリンパ流路を同定しづらい点が挙げられる。また室内灯は問題ないが、無影灯は近赤外線を含んでいるためICG蛍光測定法施行時には無影灯を消す必要があり、ICG蛍光測定法と骨盤リンパ節郭清を同時に行うことは困難である。そのため、当科では輝度の高い部位をヘモクリップでマーキングし、リンパ節郭清を行うことでこの問題は解決している。

今回の結果では、ICG蛍光測定法では骨盤内におけるリンパ流路は内腸骨領域に向かうことが明らかになった。標準リンパ節郭清の範囲である外腸骨および閉鎖領域の郭清のみではcancer controlの点から不十分であることを示唆する所見と考えられる。正確な病期診断を行うために、また前立腺癌の予後を改善するうえでも、内腸骨領域のリンパ節郭清が重要と考えられた。

前立腺全摘時にICG蛍光測定法を施行する意義として、リンパ流路をin vivoでリアルタイムに観察でき、その結果に基づきSLN conceptを確立し、適切なリンパ節郭清の範囲を決定する根拠を提示できる点にあると考えられる。前立腺癌におけるリンパ節郭清の治療的意義は不明であるが、郭清範囲を適切化することで予後に与えるimpactを改善する可能性がある。また、前立腺癌の存在区域ごとにリンパ流路の経路が異なる場合には、区域によっては郭清範囲が変わり、より限定的な郭清が可能となることも期待されることから、今後の課題としてICG蛍光測定法により前立腺癌の存在区域ごとにリンパ流路を観察することも必要と考えられた。

4 結語

ICG蛍光測定法は前立腺からのリンパ流路を解明するうえで、安全で簡便な方法であり、今回の結果からは内腸骨領域は前立腺からのリンパ流が最初に向かうリンパ節と考えられた。今回の検討により得られた結果については、今後さらに症例を集積することによるvalidation studyが必要であるが、これまで前立腺癌におけるリンパ流路は不明な点が多く、前立腺癌におけるICG蛍光測定法は、これら問題点の解明のために有用な方法であると考えられる。

Summary

A novel concept of sentinel lymph node in clinically localized prostate cancer by fluorescence navigation after intraoperative indocyanine green injection into the prostate

Shogo Inoue, Hiroaki Shiina, Naoko Arichi, Yozo Mitsui, Takeo Hiraoka, Koji Wake, Masahiro Sumura, Satoshi Honda, and Mikio Igawa

Department of Urology, Shimane University School of Medicine, Shimane, Japan.

Key Words：Prostate cancer, Radical prostatectomy, Sentinel lymph node, ICG

Sentinel lymph node (SLN) is the initial and essential lymph node (LN) detected by radioisotope technique, to which cancer cells reach through lymphatic vessels from primary site. Although the SLN concept has been developed and established in breast and skin cancers, whether the SLN concept can be applied to prostate cancer (PC) remains unclear.

Our objectives were to identify active lymphatic vessels draining from the prostate, to establish an adequate technique of pelvic lymph node dissection (PLND), and to validate the SLN concept in PC using a safe and convenient approach.

Potential 10 candidates for radical prostatectomy (RP) and PLND, with predictive probability of LN involvement of more than 5% according to Partin tables, were employed in this study. Within 5 minutes after direct injection of indocyanine green (ICG) solution into each lobe of the prostate during RP, lymphatic vessels draining from the prostate were analyzed by using a fluorescence navigation (FN) system, which consisted of a charge coupled device (CCD) camera equipped with cut filter as the detector and light emitting diodes (LED) at 760 nm as the light source. On the basis of lymphatic mapping by FN (in vivo probing), PLND was performed in the external iliac, obturator and internal iliac regions. Afterwards, fluorescence of removed LNs was analyzed on the bench (ex vivo probing). The LN involvement was confirmed by H&E staining of formalin-fixed samples, postoperatively. Intensity of LNs detected by the FN system was calculated as a relative ratio using ImageJ software.

Lymphatic pathway along inferior vesical vessels to internal iliac LNs was clearly illustrated in eight cases, while the other channels such as prevesical plexus and pathway to external iliac LNs was less detectable in this study.

Under in vivo probing, relative values of LNs intensity were 2.32, 3.13 and 8.36 in external iliac, obturator and internal iliac LNs, respectively. Likewise, ex vivo probing also demonstrated higher intensity in internal iliac nodes (9.54) and lower in external (5.04) and obturator nodes (6.51). Pathologically confirmed LN involvement was identified in two cases with ly (+), but neither in vivo nor ex vivo probing showed high LN intensity sufficient enough to be indicative of cancer involvement, for that we would suggest that normal lymphatic flow might be obstructed or destroyed by cancer cells.

The current study suggests that the FN system by ICG injection during operation is a safe and rational approach to detect active lymphatic channel draining from the prostate. The major lymphatic pathway involving the PC spread appears to be the one relating to internal iliac LNs, which might suggest that standard PLND covering external iliac and obturator regions is inadequate to manage the cancer control. Since the SLN concept in PC still remains uncertain on the basis of the current results, a validation study is mandatory and is now ongoing at our institute to determine whether SLN biopsy guided by FN may be a promising tool for further clinical exploration.

文 献

1) Fukuda M, et al: Detection of Sentinel Node Micrometastasis by Step Section and Immunohistochemistry in Patients with Prostate Cancer. J. Urol. 177: 1313-1317, 2007.
2) Bilchik AJ, Giuliano A, Essner R, et al: Universal application of intraoperative lymphatic mapping and sentinel lymphadenectomy in solid neoplasms. Cancer J. Sci. Am. 4: 351-358, 1998.
3) Cabanas RM: An approach for the treatment of penile carcinoma. Cancer. 39: 456-466, 1977.
4) Wawroschek F, Vogt H, Weckermann D, et al: The sentinel lymph node cocept in prostate cancer −First results of gamma probe-guided sentinel lymph node identification. Eur. Urol. 36: 595-600, 1999.
5) Takashima H, Egawa M, Imao T, et al: Validity of sentinel lymph node concept in patients with prostate cancer. J. Urol. 171: 2268-2271, 2004.
6) Kitai T, Inomoto T, Miwa M, Shikayama T.: Fluorescence navigation with indocyanine green for detecting sentinel lymph nodes in breast cancer. Breast Cancer. 12: 211-215, 2005.
7) Partin AW, Kattan MW, Subong EN, Walsh PC, Wojno KJ, Oesterling JE et al.: Combination of prostate-specific antigen, clinical stage, and Gleason score to predict pathological stage of localized prostate cancer. A multi-institutional update. JAMA: 277: 1445, 1997.
8) Paulson DF.: Impact of radical prostatectomy in the management of clinically localized disease. J. Urol. 152: 1826-1830, 1994.
9) Hanks GE, Krall JM, Pilepich MV, Asbell SO, Perez CA, Rubin P, Sause WT, Doggett RL.: Comparison of pathologic and clinical evaluation of lymph nodes in prostate cancer: implications of RTOG data for patient management and trial design and stratification. Int. J. Radiat. Oncol. Biol. Phys. 23: 293-298, 1992.
10) Clark T, Parekh DJ, Cookson MS, Chang SS, Smith ER Jr, Wells N, Smith JA Jr.: Randomized prospective evaluation of extended versus limited lymph node dissection in patients with clinically localized prostate cancer. J. Urol.169: 145-147, 2003.
11) Hanks GE, Krall JM, Pilepich MV, Asbell SO, Perez CA, Rubin P, et al: Comparison of pathologic and clinical evaluation of lymph nodes in prostate cancer: implications of RTOG data for patient management and trial design and stratification. Int J Radiat Oncol Biol Phys. 23: 293-298, 1992.
12) Bader P, Burkhard FC, Markwalder R, Studer UE: Disease progression and survival of patients with positive lymph nodes after radical prostatectomy. Is there a chance of cure? J Urol. 169: 849-854, 2003.

13) Allaf ME, Palapattu GS, Trock BJ, Carter HB, Walsh PC.: Anatomical extent of lymph node dissection: impact on men with clinically localized prostate cancer. J Urol. 172: 1840-1844, 2004.

14) Daneshmand S, Quek ML, Stein JP, Lieskovsky G, Cai J, Pinski J, et al.: Prognosis of patients with lymph node positive prostate cancer following radical prostatectomy: long-term results. J Urol. 172: 2252-2255, 2004.

15) Gil-Vernet JM.: Prostate cancer: anatomical and surgical considerations. Br J Urol. 78: 161-168, 1996.

16) 賀本敏行：前立腺癌におけるリンパ節郭清について. 泌尿器外科 18, 591-597, 2005.

17) Burkhard FC, Studer UE.: The role of lymphadenectomy in prostate cancer. Urol Oncol. 22: 198-202, 2004.

Ⅳ センチネルリンパ節同定とNavigation Surgery —— 皮膚癌

下肢悪性黒色腫と外陰部乳房外Paget病に対するICG蛍光法を用いたsentinel node navigation surgery

Sentinel node navigation surgery using fluorescence imaging by indocyanine green for skin cancers (cutaneous malignant melanoma and extramammary Paget's disease)

Key Words 悪性黒色腫 | 乳房外Paget病 | センチネルリンパ節 | 蛍光法 | インドシアニングリーン

関西医科大学皮膚科学教室

爲政大幾

はじめに

　sentinel node navigation surgery（SNNS）の臨床応用は、皮膚原発の悪性黒色腫（malignant melanoma；MM）に対するMortonら[1)2)]の術中リンパ節診断への適用に端を発したものであり、以来、数多くの研究者によってSNNSが試みられ発達を遂げてきた。本邦においても、術中のradioisotope（RI）法と色素法の併用によって、MMに対するSNNSは高い同定率と正診率が得られるようになった[3)]。

　しかしながら本邦では、RIに関する種々の制約によってRI法を実施できない施設が多数存在する。また、色素法によるSNNSの手技を安定して施行するためには、相当の訓練と症例の蓄積が必要である[1)]。このため、多くの施設において安全かつ手技的に容易に実施できるSNNS同定法の開発と普及が望まれる。

　われわれは、術中にRIを用いないSNNSとして乳癌の診療において近年開発され急速に普及しつつあるICG蛍光法[4)5)]に注目し、preliminary studyとしてこの手法の皮膚癌への応用を試み、良好な結果を得ることができた[6)]。以下にその手技を若干の知見や施行上の注意点とともに述べる。

1 蛍光法を用いたセンチネルリンパ節生検

1）対象

　当科では、画像的あるいは臨床的に明らかな所属リンパ節転移を有さず、病理組織学的ないしは臨床的に真皮内浸潤が疑われる皮膚MMと外陰部の乳房外Paget病（extramammary Paget's disease；EMPD）患者を対象とした。

2）SNNSの手技ICG

　蛍光法も基本的には従来の色素法のバリエーションであるため、その手技は色素法[1)7)]に準じる部分が多い。通常の色素法の場合と異なるのは、リンパ管を損傷するとICGが皮下組織に漏出・拡散してしまい蛍光観察に支障を来す場合がある点である。このためセンチネルリンパ節（sentinel lymph node；SN）摘出前にリンパ管を損傷しないように、注意深く行う必要がある。

（1）ICGの注入

　腫瘍周囲数か所の皮内にICG（25mg/5ml）を注入する（**Fig.1b**）。

　ICG注入後は患肢を軽度挙上するとよい。中枢側へ色素を押し出すように皮膚をマッサージしてもよい[7)]。

注入量：1か所あたり0.1ml程度で十分であり、米粒大から小豆大の膨疹を形成する程度でよい。総注入量は1ml以下で十分であるが、センチネルリンパ節までの距離が遠い場合にはやや多めの量が必要な場合もある。

注入時の注意：注射針を皮膚から抜去する際に皮膚表面へICGが漏出することがあり、手指などで塗り広げてしまった場合には蛍光観察に支障を来すことがある。これを防ぐためには、注射針の近傍に吸引管の先かガーゼを置いておき、抜針時に漏出するICGを素早く吸引・吸収するように心がける。

他の色素の併用：ICGの皮内注入に先立って、他の色素（sulfan blueなど）の皮内

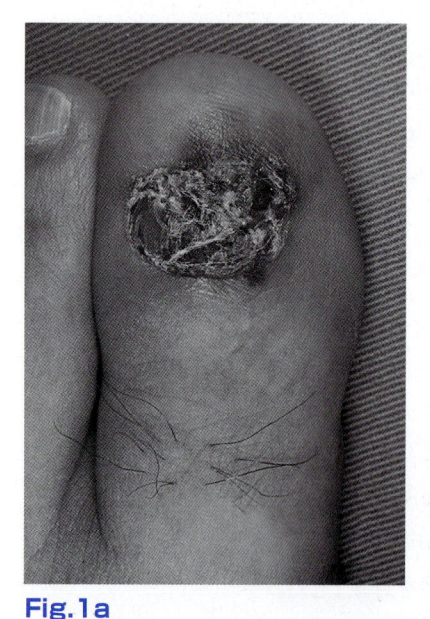

Fig.1a
Acral lentiginous melanoma on the left toe : A irregularly-shaped pigmented tumor was found on the nail bed.

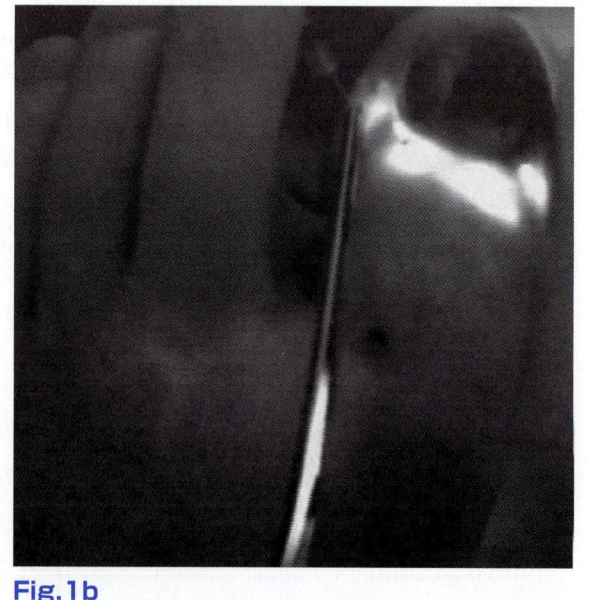

Fig.1b
Injection of ICG into the surrounding nail wall.

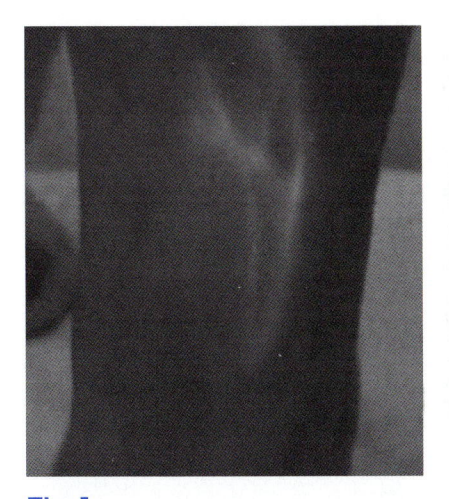

Fig. 1c
The fluorescence of subcutaneous lymphatic channels were found on the dorsal foot immediately after ICG injection.

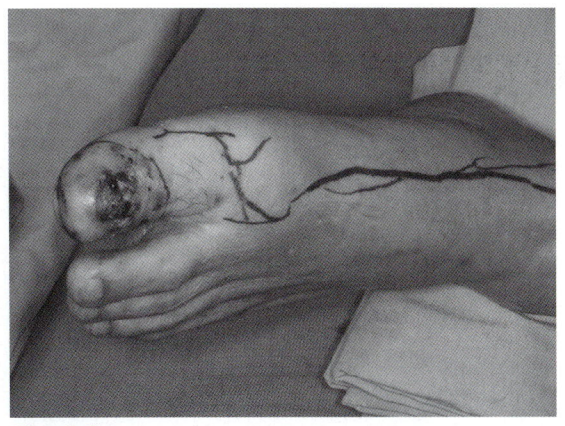

Fig. 1d
The lymphatic stream marked by surgical skin marker.

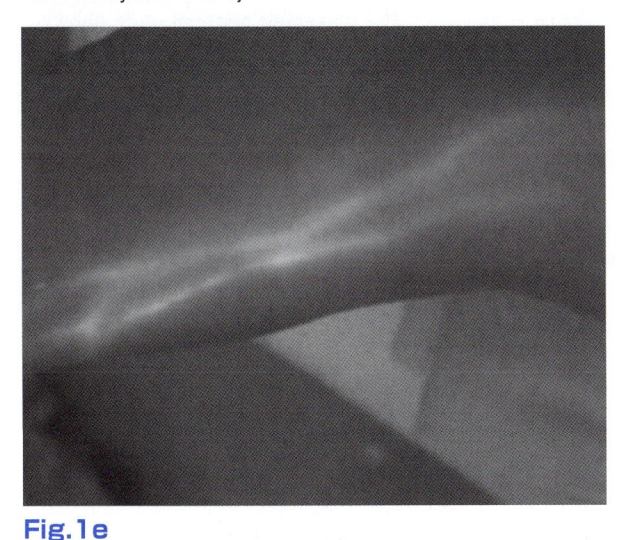

Fig. 1e
The fluorescence of two lymphatic channels was found on the thigh within a few minutes after ICG injection. These streams joined together at the inguinal node.

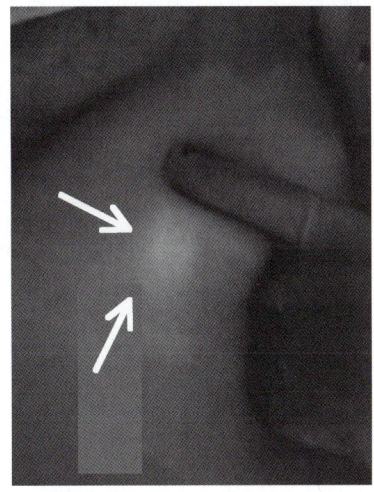

Fig. 1f
The fluorescence of inguinal sentinel lymph node was detected from the skin surface.

注入を行ってもよい。当科ではICG注入の直前にインジゴカルミンを皮内に注入しており、ICGとインジゴカルミンの等量を混合して用いることもある。これは、直視下でのリンパ管同定を容易にするためだけでなく、原発巣の切除時やリンパ節郭清時の切除の目標とする目的もある。

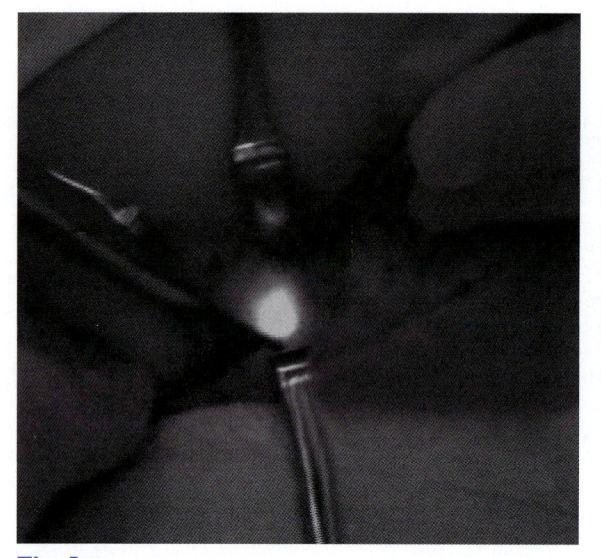

Fig.1g
The sentinel node and lymphatic channels became visible by fluorescence.

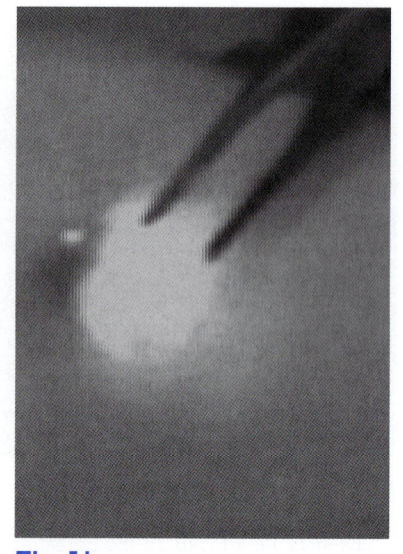

Fig.1h
The dissected sentinel node showed strong fluorescence signal.

(2) リンパ流の蛍光観察

　ICGを注入しながら赤外線観察カメラシステム（Photodynamic Eye；PDE、浜松ホトニクス社製）を用いてリンパ流の観察を開始する。皮膚・皮下のリンパ管に沿った蛍光はICG注入直後より観察できる（**Fig.1b・c・e**）ので、観察できた蛍光に沿って皮膚マーカーでマーキングしていく（**Fig.1d**）。

(3) SNの同定

　リンパ管・リンパ節の発する蛍光を観察しながらSNを同定する。

　術前の画像検索でSNのおよその位置が同定されている場合には、その部位を中心に探す。

　SNは体表面からは指頭大の蛍光まだらとして認められる（**Fig.1f**）。被覆表皮を指で前後左右に移動させても蛍光の位置が移動しなければ、それがSNである可能性が高い。皮膚および皮下脂肪織が厚い場合には、用手的に皮膚を伸展かつ圧迫して皮膚と皮下組織との距離を縮めるようにすると、SNが発する蛍光の観察が容易となる。

(4) SNの摘出

　リンパ管の損傷をできるだけ避けるために、同定されたリンパ流に沿って皮切を加える。リンパ流と皮切を直行させる場合には、切開線をSNよりも遠位側にデザインする。体表からSNの位置が確定できない場合には、リンパ流の蛍光が消失した部分の少し遠

位側に皮切を加える。

　リンパ管の損傷を避けながら皮下組織を注意深く鈍的に剝離していくと、強いまだら状・塊状の蛍光とそこへ流入する線状の蛍光が確認できるようになる（**Fig. 1g**）。リンパ管が色素で染まっていなくても蛍光を認めることができる。輸入リンパ管と輸出リンパ管を同定し、これらを結紮・切断してSNを摘出する（**Fig. 1h**）。

　SNを摘出後に、その周囲や深部にさらにリンパ節が存在しないか蛍光観察を行う。SNの摘出までに長時間を要した場合には、ICGがSNより先の二次リンパ節まで流入して蛍光を発する可能性があるので注意を要する。

(5) 摘出したリンパ節の病理組織学的検討

　MMの場合には、凍結切片では腫瘍細胞の同定が困難なことが多い。パラフィン固定による永久標本で、ヘマトキシリン-エオジン染色だけでなくMART-1やHMB-45などのメラノーマ細胞に対する各種モノクローナル抗体を用いた免疫組織化学染色を含めて詳細に検討する[8)9)]。

　乳房外Paget病の場合には、凍結切片による術中迅速病理組織検査を行い、その結果によっては、原発巣の切除に引き続いてリンパ節郭清を行う。

(6) その他の注意点

　下肢では大腿伸側の膝関節近位部までは皮下組織が薄く、リンパ管が皮下の比較的浅い部分を走行するため、リンパ管が発する蛍光を容易に観察することができる。これより近位側ではリンパ管が深部へ位置を変えるため、体脂肪が多い場合には蛍光が減弱し不鮮明になることがある。

　EMPDでは、病変が広範囲であるためにトレーサーの投与部位も広範囲になることがあり、複数のリンパ流を認める例がある[10)]。外陰部では対側へのリンパ流が存在することがあるため、反対側のリンパ流もPDEで観察しなければならない。当科では原則として、臨床的ないしは病理組織学的に真皮内浸潤が疑われる部位を中心としてICGを投与している。EMPDにおけるトレーサーの投与部位や投与量に関しては、今後も検討が必要である。

2 考察

　MMは神経堤由来の色素産生細胞であるメラノサイトのがん化によって生じる悪性腫瘍で、高率にリンパ行性転移を生じて予後不良となる。一般にMMにおいては組織学

的浸潤度が予後と相関することから、深い浸潤度を有するものに対して予防的リンパ節郭清が行われることが多かった。しかし、予防的リンパ節郭清の予後改善効果に関しては否定的な報告もあり[11)12)]、患者に与える侵襲の大きさや手術後遺障害によるQOLの低下の点からも、SNNSが望ましいと考えられるようになった。現在ではMMに対するSNNSの手技はほぼ確立されたといえ、2007年に策定された日本皮膚科学会の皮膚悪性腫瘍診療ガイドライン[13)]においても、原発巣の厚さが1mm〜4mmのMM患者に対してはSNNSの実施が推奨されるようになった。

　皮膚にはMMだけでなく多種多様な悪性腫瘍が生じ、それらの多くはリンパ行性の転移を生じやすい。このためMM以外の皮膚悪性腫瘍においても、SNNSが有用である可能性は高いと考えられているが、その臨床応用はいまだ確立されていない。

　表皮に原発してアポクリン汗腺への分化を示す悪性腫瘍として知られる外陰部のEMPDも、進行すると主としてリンパ行性に転移を生じる。またEMPDでは両側鼠径リンパ節への転移が生じることがあり、両側転移例は予後不良であると報告されている[14) 15)]。このため、近年ではEMPDに対してもSNNSが試みられるようになってきているが[16) 17)]、その手技や効果に関しては今後さらに検討していく必要がある。

　ICG蛍光法は他の色素法よりも高感度であり、リアルタイムでリンパ管の走行を観察でき、このこともあって手技が比較的容易であることから、色素法と同等かそれ以上の成果が期待される。特に、リンパ流だけでなく所属リンパ節までもが体表面から観察可能な皮膚悪性腫瘍においては、ICG蛍光観察法の有用性は高い。このため、RI法を施行できない施設におけるSNNSとして非常に有用であると考えられる。またRI法を施行可能な施設においても、よりパーフェクトに近い同定率と偽陰性率を得る一助となると思われる。

　ICG蛍光法の欠点としては、RI法でシンチレーションカウンターを用いた場合のように、術中にSNを定量的に同定することができない点と、レスポンスが鋭敏であるため二次リンパ節までもが早期に検出されてしまう現象（spill over）が生じる可能性がある点である。これらの点に関して今後さらに検討を加え、皮膚悪性腫瘍におけるICG蛍光法を確立していく必要があると考えられる。

Summary

Sentinel node navigation surgery using fluorescence imaging by indocyanine green for skin cancers (cutaneous malignant melanoma and extramammary Paget's disease)

Taiki Isei

Department of Dermatology, Kansai Medical University, Osaka, Japan

Key Words : Melanoma, Extramammary Paget's disease, Sentinel node, Fluorescence imaging, Indocyanine green

Sentinel node navigation surgery (SNNS) is beneficial for detecting early regional lymphatic metastasis in various types of skin cancers including malignant melanoma. Recently, a novel method using an indocyanine green (ICG) fluorescence imaging system to detect sentinel nodes (SNs) has been carried out in breast cancer. This paper shows the critical techniques of this method in patients with malignant melanoma or extramammary Paget's disease.

ICG was injected intracutaneously into the vicinity of the tumor. Fluorescence image was detected by Photodynamic Eye : PDE (Hamamatsu Photonics, Shizuoka, Japan). Subcutaneous lymphatic channels to the inguinal nodes became visible by fluorescence within a few minutes of ICG injection. By navigating fluorescence image, SNs were easily identified even in a condition that SNs were embedded deeply in the fat tissue, and then they were dissected.

ICG-guided fluorescence imaging can be efficient in detecting SNs of acral or genital skin cancers. This method may contribute to improve the detective rate of SNs in patients with various malignant skin tumors.

文 献

1) Morton DL, Wen DR, Wong JH, et al：Technical details of intraoperative lymphatic mapping for early stage melanoma. Arch Surg 127：392-399, 1992.
2) Morton DL, Wen DR, Cochran AJ：Management of early-stage melanoma by intraoperative lymphatic mapping and selective lymphadenectomy. Surg Oncol Clin North Am 1：247-259, 1992.
3) 清原祥夫, 吉川周佐, 藤原規広, ほか：皮膚悪性腫瘍における Sentinel Node Navigation Surgery. 癌と化学療法 32（8）：1191-1194, 2005.
4) Kitai T, Inomoto T, Miwa M, et al：Fluorescence navigation with indocyanine green for detecting sentinel lymph nodes in breast cancer. breast cancer 12：211-215, 2005.
5) 鍜利幸, 井ノ本琢也, 三輪光春, ほか：インドシアニングリーン蛍光測定による乳癌センチネルリンパ節生検 -Validation Study の報告. 乳癌の臨床 20（3）：250-254, 2005.
6) Isei T, Okamoto H：Fluorescence navigation with indocyanine green for sentinel lymph node biopsy in acral melanoma and genital extramammary Paget's carcinoma. Ann Surg Oncol 15（Suppl 1）：58-59, 2008.
7) 清原祥夫：Sentinel Node Biopsy. 悪性黒色種の診断・治療指針. 斎田俊明, 山本明史編, p101-107, 金原出版, 2001.
8) Cochran AJ, Balda BR, Starz H, et al：The Augsburg consensus：Techniques of lymphatic mapping, sentinel lymphadenectomy, and completion lymphadenectomy in cutaneous malignancies. Cancer 89：236-241, 2000.
9) 野呂佐知子, 山本明史, 山崎直也, ほか：悪性黒色腫の sentinel node biopsy および病理組織学的検討, 日皮会誌 114（1）：15-24, 2004.
10) 吉野公二, 青木見佳子, 川名誠司：乳房外パジェット病における Sentinel lymph node biopsy：トレーサーの投与部位についての検討. 日皮会誌 114（9）：1539-1542, 2004.
11) Sim FH, Taylor WF, Ivins JC：A prospective randomized study of the efficacy of routine elective lymphadenectomy in management of malignant melanoma. Preliminary results. Cancer 41：948-956, 1978.
12) Cascinelli N, Morabito A, Santinami M, et al：Immediate or delayed dissection of regional nodes in patients with melanoma of the trunk：a randomised trial. WHO Melanoma Programme. Lancet 351：793-796, 1998.
13) 斎田俊明, 真鍋求, 竹之内辰也, ほか. 日本皮膚科学会ガイドライン - 皮膚悪性腫瘍ガイドライン. 日皮会誌 117（12）：1855-1925, 2007.
14) 大原国章, 大西泰彦, 川端康浩：乳房外 Paget 病の診断と治療. Skin Cancer 8：187-208, 1993.
15) Hatta N, Yamada M, Hirano T, et al：Extramammary Paget's disease：treatment, prognostic factors and outcome in 76 patients. Br J Dermatol 158：313-318, 2008.
16) Hatta N, Morita R, Yamada M, et al：Sentinel lymph node biopsy in patients with extramammary Paget's disease. Dermatol Surg 30：1329-1334. 2004.
17) 清原祥夫, 吉川周佐, 藤原規広, ほか：新しい検査法と診断法 外陰部 Paget 病におけるセンチネルリンパ節生検. 臨皮 59：71-74, 2005.

V | 脈管造影

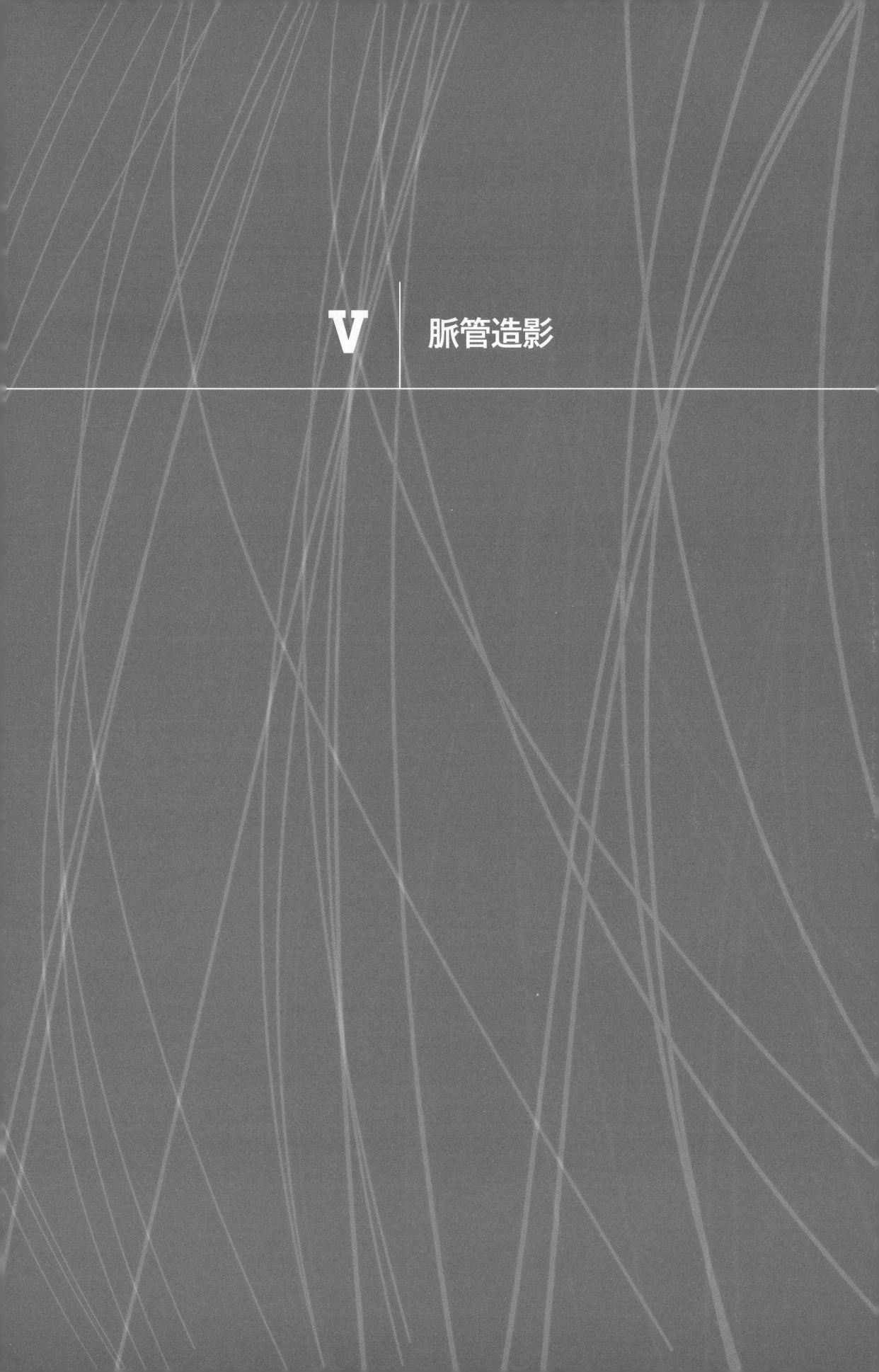

ICG蛍光SPY intraoperative imaging systemを用いた術中冠動脈バイパスグラフト造影法の意義
― 患者に優しい安全確実で低侵襲なoff pump CABGを行うために ―

An innovative SPY intra-operative imaging system to evaluate the graft patency during off-pump CABG

Key Words | オフポンプCABG | SPYシステム | 術中グラフト評価法

平塚共済病院心臓センター心臓血管外科　　横浜市立大学医学部外科治療学
高橋政夫　　　　　　　　　　　　　　**益田宗孝**

はじめに

　外科手術というものは、元来、患者にメスを入れるという点で、侵襲的であることから抜け出すことは不可能である。しかし、昨今、この侵襲をいかに少ないものにできるかが、21世紀に生きるわれわれ外科医にとって、大きな命題となっている。

　1896年ドイツのレーンが初めて心臓手術を行って以来[1]、心臓外科の歴史は110年を越えたが、心臓手術ほど低侵襲手術と縁遠い分野はないと考えられてきた。しかし、1996年に本邦に導入された左前胸部小切開によるMIDCAB（minimally invasive direct coronary artery bypass）によって、一気に心臓手術の低侵襲化が花開くこととなった。心臓を停止せず、人工心肺装置を用いることなく、心臓表面に存在する冠動脈へのバイパスを行うこの手術手法は、患者への侵襲度の低さ[2]から、急速に広がった。1998年には、胸骨正中切開でも心臓後面の冠動脈へ安全にアプローチできるようになり、2007年には本邦の冠動脈バイパス手術の60％以上がoff pump CABG（coronary artery bypass grafting）にて行われるようになったのである[3]。

　off pump CABGでは、高度な手技を要求されるため、グラフト開存率を低下させる恐れがある。しかし、グラフトが良好に開存しているかどうかを確認する手段は、portable DSA（digital subtraction angiography）を用いた術中造影か、または術後の心臓カテーテル法以外にはなかった。双方とも、レントゲンの被曝、造影剤による腎機能への影響、カテーテル挿入に伴う合併症が避けられない手法である。また、術後にバイパスグラフトが閉塞していることが判明しても、すぐに再手術を施行することは困難である。

　手術中にバイパスグラフトの閉塞が確認できれば、その場で吻合をやり直すことができる。この術中バイパス造影を世界で初めて可能にしたのが、SPY（スパイ）intraoperative imaging system（以下、SPY system）である。

1 SPY systemの特徴と使用方法

　薬剤溶出性ステントや血管増殖因子療法などの導入により、冠動脈疾患治療の中心は外科手術からカテーテル治療へと移行している。その理由は、低侵襲性に加えて、治療直後に医師・患者ともに映像にて治療効果を確認できる点にある。今後もCABGが確固たる地位を維持するためには、さらに高いグラフト開存率を可能とする新たな術中グラフト評価法が必要であると考えられてきた。

　常に拍動している心臓の冠動脈に吻合されたバイパスグラフトの中を血液が流れていく様子を、レントゲンを用いないで映しだせる装置は、従来、存在しなかった。

　2002年3月、筆者はSPY systemを、アジア圏で最初に導入したが[4)5)]、カナダで開発されたSPY system(**Fig.1**)は、革新的な術中造影装置である[6-8)]。

　本装置の特徴は、
(1) バイパスグラフト吻合直後に、映像にて血液の流れと開存を確認できる。
(2) 冠動脈造影と同等かそれ以上の鮮明な画像がreal timeに得られる。

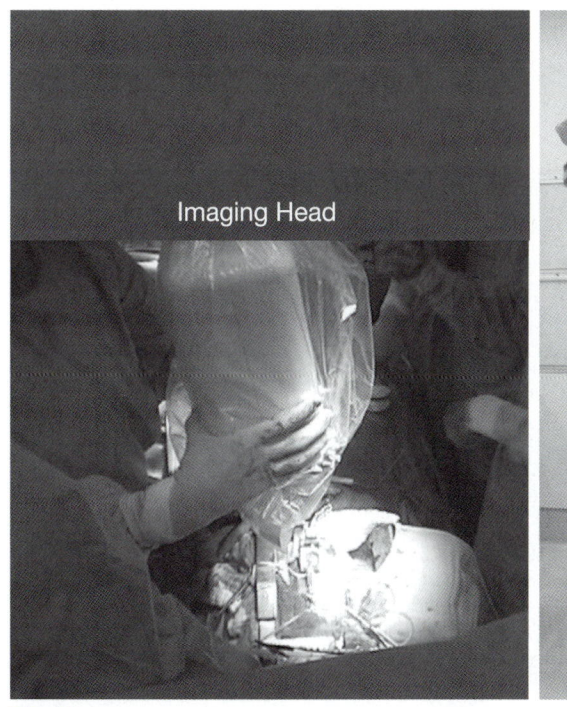

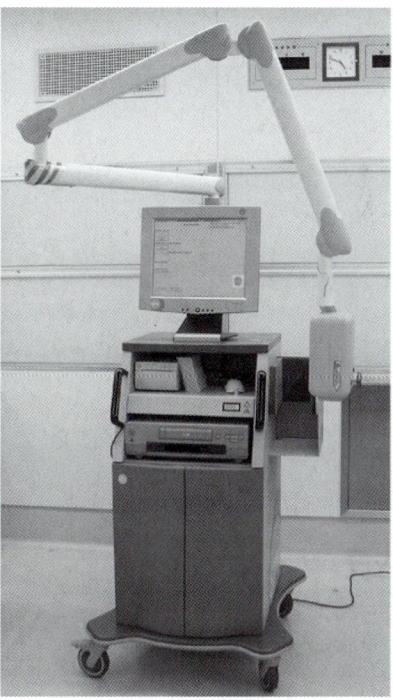

Fig.1
SPY intraoperative imaging system.
Left : The imaging head is positioned about 30 cm above the heart.
Right : SPY imaging system.

(3) カテーテルを用いない。また、造影剤を用いない。
(4) 中心静脈より0.5～1mlのICG（インドシアニングリーン）を静注するのみである。
(5) ICGは肝代謝であり、腎機能に影響しない。
(6) グラフトおよび冠動脈のみならず、冠静脈を含む0.5mm以下の血管も描出可能である。
(7) レントゲンを用いず、低容量（2.7 Watts）のlaser cameraにてICGの反射をとらえる。

グラフト吻合後、**Fig.1**左のようにSPY systemのimaging headを術野から約30cmの位置に設置して、20倍希釈したICG 0.5～1mlを中心静脈ラインより注入すると、数秒で鮮明なバイパスグラフトの映像がモニターにて観察される。1症例あたり1バイアルのICGで20回以上の撮影が可能である。**Fig.2**にICGの注入方法を示す。ICGの副作用は、従来のヨード造影剤に比して非常に少なく、安全に使用することが可能である（**Table 1**）。

得られた動画は、aviまたはmpeg形式で保存され、本体のハードディスクおよびCD-Rに書き込まれる。また、最新機種では、DICOM規格での動画保存が可能となり、CD-R1枚に20人分以上の患者データを書き込むことが可能となった。

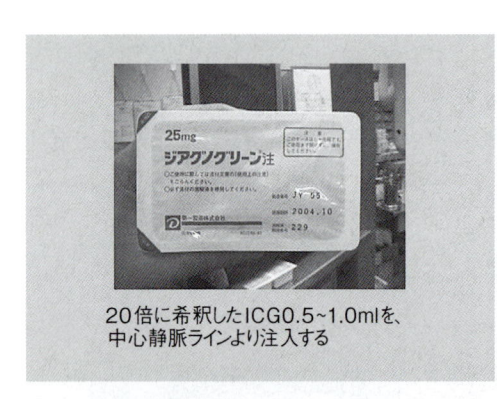

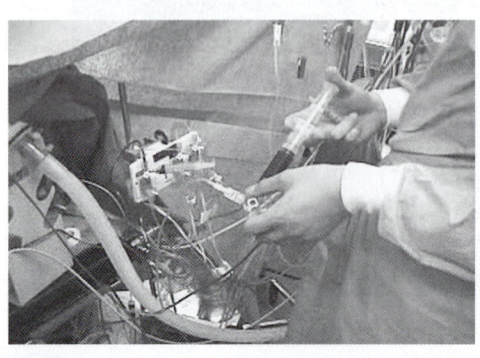

Fig.2
How to inject the indocyanine green.

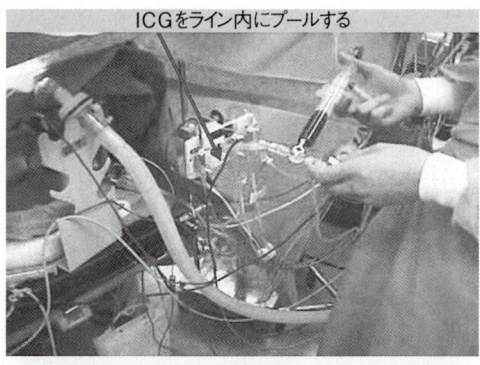

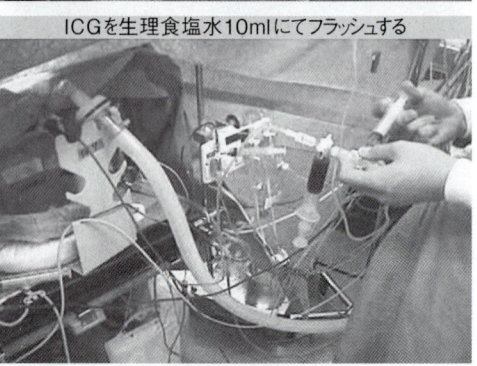

Table 1 Comparison of Adverse Drug Reaction between Contrast Media and ICG

	Contrast media (Iohexol)	ICG
ADR reporting No. / Total No.	452 /17,039	36 /21,278
ADR %	2.65%	0.17%
Cardiovascular ADR %	0.33%	0.023%

2 SPY systemの映像とその有効性

　Fig.3-6に実際のSPY systemで得られたイメージを提示するが、カテーテル造影に匹敵する鮮明なイメージである。内胸動脈や橈骨動脈のsequential graftでも鮮明なイメージが得られている。実際にSPY systemの液晶モニターでみえるイメージは、図よりも鮮明であり、グラフト内部の血液の流れも観察できる。imaging headは自在に回転可能であり、CX領域やRCA末梢領域もきれいに描出可能である。

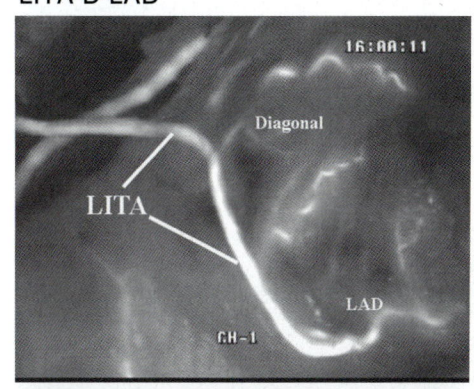

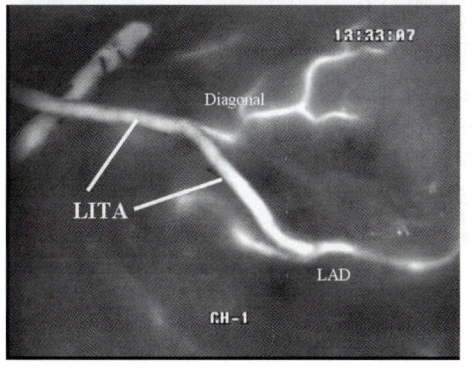

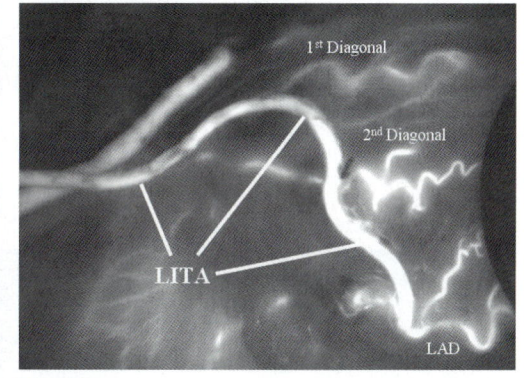

Fig.3
LITA sequential graft: Skeletonized conduits provided better visualization than pedicled ones.

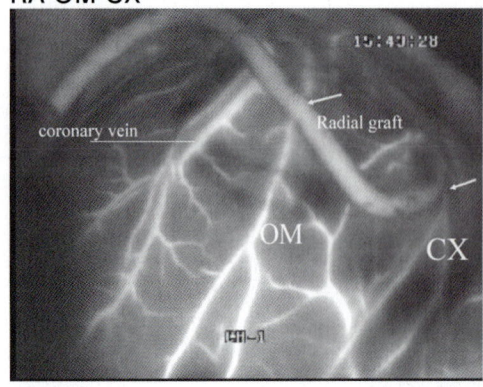

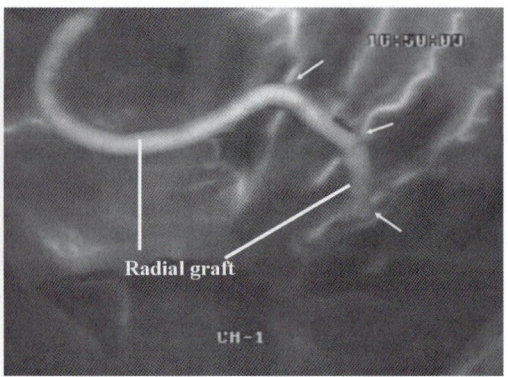

Fig.4
RA sequential graft.

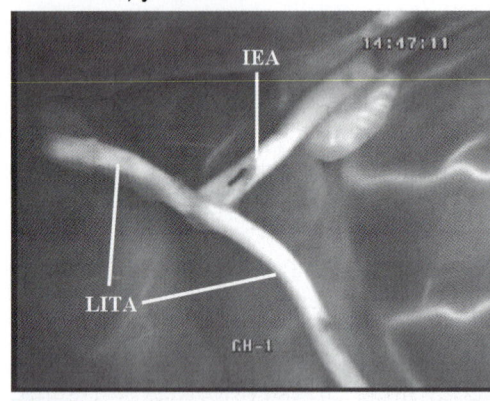

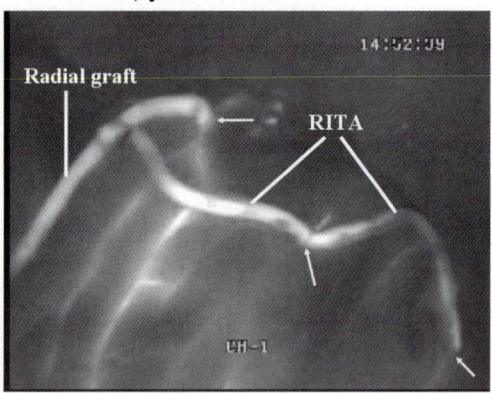

Fig.5
Y composite graft.

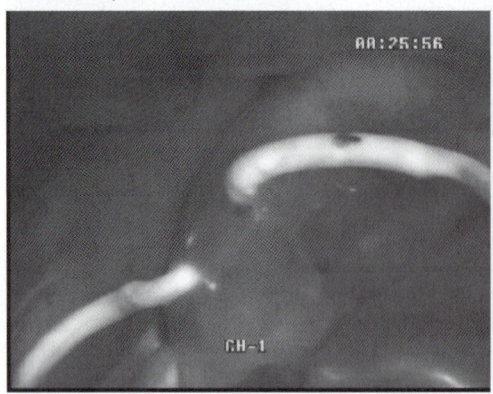

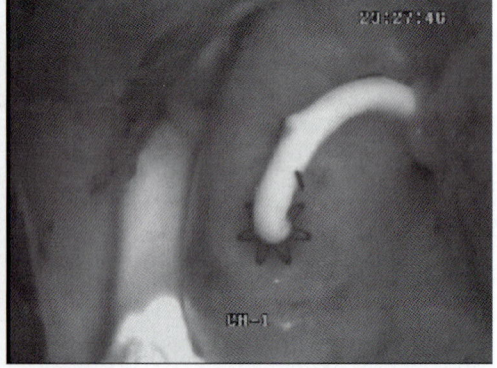

Fig.6
Aortic proximal anastomosis.

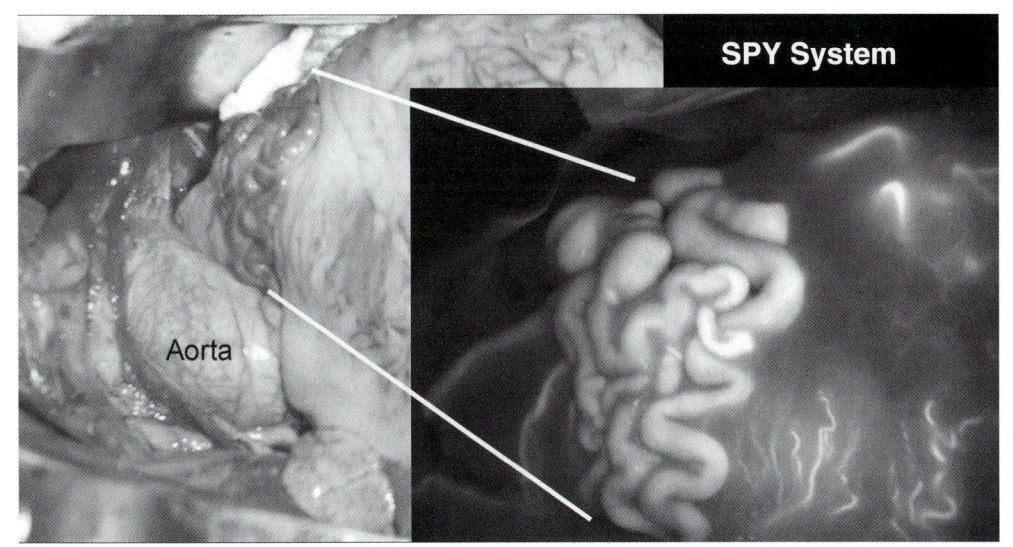

Fig.7
Coronary-pulmonary arterial fistula.

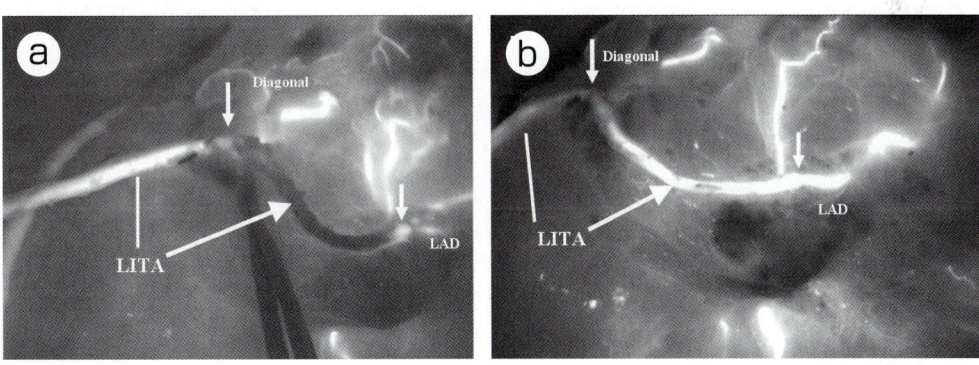

Fig.8
Efficacy of the SPY system (88 year old female patient).
a. Before revision.
b. After revision.

　Fig.7は、冠動脈―肺動脈瘻の1例で、肺動脈前面に存在するfistulaをSPY systemにて確認しつつ、心拍動のままで切除することが可能であった。術前のカテーテル検査では判明しなかった異常血管も術中のSPY造影にて発見し得た。
　SPY systemが特に有用であった症例を提示する。
　Fig.8は、88歳女性で、off pump CABG4枝施行した症例である。血流計による測定ではLITA(左内胸動脈)―D(対角枝)―LAD(左前下行枝)の血流は22ml/minであり、十分に開存していると考えられた。しかしながら、SPY systemでは、diagonal branchとLADの間でグラフトが閉塞していることが示された(**Fig.8a**)。このため、diagonal branchの吻合をやり直したところ、良好な血流が得られた(**Fig.8b**)。もし、

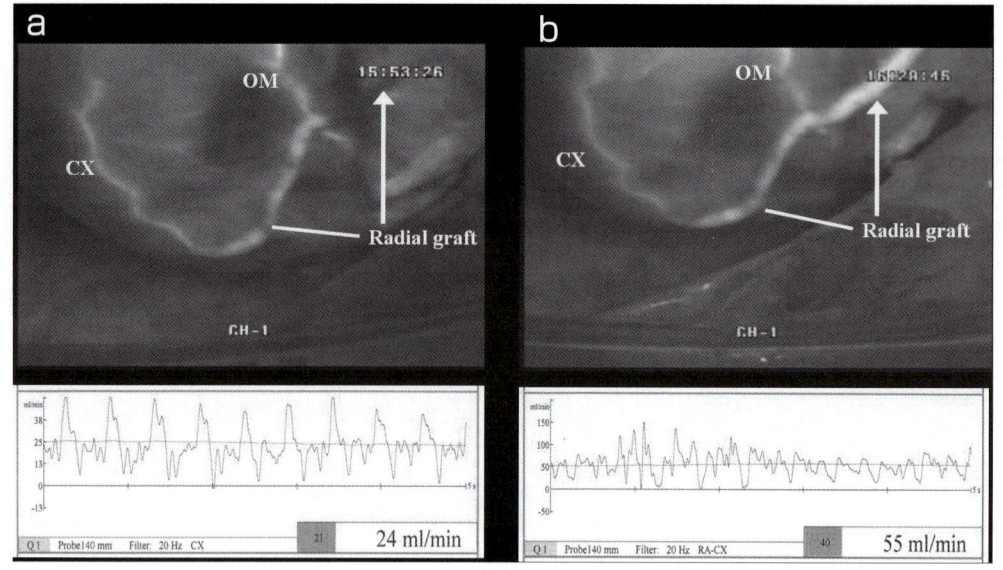

Fig.9
Efficacy of the SPY system (66 year old male patient).
a. Before revision, white arrow detects occlusion of the radial arterial graft between aorta and obtuse marginal branch.
b. After revision, good blood flow of the proximal site of the graft could be obtained, as indicated by the white arrow.

　SPY systemによる評価がなければ、再吻合を行わないまま手術を終了し、患者の予後にも大きく影響していたと考えられる。

　Fig.9は、66歳男性で、off pump CABG5枝施行した症例である。大動脈から橈骨動脈グラフトを用いてOM（鈍縁枝）-CX（回旋枝）に吻合したグラフトの血流は24ml/minで、拡張期優位の血流波形が観察された。しかし、SPY systemで確認したところ、大動脈からOMまでのグラフトが映っていないことが判明した（**Fig.9a**）。このため、大動脈の中枢吻合をやり直したところ、血流量も増加し、SPY systemでも良好なイメージが得られた（**Fig.9b**）。この症例も、従来ならば再吻合を行わないまま手術を終了していた症例である。

　Fig.10は、グラフトとnative coronaryの血流競合の症例である。血流量は4ml/minと非常に少ないが、SPY systemで観察すると、吻合部は開存していることが判明したため、再吻合を必要としなかった。

　SPY systemの有用性は、次の通りである。
(1) 術中にグラフトトラブルを発見し解決へ導ける。
(2) 外科医が再吻合を必要と判断するのに十分な、視覚による情報が得られる。
(3) 術直後に、患者と家族にグラフト開存状態を映像にて供覧できる。

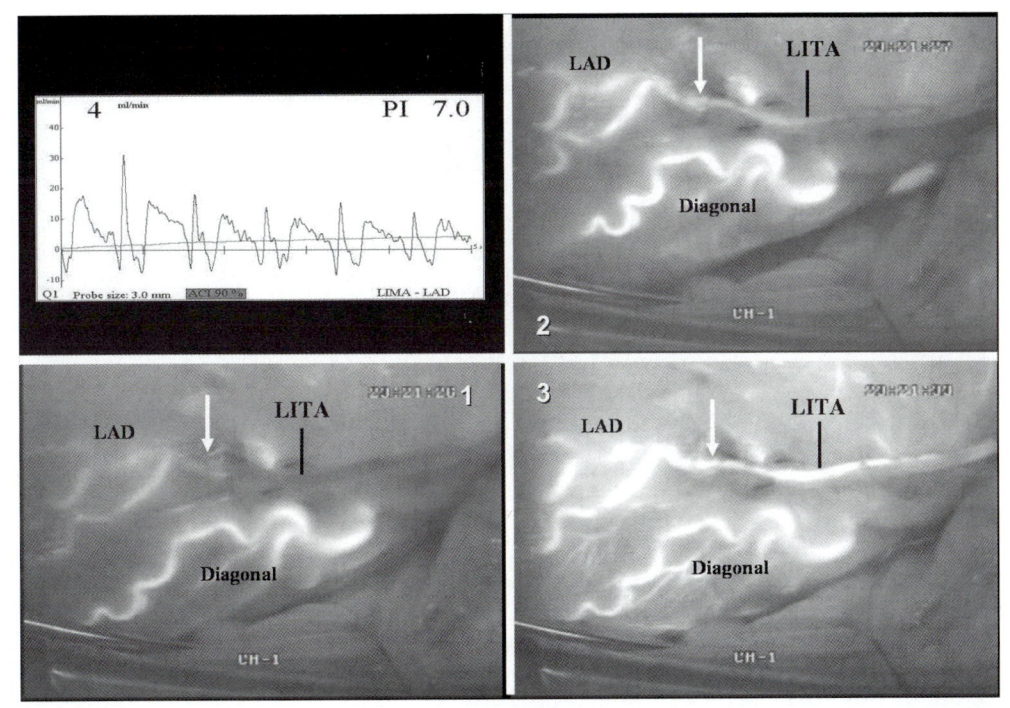

Fig.10
Flow competition.
1.At first, native coronary artery was stained. 2.Second, LITA was stained retrogradely from the native coronary through the anastomosis. 3.And the last, LITA was shown antegradely into the native coronary artery. Consequently, patency of the LITA graft could be proven.

3 ラリンジアルマスク麻酔による off pump CABG

　筆者はさらなる低侵襲を求めて、2003年1月からoff pump CABGの麻酔に気管挿管しないラリンジアルマスク麻酔を導入した(**Fig.11**)。

　現在では、緊急症例も含めて、ほとんどの症例でラリンジアルマスク麻酔を行っている(**Fig.12**)。気管挿管による声帯麻痺の合併症は皆無で、術後に誤嚥性肺炎の合併もないため、トラヘルパーなどの吸痰補助装置を用いることもなくなり、特に高齢者や陳旧性脳梗塞患者に有用であると考えている。

　手術終了時に、麻酔から覚醒し、安全にラリンジアルマスクを抜去できるのは、SPY systemにて、術中にバイパスグラフトが開存していることが、動画にて視覚的に確認できるようになったことが大きく貢献している。

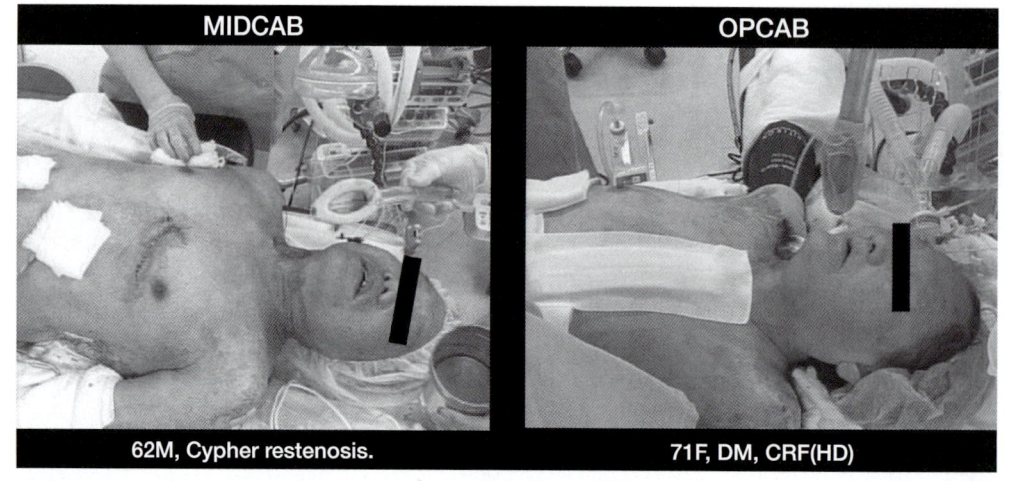

Fig.11
Off pump CABG using laryngeal mask anesthesia.
Left : 62 year old male, MIDCAB single bypass grafting case for restenosis of the drug eluting stent.
Right : 71 year old female, OPCAB 4 bypass grafting case with diabetes and hemodialysis.
Laryngeal mask could be removed just after the surgery in both cases.

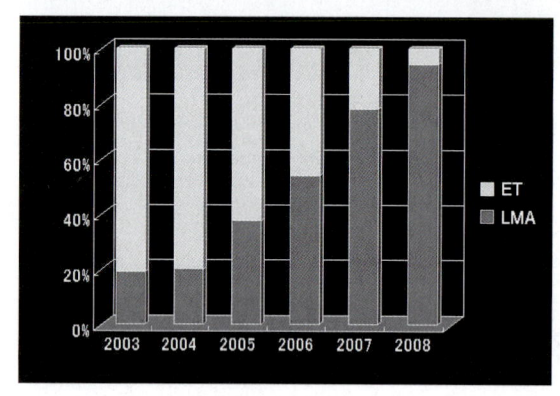

Fig.12
Ratio of the intubation variety during off pump CABG(Endotracheal tube versus laryngeal mask airway) .
Recently, laryngeal mask anesthesia can be safely performed in almost patients over 80 %.

4 術中グラフト評価法の比較

　術中グラフト評価法としては、従来から①transit time血流計、②エコー、③IRIS（thermography）、④portable DSAによる術中造影などが用いられてきたが、低侵襲で鮮明な映像によるグラフト血流を確認できる方法はなかった。
　術中グラフト評価は、すべての症例・すべてのグラフトに行われる必要があり、この点からエコー、IRIS、portable DSAはよい評価法とは言い難い。血流計は簡便であるが、時に偽陽性を示す。SPY systemは、術中にグラフトトラブルを発見し解決へ導ける点や、グラフト開存状態を映像にて供覧できる点から、他の方法にはない非常に有用なグラフト評価法である（**Table 2**）。

Table 2　Comparison of intra-operative graft validation methods

評価法		長所	短所	評価
血流計	定量	簡便	視覚的でない	○
エコー	視覚	非侵襲	後壁に不適	△
IRIS	視覚	非侵襲	不鮮明、後壁に不適	△
Portable DSA	視覚	鮮明	侵襲 大	△
SPY system	視覚	鮮明、非侵襲	グラフト周囲組織の完全な切除が必要	◎

5　危険な術後カテーテル検査の回避

　術後のカテーテル検査が、保険請求できるのは世界中で日本と韓国だけであり、欧米ではコスト削減の面からも、全く行われていないのが現状である。しかし、インターベンションの盛んな本邦では、グラフトが開存していることを映像で証明できる何らかの術中グラフト評価法が必要であると考える。

　Fig.13左は、術後8日目に確認造影を行ったRA-4PDグラフトであるが、中枢側吻合部より造影剤の漏れ出ているのが観察された。**Fig.13右**は、ルーチンの冠動脈造影検査で、正常の右冠動脈がカテーテル挿入により解離を生じた症例である。

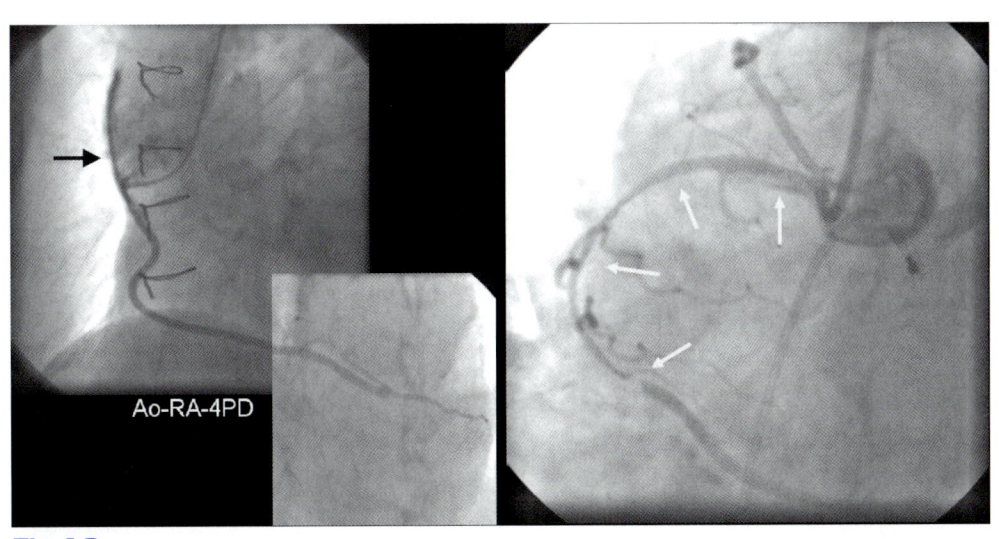

Fig.13
Risky catheter angiography.
Left : leakage of contrast medium around the aorta was shown in catheter graft angiography(8 postoperative day).
Right : acute coronary dissection occurred due to catheter insertion at the routine coronary angiography.

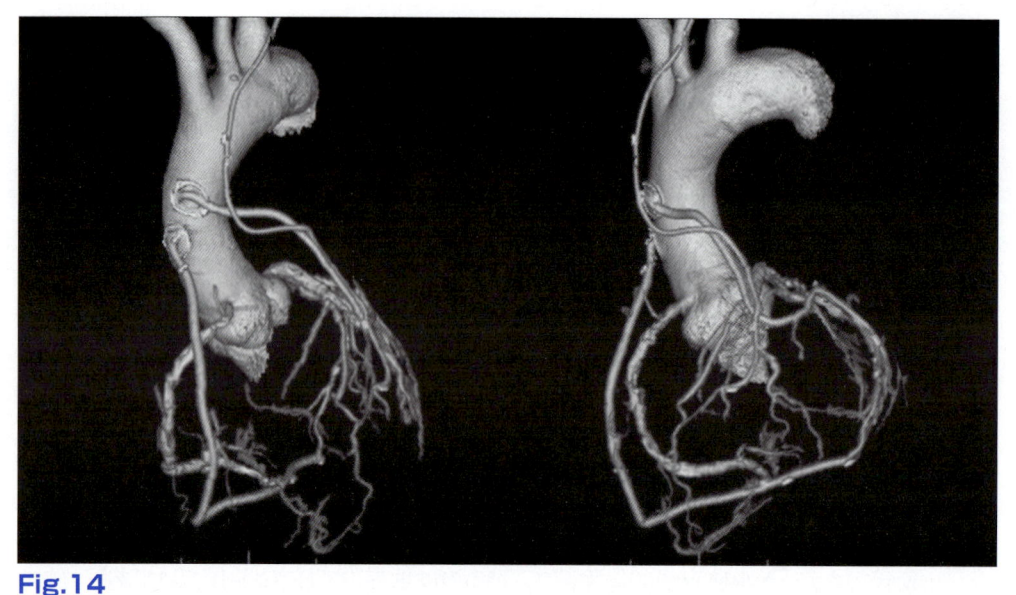

Fig.14
64 multi-detector computed tomography (MDCT).
MDCT graft examination 5 years after off pump CABG 9 bypass grafting case, that was the first case in the world. All 9 distal anastomoses could be shown in MDCT (LITA-D1-D2-LAD, RA-HL-OM-CX, and RA-RV branch-4PD-15PL).

　カテーテル挿入による造影検査には、少なからず危険が伴うため、危険な術後造影検査は、回避すべきである。最近、64列のマルチスライスCTによる冠動脈評価（**Fig.14**）が可能となり、SPY systemによる術中グラフト造影に加えて、CTによる評価を加えることで、不必要なカテーテル検査を回避できるようになると思われる。

6　SPY systemの他臓器への応用

　Fig.15左は、腹部大動脈瘤に対してダクロングラフトを置換した症例である。人工血管とともにIMA（下腸間膜動脈）も良好に造影された。**Fig.15右**は、小腸への血流を確認するためにSPY systemを用いたが、動脈のみならず静脈も良好に造影された。
　SPY systemの将来性は心臓外科領域に留まらず、血管吻合を必要とするあらゆる領域にて利用可能である。

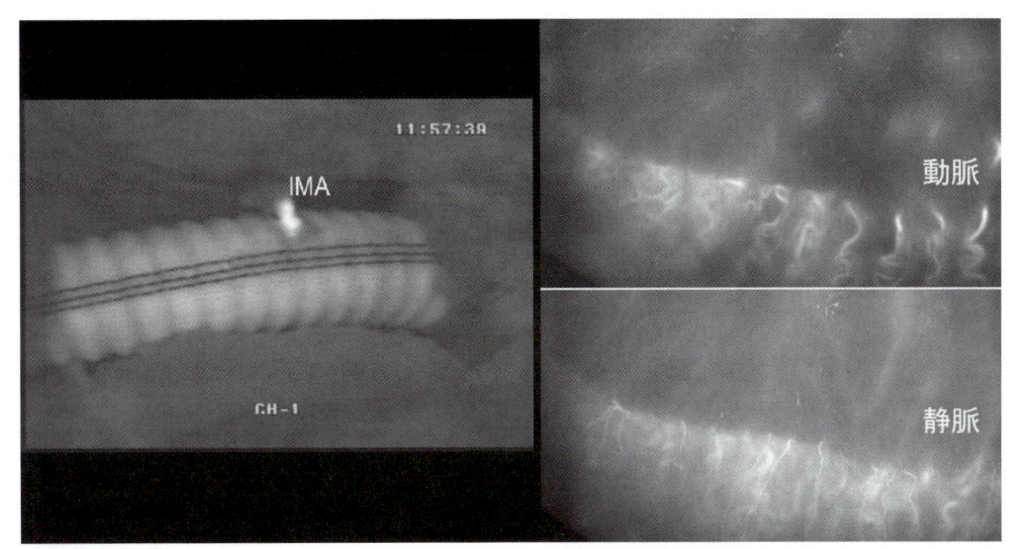

Fig.15
Application possibility for abdominal organs of the SPY system.
Left : Prosthetic graft replacement for abdominal aortic aneurysm with inferior epigastric arterial reconstruction.
Right : Arterial and venous circulation could be shown clearly using SPY system.

7 新しい SPY system：DICOM file saving

　患者の術中データを保存しておくことは、非常に重要である。従来のSPY systemは、撮影した動画イメージをavi fileでCD-Rに保存するため、1つのイメージが360MBと非常に大きく、家族や紹介医に術直後にイメージを供覧するためには大きな障害になっていた。この解決策として新たに開発されたDaqPaq softwareでは、SPYイメージをDICOM fileに圧縮してCD-Rに保存することが可能となった。

　筆者の病院では、シネ動画ネットワークシステムにSPYイメージを取り込み、手術室のSPYイメージを、手術直後に病棟で待っている家族に供覧することが可能である（**Fig.16**）。

　循環器内科医によるカテーテルインターベンションがそうであるように、バイパス手術に際してもバイパスの開存を即座に確認できるSPY systemは画期的な装置である。

　術直後の家族への手術説明が、「何本バイパスしました」から「何本バイパスしてすべて流れています」と劇的に変化した。SPY systemは、低侵襲で、即座に映像にて確認できる最も優れた術中グラフト評価法である。

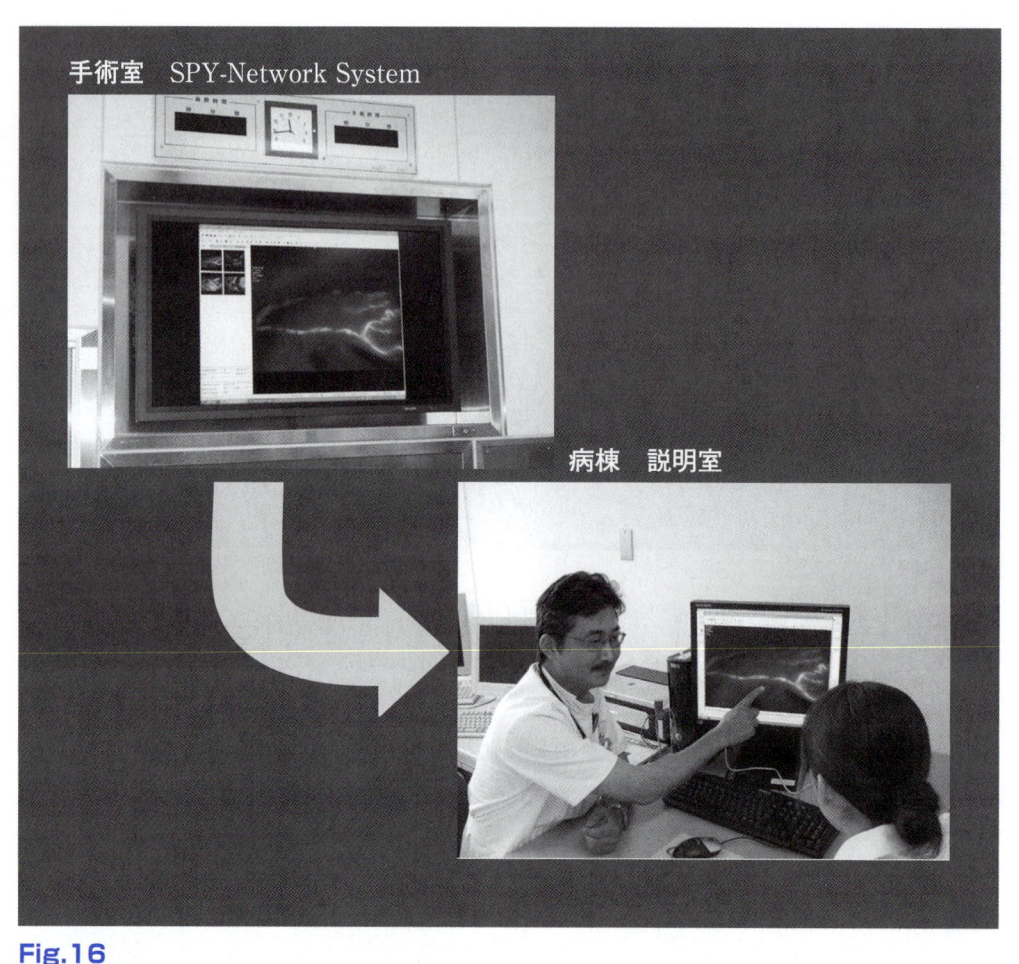

Fig.16
SPY system and DICOM movie network system.
DICOM movie file can be incorporated into the DICOM movie network system. We can show the SPY images to the patient's family, just after the surgery in the informed consent room.

8 まとめ

　　SPY systemは、カテーテルにてグラフトを傷つけることなく、ICG注入後、即座に映像にて確認できる従来はなかった画期的な術中グラフト造影装置である。
　その将来性は心臓外科領域に留まらず、多岐にわたって利用可能であり、末梢血行再建、形成外科による微小血管吻合、脳神経外科における動脈瘤クリッピング、脳動静脈奇形、さらには移植手術など血管吻合を必要とするあらゆる領域にて今後広まるものと考えている。

Summary

An innovative SPY intra-operative imaging system to evaluate the graft patency during off-pump CABG

Masao Takahashi[1] and Munetaka Masuda[2]

[1]Department of Cardiovascular Surgery, Hiratsuka Kyosai Heart Center, Kanagawa, Japan

[2]Department of Surgery, Yokohama City University Hospital, Kanagawa, Japan

Key Words：Off-pump CABG, SPY system, Intra-operative graft validation

Off-pump coronary artery bypass grafting (CABG) has rapidly been used because of its less invasiveness and minimal complications. However, the graft patency rate highly depends on operators' capabilities due to technical difficulties.

SPY intra-operative imaging system is an innovative device developed for achieving 100% graft patency. Since 2002 when our heart center first employed the SPY system, a noninvasive imaging device for intra-operative graft validation, in the Asia-Pacific region, we have used the system. After injection of indocyanine green via a central venous line, real time images of the graft can be observed, without catheter insertion, X-rays or iodine contrast media.

Clear SPY images could be obtained in all 720 distal anastomoses of more than 200 CABG cases. Eight anastomoses (1.1%) were revised intra-operatively because of unfavorable SPY images. All patients underwent post-CABG catheter angiography or 64 slice MD-CT. Ninety-eight point five percent of anastomoses were patent as shown in SPY images, including all eight revised grafts.

After introduction of 64 sliced MD-CT, risky post-CABG catheter angiography could be omitted in all patients except for a few symptomatic or eventful patients. The use of the SPY system enables us to resolve technical failures completely during surgery. It is concluded that the combination of both intra-operative SPY system and post-operative MDCT is the most reliable and less invasive diagnostic cardiac imaging for the graft validation. SPY image is the best key information for surgeons to decide revision of the failed grafting. Off-pump CABG using SPY intra-operative validation may become a golden standard surgical management in the near future.

文　献

1) Rehn L：Ueber Penetrierende Herzwunden und Herznaht. Arch. Klin. Chir. 55：315, 1897.
2) Masuda M, Morita S, Tomita H, et al：Off-pump CABG attenuates myocardial enzyme leakage but not postoperative brain natriuretic peptide secretion. Ann Thorac Cardiovasc Surg 8：139-144, 2002.
3) 日本冠動脈外科学会：冠動脈外科全国アンケート調査結果, 2007年.
URL（http://www.med.nihon-u.ac.jp/jacas/result2007.html）
4) Takahashi M, Ishikawa T, Higashidani K, et al：Off-pump coronary artery bypass grafting using DONUT and SPY. Kyobu Geka 56：611-618, 2003.
5) Takahashi M, Ishikawa T, Higashidani K, et al：SPY^{TM}：An Innovative Intra-operative Imaging System to evaluate graft patency during Off Pump Coronary Artery Bypass Grafting. ICVTS（Interactive Cardiovascular and Thoracic Surgery）3：479-483, 2004.
6) Waseda K, Fitzgerald P J, Takahashi M：Intraoperative assessment of coronary grafts with Fluorescent angiography. Heart 94：64, 2008.
7) Rubens FD, Ruel M, Fremes SE：A new and simplified method for coronary and graft imaging during CABG. The Heart Surgery Forum 5：141-144, 2002.
8) Taggart DP, Choudhary B, Anastasiadis K, et al：Preliminary experience with a novel intraoperative fluorescence imaging technique to evaluate the patency of bypass grafts in total arterial revascularization. Ann Thorac Surg 75：870-873, 2003.

ICG蛍光法を用いた赤外観察カメラによる術中グラフト評価

Intraoperative quality assessment by using fluorescence imaging in off-pump coronary artery bypass grafting

Key Words オフポンプ冠動脈バイパス｜蛍光撮影法｜インドシアニングリーン｜トランジットタイム法

慶應義塾大学医学部外科（心臓血管）

古梶清和　　四津良平

はじめに

1）術中グラフト評価の意義

　drug eluting stent導入後冠動脈バイパス術（CABG）の適応となる症例は、全身に何らかの合併症を持ち、冠動脈病変がより厳しく吻合が困難な症例が多くなっている。かかる状況下で求められるのは、患者にとってより低侵襲な手術であり、人工心肺を用いずに心拍動下で冠動脈バイパスを行うoff pump CABG（OPCAB）は、日本におけるCABG症例の60％以上を占める術式となっている。しかしながらOPCABの低侵襲性のメリットは、従来型の人工心肺を用いたon-pump CABGと同じ精度の手術、すなわち同じ精度の吻合が達成できるという前提の下に語られるべきであり、Parolariら[1]がrandomized meta-analysisの結果、OPCAB導入でバイパスグラフト開存率が減ずると示唆しているように、術者にとってon-pump CABGよりはるかに技術的負担の大きいOPCABのバイパスグラフト開存率を上げることは、患者の生命予後にかかわるだけでなく、術者の死活問題でもある。一般にバイパスグラフトの評価は、冠動脈造影や近年ではマルチスライスのCTによって退院前になされるが、この時点でOPCAB後のグラフトがうまく機能していない場合、再手術によって再吻合を行うことは患者に再び大きな負担を強いることになり、何のための低侵襲手術だったのかということになってしまう。

　グラフトは、手術終了時に心筋虚血の臨床的兆候を認めなければ開存しているとみなす術者も多いが、グラフト機能不全を認知できなかった患者の周術期死亡率は9％を超えるという報告[2]もあり、術後早期のグラフト機能不全の予後は不良である。したがって心臓外科医はCABG手術の際、術中に何らかの方法で的確な吻合部評価をして手術の品質保証を求めたいと考えている。ことに前述のごとく技術的負担の大きいOPCABの場合は、よりいっそう吻合の質に注意を払うべきである。

2）現行の術中グラフト評価法

　　近年術中グラフト評価の手段としては、主に超音波を用いたトランジットタイム法か蛍光撮影法の2つに集約されつつあり、これらの有用性が報告されている[3-6]。超音波トランジットタイム法は、血流パターンや流量からグラフトの開存を推測するものであり、吻合部の状態を直接みているわけではない。それゆえ、吻合部狭窄病変検出に対する信頼性を懸念する向きもある[7]。これに対し蛍光撮影法は、インドシアニングリーン（indocyanine green; ICG）を蛍光発光させてその流れを赤外カメラで撮影するものであるが、吻合部の形態学的状態や流れを冠動脈造影のように直接観察でき、外科医にとっては吻合の質をイメージしやすく、躊躇なく再吻合に踏み切れるという利点を持つ。

　　ここでは、実際われわれの施設でOPCAB中の吻合部評価のために行ったICG蛍光撮影法による冠動脈造影の結果をふまえ知見を述べる。

1　ICG蛍光撮影法による術中グラフト評価

1）使用機器とICG注入量

　　われわれは、赤外観察カメラとして浜松ホトニクス社製のPhotodynamic Eye（PDE）を使用している。現在日本で利用可能な赤外観察カメラシステムとしては、もう1つNOVADAQ社製のSPYTMSP2000があるが、PDEの方がカメラ部分がコンパクトであり、吻合場所に応じて手軽にカメラポジションを変えられ、頻回に撮影が可能であることからPDEを使用している。撮影に際しては、通常1ml中のICG量が1mgとなるように調製したものをスワンガンツカテーテルより注入し、生理食塩水10mlでフラッシュしている。次にわれわれの術中PDE撮影手順にしたがって知見を述べる。

2）PDE撮影のknack & pitfalls

　　まず冠動脈バイパスにとりかかる前に一度ICGをスワンガンツカテーテルより注入し、冠動脈がどのように造影されるかを確認しておくと、この造影法の特性がある程度理解でき、以後の観察に役立つ（**Fig.1**）。ICG蛍光撮影というものは、血管の中のICGを観察カメラの発するビームにより蛍光発色させ、その血流をデジタルカメラで撮影するものであり、カメラのビームがICGに当たらなければ血流がとらえられない。すなわちターゲットとする血管と観察カメラの間に何らかの遮蔽物（筋肉、脂肪組織、手術器具など）が存在するとその部分の血管は描出されてこない。当初われわれも、筋肉内を走行する冠動脈の同定に役立つのではと考え、左前下行枝の脂肪や心筋組織内走行部の造影を何度か試みたが、心表面から触知できる血管であっても、脂肪に覆われ透けてみえない血管の

場合は、全く描出されなかった(**Fig.2**)。のみならず、ICG蛍光撮影では静脈もきれいに造影され、造影剤による冠動脈造影に比べwash outに時間がかかるので、左前下行枝に伴走する静脈が遅延造影像で視認部分の動脈と同時に造影される(**Fig.3**)。この結果、ICG注入後のfirst passをよく観察しないと、遅延造影される伴走静脈を冠動脈と誤認することがあるので注意を要する。

　以上のようなICG蛍光撮影の特性を理解したうえで、冠動脈バイパスが一吻合終了ごとにICGを静注しPDE撮影にてグラフト吻合部を評価してゆく(**Fig.4・5**)。前述のごとく吻合部に脂肪組織が被っていたり、吻合部近位のグラフトにクリップがかかっていたりするとそこの真下の部分は造影されないので角度によっては、狭窄しているようにみえてしまうので注意を要する。**Fig.6**の撮影はY composite graftの吻合部を観察したものであるが、われわれは吻合にU-Clipを用いているため吻合部分が全周性に抜けて造影されている。しかしながら、**Fig.7**の術後造影のごとく吻合部は全く問題ない。またわれわれ

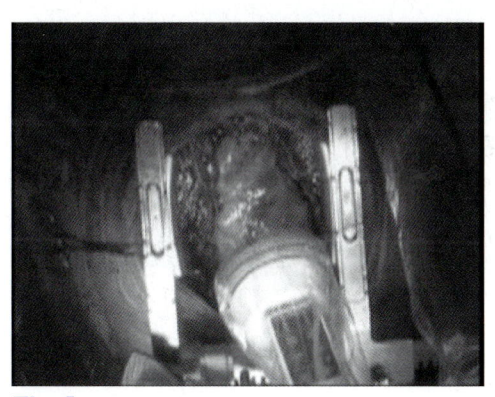

Fig.1
Compact camera unit of Photodynamic Eye (PDE).

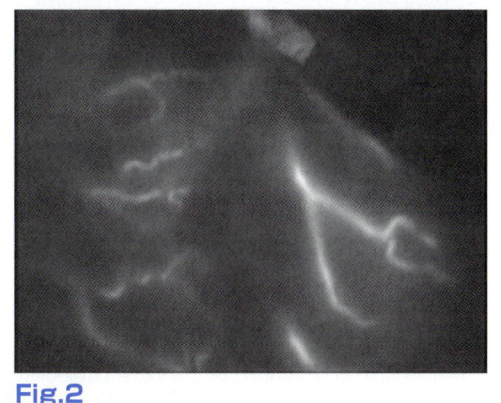

Fig.2
PDE image shows the native coronary artery. Midportion of the left anterior descending coronary artery (LAD) that is running below the fat tissue and the intermuscular region.

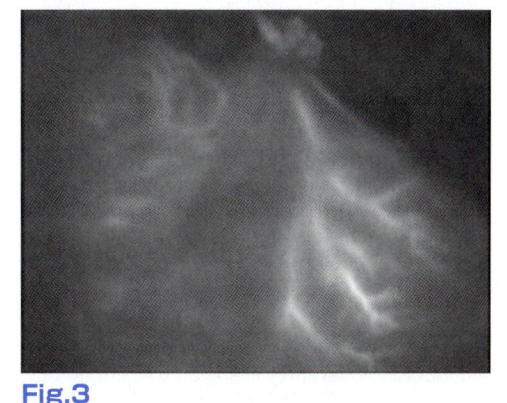

Fig.3
At the late phase, PDE image shows both LAD and the vein running along the LAD. It is difficult to distinguish artery and vein.

は、skeletonization techniqueを用いてグラフトを採取しているので、**Fig.4**のごとくグラフトの形状が全長にわたって造影されてくるが、pedicleでグラフト採取した場合は、吻合部分以外全く描出されない場合もあり得る。正確な吻合部評価のためには、吻合部から最低数cmはskeletonizationしておくこと、吻合部分に周囲の脂肪組織が被ってこないように視野展開すること、赤外カメラの真正面に吻合部分が位置するように、heart positionerなどで視野展開するとともに赤外カメラの位置を移動することが重要である。

この際、特にLCXやRCA領域の後側壁、下壁の吻合部分の観察においては、吻合部に対し正面での赤外カメラポジションがとりにくくなるので、特にheart positionerによる視野展開が重要になる。われわれはheart positionerとしてtentaclesを用いて視

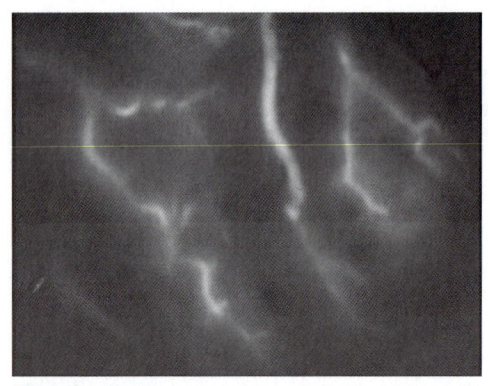

Fig.4
PDE image taken after anastomosis of the right internal thoracic artery graft (RITA) to the LAD. Note fluorescence seen in the RITA graft and in the distal portion of the LAD.

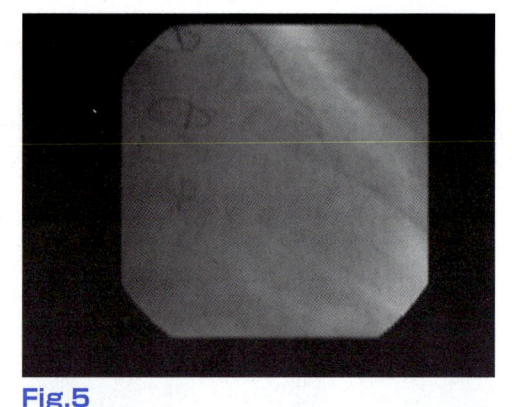

Fig.5
Postoperative angiography of the same graft of the Fig.4. The graft was good patent.

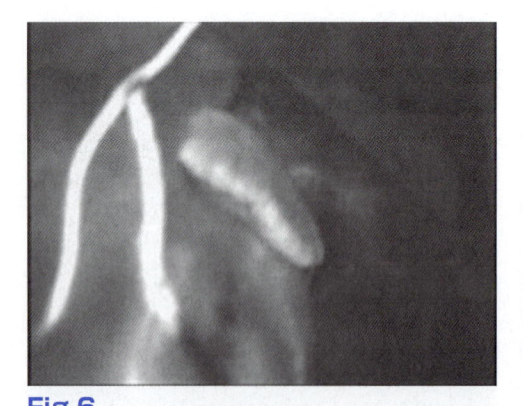

Fig.6
A composite radial artery (RA) graft was placed from the left internal thoracic artery graft (LITA) to the obtuse marginal coronary artery (OM). Note fluorescence seen in the RA graft and the OM. Note that round defect of fluorescence was seen at the site of anastomosis between the LITA and the RA graft, which caused by usage of U-Clips.

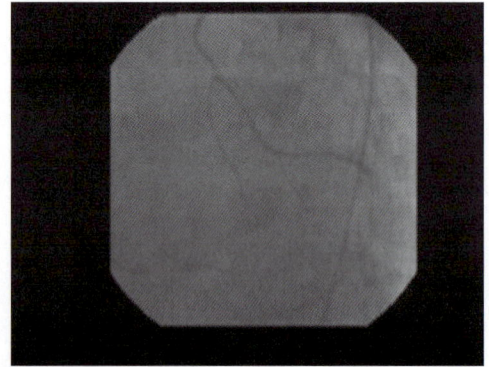

Fig.7
Postoperative angiography of the same composite graft of the Fig.6. The graft was good patent.

野展開して吻合を行い(**Fig.8**)、吻合終了後吻合部のスタビライザーをはずした状態でPDE撮影を行っている(**Fig.9**)。多少胸壁が遮蔽物となる場合があるものの、tentaclesを用いることで良好なカメラポジションが得られ、安定した循環動態での撮影により、正確な吻合部形態とrun-offが確認でき、何よりsuction partが小さく吻合部から離れた場所に位置するので、tentacles自体がPDEの遮蔽物となることがない(**Fig.10・11**)。また、PDE撮影で吻合部狭窄や閉塞と診断し再吻合する際も、スタビライザーを吻合部に再装着するだけで循環動態の変動なく再吻合が始められる。ここで示したように、OPCABでsequential bypassを多用して多枝吻合を行っていく場合には、吻合ごとにきちんとPDE撮影し、吻合部の状態が満足いかなければ、すぐに再吻合することが重要であり、全吻合終了後に確認の意味でPDE撮影を行うという姿勢では、グラフト途中のsequential吻合部に狭窄を認めた場合、その吻合部分の再吻合は非常に困難であり、結局再吻

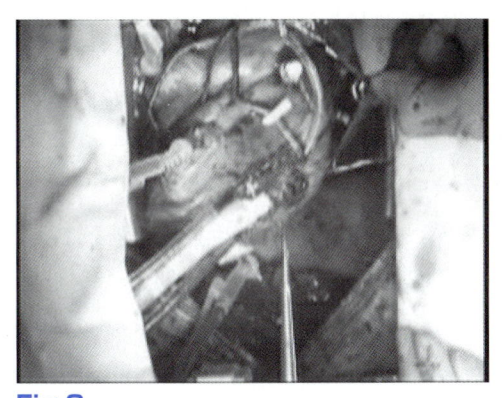

Fig.8
Development of the posterolateral operative field by the tentacles. Suction cups of the tentacles did not disturb the field of the PDE camera.

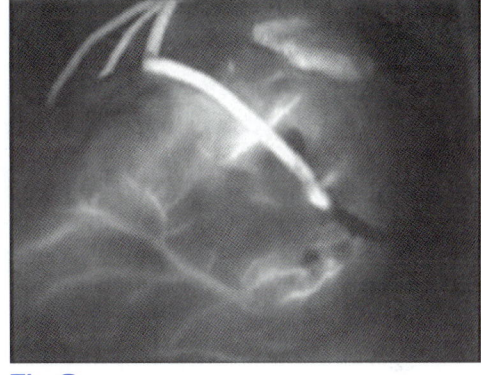

Fig.9
PDE image shows the composite RA graft to the posterolateral branch.

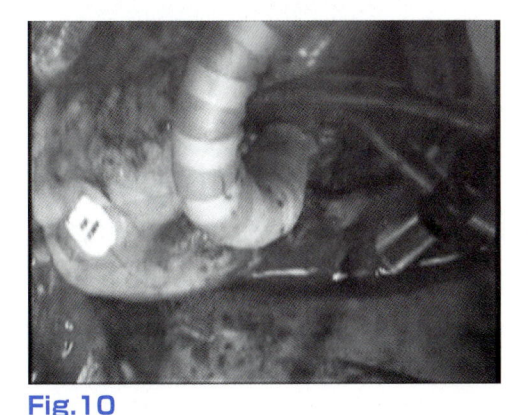

Fig.10
Operative view of the anastomosis between the composite RA graft and the posterior discending artery.

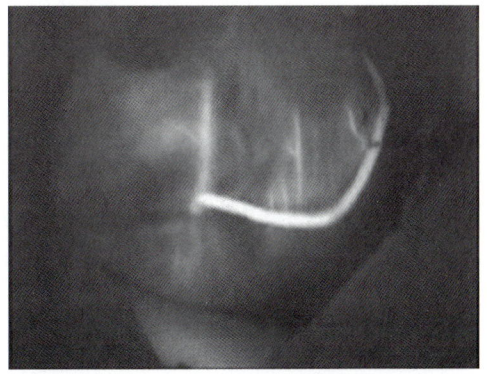

Fig.11
After the detachment of the stabilizer, it is possible to take the PDE image immediately. Fluorescence was seen in the RA graft and distal portion of the posterior discending artery.

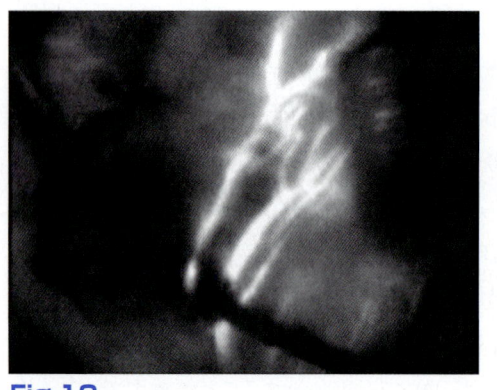

Fig.12
At the late phase which fluorescence was seen only in the vein. No fluorescence was seen in the right gastroepiploic artery (GEA) graft.

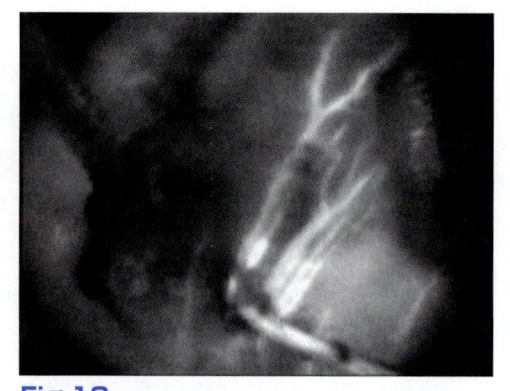

Fig.13
Few seconds later of the Fig.12, fluorescence was seen in the GEA graft.

合を断念することになりかねない。

　右胃大網動脈（GEA）をin-situ graftとして吻合した場合、PDE撮影ではグラフトが造影されてくるのに相当タイムラグがある。まず冠動脈が造影され、次いで伴走静脈が造影された後、動脈のICGがwash outされて伴走静脈のみが造影されているタイミングぐらいで、ようやくGEAグラフトが造影されてくる（**Fig.12・13**）。

　またいずれのPDE撮影でも、ICGをスワンガンツカテーテルから注入した場合は、まず冠動脈が造影され、次いでバイパスグラフトが造影される。したがって吻合部の形態はわかるもののグラフトのICGの循環は、体血圧やヘマトクリット、ICG注入量、フラッシュ生食の量、グラフト径、吻合部末梢冠動脈灌流域の大きさ、冠動脈のcompetitive flowなど様々な因子に左右されるので、吻合部における血流の良し悪しが判別しにくい。

　GEA造影の場合には、途中の枝から細いサーフロー針でICGを注入し、吻合部確認後その枝の根元をクリップで留めるなどの方法で、グラフトから冠動脈の造影速度を評価するなどの工夫も考慮されるべきだろう。

3）自験例の結果

　われわれはOPCAB手術25症例95本の術中バイパスグラフト評価をPDE撮影にて施行した。このうち1症例の右内胸動脈を左前下行枝に端側吻合したバイパスのみ吻合部狭窄と判定し、再吻合した。これは、Balacumaraswamiら[8)]がreviewで報告しているSPYTMSP2000を用いてグラフト評価した5施設514例1,491グラフトの再吻合率が患者の5.1%、全グラフトの1.7%とほぼ同等の結果であった。術後の冠動脈造影あるいは冠動脈CTによるグラフト評価では、全グラフト開存が確認され、術中PDE撮影の有用性が示唆された。しかしながら、実際PDE撮影してみると吻合部の場所にもよるが、吻合部の形態を肉眼で確認できるものの、周囲組織が遮蔽物となり狭窄と見誤る症例もみら

れ、その精度は通常の造影剤による冠動脈造影よりは劣り、50%狭窄程度の評価は難しいというのが偽らざる印象である。したがって現在では、PDE撮影と超音波トランジットタイム法による血流測定を併用してグラフト評価の精度を高めている。

4）超音波トランジットタイム法との比較

諸家の報告[4)9)]では、超音波トランジットタイム法では、患者の8%、全グラフトの3%程度が吻合部狭窄や閉塞の判定でグラフト再吻合となっており、前述のICG蛍光撮影法に比べ再吻合率が高い。Balacumaraswamiら[9)]の100名のCABG患者に対する266本のグラフト評価におけるICG蛍光撮影法と超音波トランジットタイム法の比較では、ほとんどの患者で両方法ともにグラフト開存の判定に有用であるが、10%の患者で蛍光撮影法ではgood flowと判定されたが超音波トランジットタイム法でpoor flowと判定されており、このため不必要なグラフトの再吻合を行う可能性があると指摘している。またDesaiら[10)]は、両方法の無作為試験の結果、ICG蛍光撮影法はsensitivity 83%、specificity 100%で、超音波トランジットタイム法はsensitivity 25%、specificity 95%であり、ICG蛍光撮影法の方がグラフト不全診断の正確性において優れていたと報告している。どちらの方法でグラフト評価するにせよ施設間で判定基準が違うこともあり、一概にどちらかが優れているといえないと考えるが、要は両方法でgood flowであればグラフト開存は確固たるものになるわけで、判定が分かれた場合どう考えるかは今後の検討課題である。われわれは現在先に述べたように両方法で判定しているが、判定が分かれた場合は術者が吻合の際に思い当たることがあれば再吻合とし、その他の場合はICG蛍光撮影法の結果に従うという方針にしている。

おわりに

自験例の結果をもとに、PDEを用いたICG蛍光撮影法による術中冠動脈造影につき知見を述べた。ICG蛍光撮影法は、その特性を理解して使用すれば、CABG手術における術中バイパスグラフト評価に有用かつ簡便な方法であると考えられた。

Summary

Intraoperative quality assessment by using fluorescence imaging in off-pump coronary artery bypass grafting

Kiyokazu Kokaji and Ryohei Yozu

Division of Cardiovascular Surgery, Department of Surgery, Keio University, Tokyo, Japan

Key Words : Off-pump coronary artery bypass grafting, Fluorescence imaging, Indocyanine green, Transit time flow measurement

The construction of a technically perfect anastomosis at the time of off-pump coronary artery bypass grafting (OPCAB) is an important factor to achieve lower operative morbidity when compared to on-pump bypass grafting. So we consider that intraoperative graft assessment is essential.

We experienced a simple technique of intraoperative fluorescence imaging (IFI) that provides high-fidelity angiographic images in order to assess the anastomosis quality. Fluorescent indocyanine green (ICG) dye is excited with a dispersed laser light to create an angiographic depiction of the graft, native vessel, and anastomosis. Ninety-five grafts in 25 cases were evaluated with IFI. Graft revision was necessary in only one out of the 95 grafts. Postoperative angiography or coronary CT scan showed that all grafts were patent. IFI was easy and effective in detecting technical errors of the bypass grafting. The most remarkable advantage of IFI is to get visual flow image of both the graft and the coronary artery. But intramyocardial running coronary arteries are less well seen with IFI because overlying muscular tissue scatters the fluorescence signal. And also images of the LCX or RCA area are less clear because of the camera position. As fluorescent imaging is easily interfered by existence of tissue around grafts, fluorescent imaging with transit time flow measurement using a ultrasonic flow meter will contribute the most to intraoperative quality control of bypass grafts.

文　献

1) Parolari A, Alamanni F, Polvani G, et al：Meta-analysis of randomized trials comparing off-pump with on-pump coronary artery bypass graft patency. Ann Thorac Surg 80（6）：2121-2125, 2005.
2) Fabricius AM, Gerber W, Hanke M, et al：Early angiographic control of perioperative ischemia after coronary artery bypass grafting. Eur J Cardiothorac Surg 19（6）：853-858, 2001.
3) D'Ancona G, Karamanoukian HL, Salerno TA, et al：Flow measurement in coronary surgery. Heart Surg Forum 2（2）：121-124, 1999.
4) D'Ancona G, Karamanoukian HL, Ricci M, et al：Graft revision after transit time flow measurement in off-pump coronary artery bypass grafting. Eur J Cardiothorac Surg 17（3）：287-293, 2000 Mar.
5) Taggart DP, Choudhary B, Anastasiadis K, et al：Preliminary experience with a novel intraoperative fluorescence imaging technique to evaluate the patency of bypass grafts in total arterial revascularization. Ann Thorac Surg 75（3）：870-873, 2003.
6) Balacumaraswami L, Taggart DP：Digital tools to facilitate intraoperative coronary artery bypass graft patency assessment. Semin Thorac Cardiovasc Surg 16（3）：266-271, 2004.
7) Hol PK, Fosse E, Mork BE, et al：Graft control by transit time flow measurement and intraoperative angiography in coronary artery bypass surgery. Heart Surg Forum 4（3）：254-257, 2001.
8) Balacumaraswami L, Taggart DP：Intraoperative imaging techniques to assess coronary artery bypass graft patency. Ann Thorac Surg 83（6）：2251-2257, Review, 2007.
9) Balacumaraswami L, Abu-Omar Y, Choudhary B, et al：A comparison of transit-time flowmetry and intraoperative fluorescence imaging for assessing coronary artery bypass graft patency. J Thorac Cardiovasc Surg 130（2）：315-320, 2005.
10) Desai ND, Miwa S, Kodama D, et al：A randomized comparison of intraoperative indocyanine green angiography and transit-time flow measurement to detect technical errors in coronary bypass grafts. J Thorac Cardiovasc Surg 132（3）：585-594, 2006.

V 脈管造影——冠動脈造影

ICG蛍光冠動脈造影法
Intra-operative graft gram in coronary artery bypass grafting surgery (CABG) by using indocyanine green fluorescence imaging

Key Words 冠動脈バイパス術 | 術中造影 | グラフト造影 | ICG | 蛍光冠動脈造影

心臓血管センター北海道大野病院心臓血管外科　　　　同臨床工学部
道井洋吏　　光島隆二　　鈴木正人　　飯塚嗣久

はじめに

外科手術においてその目的とするところは大きく分けて切除・摘出手術と再建・修復手術であろう。修復手術はまたさらに形態的な修復と機能的な修復に分けられるであろう。

心臓外科手術の中にあって冠動脈バイパス術は特に機能的修復に目的特化した手術手技である。したがってこの手術の良し悪しはいかにきちんと目的とした血流供給ができているか、またその供給路が長期にわたって機能し得るかにかかっている。

しかしながら血行再建・虚血解除直後では、しばしば心筋のstunning、hibernationが起こっていることもあり心筋の動きそのものでは機能改善は判別しづらい。また手術操作を加えた冠動脈やバイパスグラフトは直後には多少なりとも攣縮を起こしており、われわれの経験では術翌日の血管造影でも攣縮は残存している。

バイパス時の血流評価として電磁流量計による判定が多く行われているところであるが、開存しているか否かは判定できるものの、良好な開存かどうかは判断しづらい要素を持っている。やはり血流そのものの可視化がいちばん優れた方法であるが、一方で全例に術中選択的グラフト造影を行うことは現実的ではない。またヨード造影剤の使用がためらわれる症例が多数存在するのもこの疾患群の特徴でもある。

近年、新たな脈管造影法としてICGを用いた蛍光造影法が開発され、安全な術中造影法として注目されている。われわれもこのICG蛍光法を冠動脈バイパス術の術中グラフト評価法として全例に採用しており、若干の考察を加えその有用性について述べる。

1 ICG蛍光冠動脈造影法

ICG蛍光法の特色として、ICGが血漿蛋白と反応し特定の波長の光に対し瞬時に励起光を発する、という瞬時性が挙げられる。そのため、ICGをbolusで注入することに

よってICGが血流に乗って流れていく様子、すなわち血流そのものが観察できるという大きな特徴を有する。

また少量のICGで強い蛍光を発するため濃淡の差が少なく、コントラストの描出に優れたくっきりした画像が得られる。この濃淡の差はヨード製造影剤に比べはるかに少なく、したがって、造影法も選択的造影ではなく静脈からのbolus注入で十分対応可能という簡便性を有している。

術中ICG蛍光冠動脈造影法は、このICGが血流に乗って流れていく様子を観察……いわゆるfirst pass法で行う。2回目、3回目と造影は可能である。しかし、1回目の造影後は心臓や縦郭内の周辺臓器にも淡く蛍光は残っており、解像度は1回目よりかなり落ちてくる。またICGは肝臓に特異的に取り込まれるため、1回目の造影の後は高輝度のまま蛍光を発し続ける。

冠動脈バイパス術のグラフトとして右胃大網動脈を用いる場合、多くは肝前面を通し横隔膜を貫いて心嚢内に導くが、first passの撮影タイミングを誤るとグラフト血流と肝臓とのコントラストがつきづらく、判然としないことがある。そのような場合には、しばらく時間をおくとグラフト内のICGはwash outされ、高輝度の肝臓のバックの中にネガティブ陰影としてグラフトが観察される。そこにもう一度ICGを注入するとグラフトの血流が再輝度上昇という形で観察され、血流判定に役立つ。

われわれは、2006年1月から浜松ホトニクス社製Photodynamic Eye（PDE）によるICG蛍光冠動脈造影法を開始し、冠動脈バイパス術のほぼ全例に実施してきた。2008年8月現在で310例に対し術中造影評価を行ってきた。

ICG蛍光冠動脈造影法導入当初、われわれはまずICGの希釈度を変えて発光度の検討を行った。1mlのICG濃度を0.3125mg、0.625mg、1.25mg、2.5mgとし、ICG濃度による発光の差を比較した。

いずれも十分観察可能な蛍光を観察できたが、0.3125mgでは血流が不鮮明な症例が認められた。また、2.5mgでは輝度が高くなりすぎる症例も散見された。複数回造影する場合も考慮すれば、臨床上用いる投与量は0.625～1.25mgが適切と考えられた。

また、濃度のいかんにかかわらず吻合部の性状は不鮮明で、連続した輝度としては観察されない。吻合に用いたモノフィラメント糸が蛍光を遮っていると思われる。同様の現象はグラフトの分枝処理に用いたブレード糸や金属クリップでも起こり、黒い陰影として映る。逆に言えば画像分解能の高さを反映しているのかもしれない。

グラフト表面に残存している筋膜の一部や脂肪塊、結合組織線維なども淡い陰影として観察されるが、濃度を濃くして発光度を強くすればこれらの淡い陰影は消える。しかし画像としては白飛びした造影になり、ICGが血流に乗って流れていく様子を観察するには不向きである。

現在われわれは実際の手技として、ICG1バイアル25mgを添付蒸留水10mlで溶解し

さらに10mlの蒸留水を加えトータル20mlとし（2倍希釈液）、そのうちの1ml（1.25mg）を中心静脈カテーテルから急速注入し、5mlの生食で後押しフラッシュしている。

励起光はあまり強く照射すると反射光により臓器全体が淡く蛍光を発しているようにみえる。PDEの照射光の設定はレベル7前後が実用範囲であった。また画面の明るさ（ブライトネス）、コントラストは症例ごとに至適レベルに調整した。

良好に注入、混和されれば右心房からはまず間違いなく高輝度の蛍光が観察される。その後、組織の厚さや心表面の脂肪組織の乗り具合によって各部位での蛍光検出度は異なるが、肺動脈や大動脈においても蛍光が観察され、その症例におけるだいたいの血流具合が把握できる。予測したタイミングでグラフトが染まってくれば、多少蛍光の程度が低くとも良好な血流と判断している。実際、術後のカテーテルによるグラフト造影では良好な開存が確認されている。

蛍光造影されてくるタイミングは非常に重要な判定要素で、なかなか輝度が上昇してこなければ閉塞またはグラフトトラブルを強く疑う。逆にかなり早期に染まってくれば flow competitionによる冠動脈からの逆行性造影となっている。first pass法であれば、これら血流方向も含め容易に視認可能である。

PDE導入後、同期間にCABGを施行した症例は全部で325例であるが、それらのうちグラフトの修復を行った症例は5例ある。内訳は、術中にPDEの結果血流不良と判断し再吻合したものが2例、PDEによる血流判定は良好であった、もしくはPDEを施行せずに術後グラフト造影を行い、修復必要と判断し再開胸してグラフト修復を行ったものが3例であった。

術中にPDEで確認後再吻合を行ったものは吻合部のトラブルによるものとグラフトの解離であり、修復術はいずれも再冠動脈バイパス術を行った。

術後再開胸した3例は、吻合部やグラフトの性状に問題はなかったものの、グラフトがkinkしていたり捻じれていたりといった理由であり、閉胸時の操作によるトラブルと考えられた。

つまり、PDEによって良好な血流と判断されたグラフトには閉塞や吻合部狭窄といった不具合は認められず、したがってICG蛍光造影法を用いたfirst pass法による術中グラフト血流評価は良好なバイパス手術の仕上がりを確信するうえで非常に有用な手段であった。

一方、ICG蛍光冠動脈造影法はやはり術後の心臓カテーテルによる選択的グラフト造影あるいは心臓CTによるグラフト評価を完全に肩代わりでき得る手段とまではなっていない。

形態的評価としては、完全に閉胸した状態で自由な角度から観察できる上記造影法とは比較の対象にはならない。特に吻合部の性状に関しては選択的グラフト造影法が今のところ唯一の確証を獲得し得る診断法である。

機能的評価としては心臓CTに優るであろう。心臓CTはあくまで静止画像であり、血流を直接観察する方法ではなく、血流の存在を示すに過ぎない。

　今後、このICG蛍光冠動脈造影法に期待するところは、まずはさらなるコンパクト化である。

　PDEはハンディーカメラとして登場し、従来型のICG蛍光カメラに比べ格段に機動性、簡便性が向上した。しかしまだ撮影には術野から30cmの距離をおいてカメラを向ける必要があり、視野、照射角が制限される。これが今後エコープローベほどにコンパクトになり接近撮影ができれば術野内での撮影が可能となり、吻合部のクローズアップ撮影によって本法の欠点である吻合部の性状評価性能が向上するかもしれない。

　あとは血流の客観的評価法の確立である。今のところ血流評価は肉眼による主観的評価でしかない。定点における蛍光輝度上昇曲線から血流量が数値化できれば客観的指標になり得るし、同一症例内でのグラフト同士の比較も可能になる。

最後に

　心臓外科医にとって冠動脈バイパス術は最も症例数の多い手術であるにもかかわらずその成果の判定は術中には成し得ず、ある意味最もストレスフルな手術であった。

　また、冠動脈バイパス術の治療法上の対抗馬である経皮的冠動脈形成術（PCI）に対するアドバンテージは少なくとも左前下行枝に対する内胸動脈を用いたバイパス術の長期安定性、予後改善効果であり、心臓外科医はこのアドバンテージを死守しなければならない。ICG蛍光冠動脈造影法によって術中に動画としてグラフト評価が可能になり、冠動脈バイパス術の手技の精度は格段に向上した。

　心臓外科医は大いに本法を活用すべきである。

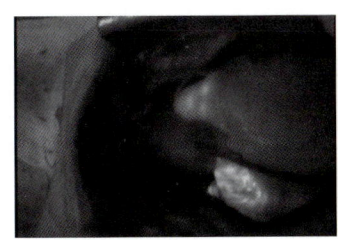

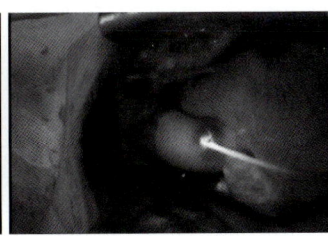

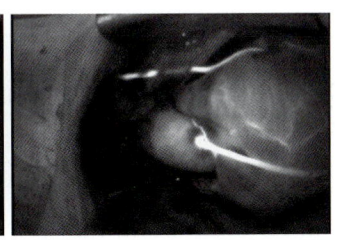

Summary

Intra-operative graft gram in coronary artery bypass grafting surgery (CABG) by using indocyanine green fluorescence imaging

Hirosato Doi[1], Ryuji Koshima[1], Masato Suzuki[1], and Tsuguhisa Iiduka[2]
[1]Department of Cardiovascular Surgery, [2]Division of Clinical Engineer Cardiovascular Center Hokkaido Ohno Hospital, Hokkaido, Japan

Key Words : Coronary artery bypass grafting surgery, Intra-operative imaging, Graft gram, Indocyanine Green, Fluorescence coronary artery imaging

Indocyanine green (ICG) fluorescence imaging, as a new method for intraoperative coronary artery bypass graft gram, has brought a great benefit to us. It has enabled to visualize real time blood flow by a way of bolus injection of 1.25mg ICG into the right atrium via a central venous catheter. Real time blood flow is discernible in the first pass manner.

Since Jan. 2006, we have been applying ICG fluorescence imaging to almost all cases of coronary artery bypass grafting (CABG). Among those 310 patients, five patients necessitated repairs of bypass grafts. In two of the five patients, their repairs were performed intra-operatively after ICG fluorescence imaging that suggested poor graft blood flow. We made re-anastomosis for them.

Other three patients had graft kinking which was revealed after selective bypass graft angiogram. We carried out reopen surgery and graft repair for them.

Intra-operative ICG fluorescence imaging is very useful to avoid troubles with graft anastomosis.

V 脈管造影——乳房再建

乳房再建における術中ICG蛍光造影
ICG fluorescence navigation surgery in breast reconstruction

| Key Words | 乳房再建 | 遊離腹直筋皮弁 | 部分脂肪壊死 | 術中蛍光造影 |

東京慈恵会医科大学形成外科

武石明精

はじめに

　横型腹直筋皮弁（以下、TRAM flap）は自家組織移植による乳房再建の第一選択となる皮弁である。近年腹直筋皮弁は従来の有茎皮弁から筋体を極力温存する穿通枝皮弁へ術式が移行してきている。穿通枝皮弁はマイクロサージャリーによる血管吻合や細い穿通枝を展開するという熟練した手技が必要であるが、有茎皮弁と比較して皮弁血行は良い。

　しかし、皮弁が生着しても末梢循環障害に起因する部分脂肪壊死は避けて通れない合併症の1つである。部分脂肪壊死の発生部位と範囲は症例間で大きく異なる。術中インドシアニングリーン（indocyanine green；以下、ICG）蛍光造影を行うことによりTRAM flapの真の生着領域を知り、術後の部分脂肪壊死が高率に回避できるようになる。本稿ではわれわれが行っている手技を紹介する。

1 遊離TRAM flapによる乳房再建

1）腹直筋皮弁の解剖

　腹直筋は内胸動脈の延長である上腹壁動脈と外腸骨動脈の分枝である下腹壁動脈により栄養される、それぞれの伴走静脈が静脈還流を担っている。上・下腹壁動脈の血流は臍よりやや頭側で、末梢循環レベルにおいてchoked vesselを介し連続している。左右の上・下腹壁動脈から出た穿通枝が腹直筋を貫き皮下脂肪、皮膚を栄養しており、左右の血管は正中白線部で末梢循環レベルの交通をみる（**Fig.1**）。

　一般的な遊離TRAM flapは左右どちらか一側の下腹壁動静脈を栄養血管として、下腹部の皮膚皮下脂肪を移植する（**Fig.2**）。筆者はこの際腹直筋を貫通する血管周囲を展開し、極力筋体を温存している。

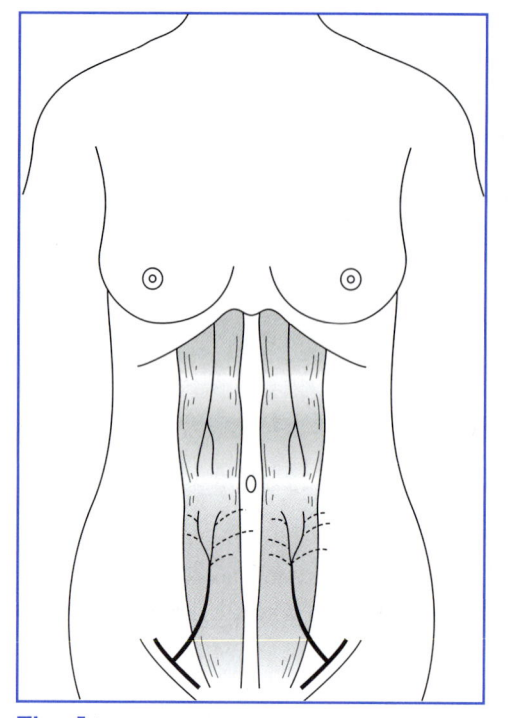

Fig. 1
上・下腹壁動脈と腹直筋の解剖

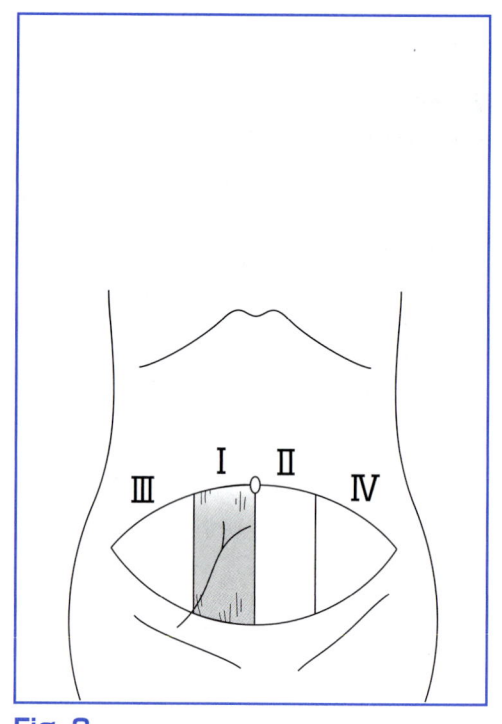

Fig. 3
TRAM flapのデザインとzone分類

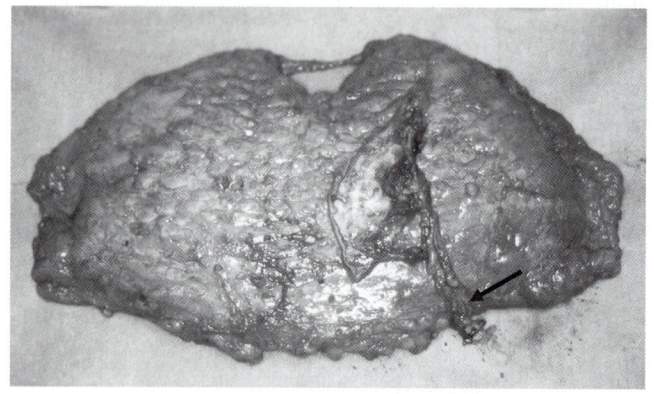

Fig. 2
遊離TRAM flap;↑下腹壁動静脈

2) TRAM flapの問題点

　このTRAM flapは血管系を中心として、zone I〜IVの4区画に分けられている（**Fig.3**）[1]。血管茎から最も遠位にあるzone IVが皮弁の部分壊死や部分脂肪壊死をきたす可能性が高い。しかし、個々の症例によりその範囲は異なり、皮弁すべてが生着する症例から、zone IVのみならずzone IIの一部やzone IIIの一部に術後部分壊死をきたす症例がある。筆者の120症例の経験では1cm以下の小さな脂肪の硬結まで含めると約10%に術後何らかの部分的血行障害を認めた[2]。

2 乳房再建におけるICG蛍光造影の実際

　TRAM flapの術後に生じる部分脂肪壊死を回避する目的で術中ICGによる皮弁の蛍光造影を行っている。

　TRAM flapを挙上し、下腹壁動静脈のみが連続した状態にする。ICG2.5mg/mlを2ml経静脈的に全身投与する。その後PDEカメラを用い、皮弁の造影範囲を観察する（**Fig.4**）。

　皮弁の皮膚側および脂肪側に造影範囲をマーキングする。皮弁を胸部へ移植し、下腹壁動脈を内胸動静脈か胸背動静脈と吻合後再度同様の手技でICGを投与して皮弁を観察する。皮弁組織量に余裕がある場合は、造影されなかった範囲を完全に切除し、乳房再建を行う。非造影部分を完全に切除した場合に皮弁の組織量が不足する症例では、非造影部分を再建乳房の深部に配置し脂肪壊死の硬結が生じても体表から触知しないようにする。

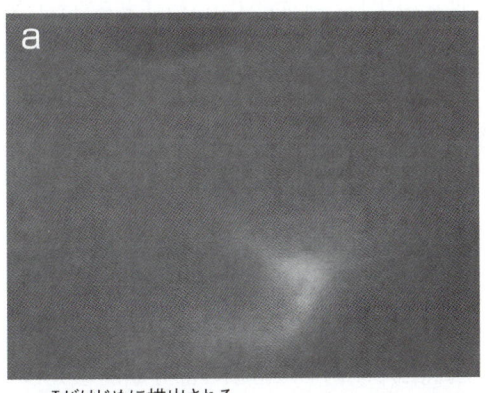

a　zoneⅠがはじめに描出される

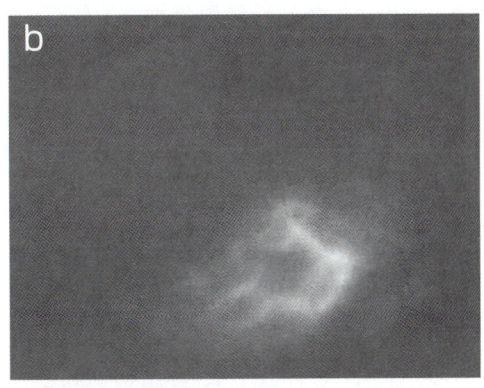

b　zoneⅡが描出され始める

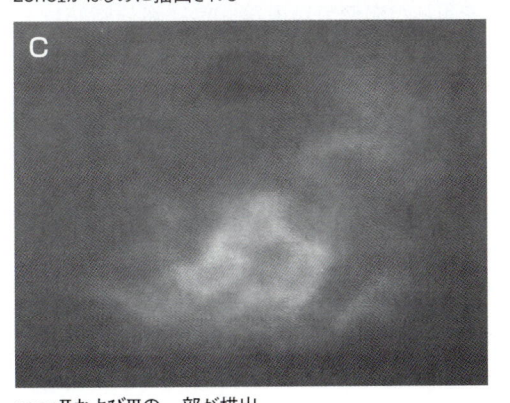

c　zoneⅡおよびⅢの一部が描出

d　zoneⅣ以外の範囲が描出

Fig. 4
TRAM flapの造影の経時的変化

36症例38皮弁に対して本法を行った。非造影部分をすべて切除した32例34皮弁で術後に部分脂肪壊死を生じた症例はなかった。非造影部分を一部ないし全部含めて乳房再建を行った症例は4例4皮弁で2例に術後部分脂肪壊死を認めた。本法は皮弁の真の生着範囲の判定に有用である。

3 考察

　ICGと赤外線カメラを用いた蛍光造影法は従来より眼底動脈の検査に用いられている手技である[3]。ICGは血管内投与後すぐに血漿蛋白と結合する。そのため血行動態の検査には有用な方法である。

　近年所属リンパ節への取り込みを体表から観察する、センチネルリンパ節の検索にも広く用いられている[4]。この2つの性質を利用して形成外科領域でも皮弁術後の血行動態の観察に応用した報告がなされた。Eren Sら[5]はラットの実験モデルでICG蛍光造影で術後の皮弁血行動態の観察の有用性を報告し、その後Guinta REら[6]はラットの腹部の局所皮弁を観察し、体表から3mmの深さの血管であれば観察可能であると報告している。

　Still Jらは臨床応用し、皮弁術後にICG0.1mg/kgを投与し生着領域の観察に適応している。Yamaguchi Sら[7]は有茎TRAM flapによる乳房再建で術中にICGによる皮弁の蛍光染色を行い、染色部位と術後の生着領域の比較を行っている。zoneⅡ、Ⅲ、Ⅳでは染色領域の個人差があり、ICG蛍光造影による染色領域と皮弁生着領域はほぼ一致したと報告している。

　筆者らの経験でも、非造影領域をすべて切除した症例では術後の部分脂肪壊死は1例もないが、非造影領域を含めて乳房再建を行った症例では術後50％に部分脂肪壊死を生じており、Yamaguchi Sらの報告と一致する。

　遊離皮弁への術中応用の報告はHolm Cら[8]が最初で15例の浅下腹壁動脈穿通枝皮弁（SIEA flap）の蛍光染色を行っている。東ら[9]は前外側大腿皮弁で術中にICGを栄養血管から1ml動注し皮弁の観察を行い、体表から約2cmの深さの血管の描出が可能であったと報告している。

　筆者らは患者の体重に関係なくICG2.5mg/mlを2ml経静脈的に投与しているが、全例で皮弁は良好に造影された。TRAM flapでは肥満度が高く皮下脂肪厚が2cm以上の症例でも観察可能であった。

　筆者らは乳房再建症例において遊離TRAM flapの術中蛍光造影を行い、皮弁生着領域の判定に対する有用性を示したが、他の皮弁においても十分応用可能であると考える。

4 まとめ

　乳房再建において術中ICG2.5mg/mlを2ml経静脈的に投与し、遊離TRAM flapの造影範囲の観察を行った。本法はTRAM flapの術後部分脂肪壊死の回避に有用な方法である。

Summary

ICG fluorescence navigation surgery in breast reconstruction

Meisei Takeishi

Jikei University School of Medicine, Department of Plastic & Reconstructive Surgery, Tokyo, Japan

Key Words：Breast reconstruction, Free TRAM flap, Partial fat necrosis, ICG Navigation surgery

　Partial fat necrosis is one of the most common complications which we have to experience in breast reconstruction with transverse rectus abdominitis myocutaneous (TRAM) flap. It is mentioned that the zone Ⅳ of the flap is the danger zone for fat necrosis because of poor blood circulation. However, entire the zone Ⅳ can survive in some patients and fat necrosis can occur not only in the zone Ⅳ but also in the zone Ⅱ.

　We have started indocyanine green (ICG) fluorescence navigation surgery to know real blood circulation of the TRAM flap individually. ICG (2.5mg/ml, 2cc) is injected systemically and the TRAM flap is observed with the PDE camera. Breast reconstruction is carried out with the enhanced region of the flap in 34 flaps of 32 patients. We have experienced no partial fat necrosis after breast reconstruction in the 32 patients.

　ICG fluorescence navigation surgery for breast reconstruction with the TRAM flap is a useful method to avoid partial fat necrosis.

文 献

1) Dinner MI Dowden RV, Scheflan M：Refinements in the Use of the Transverse Abdominal Island Flap for Postmastectomy Reconstruction. Ann Plast Surg 11：362-372, 1983.
2) 武石明精：Free MS-2 TRAM flap による乳房再建. PEPARS 10：60-65, 2006.
3) Benson RC, Kues HA：Fluorescence properties of indocyanine gree as related to angiography. Phys Med Biol 23：159-163, 1978.
4) Kitai T, Inomoto T, Miwa M, et al：Fluorescence Navigation with Indocyanine Green for Detecting Sentinel Lymph Nodes in Breast Cancer. Breast Cancer 12：211-215, 2005.
5) Eren S, Rübben A, Krein R, et al：Assessment of Microcirculation of an Axial Skin Flap Using Indocyanine Green Fluorescence Angiography. Plast Reconstr Surg 96：1636-1649, 1995.
6) Guinta RE, Holzbach T, Taskoz C, et al：Prediction of flap necrosis with laser induced indocyanine green fluorescence in a rat model. Br J Plast Surg 58：695-701, 2005.
7) Yamaguchi S, De Lorenzi F, Petit J, et al：The "Perfusion Map" of the Unipedicled TRAM Flap to Reduce Postoperative Partial Necrosis. Ann Plast Surg 53：205-209, 2004.
8) Holm C, Mayr M, Höfter E, et al：The versatility of the SIEA flap：a clinical assessment of the vascular territory of the superficial epigastric inferior artery. Br J Plast Reconstr Aenthet Surg 60：946-951, 2007.
9) 東隆一, 守本祐司, 柳林聡, ほか：前外側大腿皮弁の穿通枝を同定するために用いたインドシアニングリーン近赤外血管造影法. 形成外科 50：679-684, 2007.

V 脈管造影——乳房再建

有茎腹直筋皮弁を用いた乳房再建術における新しい術中血流評価法

The intraoperative evaluation of flap circulation by indocyanine green fluorescence angiography in the breast reconstruction with a pedicled transverse rectus abdominis myocutaneous flap (TRAM flap)

Key Words | 乳房再建 | 有茎腹直筋皮弁 | インドシアニングリーン | 蛍光血管造影

浜松医科大学医学部形成外科

深水秀一　　藤原雅雄　　鈴木綾乃　　水上高秀

はじめに

　近年、乳房切除術後の胸壁変形に対して、日本の多くの施設で乳房再建手術が行われるようになった。一口に乳房再建といっても、乳房切除術の直後に行う一期的再建（同時再建）と乳房切除術後一定期間をおいて行う二期的再建といった手術時期や、自家組織を用いるかシリコンなど乳房インプラントを用いるかといった手術方法にバリエーションがある。さらに、自家組織を用いて再建する場合でも、原疾患の治療方法・患者の体格・年齢・既往歴・合併症など様々な要因を考慮して、数ある手術法の中から1つの方法を決定することになる[1]。最近、わが国でも乳腺・脂肪・皮膚の切除量が少ない乳房温存手術が用いられるようになって、乳房再建手術の方法も変化してきている。

　われわれは、乳房再建手術で用いる自家組織として、上腹壁動脈を栄養血管とする有茎の横軸型腹直筋皮弁（transverse rectus abdominis myocutaneous flap；TRAM flap）を標準術式としてきた。その理由として、乳房を再建するために必要な組織量が十分かつ安全に確保できること、自然な乳房形態が得やすいこと、術後合併症が少ないこと、皮弁採取部の瘢痕が目立たず整容的に優れていることがあげられる。しかし、皮弁の生着範囲には限界があり、腹直筋の血行支配を熟知していなければ、皮弁の壊死や脂肪組織の壊死などの合併症が生じる。われわれの施設では、インドシアニングリーン（indocyanine green；ICG）を用いた蛍光血管造影によって皮弁の血行動態を術中にreal-timeで評価し、このTRAM flapを安全で確実に移動する方法を用いているので紹介する。

1　腹直筋の血管解剖

　腹直筋の血行支配は、内胸動脈の終末枝である上腹壁動脈と外腸骨動脈から分枝した下腹壁動脈からなる(**Fig.1**)[2)3)]。この2つの血管はそれぞれの末梢で分枝となり、これらの枝は臍よりやや頭側で互いに吻合してchoked vesselと呼ばれる血管網を形成している。

　腹部の皮膚や脂肪層の血行は、主として下腹壁動脈が腹直筋への筋枝を出しながら筋肉を貫通し、前鞘を貫いた後、放射状に皮膚、脂肪層に至る穿通枝によって支配されている。この穿通枝は臍周囲に最も多く存在し、TRAM flapの主要な栄養血管となっている。

　また、静脈還流は伴走静脈によって行われている。TRAM flapはその血行支配から4つのzoneに分けられる(**Fig.2**)。腹直筋の幅に相当する皮弁の範囲をzone Ⅰ、Ⅱ、腹直

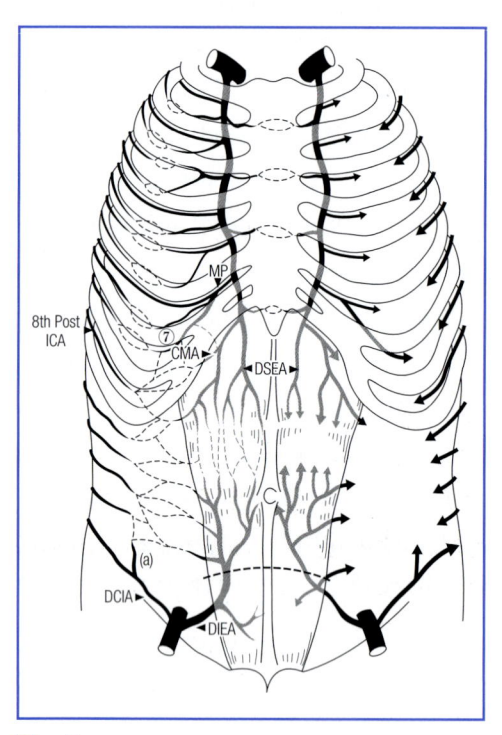

Fig.1
Schematic diagram demonstrates the blood supply of the anterior abdominal wall. Note that the anastomosis between the deep superior epigastric artery (DSEA) and the deep inferior epigastric artery (DIEA) is situated in the segment of rectus muscle above the umbilicus (From Taylor GI : Discussion for Miller LB, Bostwick J, Hartrampf CR, et al : The superiorly based rectus abdominis flap : Predicting and enhancing its blood supply based on an anatomic and clinical study. Plast Reconstr Surg 81 : 721-724, 1988.).

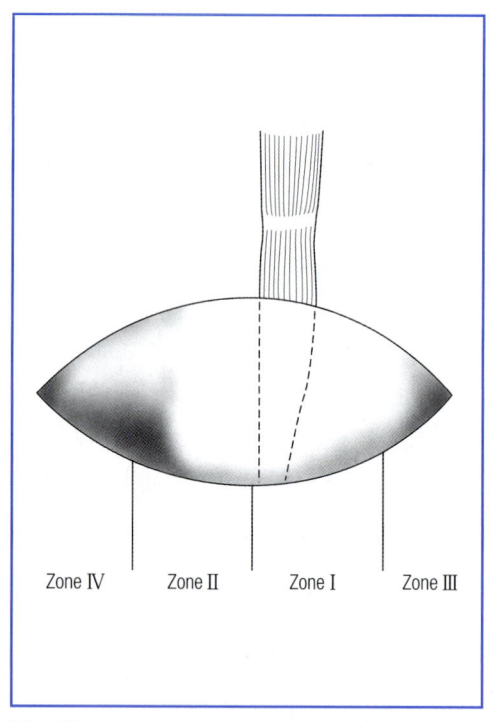

Fig.2
Vascular zone of the conventional pedicled TRAM flap (From Scheflan M, Dinner MI : The transverse abdominal island flap; Part Ⅰ. Indications, contraindications, results, and complications. Ann Plast Surg 10 : 24-35, 1983.).

筋外側縁より外側になる皮弁をzone Ⅲ、Ⅳとし、血管茎と同側がⅠ、Ⅲ、反対側がⅡ、Ⅳと呼んでいる。片側の上腹壁動脈を栄養血管とする有茎TRAM flap（conventional TRAM flap）では、zone Ⅱ、Ⅲの皮膚の一部とzone Ⅳの皮膚と脂肪層すべてが壊死に陥るとされている[4)5)]。そのため再建に大きな組織を必要とする場合や皮弁の末梢の血流に不安がある場合は、同側または対側の下腹壁動脈の血管吻合を付加することによって血流のsuperchargeを行う[6)7)]。同様に皮弁の鬱血を危惧する場合は静脈吻合を付加することによってsuperdrainageを行う。

2 手術手技

1）術前の準備

　手術前日に、立位にて胸部正中、乳房下溝線、乳房外側縁、患側の瘢痕切除範囲など、さらに仰臥位にてTRAM flapのマーキングを行う（**Fig.3**）。この際、ドップラー血流計を用いて穿通枝を確認しマーキングしておく。原則として対側（健側）の腹直筋を茎として皮弁を作成するが、臍周囲の穿通枝がなるべく多く皮弁に含まれるようにデザインする。TRAM flapの上下の幅は腹壁が縫合できる範囲となるが、患者の皮下脂肪の厚さや皮膚の状態と健側乳房の大きさを比較して、同側または対側の下腹壁動脈の血管吻合を付加するかどうか決定する。

2）皮弁の挙上

　皮切は臍周囲から開始し、筋膜上まで剝離して臍を皮弁から遊離した後、皮弁の頭側（上縁）の切開を行う。この時皮弁になるべく多くの皮下脂肪をつけるために深部になるほど頭側寄りに切開を進める。腹直筋筋膜上に達したら剝離を肋骨弓の方向へ進め、あらかじめ作成しておいた胸部のポケットと交通させる。この時点でTRAM flap採取後の腹壁が余裕を持って縫縮できるかどうか再確認して皮弁の尾側（下縁）を切開する。頭側同様、皮弁になるべく多くの皮下脂肪をつけながら切開を筋膜上まで進める。

　次に、筋肉柄と反対側（通常患側）の外側から正中に向かって皮弁を筋膜上で剝離挙上する。対側の下腹壁動脈の血管吻合を付加する場合は、筋線維に沿って筋肉を分けて穿通枝および血管束を筋体から遊離するが、血管吻合を付加する必要がない場合は正中の臍部に至るまで皮弁を筋膜上で剝離する。

　次に筋肉柄と同側の外側から正中に向かって皮弁を剝離挙上する。ここでは腹直筋外側縁に達したら2cm程度内側寄りで筋膜を切開し、筋体の下面を剝離して下腹壁動脈を同定する。正中側の筋膜を縦切開して筋体裏面から血管の走行を確認しながら、必要最

小限の筋肉を皮弁につけて腹直筋尾側を切断する。われわれは、同側の下腹壁動静脈の血管吻合を必要としない場合でも、上腹壁動静脈の予期しないトラブルに備えて、下腹壁動静脈は外腸骨動静脈までたどって血管柄を長く残している。

　腹直筋外側の筋体を残しながら季肋部まで筋膜を切開し、肋軟骨裏面から筋体に入る上腹壁動静脈を確認する。季肋部の腹直筋前鞘は、筋肉柄の回転が容易になるように切断される。この後皮弁を回転して胸部のポケットへ移動させるが、われわれはこの時点でICGを用いた蛍光血管造影によって皮弁の血流評価を行っている。

3）ICG蛍光血管造影による皮弁の血流評価

　ICG（25mg/V）を生理食塩水10mlで溶解し、このうち2ml（5mg）を末梢の静脈から投与し、PDE（Photodynamic Eye：浜松ホトニクス社製）で励起した蛍光の強度および分布をビデオカメラの画像でモニタリングすることによって皮弁内の血行動態を術中に評価している（**Fig.4**）。腹直筋への血流は、ICGの静注後約30秒くらいで明るい蛍光として筋肉内の動脈を中心に認められる。その後、皮弁への血流は静注後約40秒で線状の蛍光として認められ、次第に淡いびまん性の蛍光が皮弁全体に広がる。線状の蛍光は脂肪組

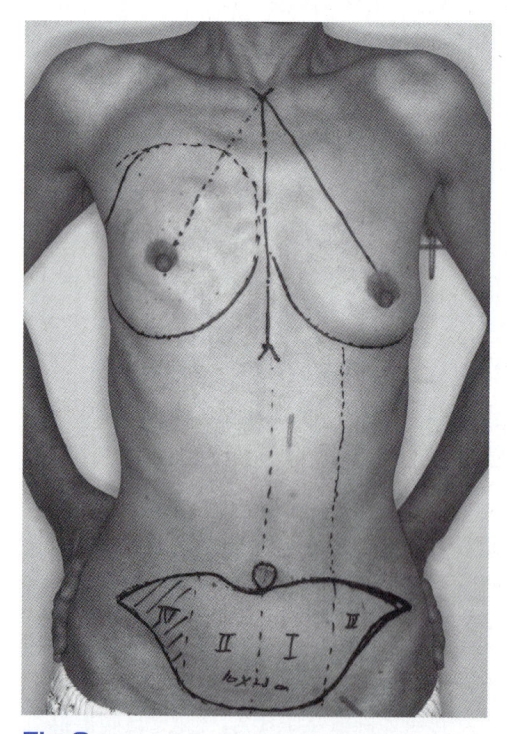

Fig.3
Preoperative markings in the case of secondary breast reconstruction after skin-sparing mastectomy.

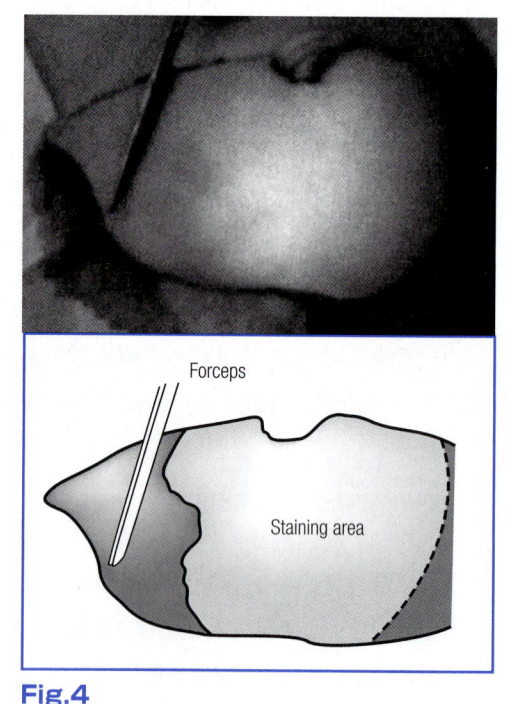

Fig.4
ICG angiography of the conventional pedicled TRAM flap. Note that the lateral portion on the right side of the flap (zone IV) shows the poor perfusion compared with zone II. Zone IV was removed on the line of a forceps.

織内の血流を、またびまん性の蛍光は真皮内の血流を反映していると考えられる。これらの蛍光が描出されるまでの時間は、患者の血圧と皮下脂肪や真皮組織の厚さによって異なる。皮弁内のびまん性の蛍光はzone Ⅳでは通常描出されず、zone ⅡとⅢの末梢の一部分でも描出されないことがある。対側の下腹壁動脈の血管吻合を付加しない場合はzone Ⅳは壊死に陥るため、従来は術者の経験でこの部分の皮膚と脂肪組織を切除していたが、それでも時には皮弁の一部に壊死を生じたり、脂肪壊死のため皮下硬結を生じることがあった。ICG蛍光血管造影によって皮弁の血流評価を行うようになってからは皮弁の部分壊死は経験していないが、zone Ⅱとzone Ⅳの境界を判別するのは困難なため、皮弁を有効に利用するには今後蛍光輝度の客観的指標（数値化）が必要と考えている。また、皮弁内に描出された蛍光が消失するまでの時間は静脈圧を反映しているため、鬱血状態を知る指標となる。

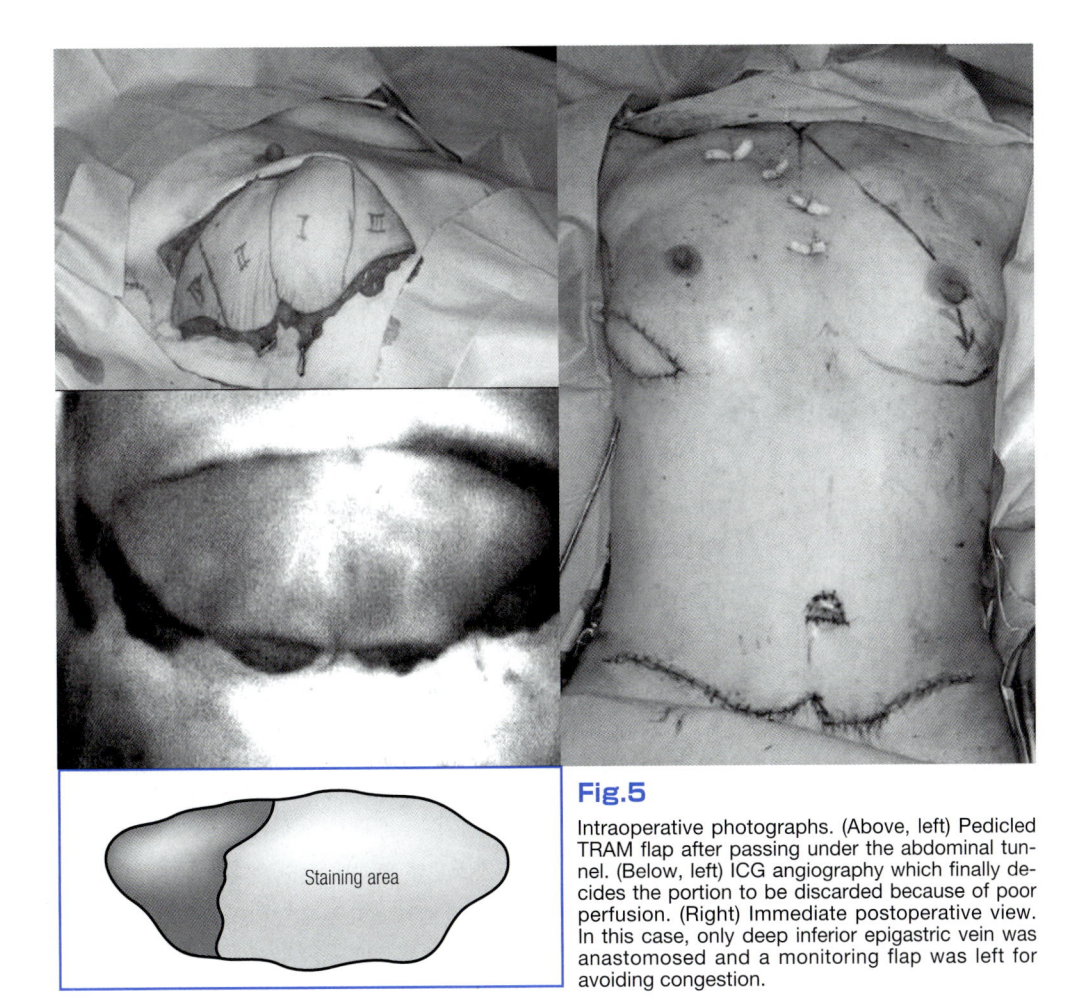

Fig.5

Intraoperative photographs. (Above, left) Pedicled TRAM flap after passing under the abdominal tunnel. (Below, left) ICG angiography which finally decides the portion to be discarded because of poor perfusion. (Right) Immediate postoperative view. In this case, only deep inferior epigastric vein was anastomosed and a monitoring flap was left for avoiding congestion.

4）皮弁の移動と腹壁の閉鎖

　TRAM flapを胸部に移動し、対側乳房の形に合わせて位置を決め、必要に応じてトリミングする。最終的には術中に手術台を座位にして位置と大きさを健側と比較する（**Fig. 5**）。また、必要に応じて動脈または静脈の血管吻合を付加する。おおむね縫合が終了した時点で再度ICG蛍光血管造影による皮弁の血流評価を行うが、ここでは流入動脈の捻転による血行障害や流出静脈の圧迫による鬱血傾向を観察している。この時点でICGで描出されない部分の皮膚と皮下組織は切除される。皮弁採取後の腹壁の閉鎖は、1-0の非吸収糸を用いて、対側の腹直筋前鞘および同側の外内腹斜筋を確実に縫合する。通常は腹壁補強のメッシュを用いていない。

3 考察

　1982年Hartrampfによって有茎TRAM flapが報告されて以来、この方法は乳房再建の標準術式となっていった[8]。しかし、TRAM flapの血行は上腹壁動脈よりも深下腹壁動脈が優位であること、皮弁採取部の腹直筋の犠牲が大きいことを問題視する中で、腹直筋の犠牲を少なくした遊離TRAM flap[9]や深下腹壁動脈穿通枝皮弁[10]が開発されてきた。一方、乳房再建における患者の期待は大きく、失敗が許されないという環境の中で、われわれは血管吻合のトラブルによる皮弁全壊死の可能性は絶対避けたいと考えている。また有茎TRAM flapは、これから乳房再建手術をはじめる若い医師にとって扱いやすい皮弁であり、必要となる皮弁の大きさや皮弁採取部の合併症は症例ごとにあらかじめ予測できるため、われわれの施設では今でも有茎TRAM flapを標準術式としている。

　このように有茎TRAM flapは乳房再建で多用されているが、上腹壁動脈から小血管網を介して深下腹壁動脈へ至るという血行の特殊性から、肥満、喫煙、高血圧・糖尿病などの合併症を有する患者では血流障害を生じやすく、われわれも小範囲の皮弁壊死や脂肪壊死は経験してきた。ICG蛍光血管造影による皮弁の血流評価は、ともすれば術者の経験に依存していた皮弁の微妙な血流状態をある程度客観的に評価でき、皮弁を安全に移動できる。しかし、装置はまだまだ発展途上で改良の余地はある。まず、皮弁では大網や筋肉に比べて画像の解像度が低いため、血流が悪い部分との境界を定めにくい。焦点距離を短くするとやや解像度が向上するが、全体像を把握しにくいという欠点が生じる。また、血流の状態をより客観的に評価するためには、蛍光の輝度を数値化する必要がある。これらが改良された時、ICG蛍光血管造影は皮弁手術になくてはならない方法になると思われる。

Summary

The intraoperative evaluation of flap circulation by indocyanine green fluorescence angiography in the breast reconstruction with a pedicled transverse rectus abdominis myocutaneous flap (TRAM flap)

Hidekazu Fukamizu, Masao Fujiwara, Ayano Suzuki, and Takahide Mizukami

Department of Plastic and Reconstructive Surgery, Hamamatsu University School of Medicine, Shizuoka, Japan

Key Words : Breast Reconstruction, Pedicled TRAM flap circulation, Indocyanine green, Fluorescence angiography

Since its introduction, the pedicled transverse rectus abdominis myocutaneous flap (TRAM flap) has become a popular procedure for postmastectomy breast reconstruction. Preference for the pedicled TRAM flap is based on its sufficient volume for reconstruction, a natural appearing result, acceptable scar at the donor site and the avoidance of complications associated with prosthetic implant use. However, the perfusion of the pedicled TRAM flap has often not been as reliable as the surgeon would like and the muscle harvest is considerable because this flap has the better blood flow through the inferior epigastric vessels than through the superior epigastric vessels. In general, all tissue in zone IV of the flap and the parts of the skin in zone II and III tend to be necrotic.

The traditional methods for evaluating flap circulation, such as examining tissue color, capillary refilling, and dermal bleeding, are based on subjective clinical assessment and can be inaccurate even when an assessment is performed by experienced surgeons. There is still no single reasonably objective and widely accepted definitive method of evaluating flap circulation and viability, instead of several objective techniques.

Indocyanine green (ICG) fluorescence angiography is a new objective method for evaluation of flap circulation. Two ml of 0.25% ICG solution is injected intravenously and the fluorescence imaging is obtained by a newly developed near-infrared camera system (PDE, Hamamatsu Photonics K.K. Shizuoka, Japan). Using this technology, vascular flow and flap perfusion can be simply and quickly visualized intraoperatively. The advantages of this method are that real-time information is obtainable and that characteristic fluorescence patterns (such as filling defects, slow filling, and weak fluorescence) are associated with critical flap perfusion deficits, especially in high-risk patients.

文　献

1) 矢野健二, 高田章好：乳癌切除後の標準的再建法. 形成外科 50：S203-S212, 2007.
2) Taylor GI：Discussion for Miller LB, Bostwick J, Hartrampf CR, et al：The superiorly based rectus abdominis flap：Predicting and enhancing its blood supply based on an anatomic and clinical study. Plast Reconstr Surg 81：721-724, 1988.
3) Moon HK, Taylor GI：The vascular anatomy of rectus abdominis musculocutaneous flap based on the deep superior epigastric system. Plast Reconstr Surg 82：815-829, 1988.
4) Scheflan M, Dinner MI：The transverse abdominal island flap; Part I. Indications, contraindications, results, and complications. Ann Plast Surg 10：24-35, 1983.
5) Scheflan M, Dinner MI：The transverse abdominal island flap; Part II. Surgical technique. Ann Plast Surg 10：120-129, 1983.
6) Harashina T, Sone K, Inoue T, et al：Augmentation of circulation of pedicled transverse rectus abdominis musculocutaneous flaps by microvascular surgery. Br J Plast Surg 40：367-370, 1987.
7) Yamamoto Y, Nohira K, Sugihara T, et al：Superiority of the microvascularly augmented flap; Analysis of 50 transverse rectus abdominis myocutaneous flaps for breast reconstruction. Plast Reconstr Surg 97：79-83, 1996.
8) Hartrampf CR, Scheflan M, Black PW：Breast reconstruction with a transverse abdominal island flap. Plast Reconstr Surg 69：216-224, 1982.
9) Friedmann RJ, Argenda LC, Anderson R：Deep inferior epigastric free flap for breast reconstruction. Plast Reconstr Surg 76：455-458, 1985.
10) Koshima I, Soeda S：Inferior epigastric artery skin flaps without rectus abdominis muscle. Br J Plast Surg 42：645-648, 1989.

V 脈管造影──腹部血管造影

肝動脈・門脈に対するICG血管造影
Intraoperative angiography with an indocyanine green fluorescence imaging for hepatic artery and portal vein

Key Words インドシアニングリーン｜血管造影｜肝動脈｜門脈

昭和大学消化器一般外科

清水喜徳　青木武士　安田大輔　向井聖士郎　大山　祥
草野満夫

はじめに

　インドシアニングリーン (indocyanine green；ICG) は元来、肝予備能を測定するための試薬であり、ICGを末梢静脈から投与すると肝動脈および門脈から肝類洞系へと流入し、肝細胞にuptakeされた後グルタチオン抱合を受けずに胆汁中へと排泄される。肝機能や肝血流量の程度によっても肝細胞へuptakeされるICG量には違いはあるものの、正常肝では静注後15分でその90％以上は肝細胞へとuptakeされ、ほとんどは血中から消失する。したがって、ICG静注後、ICGが肝臓内へ流入するまでの早期の全身循環中であればICGは血管内を循環しているため、これをLED励起可視化CCDカメラ（浜松ホトニクス社製PDE-2、以下、LEDカメラ）でとらえることにより動脈および静脈内を循環するICGを映し出すことができるようになり、血管系を描出することが可能となる。

　しかし、実際には体内血管を循環するICGを体外からのLEDカメラで描出することは、皮膚や皮下脂肪などがLED光を遮断するためICGを励起させることができず不可能であり、現在のところLED光が障害物を透過するような画期的な方法は確立されていない。

　一方、開心術の術中では血管系が直視下に露見される状態にあるためLEDカメラで血管内を循環するICGをとらえることは容易であり、術中にICGによる血管造影（以下、ICG血管造影）としての冠動脈造影を行うことが可能となる。実際、冠動脈バイパス術ではバイパス後の冠動脈血流を評価する新しい血管造影法としてすでにその有用性が報告されており[1]、血管再建後の血流や吻合部に対する新評価法として有用な検査となっている。このことからも、内臓血管に対しての術中ICG血管造影は可能であり、われわれはすでに内臓血管の中でも肝動脈、門脈に対して肝切除や膵頭十二指腸切除時にICG血管造影を行っている。固有肝動脈の走行や分岐形態の確認、肝動脈や門脈再建後の血流評価などに対して汎用しており、今後、消化器外科領域でも大いに発展が期待される新しい検査法である。

ここでは、内臓血管の中でも特に肝動脈、門脈に対するICG血管造影について、その造影方法と実際の画像について紹介する。

1　造影方法

　ICGを血管内に投与する方法としては、直接穿刺法と静注法との2つがある。われわれは、手技的にも簡便で繰り返し行える静注法を汎用している。

1) 直接穿刺法

　造影しようとする肝動脈または門脈に27G針を用いて直接穿刺を行い、ICG（2.5mg/ml）1mlを注入してICG血管造影を行う方法である。

　この方法では穿刺部の流出側血管がreal timeに描出され、ICGも希釈されないため鮮明な画像を得ることができるという利点がある。しかし、流入側血管を描出することはできず、繰り返し造影を行うためにはその都度血管に穿刺を行わなければならないという煩雑さがある。

　また、穿刺針やシリンジ、手指などが障害となって良好なカメラアングルが得られない状況にもしばしば遭遇する。さらに、穿刺を容易にするために穿刺する血管を周囲結合組織から遊離しておく必要があり、穿刺針抜去後は刺入部に対して圧迫止血も必要となる。ただし、27G針を用いているため抜針後の止血は非常に容易で、動脈穿刺でも十数秒程度の手指による圧迫で止血は可能である。

2) 静注法

　末梢静脈からICG（2.5mg/ml）1mlを静注し、肝動脈あるいは門脈を描出してICG血管造影を行う方法である。

　ICG静注後、肝動脈では18～25秒後に、門脈では25～30秒後に約10～15秒間描出されてくる。この方法では血管への穿刺が不要であるため手技的には非常に簡便で、造影したい血管全体を観察することもできるという利点がある。

　また、ICG静注後1分以上経過するとICGは血管系から完全に消失するため、再度静注することで繰り返し造影を行うことも可能である。当初は静注であるためにICGが血中で希釈され血管の描出が不十分になることを危惧していたが、実際にはこのICG濃度で十分であり、輝度の調節で鮮明な画像を得ることができている。

　しかし、直接穿刺法とは異なりICGの静注から血管が造影されるまでにはtime lagが生じ、また、静注量によらず造影される時間にも制限がある。さらに、血管周囲の結合

組織や脂肪組織が肥厚している場合にはLEDカメラでの描出が不明瞭となるため、血管を周囲組織から剥離しておくことが必要となる場合もある。

2 ICG血管造影の適応

　肝動脈、門脈に対するICG血管造影は、①固有肝動脈の走行や分岐形態、②血管再建後の吻合部や血流、③肝硬変合併門脈圧亢進症でのshunt血流などを検索・確認する場合が適応となる。ICGの投与方法は、前述の如く静注法を汎用している。われわれは肝切除や膵頭十二指腸切除の術中にICG血管造影を施行しているが、術中にICG血管造影を行うことによって術前の血管造影やCT angiographyと同等以上の情報が得られるようになった。

　一方、最近では、肝細胞癌や肝転移巣にICGが数日間poolingするという特性があることもわかってきた。これをLEDカメラで撮像すると数ミリ大の病変でも描出が可能となり、術前の画像検査では描出できなかった小病変の描出に効力を発揮している。ただ、描出可能な病変は肝表面に存在するものに限られるため、肝深部の病変をいかに描出するかが今後の課題である。

　ICG(2.5mg/ml)は10mlを前日に静注しているが、前日にICGを投与する理由は、術中では非腫瘍部の肝臓にuptakeされたICGが完全に肝臓内から消失するまでに数時間かかってしまうためで、腫瘍巣へのpoolingと判別することが困難となるからである。前日にICGを静注することで非腫瘍部の肝臓にuptakeされたICGのほとんどは胆汁中に排泄され、腫瘍巣にpoolingしているICGのみを描出することができるようになる。腫瘍巣にICGがpoolingする機序については現在のところ不明ではあるが、最近では囊胞内にもICGがpoolingすることも明らかとなった。

　ただし、囊胞と肝転移巣とのICGのpooling様式には違いがあり、囊胞では全体がICGに染まるという特徴を有しているのに対し肝転移巣ではring状に染まるという特性があり、この点が囊胞と肝転移巣との鑑別点となる。

3 ICG血管造影の実際

1) 肝動脈造影

　ICG静注法によるICG肝動脈造影を**Fig.1**に示す。本例は左葉に主座をおく肝内胆

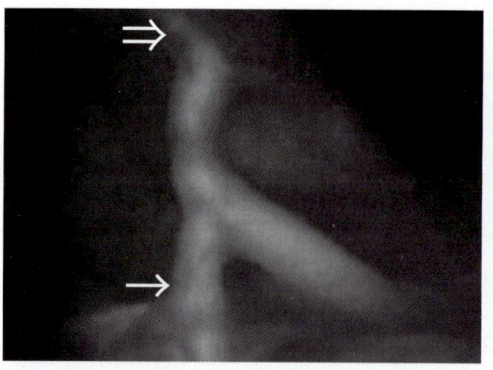

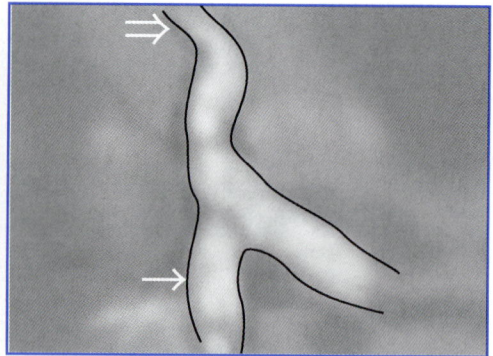

Fig. 1
Gastroduodenal artery(→) and proper and right hepatic arteries(⇒) are clearly visualized by LED camera 25 seconds after intravenous injection of ICG.

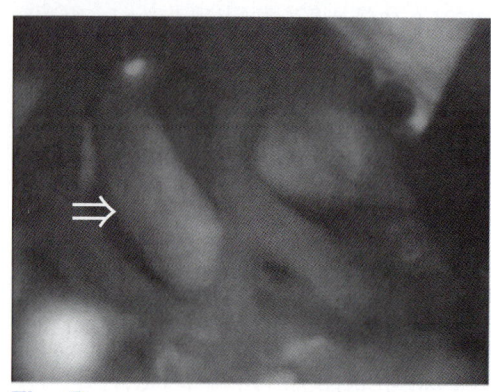

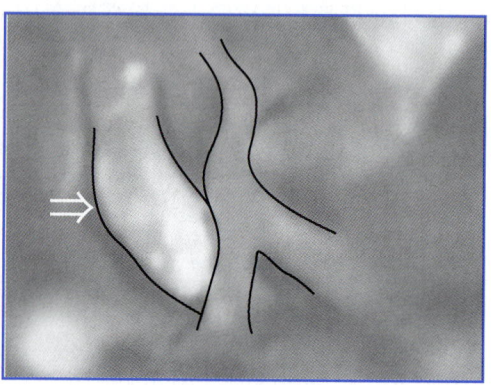

Fig. 2
Portal vein is exposed by LED camera 30 seconds after intravenous injection of ICG(⇒).

管癌で肝十二指腸間膜リンパ節転移陽性であったため拡大左葉切除、リンパ節郭清を施行した症例である。拡大左葉切除およびリンパ節郭清後にICG血管造影を行ったところ、胃十二指腸動脈、固有肝動脈および右肝動脈が明瞭に描出された（ICG静注25秒後）。また、静注後30秒には、門脈も明瞭に描出されてきた（**Fig.2**）。

2）門脈造影

膵頭部癌門脈浸潤に対して全胃温存膵頭十二指腸切除、門脈合併切除を施行した症例（**Fig.3a**）で、門脈再建後のICG門脈造影では吻合部の変形・狭窄および血流について問題がないことが確認された（**Fig.3b**）。

3）門脈圧亢進症でのshunt造影

Fig.4は肝硬変による脾機能亢進症に対して脾摘術を施行した症例の肝臓および肝円索の術中写真である（**Fig.4a**）。ICG血管造影にて肝硬変によるshunt血流を確認す

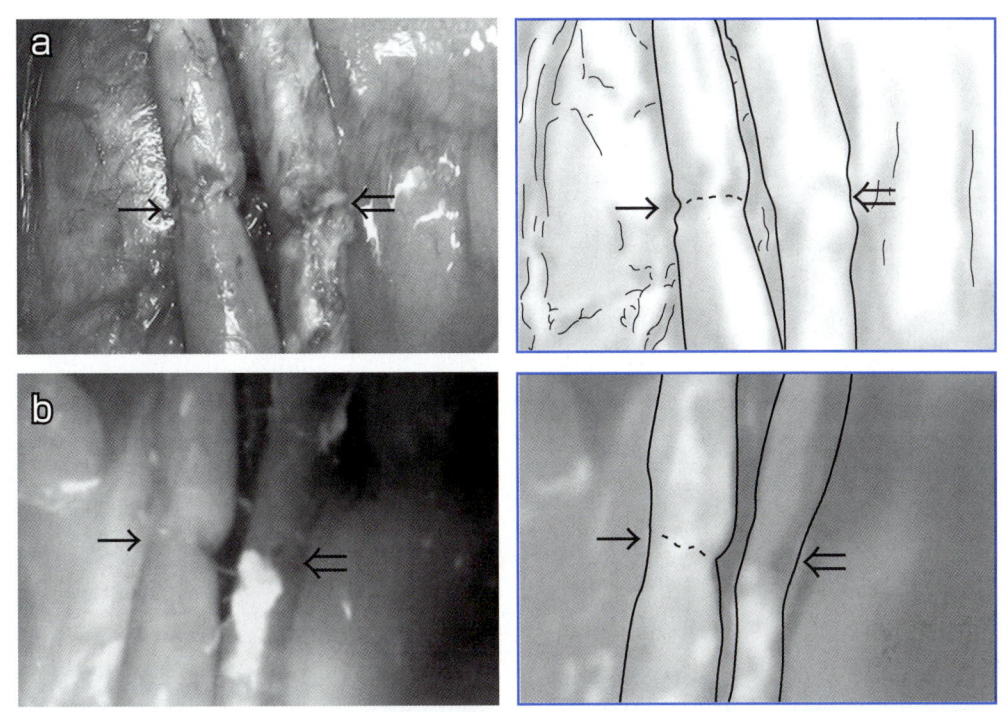

Fig. 3
Conventional photography of proper hepatic artery(⇐) and reconstructed portal vein(→) is presented in Fig.3a. Portography as an ICG angiography is performed after the reconstruction of portal vein in Fig.3b.

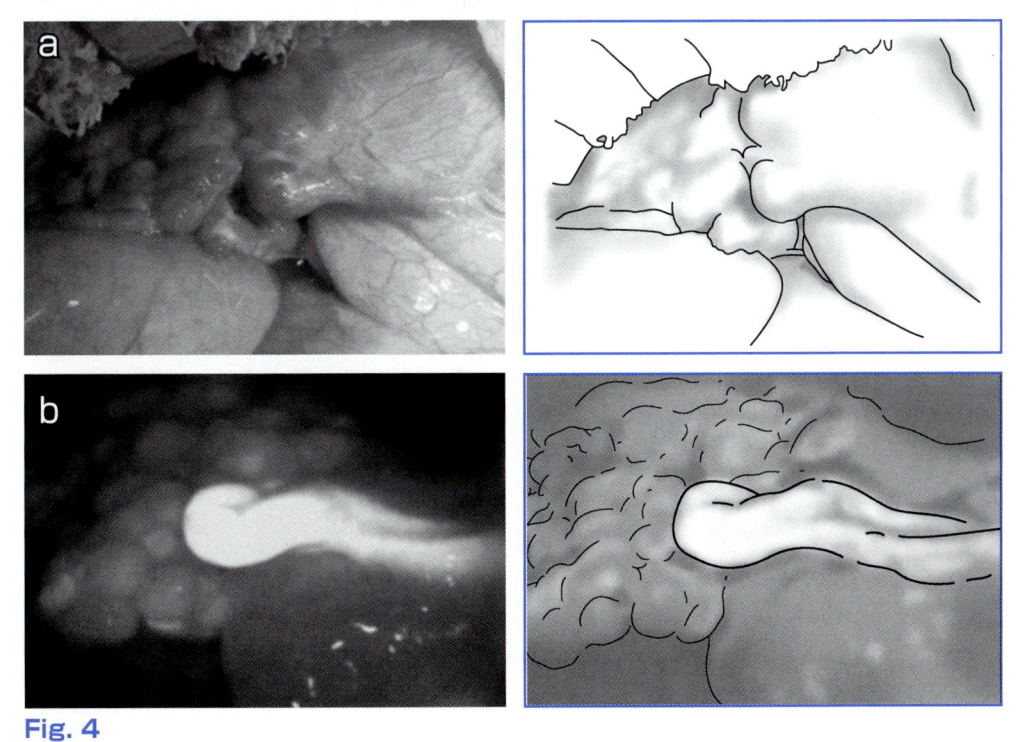

Fig. 4
On portal hypertension with liver cirrhosis, cirrhotic liver and varicosis of ligamentum teres hepatis is observed in Fig. 4a. Shunt flow is demonstrated by LED camera 30 seconds after intravenous injection of ICG in Fig. 4b.

Fig. 5
Metastatic liver tumor from uterus cancer is ringed enhanced one day after intravenous injection of ICG.

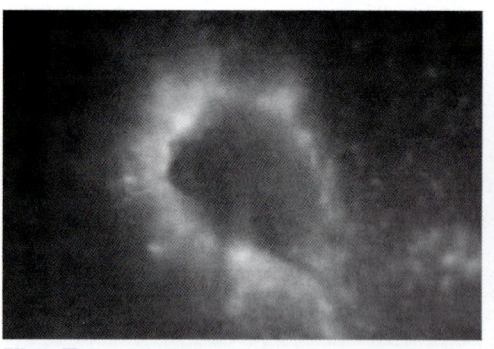

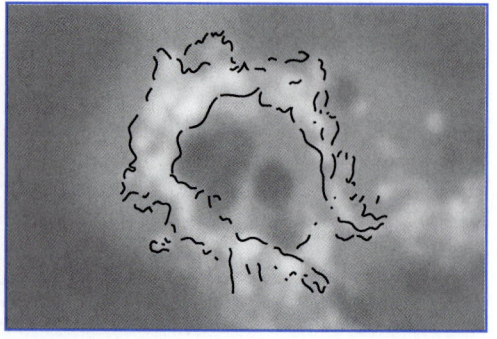

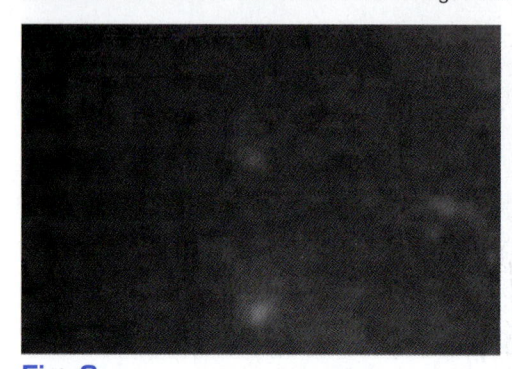

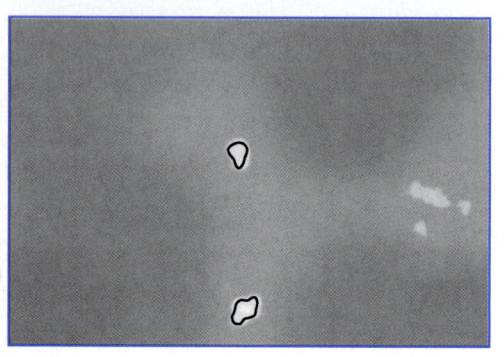

Fig. 6
Small liver cyst is also found out by intravenous injection of ICG.

るためにICG1mlを静注し30秒後に肝円索を撮影すると、肝円索の開存および遠肝性のshunt血流が鮮明に描出された(**Fig.4b**)。

4) 腫瘍染色

子宮癌肝転移に対しICG10mlを前日に静注し、術中にLEDカメラで肝表面の転移巣を撮像した症例である(**Fig.5**)。腫瘍の中心部はICGの集積が乏しく、辺縁に強い蛍光を発するいわゆるringed enhanceされた転移巣が認められた。

5) 囊胞染色

Fig.5で示した症例の肝表面に存在した小病変である(**Fig.6**)。全体がICGで染まる径2mm大の病変で、術中超音波検査では内部がhypoechoicな囊胞性病変であり、摘出後の病理組織学的検索でも単純囊胞であることが確認された。

4 考察

　消化器外科領域におけるICGの応用について、われわれはすでにセンチネルリンパ節同定法[2]や肝切除術での肝区域同定法[3]などを報告してきた。特に、肝切除術での肝区域同定法は肝切除時の新たなnavigation surgeryとして広く認識されるようになってきており、今回、ICGを用いた消化器外科領域における新たな応用として、2007年から行っているICG血管造影のいくつかを供覧した。

　ICGの血管造影への応用は心臓外科領域では冠動脈バイパス術後のバイパス血流の新評価法として報告されており[1]、また、消化器外科領域ではKubotaら[4]により生体肝移植時の肝動脈および門脈再建後に術中超音波検査とICG血管造影とを併用して脈管のpatencyを評価する報告がなされている。われわれはこれらの方法を応用して、消化器外科領域の中でも特に肝胆膵外科領域での肝動脈や門脈などの血管再建後の吻合部や血流を評価する方法として、ICG血管造影を行ってきた。

　ICGの投与方法やLEDカメラの改良など幾多の試行錯誤を重ねたことで現在では鮮明な血管造影が行えるようになり、従来であれば大がかりな血管造影機器を備えた手術室のみでしか施行できなかった術中血管造影も、ICGを用いることでLEDカメラシステムさえあればどの施設でも簡便かつ容易に術中の血管造影が施行できるようになったと考えている。ただ、表面に露出されていない血管についてはLED光の特性からいまだに描出することが困難であり、機器の改良を含めこの点が今後の課題である。

　ICG血管造影について、今後、われわれは門脈圧亢進症に対するHassab手術でのshunt血流の遺残を確認する方法として、また、ICGが肝腫瘍巣に集積する特性を生かした新たな肝腫瘍同定法としてその確立を目指していきたいと考えている。

　また、使用するICGは1mlと微量でその濃度も0.25%（2.5mg/ml）と非常に低濃度であり、肝予備能検査薬として一般に使用されている副作用のほとんどない試薬であるため、今後、消化器外科の幅広い分野でICGが活用されることを期待している。

Summary

Intraoperative angiography with an indocyanine green fluorescence imaging for hepatic artery and portal vein

Yoshinori Shimizu, Takeshi Aoki, Daisuke Yasuda, Seishiro Mukai, Sho Oyama, Mitsuo Kusano

Department of Surgery, Division of Gastroenterological and General Surgery, Showa University School of Medicine, Tokyo, Japan

Key Words: Indocyanine green, Intraoperative angiography, Hepatic artery, Portal vein

Intraoperative angiography with an indocyanine green (ICG) fluorescence imaging (ICG angiography) is our new and original method to visualize the hepatic artery and portal vein. One ml of ICG (2.5mg/ml) solution is usually injected intravenously for ICG angiography, and the hepatic artery and portal vein are visualized by a charge-coupled device camera with a light-emitting diode (LED camera). The hepatic artery is exposed for about 10 seconds 20 seconds after intravenous injection of ICG and the portal vein, for about the same duration 30 seconds after the injection.

ICG angiography is used as a hepatic arteriography and a portography in order to estimate vascular configurations of the proper hepatic artery, reconstructed hepatic artery, and portal vein.

Furthermore, liver tumors of hepatocellular carcinoma and metastatic tumors at the surface of the liver are also detected by using the LED camera after intravenous injection of ICG one day before operation.

We are now extending the indication of ICG angiography to the evaluation of shunt flow against portal hypertension with liver cirrhosis.

文 献

1) Taggart DP, Choudhary B, Anstasiadis K, et al：Preliminary experience with a novel intraoperative fluorescence imaging technique to evaluation the patency of bypass grafts in total arterial revascularization. Ann Thorac Surg 75：870-873, 2003.
2) 草野満夫, 加藤正典, 中尾健太郎, ほか：LED 励起 ICG 蛍光をトレーサーとした新しいセンチネルリンパ節同定法―消化器癌への応用―. 日本消化器外科学会誌 39：1464, 2006.
3) 青木武士, 安田大輔, 清水喜徳, ほか：LED 励起 ICG 蛍光 video navigation system を用いた新しい肝区域同定法. 外科治療 96：1047-1049, 2007.
4) Kubota K, Kita J, Shimoda M, et al：Intraoperative assessment of reconstructed vessels in living-donor liver transplantation, using a novel fluorescence imaging technique. J Hepatobiliary Pancreat Surg 13：100-104, 2006.

ICG蛍光法による腫瘍の血管造影と肝腫瘍のvascularity評価

ICG fluorescence angiography and the assessment of tumor vascularity of liver tumors

Key Words 　腫瘍血管　　腫瘍のvascularity　　肝内転移

昭和大学消化器一般外科

草野満夫　　青木武士　　安田大輔　　清水喜徳

はじめに

　ICG（indocyanine green）蛍光法は腫瘍血管造影法および腫瘍のvascularityを評価する方法としても有用である。多くの固形腫瘍の栄養血管、新生血管はしばしばその腫瘍の良悪、悪性度を反映することが多い[1)2)]。例外もあるが、多くの腫瘍は悪性腫瘍であればhypervascularで、良性腫瘍はhypovascularな血管像を呈する傾向がある。

　また、肝腫瘍の場合、肝細胞癌、肝血管腫は前者であり、転移性肝癌、胆管細胞癌は後者hypovascularityを示し、鑑別診断[1)]あるいは動脈内化学療法選択の指標の1つとなっている。enhanced CT、MRI、カラードプラ、造影超音波[3)]で腫瘍のvascularityは比較的容易に把握できるようになったが、本法により、より鮮明にまた血行動態の観察も可能であり、腫瘍血管のimageをdynamicにとらえることができる。これらと肉眼、病理所見といつでも容易に比較対比することが可能である。

　さらに、ICGは腫瘍血管に取り込まれ長く停滞することから、腫瘍のvascularityを評価するうえで有用な方法で、肝腫瘍手術時に行うことにより、表在性の病変しか検出できないが、体表USでは検出できない5mm程度の極小転移病巣を検出できる場合がある。まだ始めたばかりで、今後さらに鮮明な画像を得るうえでさらに検討をしていかなければならないが、ここではpreliminary dataを提示する。

1 本法の特徴

　ICGが通常の血管造影の造影剤に相当するが、①ICGの投与量が1～2mlと少量、②選択的に投与する必要はなく、末梢静脈からの投与で鮮明な画像が得られる、③造影効果は通常の血管造影では30～60秒程度持続し、腫瘍血管については長時間の蛍光imageを観察することが可能、④通常の造影剤よりICGの有害事象の発生率が極め

て低い、⑤大きな造影装置を必要としない、⑥繰り返し施行可能、など多くの利点がある。

一方、欠点としては、①imageの鮮明度が低い、②表在性の腫瘍のみしか描出できないなどである。

2 方法

肝切除を行う際に術前ICG検査を行うが、開腹時に投与されたICGが腫瘍に取り込まれていたという偶然にみつかった方法である。肝硬変など肝障害が強い場合は投与されたICGが腫瘍のみならず、非癌部も取り込まれた状態が継続するのが観察され、腫瘍に取り込まれたICGはかなりの期間腫瘍内に停滞するものと考えられる。術中にICG溶液の1〜2mlを末梢静脈から注入する場合は、肝臓全体が光ってしまい、多血性の腫瘍は判別が困難となるが、転移性腫瘍の場合は腫瘍がICGを取り込まないため無蛍光野として観察される。

方法は10mlに溶解したICG溶液の1〜2mlを末梢静脈から注入するのみである。注入後40秒後からPDE（Photodynamic Eye、浜松ホトニクス社製）で観察される。動脈内あるいは門脈内に投与もよく、より早く鮮明な像が得られる。

まだ症例も少なく、十分な解析ができていない段階であるが、個々の症例を提示する。**DVD-23**の動態画像も参照いただきたい。

3 腫瘍microangiography

1）術中観察

42歳・男性。腹部腫瘤、低血糖を呈する腹部腫瘍で、8×16×10cmの小腸間膜部腫瘍で肉眼的に小腸との連続性はない。病理学的に線維性被膜で被われ組織学的にはmyxomatousな線維増生が認められ血管の拡張や増生も認められる、extra-gastrointestinal stromal tumorであった（**Fig.1a・b**）。enhanced CTでは、腫瘍周辺と内部が部分的にhigh density areaとして描出された（**Fig.1c**）。開腹後ICG2mlを静注すると30秒前後からまず動脈性の腫瘍血管が出現し（**Fig.1d**）、数10秒持続後、静脈系腫瘍血管が造影され（**Fig.1e**）、太い血管では血流が明瞭に観察される。動脈の方が静脈より蛍光輝度が高い。

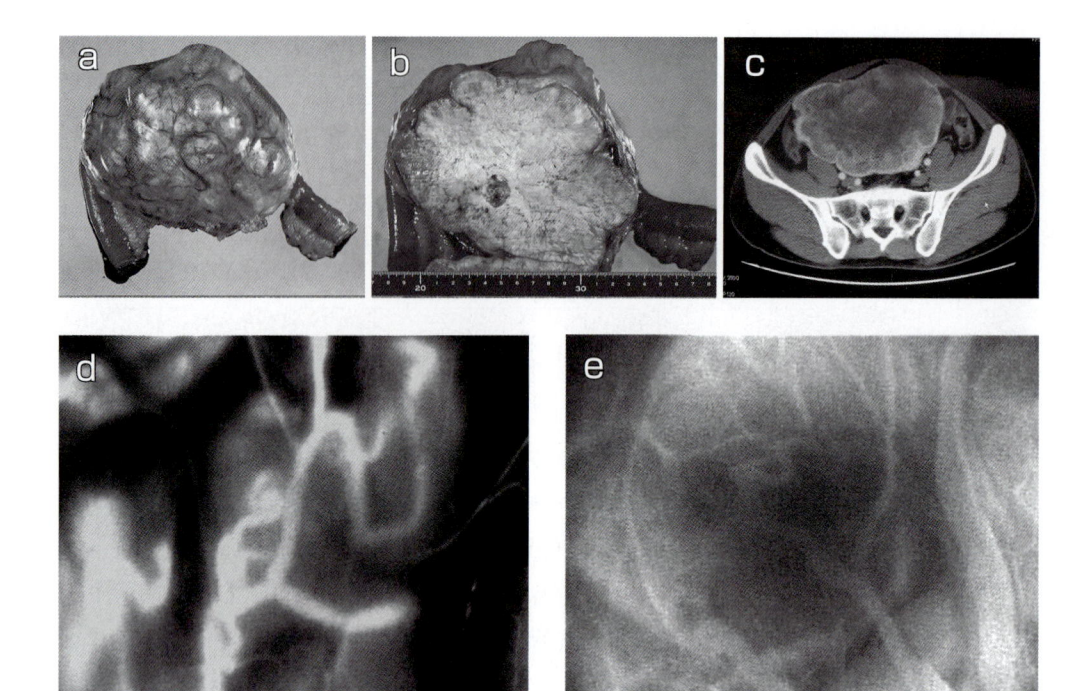

Fig. 1　ICG tumor angiography (GIST)
a. Resected specimen.　b. Cut surface.　c. CT.　d. ICG arteriography.　e. ICG venography.

2）摘出標本での観察

　　ICGが注入可能な血管が確保できれば摘出標本のmicroangiographyが可能である。腫瘍血管内の血液と血管壁に結合したICGが蛍光を発すると考えられるが、あまりICGの濃度が濃いと蛍光が観察されない。至適なICG濃度を検討する必要がある。大網腫瘍の症例を提示する（**Fig.2a**）。ICGを腫瘍周囲の静脈から逆行性に注入した。静脈性腫瘍血管が観察され、さらに注入を続けると動脈性毛細血管と腫瘍血管が濃染像として観察される（**Fig.2b**）。

4　腫瘍のvascularity評価

　　本法は肝腫瘍のvascularityを評価するうえで有用な新しい方法である。表在性の癌は腫瘍表面、深在性のものは割面を観察する。ICGの注入timingによってその蛍光像はかなり異なる。今回の本法による腫瘍のvascularityの観察は、肝腫瘍に対しての肝切除の際に行うICG tattooingの際にたまたま得られた像である。腫瘍内のICGの集積

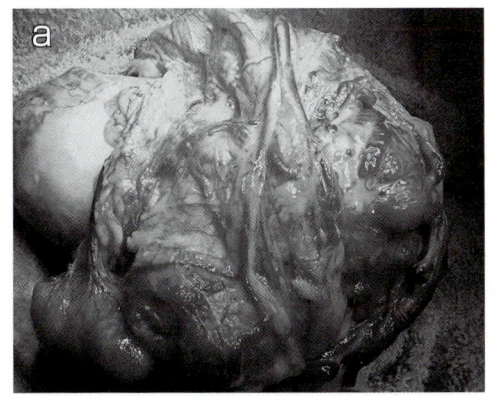

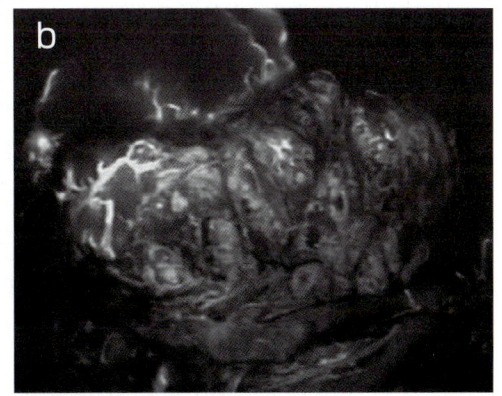

Fig.2 ICG tumor angiography (tumor of the omentum)
a. Tumor. b. ICG tumor angiography of resected specimen.

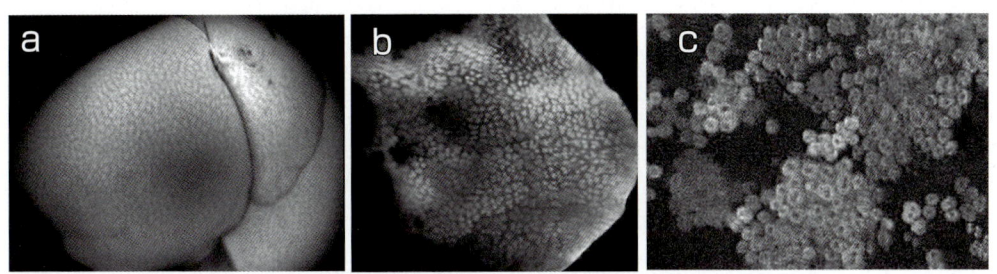

Fig.3 ICG uptake (ICG was injected via portal vein. rat liver)
a. Whole liver, tumor. b. Hepatic lobule pattern. c. Isolated rat hepatocytes.

は当然ICGの投与量、timingで異なる。肝予備力検査としてICG負荷テストを肝切除数日前に行うと、投与されたICGが肝に停滞しており、肝硬変などの肝障害が強い場合はより顕著となる。

また投与されたICGは腫瘍にも取り込まれ、かなりの長い間停滞する。したがって正常肝は24時間程度でICGは排泄されるため、腫瘍に取り込まれたICG蛍光がその腫瘍のvascularityを反映する。まず、正常肝のICGの取り込みについて述べる。

1）肝のICGの取り込み

ラットの末梢よりICGを投与すると、投与数10秒後から肝臓は白色の蛍光を発するようになり、1分後には肝臓全体が蛍光を強く発する（**Fig.3a**）。これはヒトの場合も同様である。ラット肝臓を摘出して観察すると、蛍光にむらが認められ、また小葉構造が明瞭に観察される（**Fig.3b**）。さらに肝細胞を分離して観察すると、肝細胞に取り込まれたICGの蛍光が明瞭に同定される（**Fig.3c**）。肝細胞ごとに蛍光強度の強弱があるが、これは小葉構造のzoneの違いとも考えられるが、単に灌流障害に起因するとも考えられる。ヒトの肝臓でもほぼ同様の所見が観察される。この方法をわれわれは肝切除時の区域染色

に応用している（第VII章参照）。

　正常肝では末梢静脈あるいは門脈から投与されたICGは投与直後に肝に取り込まれ、PDEで観察すると肝全体に均等に取り込まれる。血流の影響で、まだらに取り込まれる場合もある。**Fig.4a**は肝切除時に行ったtattooingである。ICGを右門脈内に注入した。まだら蛍光となっているが、血行動態が必ずしも均一ではないことを示している。蛍光強度の違いから還流障害あるいは肝細胞の機能障害をも反映することも示唆された。別の症例であるが、切除肝の非癌部より遊離した肝細胞を観察したものである（**Fig.4b**）。このように通常行っているICG検査で、ICGは速やかに肝細胞に取り込まれ、胆道内に排出されるが、実際dynamicなimageとして本法により初めて観察された。肝硬変では（**Fig.4c・d**）その障害度が強いほど、ICGの取り込みの不均一性が顕著となり、再生結節は高い輝度を示す。

2）肝良性腫瘍—肝血管腫

　肝の良性腫瘍の肝血管腫は多血性腫瘍である。US、CTで診断はそれほど困難ではないが、2cm前後の小病変は時に肝細胞癌と鑑別に苦慮する時がある。

　提示した症例は53歳・女性。外側区の巨大な肝血管腫で、上腹部の違和感があり、手術適応となった。病理診断では線維性隔壁からなる海綿状の形態を示し、海綿状腔の内面は血管内皮で被われているcavernous hemangiomaであった。CTでは典

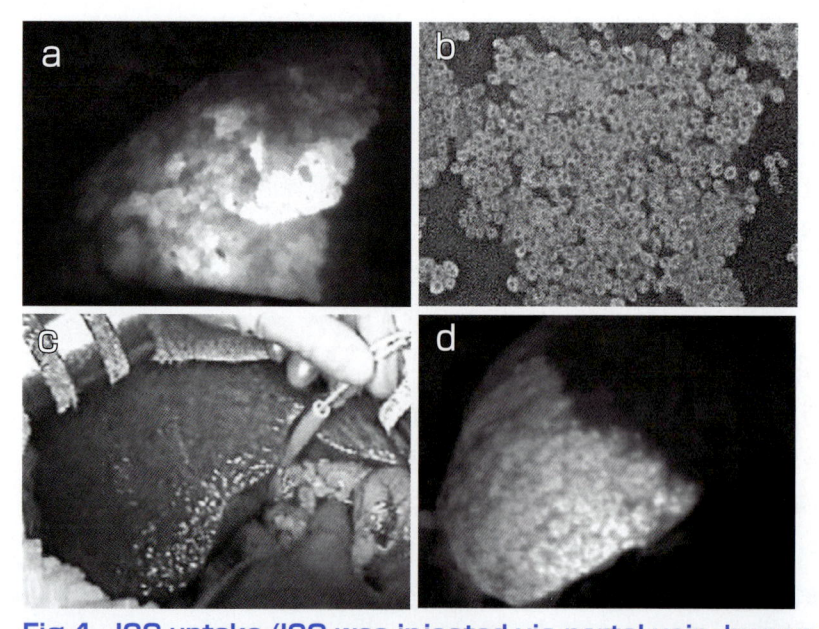

Fig.4　ICG uptake (ICG was injected via portal vein. human liver)
a. ICG was injected systemically after clamping the left portal vein.　b. Isolated human hepatocytes.
c. Cirrhotic liver.　d. ICG was injected the right portal vein. The right lobectomy was carried out.

型的な高吸収域を認める(**Fig.5a**)。

　切除標本：外観は赤紫色を呈しており、部分的にまだらな斑状を呈しているところもあり、全体にelastic softな腫瘍である(**Fig.5b・c**)。切除標本をPDEカメラで観察すると、表面に樹枝状に蛍光が光っているのがみえる。この像はICGが血管腫の腫瘍血管に取り込まれたICGが停滞して蛍光を発しているものと思われる。腫瘍を割ってみるとこのような蛍光は内部には全く認められない。このような血管腫の表在性の異常腫瘍血管像は、USで観察されるhyper echoic rim (strong marginal echoes;SME)に匹敵するものと考えられる(**Fig.5d**)。

3）肝細胞癌 (hepatocellular carcinoma;HCC)

　多くのHCCはhypervascularityを示す。しかし、腫瘍には分化度の異なる腫瘍の存在、壊死など様々な病態がみられる。

　84歳・女性のS2、3とS6の多発HCC症例を提示する。CTでは両腫瘍ともhigh density areaとして観察された(**Fig.6a**)。S2、3の腫瘍は病理では低分化から中分化であった。腫瘍内は取り込まれたICGの蛍光が腫瘍全体に観察されるがその輝度は均一でなく、これは腫瘍の分化度による相違と考えられる(**Fig.6b・c**)。S6の腫瘍

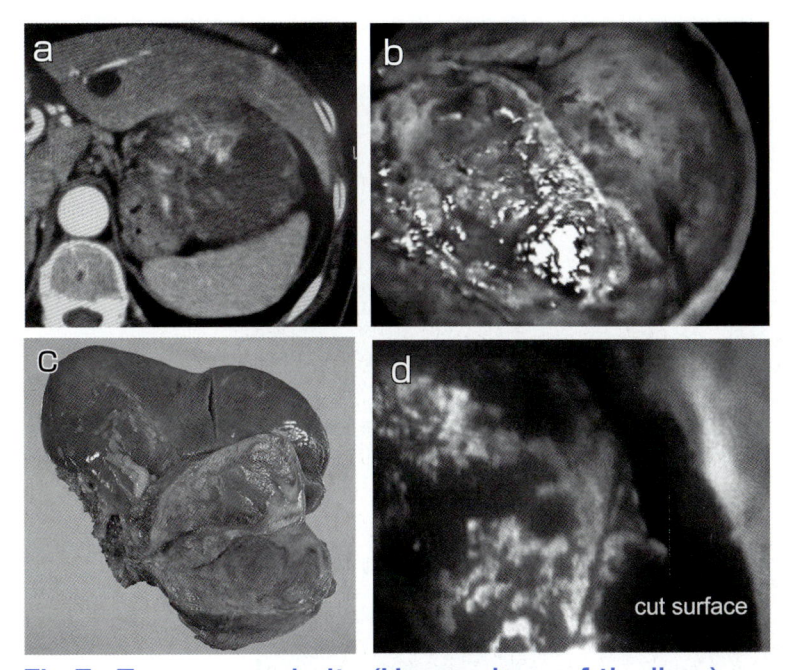

Fig.5　Tumor vascularity (Hemangioma of the liver)
a. Enhanced CT.
b・c. Resected specimen.
d. Tumor vascularity of resected specimen.

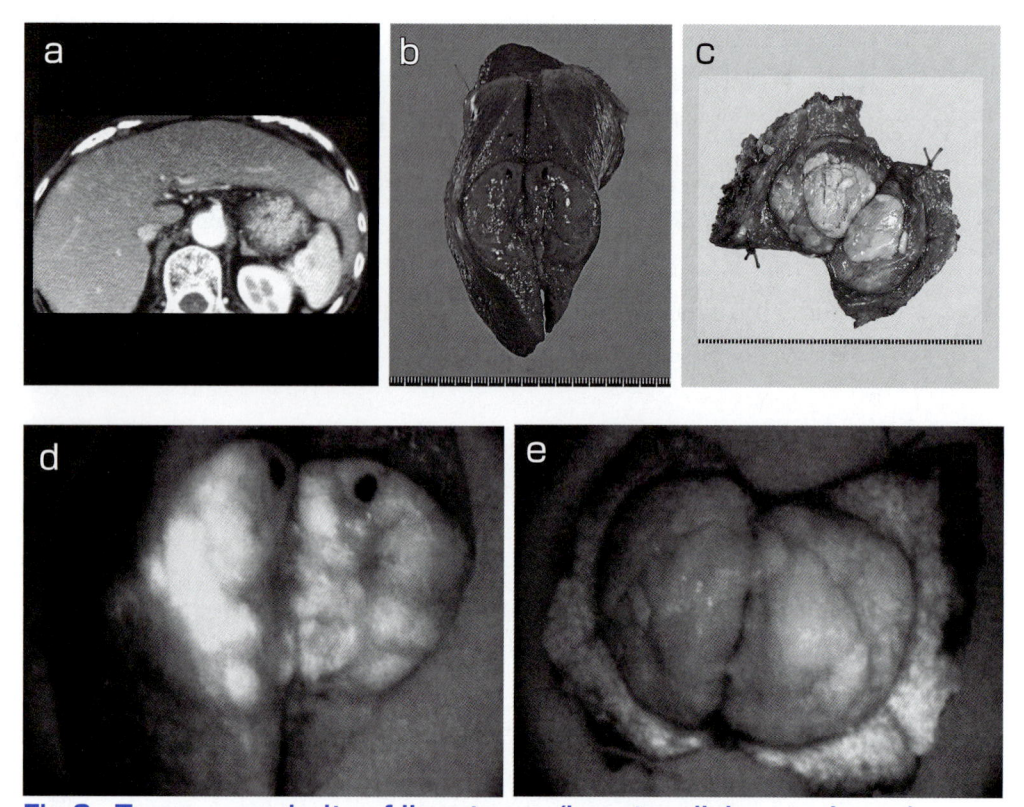

Fig.6 Tumor vascularity of liver tumor (hepatocellular carcinoma)
a. Enhanced CT.　b・c. Resected specimen. b.S2,3. c.S6.　d・e. ICG tumor vascularity specimen.　d. S2,3.　e. 6.

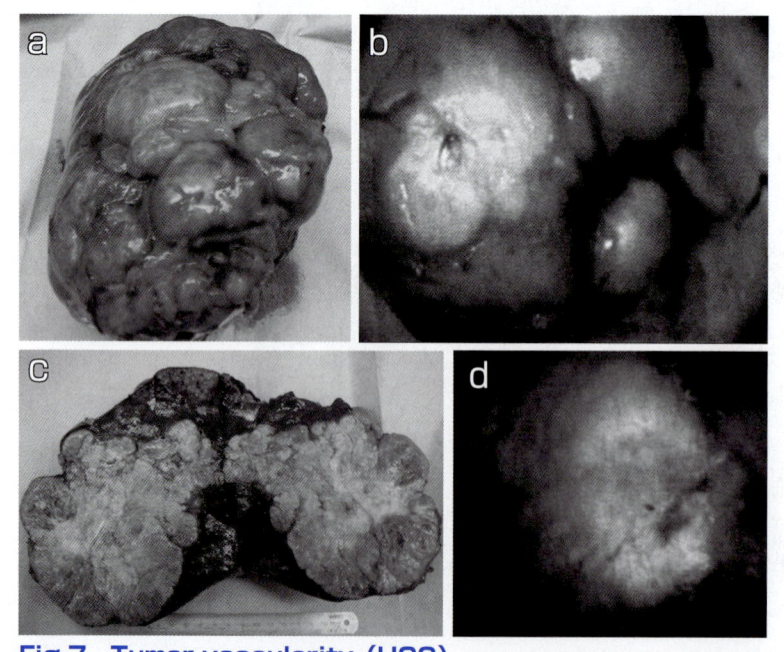

Fig.7 Tumor vascularity (HCC)
a. HCC (110×120mm).　b. ICG fluorescence.　c. HCC, cut surface.　d. ICG fluorescence.

は中高分化を呈する部分もあるが中分化が主体である。S2、3の腫瘍に比べICGの取り込みが弱い(**Fig.6d・e**)。周囲の非癌部肝組織のICGの取り込みが観察される。HCCの多くはこのようにICGの蛍光が程度の差はあれ観察され、CT像と類似の所見を呈することが多い。このようにHCCでは転移性肝癌のような腫瘍周辺部の蛍光は観察されないが、腫瘍全体にICGの取り込みが認められるのが特徴である。**Fig.7**は肝右葉の径110×120 mmの巨大HCCである(**Fig.7a**)。腫瘍表面はICGの強い蛍光が観察され(**Fig.7b**)、割面(**Fig.7c**)でのICG蛍光も腫瘍内に均等に分布しているのが(**Fig.7d**)、転移性肝癌との相違である。**Fig.8**の症例はS2の径3cm大のHCCである。腫瘍は肝表面に露出しており(**Fig.8a**)、**Fig.8b**は摘出標本のICG蛍光であるが、術中もこれと同様に腫瘍表面に強い蛍光が観察される。割面ではICG蛍光は腫瘍の下半分に強い(**Fig.8c・d**)。これはHCCの分化度の違いによると考えられ興味深い所見である。

4) 胆管細胞癌 (cholangiocellular carcinoma ; CCC)

CT、通常の血管造影でもhypovascularな所見を呈することが多い。本症例は肝右葉のCCCで右の門脈の閉塞を来した症例である。腫瘍のICG所見を述べる前に肝のICGの取り込みに注目したい。開腹直後にPDEカメラで観察すると、肝右葉にICG蛍光が点状に認められた(**Fig.9a**)。これは術前にICG肝負荷テストを行ったが、その時に

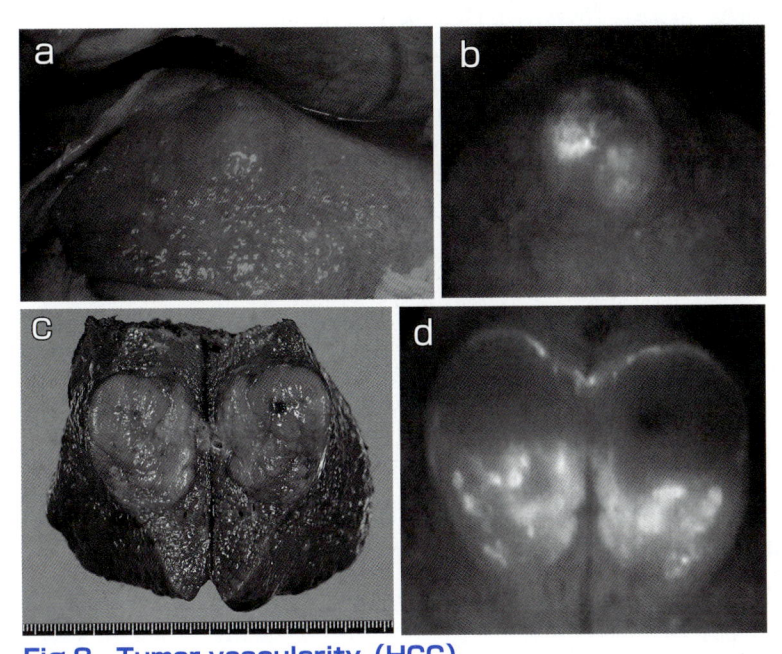

Fig.8 Tumor vascularity (HCC)
a. HCC. b. ICG fluorescence. c. HCC, cut surface. d. ICG fluorescence.

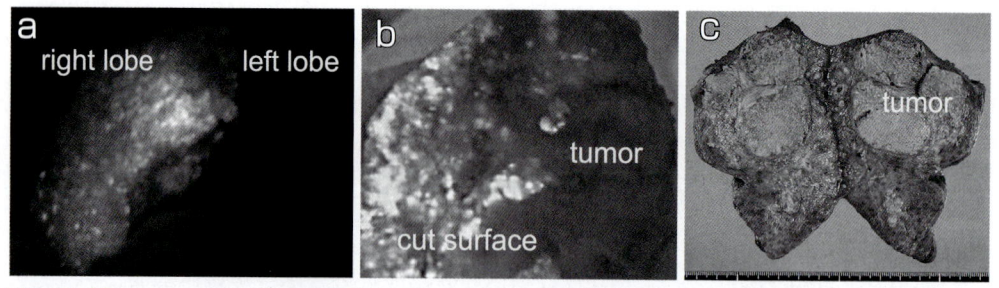

Fig.9 Tumor vascularity (cholangiocarcinoma of the liver)
a. ICG intraoperative tattooing of the liver. ICG was injected 3 days prior to operation. Only the right lobe was stained by ICG due to the obstruction by tumor.
b. ICG image of cut surface of resected specimen. Tumor was negative for ICG.
c. Cut surface of resected specimen.

a. Resected specimen (Tumors located S3,4,6,8).
b. Enhanced CT.
c・d. ICG staining of the metastatic liver tumor (S3, 4).
d. Cut surface.

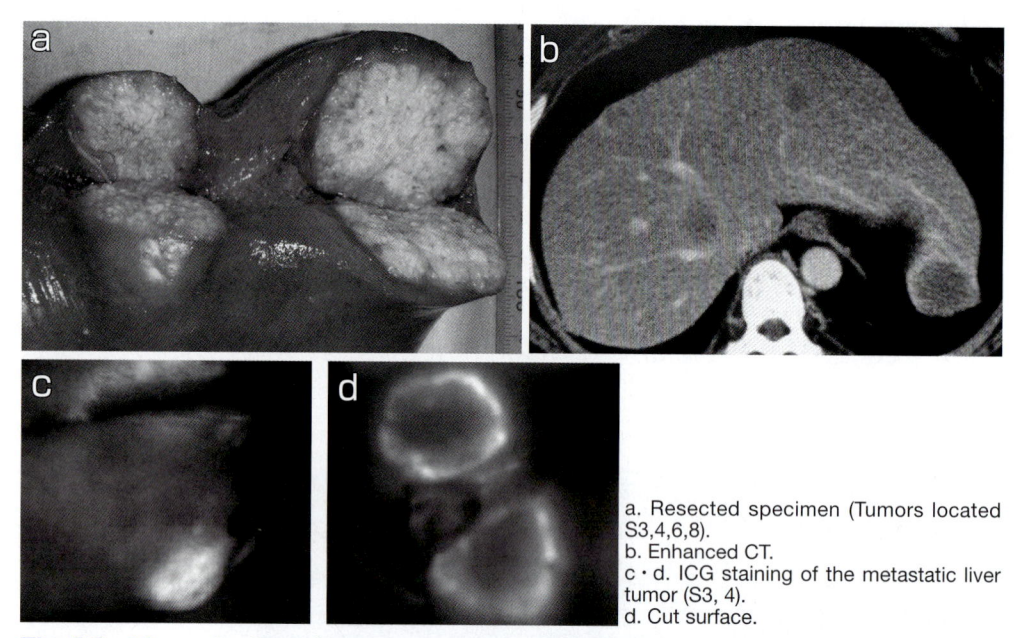

Fig.10 Vascularity of the liver tumor (metastatic liver tumor)

　静脈内に投与されたICGが肝に取り込まれたままになった状態で、左葉が染まっていないのは、右門脈が閉塞しており、ICGの排出遅延があったことと、右葉の肝障害があったことを示唆する。割面では腫瘍にはICGの取り込みが全くなく(**Fig.9b**)、肉眼的には壊死の部分が多いが(**Fig.9c**)、CCCの乏血性を裏付ける所見と考えられた。

5) 転移性肝癌 (metastatic liver cancer)

　カルチノイドなど非上皮性腫瘍の肝転移は通常多血性であるが、大腸癌、胃癌など上皮性腫瘍の肝転移のほとんどは乏血性である。
　38歳・男性。S字状結腸腫瘍の多発肝転移症例である(**Fig.10a**)。CTでは腫瘍の

周辺がわずかにenhanceされる(**Fig.10b**)。術前にICG肝負荷テストとして投与されたICGは転移性腫瘍の表面に長く停滞し、術中、摘出標本をPDEカメラで観察すると強い蛍光が観察される(**Fig.10c**)。この所見はCTでは観察されず、本法の特徴で、術中小転移巣の検出に有用であるが表在の腫瘍しか検出できないのが欠点である。割面では腫瘍周辺部に強い蛍光がみられたが、腫瘍の内部にはほとんど蛍光は認められない。これらの所見は転移性肝癌の典型的なものと考えられた[5]。

この転移性肝癌周囲の濃染像は腫瘍によって圧排され、ICGが停滞した正常肝組織なのか、腫瘍部分なのかについては、さらに検討する必要がある。

5 まとめ

ICG蛍光法は本書に記載されているごとく、外科領域で広く応用されているが、腫瘍血管の観察、腫瘍のvascularityの評価にも十分応用可能である。画像としては通常の血管造影、CTが優れているが、その簡便性、ヨード造影剤、大型CT、造影装置を用いることなく、簡便に行えるのが特徴である。

まだ症例を経験していないが、術中部位同定が困難である小腸のA-V malformation症例において、本法を用いることにより、容易に病変部が検出される可能性がある。腫瘍の栄養血管が直視下で肉眼的に観察できることは、それぞれの腫瘍の良悪の判定、さらには悪性度の評価につながる。

また、腫瘍の血行動態から治療法が選択されていることも少なくなく、肝細胞癌に対しての肝動脈内化学療法、肝動脈塞栓術などがその典型であり、その治療法の有用性の根拠となる画像が得られる。さらに肝腫瘍においてはICGが腫瘍血管に長く停滞することから、これまでにみられなかった新たな腫瘍のマクロ、ミクロのvascularityの検索が可能となった。特に、表在性のものしか検出できないものの術中の小転移巣の検出には有用で、肝腫瘍の外科手術の際、術前数時間前にICGを静脈内注射するだけで、術中に肝腫瘍のvascularityのみならず、肝内転移巣が検出されることもあり、本法の臨床的意義は大きい。肝腫瘍のみならず多くの固形腫瘍に応用されることを期待したい。

Summary

ICG fluorescence angiography and the assessment of tumor vascularity of liver tumors

Mitsuo Kusano, Takeshi Aoki, Daisuke Yasuda, and Yoshinori Shimizu
Department of Digestive and General Surgery, Showa University, Tokyo, Japan

Key Words : Tumor angiography, Tumor vascularity, Intrahepatic metastasis

We have already reported several works to use the ICG (indocyanine green, a test drug to estimate liver function) fluorescence images in detecting sentinel lymph nodes, hepatic tattooing in liver surgery and tumor marking in gastrointestinal surgery. We present here new application of the ICG fluorescence image to the evaluation of angiograms of abdominal tumors and the vascularity of liver tumors. The ICG solution was injected systemically prior to observing angiograms of abdominal and tumor vessels, and to assessing the tumor vascularity.

1) Angiogram : We clearly observed the arteriogram and venogram of abdominal tumors immediately after injection of 1-2 ml ICG solution intravenously. We clearly recognized the arterial phase 30-40 seconds following the ICG injection, and then the venous phase appeared. The ICG fluorescence image continued for about one minute and we could perform the procedure repeatedly.

Furthermore, the angiogram of resected tumors could be obtained when vessels into which ICG could be injected were kept intact in the resected tumors.

2) Uptake of ICG in the normal liver : In animal experiments using rats, the uptake of ICG in the rat liver was clearly detected following systemic or intra-portal injection of ICG. The strong fluorescence was observed on the entire surface of the liver, and ICG was secreted into the biliary tract, but ICG in the tumor retained for a long time. These findings were also observed in the normal liver as well as in liver tumors in humans.

3) Tumor Vascularity : We assessed the tumor vascularity in liver tumors using this method. We usually employ the method for the tattooing of hepatic segment, in which the ICG solution is injected into a portal branch or intravenously before operation. At laparotomy, the ICG fluorescence was detected on the surface of liver tumors. Moreover, the tumor vascularity could be assessed by examining the intensity of fluorescence on the cut surface of liver tumors.

Hemangioma : Dentritic patterns with white shinning spots were observed on the surface of the tumor which might be characteristic of hemangioma cavernosum.

Primary liver cancers : In hepatocellular carcinoma ICG fluorescence uptake areas were observed not only on the surface of the tumor but also inside of the tumor, however, there was no uptake region in the cholangiocellular carcinoma.

Metastatic liver tumors : In metastatic liver cancers from colon cancer, we could detect ICG fluorescence positive findings in the circumference of the tumor, but there were no ICG positive images inside of the tumor. In some cases, several small fluorescence accumulated areas which could be considered intrahepatic metastasis of colon cancer were detected.

We have developed this novel method which enables us to obtain angiograms of abdominal as well as tumor vessels. Moreover we can assess the vascularity of liver tumors with this method without using contrast media and X-ray systems.

Our ICG fluorescence imaging method is really a promising approach replacing the conventional X-ray to evaluate pathophysiological conditions of abdominal vessels and the tumor vascularity.

文　献

1) Delorme S, Krix M : Contrast-enhanced ultrasound for examining tumor biology. Cancer Imaging 27(6) : 148-52, 2006.

2) Bolondi L, Gaiani S, Celli N, et al : Characterization of small nodules in cirrhosis by assessment of vascularity : the problem of hypovascular hepatocellular carcinoma. Hepatology 42(1) : 27-34, 2005.

3) Quaia E, D'Onofrio M, Cabassa P, et al : Diagnostic value of hepatocellular nodule vascularity after microbubble injection for characterizing malignancy in patients with cirrhosis. AJR Am J Roentgenol 189(6) : 1474-1483, 2000.

4) Yu JS, Rofsky NM : Hepatic metastases : perilesional enhancement on dynamic MRI. AJR Am J Roentgenol 186(4) : 1051-1058, 2006.

5) Aoki T, Yasuda D, Kusano M, et al : Image-guided liver mapping using fluorescence navigation system with indocyanine green for anatomical hepatic resection. World J Surg 32(8) : 1763-1767, 2008.

V 脈管造影——消化管手術における新しい血流評価法

腹部大動脈瘤手術における術中腸管血流評価法

A new evaluation method to detect intestinal ischemia during operation for abdominal aortic aneurysms

Key Words | 腹部大動脈瘤 | 腸管虚血 | 虚血性大腸炎 | 蛍光造影 | インドシアニングリーン(ICG)

山梨大学医学部第2外科
井上秀範　進藤俊哉　松本雅彦

はじめに

　腹部大動脈瘤手術において、術後の腸管虚血は致死的な状態をきたすため最も重篤な合併症の1つであり、その予防法に関して多くの議論がなされてきたが、いまだ確立した方法はない。腹部大動脈瘤における術後腸管虚血は、待機手術例では0.2～10％の頻度で認められるが[1]、破裂性腹部大動脈瘤手術例では頻度が高く、術後患者の36％に腸管の虚血性変化が内視鏡上観察され、13％に対して再開腹手術を要したと報告されている[2]。腹部大動脈瘤術後の腸管虚血はS状結腸に多く認められ、腸管虚血の程度により、Ⅰ度：虚血が結腸粘膜にとどまるもの、Ⅱ度：粘膜筋層に及ぶもの、Ⅲ度：筋層貫通性虚血、壊死、穿孔などに分類される。臨床症状は無症状のものから腸管の壊死・穿孔・腹膜炎をきたすものまで多彩であるが、Ⅲ度は腸切除を要し入院死亡率が50％以上と高率で、非常に重篤である。本症を疑った場合は診断価値の高い大腸内視鏡検査などを行い、虚血がⅢ度以上と診断されれば、早急に開腹し救命手術をするべきである。そのためには、より正確で、より客観的な腸管虚血の診断方法が望まれている。

1 現在までの腸管虚血予防法

　腹部大動脈瘤手術における腸管虚血の一般的な判定法は、肉眼的なもの（色調）、動脈拍動の有無、腸管の蠕動の有無などであるが、これらの方法は主観的評価法であり、腸管の虚血における判定には信頼性が低い。有用性が証明されている方法としては、下腸間膜動脈開存例において下腸間膜動脈内にカテーテルを留置して直接下腸間膜動脈の断端圧を測定する方法[3]、腸管に直接ドップラーをあてる方法[4]、経肛門的に直腸内へドップラープローブを挿入して直腸壁の血流状態を測定する方法[5]、S状結腸内

のpHを測定する方法[6]などが報告されてきたが、どれも確立された方法ではないため、限られた施設で行われているのが現状である。いずれにしても腸管虚血の予防には、術中におけるS状結腸の血流状態を把握することが重要であり、そのためには腸間膜動脈の灌流領域や側副血行路(**Fig.1**)の理解が不可欠となる。一般的に腹部大動脈瘤手術における側副血行路は、上腸間膜動脈と下腸間膜動脈間の側副血行路や、内腸骨動脈と下腸間膜動脈間の側副血行路が重要であると認識されており、下腸間膜動脈を結紮した場合は、最低片側の内腸骨動脈は温存または再建すべきであるといわれている。しかしながら下腸間膜動脈を結紮した場合、片側の内腸骨動脈を温存もしくは再建したにもかかわらず、術後虚血性大腸炎の発症を認める症例もあるため、術前もしくは術中における腸管血流を客観的に評価すべきであると考えられる。

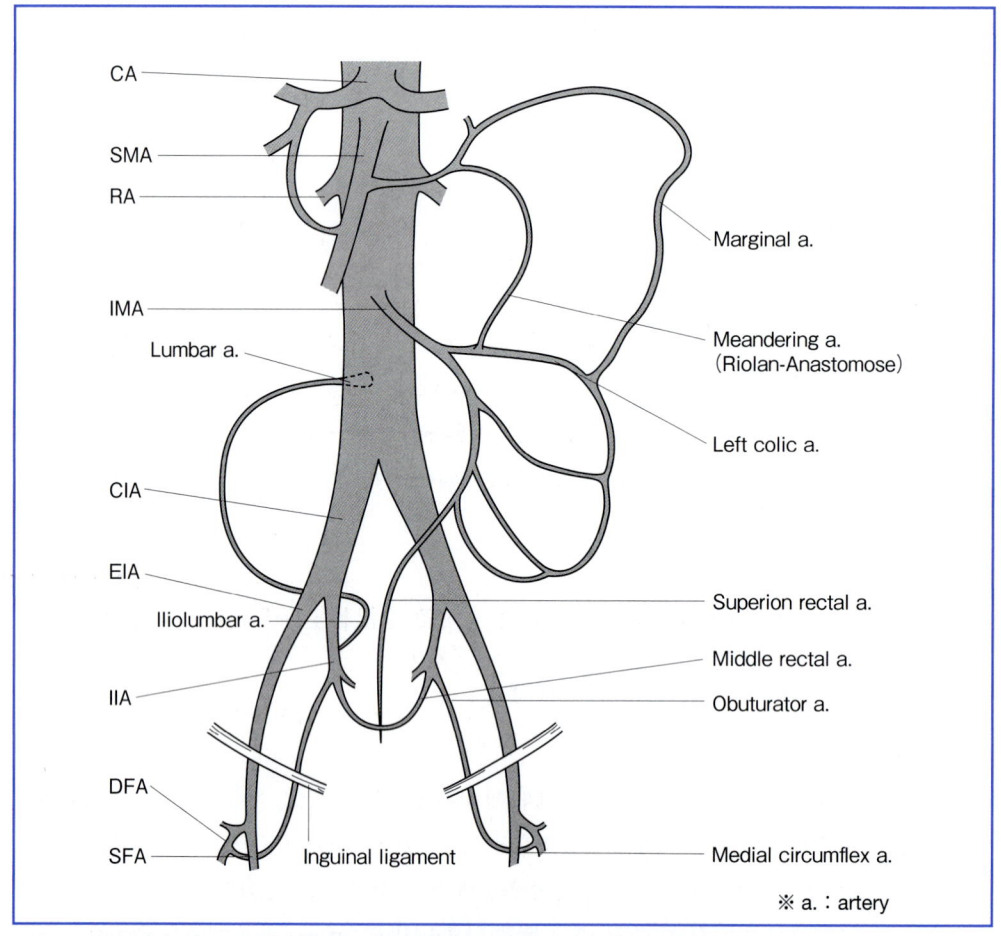

Fig.1 Collateral pathways of mesenteric circulation

CA：celiac trunk, SMA：superior mesenteric artery, RA：renal artery, IMA：inferior mesenteric artery,
CIA：common iliac artery, EIA：external iliac artery, IIA：internal iliac artery,
DFA：deep femoral artery, SFA：superficial femoral artery.

2 腹部大動脈瘤手術におけるインドシアニングリーン蛍光造影法（動物実験および臨床）

　術後腸管虚血に対する対策は現在までに様々な方法が検討されてきたが、その発症の予防こそが最高の治療法と考えられ、いまだ完全なものはない。そこでわれわれは、腹部大動脈瘤手術における腸管虚血の程度を観測するため、新たにインドシアニングリーン（indocyanine green；ICG）による術中蛍光造影法「術中に腸管虚血の程度を観測することにより、再建する腸間膜動脈を決定する方法」を考案し、術後腸管虚血に対する予防をしてきたため紹介する。

1）装置および蛍光造影剤
　ICG希釈液を静脈注射した後、術野を赤外線観察カメラ（Photodynamic Eye；PDE：浜松ホトニクス社製）で観察し液晶モニターに得られる蛍光画像から、腸管血流を評価した。

2）動物実験における研究
（1）血流評価法
　動物実験は、「腹部大動脈瘤の術中腸管虚血が想定される状態で、蛍光造影法により観察可能であるか」を目的にした。動物種はウサギ（日本白色種）を使用し、全身麻酔下にて開腹し、大動脈および下腸間膜動脈周囲を剝離した後に大動脈および下腸間膜動脈を遮断し、S状結腸に対する腸管血流の虚血モデルを作成した。蛍光画像の観察方法は手術室を暗くし、ICG希釈液を1回量約0.5mg静脈注射し、PDEを通して液晶モニターで映し出される蛍光画像を観察して評価した。

（2）結果
　観測された蛍光画像の写真およびVTR（**DVD**）を掲載する（**Fig.2・3、DVD-24-1・2**）。大動脈と下腸間膜動脈を遮断しICGを静注した場合、基本的に上腸間膜動脈からの側副血行路を通じてS状結腸が蛍光造影されているのが観測された（**Fig.2、DVD-24-1**）。しかしながら全例において上腸間膜動脈からの側副血行路を介してS状結腸が造影されたわけではなく、大動脈の遮断を解除することで、内腸骨動脈からの側副血行路を介してS状結腸が蛍光造影される症例も認められ（**Fig.3、DVD-24-2**）、上腸間膜動脈から下腸間膜動脈に対する側副血行路の発達が不十分な例も存在することが証明された。以上の結果より、ICGを使用した蛍光造影法は、S状結腸の腸管血流状態を把握するのに十分な情報が得られることが証明された。

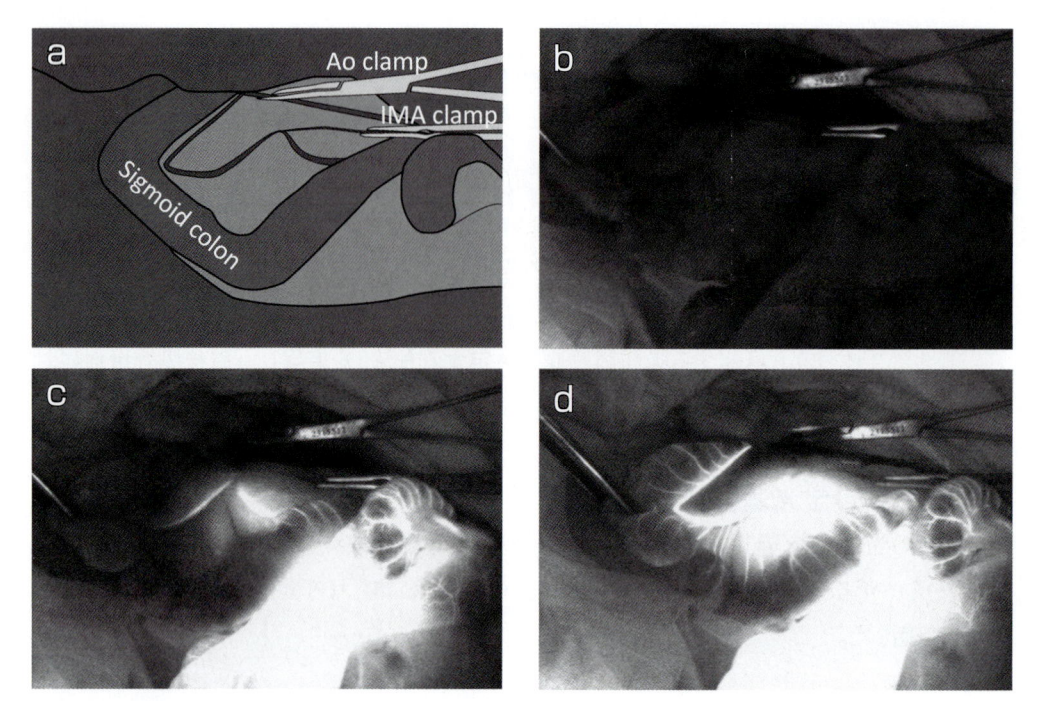

Fig.2 ICG images in Rabbit model
The rabbits are performed laparotomy, and IMA and bilateral CIA are clamped. We observe the sigmoid colon after injecting ICG.
a.schema, b.before, c.30 min, d.35 min.

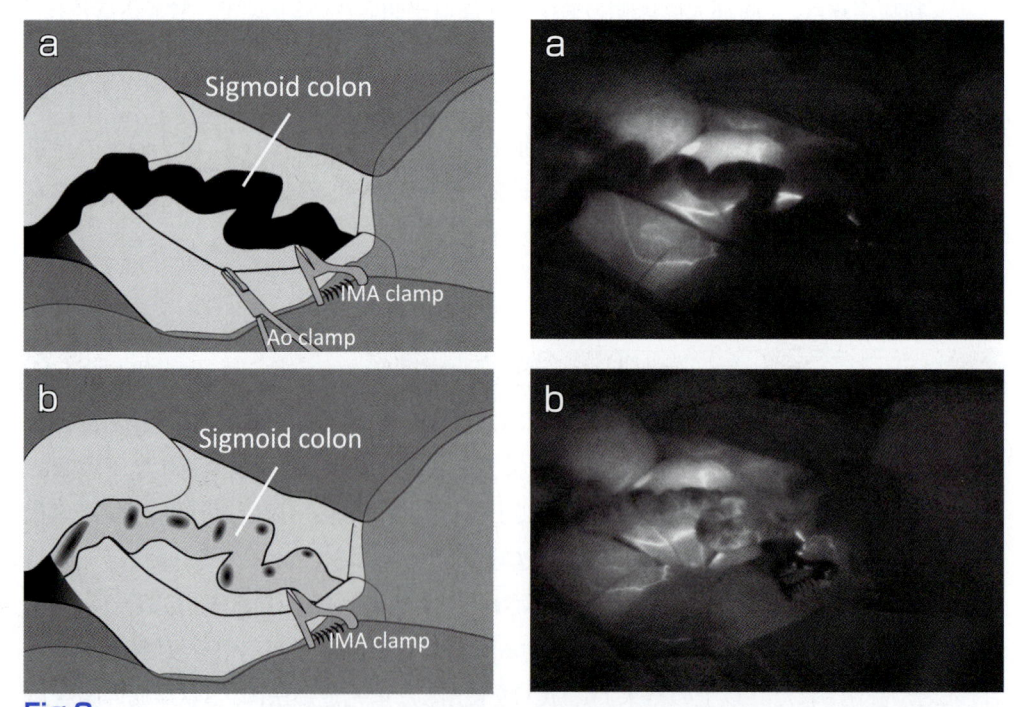

Fig.3
Partially in the rabbits that we experiment, we don't observe the fluorescence image of the colon when aorta and IMA are clamped (a), but recovery of perfusion are demonstrated after unclamping aorta (b).

3）臨床評価法

臨床症例では、2005年に当院倫理委員会の承認を得た後から、インフォームドコンセントを患者に十分に行ったうえで施行している。なお、腹部大動脈瘤手術に対するICG蛍光造影法の基本方針は、予定手術と緊急手術の場合では異なるため、それぞれについて説明をする。

（1）予定手術における腸管血流評価法

予定手術の場合は、術後腸管虚血で主に問題となってくるS状結腸の血流状態をICG蛍光造影法で観測する。開腹でアプローチし、大動脈および左右内腸骨動脈、左右外腸骨動脈および下腸間膜動脈をテーピングした後、ヘパリン2000単位を静脈注射する。続いて、左右の内腸骨および下腸間膜動脈を遮断し、ICG（ジアグノグリーン®）希釈液を1回量約5mg静脈注射し、血行再建を必要とする動脈を優先的に順次遮断解除することで、S状結腸における血流状態を観測し、再建する動脈を決定する方法で手術を施行している（**Fig.4**、**DVD-24-3**）。参考までに当科では基本的に下腸間膜動脈の再建は行っていないため、蛍光造影法によるS状結腸の観察法は、まず上腸間膜動脈からの側副血行路のみの状態で血流評価を行い、順次再建する動脈の遮断解除をして（**DVD-24-3**では右内腸骨動脈、左内腸骨動脈、下腸間膜動脈の順）、S状結腸に対する血流状態が変化するかどうか（蛍光造影が増強されるかどうか）を観察し評価してい

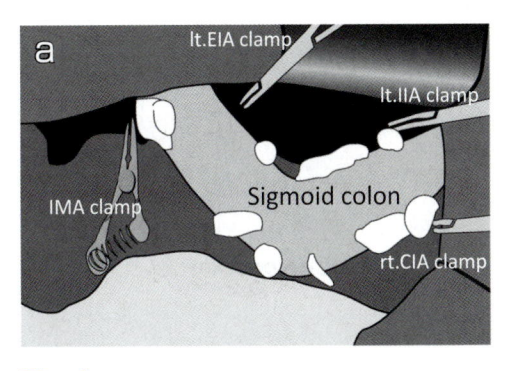

Fig.4
The ischemic area in intraoperative angiography. This fluorescence image showing rich collateral flow of the sigmoid colon.
a.schema
b.The image of the sigmoid colon by visible light.
c.The fluorescence image in state of all artery clamped.

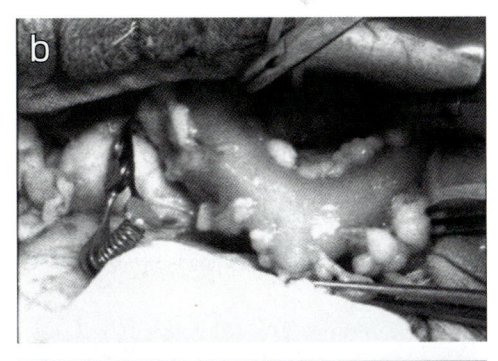

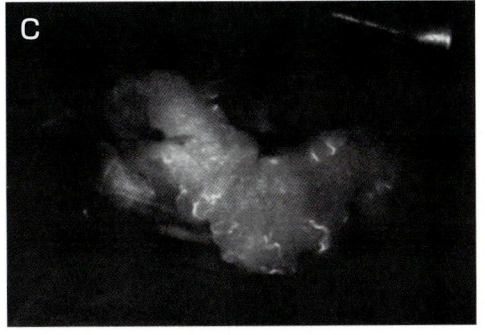

る。仮に、下腸間膜動脈を遮断解除したことで蛍光造影が増強されるような場合は、積極的に下腸間膜動脈の再建をしている。

(2) 腹部大動脈瘤破裂における腸管血流評価法

腹部大動脈瘤破裂症例は、来院後、開腹手術によりできる限り早く血行再建を行うこととしているため、人工血管によりすべての血行再建が終わった後に、蛍光造影検査法による血流評価をしている。蛍光造影検査の結果、S状結腸および上行〜下行結腸の蛍光造影が不十分な場合は、下腸間膜動脈の再建を積極的に行っている。なお、下腸間膜動脈再建後における蛍光造影検査でも造影効果が不十分な場合には、厳重な術後管理を行い、腸管壊死が疑われる所見を呈した場合は、積極的に再開腹をする方針としている。

(3) 臨床結果

臨床症例では、現在までに20症例に対して施行したが、術後腸管虚血のため腸管切除術に至った症例はなく、良好な結果を収めている。

3 まとめ

一般的に腹部血行再建後の腸管虚血の発症は、当科のように原則として下腸間膜動脈を結紮して手術している場合は、側副血行路の発達の度合いが腸管虚血発症に大きく関与すると考えられている。今回われわれは、ICGを使用した術中蛍光造影法で腸管血流を評価し、再建動脈を決定する方法を考案したが、この方法は術前に腸管血流に対する評価をすることなく術中に必要な情報が得られ、術後腸管虚血の発症を予測するための有用な対策と期待されるため、今後とも症例を重ねて検討していきたいと考えている。

Summary

A new evaluation method to detect intestinal ischemia during operation for abdominal aortic aneurysms

Hidenori Inoue, Syunya Shindo, and Masahiko Matsumoto
Department of Surgery II, Faculty of Medicine, University of Yamanashi, Yamanashi, Japan

Key Words : Abdominal aortic aneurysm (AAA), Intestinal ischemia, Colonic ischemia, Fluorescence imaging, Indocyanine green (ICG)

Background : Intestinal ischemia following repair of an abdominal aortic aneurysm (AAA) is an infrequent but potentially lethal complication. It has been emphasized that reconstruction of the blood flow of the inferior mesenteric artery or the internal iliac artery is important to prevent postoperative intestinal ischemia. A number of methods for detecting intestinal ischemia intraoperatively have been devised. However, intestinal ischemia can occur despite careful surgical techniques for preserving intestinal blood flow. Therefore, the arrival of a new evaluation method to detect intestinal ischemia has been looking for .

Methods : Our study was to assess the clinical feasibility of a Photodynamic Eye (PDE : Hamamatsu Photonics K.K.) technology to detect intestinal ischemia in the AAA operation. First, evaluation by animal experiments using the PDE system was performed, and then evaluation during AAA operations was done. Intestinal blood flow was revealed by using the PDE system after intravenous administration of indocyanine green.

Results : In animal experiments, intraoperative fluorescence imaging technique with the PDE system was useful to confirm the areas where the intestinal blood flow was preserved. In the clinical trial, we evaluated the ischemic area using the PDE system in AAA operations. This series, evaluated the blood flow area with the PDE system, did not cause intestinal ischemia after the AAA operation in a total of 20 patients.

Conclusion : Intraoperative fluorescence imaging technique by using the PDE system is an effective method to evaluate the intestinal blood circulation. Intraoperative monitoring with the PDE system is a useful method to detect intestinal ischemia after the AAA operation. We will continue the monitoring by using the PDE system to evaluate precisely the efficacy in detecting intestinal ischemia.

文　献

1) Zelenock GB, Strodel WE, Knol JA, et al：A prospective study of clinically and endoscopically documented colonic ischemia in 100 patients undergoing aortic reconstruction surgery with aggressive colonic and direct pelvic revascularization, compared with historic controls. Surgery 106：771-780, 1989.

2) Champage BJ, Darling III RC, Daneshmand M, et al：Outcome of aggressive surveillance colonoscopy in ruptured abdominal aortic aneurysm. J Vasc Surg 39：792-796, 2004.

3) Erant CB, Hagihara PF, Daugherty ME, et al：Inferior mesenteric artery stump pressure：A reliable index for safe IMA ligation during abdominal aortic aneurysmectomy. Ann Surg 187：641-646, 1978.

4) Hobson II RW, Wright CB, O'Donnell JA, et al：Determination of intestinal viability by doppler ultrasound. Arch Surg 114：165-168, 1979.

5) 桜沢健一：腹部大動脈瘤血行再建手術後の腸管虚血の予防に関する研究－経肛門的直腸内ドップラー法を用いた再建術式の決定. 外会誌 92：1509-1519, 1991.

6) Schiedler MG, Cutler BS, Fiddian-Green RG：Sigmoid intramural pH for prediction of ischemic colitis during aortic surgery. Arch Surg 122：881-886, 1987.

V 脈管造影——消化管手術における新しい血流評価法

消化管再建におけるICG赤外線カメラシステムを応用した新しい血流評価法
— 特に食道切除後再建臓器の新しい血流評価法について —

Evaluation of blood flow by indocyanine green fluorescence imaging for reconstruction after esophagectomy using the gastric tube

Key Words 血流評価 | インドシアニングリーン | 食道再建 | 赤外線カメラシステム

KKR札幌医療センター斗南病院消化器センター外科

海老原裕磨　　奥芝俊一　　佐々木剛志　　川原田陽　　北城秀司
加藤紘之

筑波大学大学院人間総合科学研究科臨床医学系形成外科

関堂　充

はじめに

　消化器癌手術における切除、郭清、再建は手術の基本であるが、特に再建に関しては、術後の合併症に直結するため慎重に行われなければならない。食道再建術における食道と再建臓器との吻合は、本来腹腔内にある臓器を頸部まで挙上し頸部食道と吻合する必要があり、消化管吻合の中でも最も縫合不全の発生率が高い吻合である。

　再建臓器には手術操作の簡便性、吻合部血流の安定性などの点から胃が用いられることが多い。胃管を用いて食道を再建する方法は1895年Biondieの報告に始まるが、今日でも最も一般的に用いられている方法である。

　胃切除の既往のある症例や胃癌などの重複癌の症例では胃を再建臓器に使用できないため、有茎空腸や有茎結腸による食道再建が選択されている。1946年Longmireらは有茎空腸による食道再建において、内胸動静脈をレシピエント血管とした血管付加吻合（supercharge）の最初の報告を行った[1]。近年では、血管付加吻合の成功率が95%以上となり[2]、血管吻合を伴う再建術も選択肢の1つとなった。また、器械吻合器の普及と発達により縫合不全の発生率が徐々に減少している。

　このように、先人たちの努力により困難な食道再建術は安定した術式となり、食道切除後の再建法は現在では様々な工夫により、バリエーションも豊富となった。縫合不全発生率は減少したが、現在でもなお10%前後の食道切除症例に縫合不全が認められているのが現状である[3]。縫合不全の発生は、術直後では膿胸や縦隔炎などを併発し、致死的な合併症になることがある。また、吻合部狭窄をきたした場合には経口摂取の時期が遅れ患者のquality of life（QOL）を損なうだけでなく、術後の化学療法や放射線療

法などの集学的治療の大きな妨げとなる。

　このような消化管吻合における縫合不全の発生には吻合部の血流と吻合部の緊張が関連すると考えられ、縫合不全の発生を減らすためには、血流の面では組織酸素分圧の測定やレーザードップラー血流計による再建臓器の循環の良否の判定が有用であるという報告[4)5)]、吻合部の緊張緩和の目的で層々縫合による形成胃管作成法を用い胃管の延長を行った報告などがある[3)6)]。特に再建臓器の血流評価に関して日常診療の中で応用可能な報告は少ない。

　そこでわれわれは、LED(light emitting diode)励起ICG(indocyanine green)蛍光video navigation systemを用いて食道切除後の再建臓器である胃管や腸管の血流を視覚的に評価し、血流豊富な部位での吻合を試みている。その手技および成績について、以下に紹介する。

1) LED励起ICG蛍光video navigation system

　ICGの分子量は774.96であり体内で95～97％が血漿蛋白と結合し、肝で排泄される。生体内に投与されたICGは、LEDで励起されると840nmの蛍光を発して基底状態となる。この840nmの蛍光を赤外線観察カメラシステムPDE(Photodynamic Eye：浜松ホトニクス社製)にて、生体組織内のICGをリアルタイムに観察する。本システムの最大の特徴は、同様の極大励起波長・極大発光波長を持つ自家発光物質が少ないため、低バックグラウンドでの生体組織観察が可能なことである。

2) 手術手技

　われわれの施設では食道癌に対し、用手補助胸腔鏡/腹腔鏡下食道癌手術(HATS/HALS；hand-assisted thoracoscopic surgery/hand-assisted laparoscopic surgery)を行っている[7)]。分離肺換気下に左側臥位で、上腹部小切開創から胸骨後面のルートで助手の左手を胸腔内に挿入し、右胸壁のポート孔から胸腔操作を行う。胃管作成には上腹部小切開創から術者の左手を挿入し、用手補助下に鏡視下で胃管作成を行っている。胃管は大彎側細径胃管とし、再建経路は後縦隔経路を採用している。胃管作成後にLED励起ICG蛍光video navigation systemによる血流評価を行う(**Fig.1**)。頸部食道胃管吻合には、リニアステープラを用いたデルタ吻合を行っている[8)]。胃切除後症例や食道胃重複癌症例など胃管を使用できない場合の再建法には、血管吻合を付加した有茎空腸再建(胸壁前経路)を採用している。胸骨前経路による有茎空腸再建では空腸の血管が、頸部のレシピエント血管に届かないため、胸部のレシピエント血管(第2～4肋間の高さの内胸動脈)を選択している。血管吻合後に本システムによる吻合部を含めた再建空腸の血流評価を行っている。

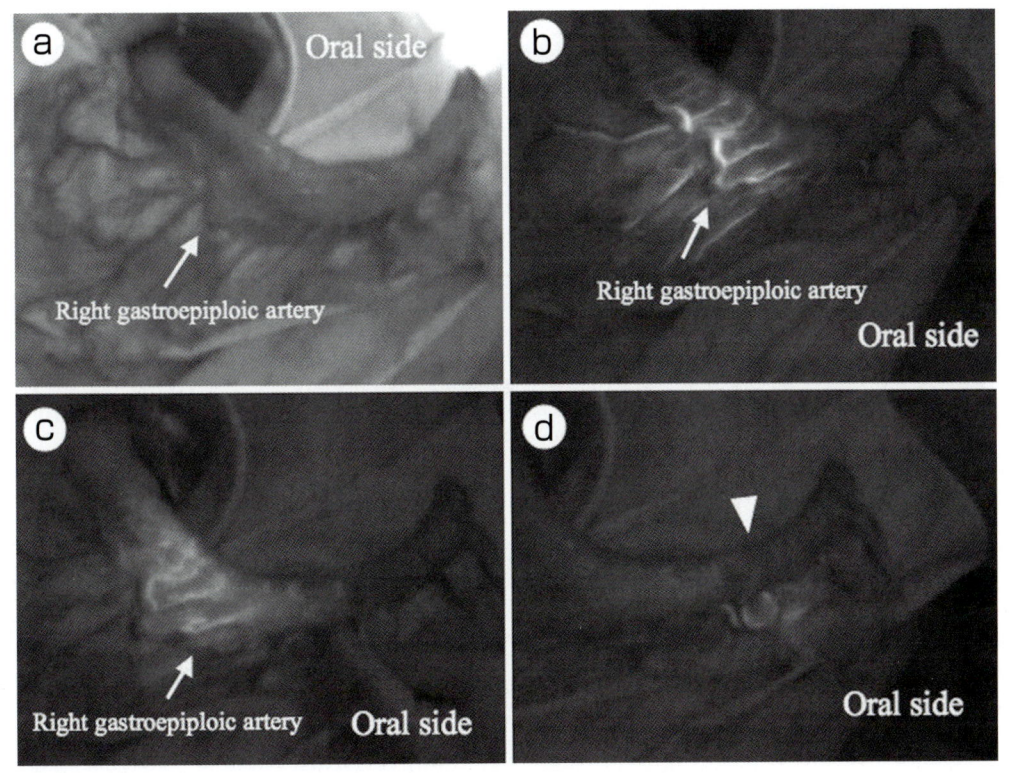

Fig.1
A blood flow by indocyanine green (ICG) fluorescence imaging to the gastric tube and decided the anastomotic site of stomach tube. a.Before ICG injection. b.The preceding phase, we could detect an arterial blood flow. c.The late phase, we could detect a venous and intramural blood flow. d.Decision of the anastomotic site (arrow head).

3）ICG投与方法

①ICG（5mg/ml）1mlを中心静脈ルート（右鎖骨下静脈）から注入。ICG注入後に生理食塩水5mlで後押しを行う。
②PDEにて再建臓器の血流を観察し、吻合部位を決定。
③吻合終了後に再度ICGを注入し、PDEを用いて吻合部血流を確認する。

1 目的

　食道切除再建術における縫合不全発生防止の観点から、再建臓器においていかに血流の豊富な部位で頸部食道と吻合できるかが最大の課題である。そこでわれわれが行っているLED励起ICG蛍光video navigation systemを用いた再建臓器の血流評価と縫合不全との関連につき検討を行った。

Table 1

	HATS/HALS (n= 46)
Age	65.7*
Gender Male/Female	37/9
Location Ut/Mt/Lt	5/29/12
Stage 0/I/II/III/IV	1/14/12/13/6
Adjuvant therapy Yes/No	5/41

*Data are given as the mean

Clinical characteristics of 46 patients who underwent hand-assisted thoracoscopic surgery/ hand-assisted laparoscopic surgery (HATS/HALS) for the cure of esophageal cancer.

2 対象・方法

　2004年4月から2007年12月まで、当消化器センターで食道癌に対し用手補助胸腔鏡/腹腔鏡下食道癌手術 HATS/HALS（大彎側細径胃管、後縦隔経路）、食道胃管デルタ吻合を行った46例を対象とした。平均年齢65.7歳、男性37例・女性9例。占拠部位はUt：5例、Mt：29例、Lt：12例であった。病期はstage 0：1例、stageI：14例、stageII：12例、stageIII：13例、stageIV：6例。術前放射線化学療法を行った症例は5例であり、60Gy：4例、20Gy：1例であった（**Table 1**）。

　今回、食道胃管吻合におけるLED励起ICG蛍光video navigation systemによる血流評価の有用性を検討するために、血流評価を行った12例と評価を行わなかった34例の2群に分け、術後縫合不全の有無につき検討を行った。縫合不全はガストロ造影検査にて診断した。また、血管吻合を付加した有茎空腸再建を行った2症例の血管吻合部ならびに再建空腸の血流についても本システムにて評価した。

3 結果

　LED励起ICG蛍光video navigation systemにて血流評価を行った12例全ての症例で胃管血流の評価が可能であった。投与直後に右胃大網動脈と右胃動脈の血流（前期相）、その後に壁内血流ならびに静脈血流（後期相）を確認することができた。十分な長さの胃管が作成された場合には、前期相にて右胃大網動脈最終枝を確認できた部位

Table 2

	HATS/HALS (n= 46)	
	ICG (−) (n=34)	ICG (+) (n=12)
Age	64.1*	67.2*
Gender Male/Female	28/6	9/3
Location Ut/Mt/Lt	4/22/8	1/7/4
Stage 0/I/II/III/IV	1/12/11/6/4	0/2/1/7/2
Adjuvant therapy Yes/No	3/31	2/10
Anastomotic leakage	9 (26.5%)	2 (16.7%)

*Data are given as the mean
The incidence of anastomotic leakage ICG(−) (ICG fluorescence imaging was not used), ICG(+) (ICG fluorescence imaging was used).

での吻合が可能であった。しかし、胃管の距離が十分確保できない場合には、後期相にて壁内血流を認める部位での吻合を余儀なくされた。

　前期相にて血流を確認し得た部位で吻合可能であった症例は10例。前期相で血流を確認できなかった症例は2例。術後縫合不全は、血流評価を行わなかった34例中9例（26.5％）、血流評価を行った12例中2例（16.7％）に認められ、縫合不全発生率は低下した（**Table 2**）（p=0.77：有意差なし）。血流評価を行った症例での縫合不全は、いずれも前期相にて血流を確認できなかった症例であった。

　有茎空腸を用いた症例では、血管吻合後の血流が十分に視認できない場合は再度血管吻合をし直し、結果的に全症例で血管吻合部の血流ならびに再建空腸の血流を確認することができた。また、縫合不全や空腸壊死などは認められなかった。

4 考察

　食道癌に対する切除再建手術は消化器手術の中で最も侵襲が大きく、術後の合併症も高頻度に発生することが知られている。なかでも縫合不全の発生は術後の経口摂取を遅らせ患者のQOLを損なうばかりか、術後の後療法の妨げになり、時には死亡の直接原因となることもある。従来、縫合不全の原因として、十分な長さの胃管が得られないために起こる吻合部の緊張と胃管の血流障害が考えられており、様々な手技の工夫がなされている。大彎側細径胃管は当消化器センターでも採用しているが、血管網が豊富な大彎側を用い、かつ長い距離の胃管が得られるので挙上性がよい[9]。再建経路は、再建

距離ならびに嚥下機能面での優位性を理由に後縦隔経路にて行っている。

　食道再建術での頸部食道と再建臓器との吻合は器械吻合器の普及と発達により簡便に、しかも安全に施行されるようになった。それに伴い、縫合不全の発生率も減少してきたが、課題も残されている。その1つが術後の吻合部狭窄である。circular staplerを用いた吻合は全周性の内翻縫合になっているので、肉芽増殖のため吻合部狭窄が生じやすい。われわれが行っているデルタ吻合は、内翻縫合と外翻縫合の組み合わせになるため、吻合部の全周性の肉芽増殖による狭窄が生じにくく、吻合口も広く理想的な吻合と考えている。

　当消化器センターでも再建に様々な工夫を行ってはいるが、依然として縫合不全が認められるのが現状である。今回検討した結果では、LED励起ICG蛍光video navigation systemを用いることにより縫合不全率は低下したが、なお16.7％の症例で縫合不全が認められ、さらなる術式の改良が必要と考えられる。また食道癌の手術の性質上、本システムで血流不良が疑われても、距離的な制約から吻合部位の変更ができない症例も経験した。それらの症例では、縫合不全が発生しており再建臓器の確実な血流確保の重要性が示唆された。一方、血管吻合付加吻合法を用いた有茎空腸吻合では症例数は少ないものの壊死などは認められず、本システムの有用性が確認できた。また、本システムは再建空腸への血流分布が視覚的に把握できるため、血管の再吻合の決定に有用な方法であった。本システムを用いて経験した血管吻合付加後の再建腸管の血流不全を認めた症例では、血管の再吻合を行い血流改善を確認し、腸管壊死を回避できたと思われた（**Fig.2**）。血管吻合を行うと手術時間の延長を余儀なくされるが、再建臓器の血流不良が認められる場合には積極的な血管吻合による血流改善の必要性が示唆された。

　LED励起ICG蛍光video navigation systemの利点として①短時間に目的とする組織の血液灌流を視覚的にリアルタイムで把握できる、②ICGの体外排泄速度が非常に速いため、反復測定が可能である、③RI法に比べ、管理・手法が極めて簡便である、④色素法より鮮明である、⑤蛍光が維持されている時間が長い、などが考えられる。また、課題として血流の客観的評価法（定量化）の確立が望まれ、今後の開発発展に期待したい。本システムは、簡便でありリアルタイムに胃管や再建腸管の血流を視覚的に評価でき、食道再建において有用であると考えられた。

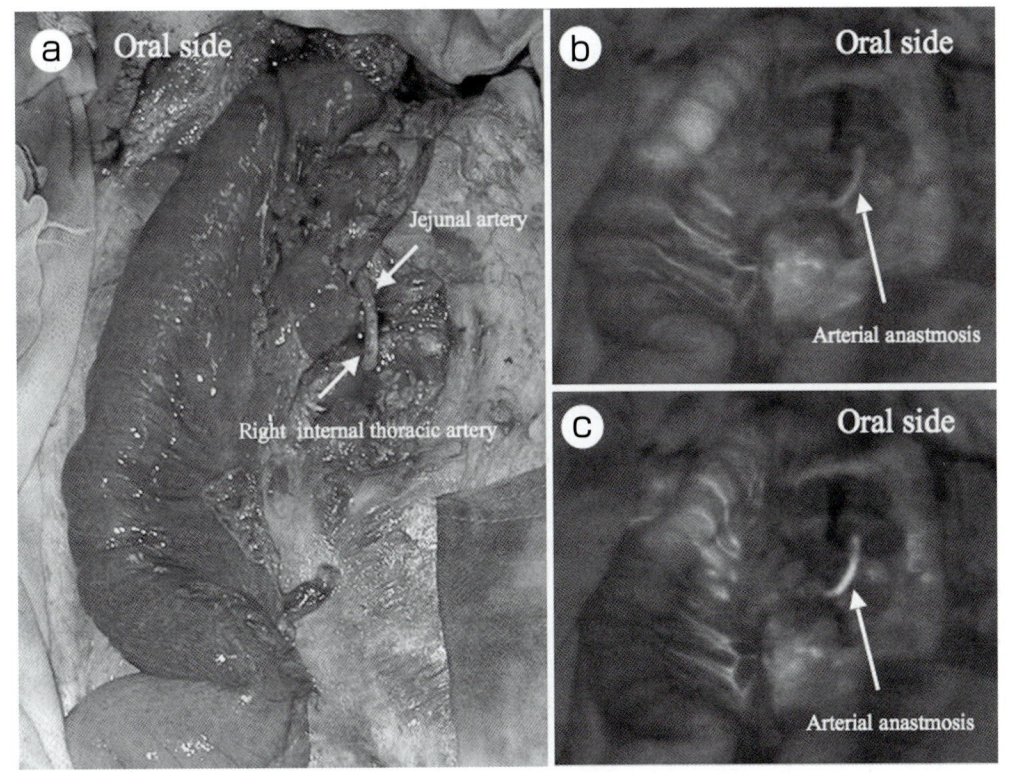

Fig.2
A blood flow by indocyanine green (ICG) fluorescence imaging to the pedicled jejunum with supercharge technique after the thoracic esophagectomy. a.Before ICG injection. b.The first attempt of the supercharge technique, we could not detect the arterial blood flow of the jejunum. c.After re-anastmosis of the artery, we could detect arterial blood flow of the jejunum.

おわりに

　本システムは、簡便で非侵襲的な方法で肉眼的に胃管血流を確認できるという利点があり、縫合不全のリスク評価に利用できる可能性が示唆された。さらに消化管の再建に関して食道のみならず胃、結腸、直腸など再建を行う臓器でも本システムを使うことにより、より安全に吻合再建を行うことができるものと考える。

Summary

Evaluation of blood flow by indocyanine green fluorescence imaging for reconstruction after esophagectomy using the gastric tube

Yuma Ebihara[1], Shunichi Okushiba[1], Takeshi Sasaki[1], Yo Kawarada[1], Shuji Kitashiro[1], Hiroyuki Katoh[1], and Mitsuru Sekido[2]

[1]Department of Surgery, KKR Sapporo Medical Center Tonan Hospital, Sapporo, and [2]Department of Plastic Surgery, Institute of Clinical Medicine, Graduate School of Comprehensive Human Sciences, University of Tukuba, Ibaraki, Japan

Key Words : Evaluation of blood flow, Indocyanine green, Esophageal reconstruction, Infrared camera system

OBJECTIVES : A considerable percentage of morbidity and mortality after esophagectomy for esophageal cancer is due to leakage of esophagogastrostomy, which is mainly caused by ischemia of the gastric tube. Therefore, our study was conducted to investigate ischemic conditioning of the gastric tube by using a new technique. We evaluated blood flow of the gastric tube by an indocyanine green (ICG) fluorescence imaging technique before esophageal reconstruction, and decided the anastomotic site of the stomach tube.

METHODS : We enrolled 46 patients undergoing hand-assisted thoracoscopic surgery/ hand-assisted laparoscopic surgery (HATS/HALS) for the cure of esophageal cancer. ICG solution was injected intravenously before esophagogastrostomy. Fluorescence imaging was obtained by a charge-coupled device (CCD) camera with a light-emitting diode with a wavelength of 760nm as the light source and a cut filter to filter out light with wavelength below 820nm as the detector. The 46 patients were divided into two groups : ICG (+) (ICG fluorescence imaging was used; n=12) group and ICG (−) (ICG fluorescence imaging was not used; n=34) group. Anastomotic leakage of esophagogastrostomy was comparatively evaluated in two groups.

RESULTS : The incidence of anastomotic leakage in the ICG (−) (26.5%, 9 of 34) group was more frequent than that in the ICG (+) (16.7%, 2 of 12) group. However, there was no significant difference in the frequency of anastomotic leakage between the two groups (p=0.77).

CONCLUSIONS : The results suggest that evaluating blood flow by using the indocyanine green (ICG) fluorescence imaging technique to the gastric tube reduces the occurrence of anastomotic leakage of esophagogastrostomy. This new procedure might contribute to successful reconstruction after esophagectomy.

文 献

1) Longmire WP：A modification of Roux technique for antethoracic esophageal reconstruction. Surg 22：94-100, 1947.
2) Harii K：The free flap in head and neck reconstruction. Head and Neck cancer, Fee WE, p33-35, BC Decker, Philadelphia, 1990.
3) 池田佳史, 新見正則, 捨田利外茂夫, ほか：Laser-Doppler 血流測定法を用いた Albert-Lembert 法縫合胃管と Layer to layer 法縫合胃管の組織血流に関する臨床的検討. 日消外会誌 33 (2)：137-141, 2000.
4) Korenaga D, Toh Y, Maesawa S, et al：Intra-operative measurement of the tissue blood flow for evaluating blood supply to the gastric tube for esophageal reconstruction. Hepatogastroenterology 45：2179-2180, 1994.
5) 二宮健次, 西平哲郎, 丹 正義, ほか：乳酸値および酸素飽和度測定による食道再建用胃腸管の viability 判定に関する臨床的研究. 日消外会誌 20 (5)：1004-1009, 1987.
6) Sugimachi K, Yaita A, Ueno H, et al：A safer and more reliable operative technique for esophageal reconstruction using a gastric tube. Am J Surg 140：471-474, 1980.
7) Okushiba S, Ohno K, Itoh K, et al：Hand-assisted endoscopic esophagectomy for esophageal cancer. Surg Today 33：158-161, 2003.
8) Okushiba S, Kawarada Y, Shichinohe T, et al：Esophageal delta-shaped Anastomosis：A new method of stapled anastomosis for cervical esophagus and digestive tract. Surg Today 35：341-344, 2005.
9) 米沢 健, 土屋周二, 細井英雄, ほか：食道再建用胃管の挙上性と血流に関する臨床的実験的研究. 日消外会誌 13 (1)：1-7, 1980.

血管外科領域における
ICG蛍光血管造影の応用

Indocyanine green fluorescence angiography for intraoperative assessment of blood flow in vascular surgery

Key Words インドシアニングリーン 血管造影 バイパス手術 近赤外線 血管外科 閉塞性動脈硬化症 動脈瘤 内シャント

浜松医科大学医学部第2外科・血管外科

海野直樹

はじめに

　手術中に血行再建した部位の血流を正しく評価することは極めて重要であり、血管外科手術の成否を決めるといっても過言ではない。近年、大動脈瘤に対するステントグラフト治療など、血管内治療の普及に伴い、手術室にDSA機能を持つC-アームが装備されるようになり、かつてより容易に手術室内で血管造影が行えるようになった。この簡易型透視装置を用いて、造影剤を投与して行う血管造影検査は、画像解像度のよさ、リアルタイムで血流を観察できる利点からもっとも信頼の置ける血流評価法と考えられる。

　理想的にはすべての血行再建術に、術中に血管造影検査を行い、血流評価すべきであるが、実際には透視装置や放射線遮蔽手術室が限られた数しかないこと、放射線防御用のプロテクターを装着して手術を行うことの困難さ、そして造影剤アレルギーを持つ患者や、腎機能障害者にはヨード造影剤の腎毒性などから、全手術症例に術中血管造影検査を行うことは困難かつ現実的ではない。したがって手術中に簡便に血流評価を行える検査法が求められている。

　近年、血行再建術後にインドシアニングリーン(indocyanine green;ICG)を投与して、近赤外光で励起され血流から発せられる蛍光を赤外線カメラにてとらえて、画像で評価するという試みが、欧米を中心に心臓冠動脈再建手術、脳神経外科、形成外科領域から報告されるようになり、初期成績として良好な結果が得られている[1-5]。しかし四肢末梢動脈、内臓動脈再建術のような血管外科領域における報告例はなく、われわれは本法を様々な上記再建手術に応用し、良好な結果が得られたので、その初期成績を紹介したい[6]。

1 ICG蛍光血管造影の方法

　浜松医科大学倫理委員会の承認の下、ICG蛍光血管造影を行った。方法は、血行

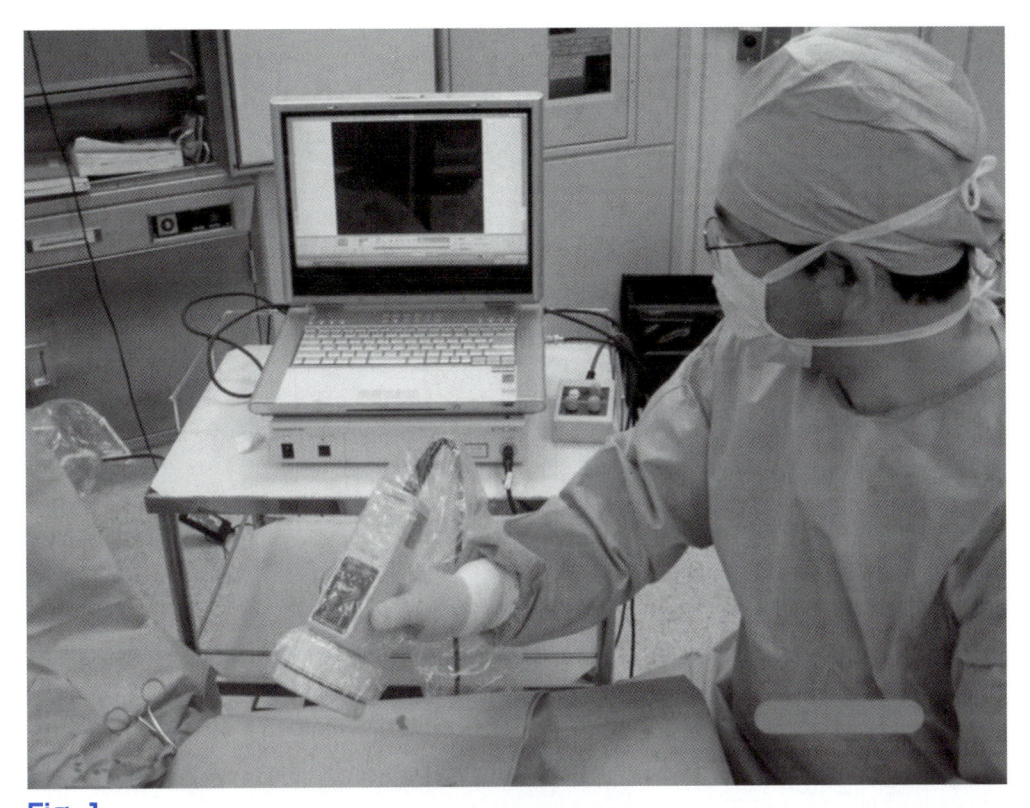

Fig. 1
Intraoperative ICG angiography.
A vascular surgeon handled the camera unit of the device and observed real-time images on the monitor of a laptop computer by tracing the movement of fluorescent dye after the completion of anastomosis.

　再建術が終了後に、再建部位の血流状況を調べるために1mlのICG（Diagnogreen®, 0.5％；第一三共、東京）の静脈注射を中心静脈または末梢静脈ラインより麻酔科医に依頼し、目的とする部位へICGが到達し、蛍光を発する様をreal timeで観察した。観察は赤外線カメラ（PDE；浜松ホトニクス社製）にて行い、プローブを滅菌カバーで覆い、術者が直接プローブを把持してモニター上で観察した（**Fig.1**）。得られた画像は動画ファイルとしてハードディスク上に保存され、繰り返し観察が可能である。

2 ICG蛍光血管造影像の実際

1）下肢動脈血行再建術におけるICG蛍光血管造影

　重症虚血肢を伴う閉塞性動脈硬化症の患者で、足関節部動脈（前脛骨動脈、後脛骨動脈）への大伏在静脈をグラフトとして用いたバイパス手術（**Fig.2a**）後に、ICG蛍

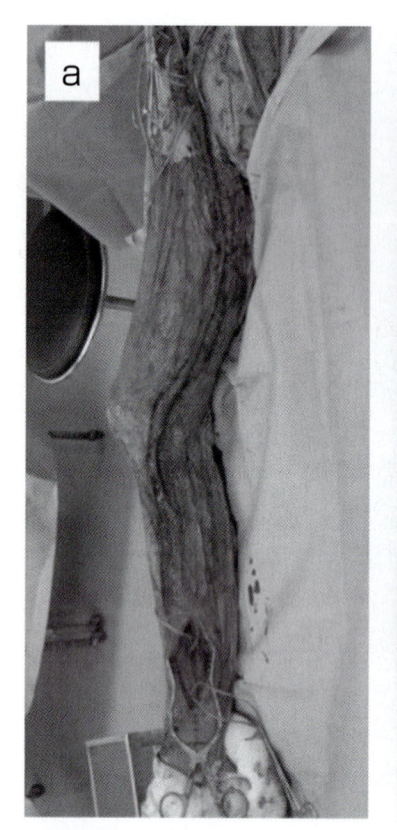

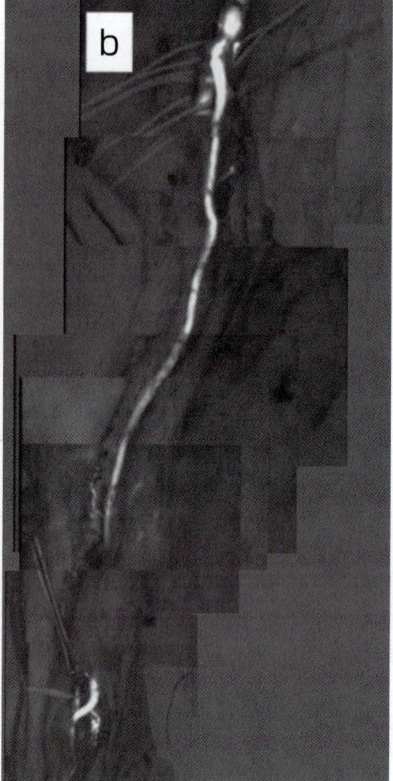

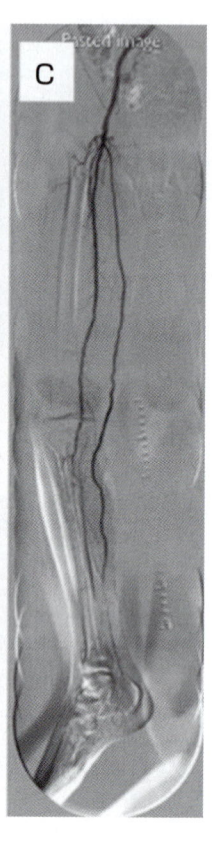

Fig. 2

Femoro – posterior tibial artery bypass using a reversed saphenous vein graft
a. Photograph taken after the completion of the bypass reconstruction.
b. Intraoperative ICG fluorescence angiogram showing the blood flow from the proximal to distal anastomosis.
c. Postoperative DSA image of the bypass demonstrating the graft patency without stenosis.
（文献6，Eur J Vasc Endovasc Surgより引用許可）

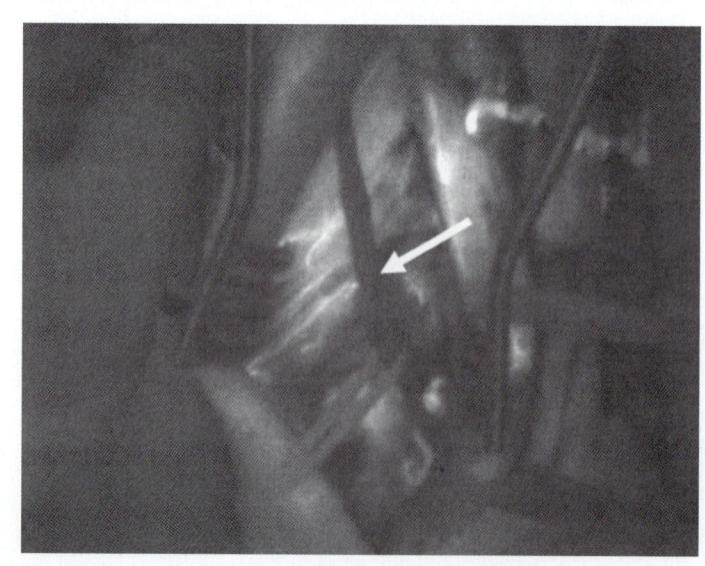

Fig. 3

Failed femoro-posterior tibial artery bypass
No fluorescence is seen in the vein graft at the distal anastomosis (arrow).
（文献6，Eur J Vasc Endovasc Surgより引用許可）

光血管造影を行い観察した。ICG静脈注射の約30秒後にICGはバイパスグラフトに到達し、中枢側吻合部から、末梢側吻合部までのグラフト全長、そして吻合部末梢の動脈へのICG蛍光を観察することができた(**Fig.2b**)。グラフト全長を血流とともに移動するICGの蛍光像を中枢側から末梢側までreal timeで観察できるため、狭窄やin situ graftの際の静脈弁処理不良部などを同定できる可能性がある。

われわれは末梢側吻合部の血栓閉塞例で、ICG蛍光を観察し得なかった症例を1例経験した[6](**Fig.3**)。しかし、血行再建後に行う造影剤を経動脈的に投与して行うcompletion angiographyや、術後カテーテルを動脈内に留置して造影する血管造影検査と比較すると明らかにその解像度は劣り(**Fig.2c**)、吻合部の狭窄率の計測や、バイパス内の微小な血栓の存在などの同定は困難であると考えている。

ICG蛍光血管造影は下肢distal bypass手術時に簡便に血流を判定するtoolとしては優れていると思われるが、現状の技術では従来のcompletion angiographyに勝るものとは考えにくい。したがって腎機能低下者や、造影剤アレルギー患者を除けば、distal bypass手術時の補助的な血流判定検査の域を出ないと考えている。

2) 腹部大動脈瘤手術時のICG蛍光血管造影

ICG蛍光は人工血管の素材であるダクロン繊維を通して透見できる。したがって吻合終了時のグラフト血流を簡便に判定できる(**Fig.4**)。

また腹部大動脈瘤手術時には人工血管再建後に、S状結腸の虚血を回避するため、しばしば下腸間膜動脈(以下IMA)の再建の必要性の有無が術中の判断として求められる[7]。従来、手術中のS状結腸の血流判定法として結腸辺縁動脈や漿膜面のDoppler血流型による動脈音の聴取や、IMA断端圧やその体血圧比の測定などが用いられてきた[8]。

われわれは、腹部大動脈瘤人工血管再建後にICG蛍光血管造影を行い、S状結腸の血流を観察した。ICGを経静脈的に投与すると、四肢末梢動脈の血管造影と同様に約30秒ほどでICGが腸管に到達する。腸間膜動脈にまず蛍光が観察され、次に腸管辺縁動脈、そして漿膜面が一様に蛍光を発して血流が維持されている様が観察できる(**Fig.5a・b**)。非常に簡便かつ術者に安心感を与える画像である反面、血流の定量化ができず、本当に結腸に十分な血流が維持されているかの判断が難しい。

われわれの経験では漿膜面から一様に蛍光シグナルが観察された場合、術後に下血などの腸管虚血症状を示した症例はないが、より大規模なスタディが必要と考えている。しかしICG蛍光血管造影は、従来のDoppler法やIMA断端圧法では検出が困難であったNOMI(nonocclusive mesenteric infarction;非閉塞性腸管梗塞症)や、腸管動脈の微小塞栓、ドレナージ静脈の血栓による血流不全などの病変の同定に優れているのではないかと考えている。

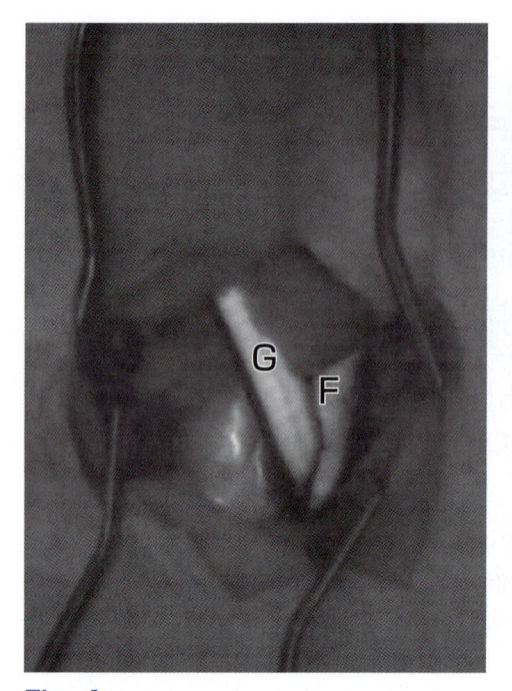

Fig. 4
Fluorescence image at the anastomotic site of a femoro-femoro crossover bypass using a knitted Dacron graft (G). F;Common femoral artery

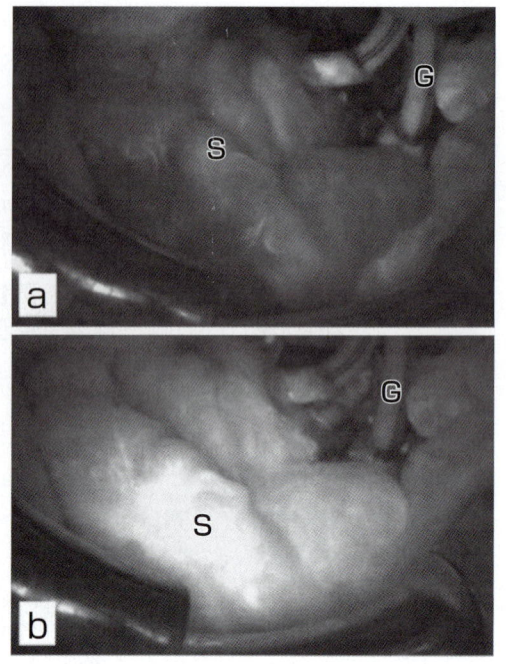

Fig. 5
Intraoperative ICG fluorescence angiography after open repair of abdominal aortic aneurysm using a bifurcated graft. G;bifurcated graft, S;Sigmoid colon

3) 内臓動脈血行再建術ならびに臓器移植手術におけるICG蛍光血管造影

　われわれは、腹部内臓動脈の血行再建術の際にも、ICG蛍光血管造影を行い、術中に血流を判定している。**Fig.6**は膵十二指腸動脈瘤に対する動脈瘤切除と大伏在静脈グラフトを用いた血行再建術後のICG蛍光血管造影像である。大伏在静脈グラフトとその末梢側の胃十二指腸動脈が良好に蛍光を発し、血行再建が成功したことを示しているが、本手術では十二指腸辺縁動脈が動脈瘤より数本分枝しており、これらを犠牲にせざるを得なかった。そのため十二指腸への血流が側副血行路から十分きているかが問題となった。しかしICG蛍光シグナルが十二指腸の漿膜面から一様に得られたことから十分な側副路が存在し、血流障害はないと判断できた。

　また**Fig.7**に示すような腎門部の腎動脈分枝部に生じた動脈瘤の治療に当たっては、腎臓をいったん摘出し、ベンチ上で腎動脈瘤の切除と再建を行った後、右の腸骨窩に自家腎移植を行うといった術式をわれわれは採用している[9]。

　このような腎臓移植術の際には、腎動脈は内腸骨動脈と端々吻合、腎静脈を腸骨静脈に端側吻合を行うことが多いが、血管吻合後の血流判定にわれわれはICG蛍光血管造影を利用している。ICGを静脈投与すると、まず腸骨動脈—移植腎動脈とICGの蛍光シグナルが観察され、ついで移植腎実質—腎静脈—腸骨静脈と蛍光シグナルが観察さ

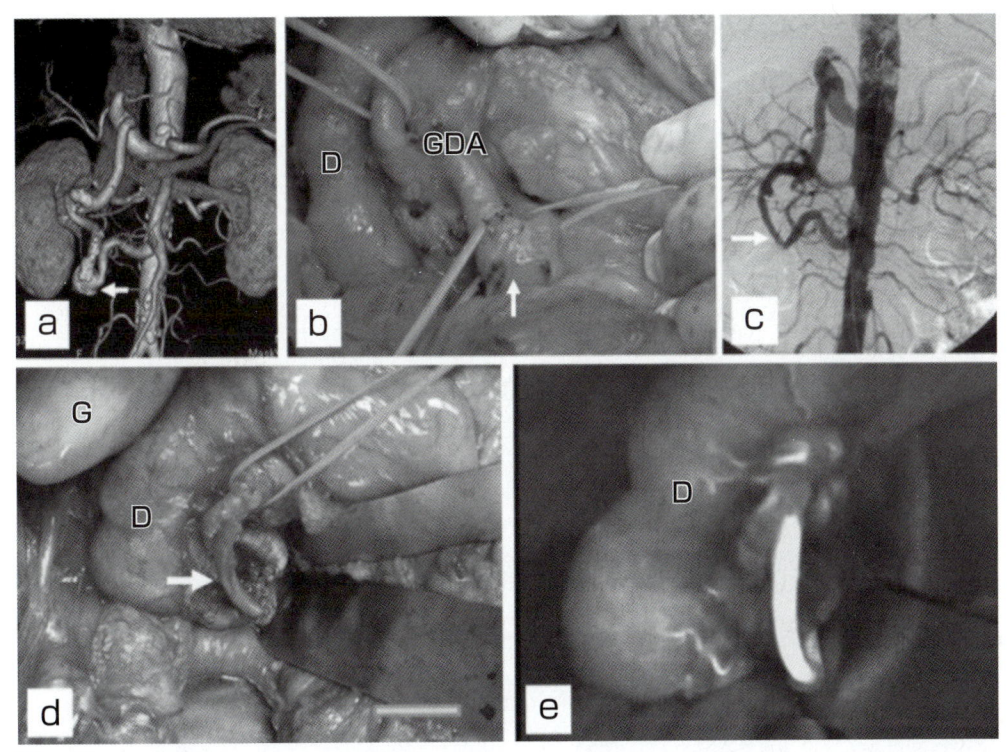

Fig. 6
Pancreaticoduodenal – gastroduodenal artery bypass.
a.Preoperative 3D-CT demonstrated an pancreaticoduodenal artery aneurysm (arrow).
b.Photograph taken before resection of the aneurysm.
GDA, Gastroduodenal artery, Arrow indicates pancreaticoduodenal artery aneurysm.
c.Postoperative DSA demonstrated the patent pancreaticoduodenal – gastroduodenal artery bypass (arrow).
d.Photograph taken after the reconstruction with a pancreaticoduodenal – gastroduodenal artery bypass (arrow) using a saphenous vein graft. D;duodenum, GD;gallbladder.
e.Intraoperative ICG fluorescence angiogram showing good fluorescent signal at duodenal serosa as well as pancreaticoduodenal – gastroduodenal artery bypass.

れていき、血流が維持されている様が観察できる。**Fig.7**では移植された腎臓の外側縁の実質の蛍光シグナルが弱く手術中に同部への血流不全が危惧されたが、術後のMR-angiographyでも同様に、腎外側皮質への血流不良が確認されており、ICG蛍光血管造影が実質臓器の血流不全を描出しうるものと考えている。

4）内シャント作製時のICG蛍光血管造影

われわれは腎不全患者に対する内シャント作製時にもICG蛍光血管造影を行っている。内シャント作製時には四肢のバイパス手術のように術中や術後に造影剤による血管造影検査を行うことは滅多になく、また透析導入以前の患者では、高度な腎機能障害があるためヨード造影剤は使用できない。このような状況でもICG蛍光血管造影は術中に気軽に行うことができ、シャント血流の善し悪しを判断するのに役立っている。とりわけ、内シャントではシャント血流の静脈内走行が蛍光シグナルとして描出されるため、有用である

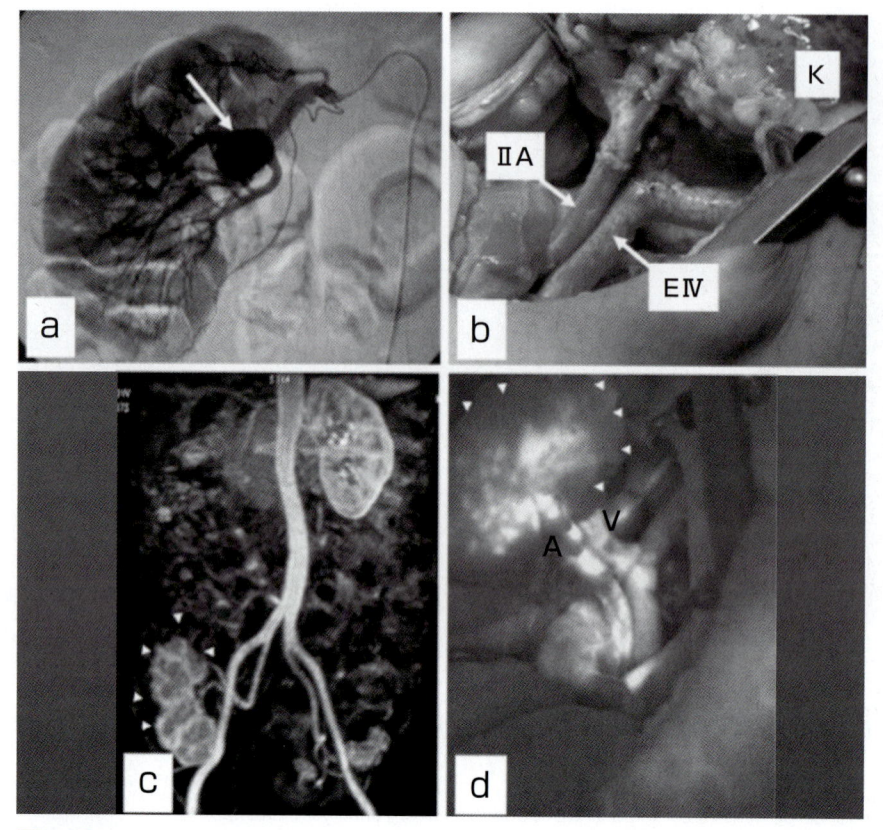

Fig. 7

Kidney transplantation.
a.Preoperative DSA demonstrated the renal artery aneurysm at the second branch of the right renal arteries (arrow).
b.Kidney autotransplantation (ex vivo repair) into the right iliac fossa. IIA, internal iliac artery, EIA, external iliac vein, K, kidney.
c.Postoperative MR angiogram demonstrating a low perfusion area at the lateral cortex of the transplanted kidney (arrow heads).
d.Intraoperative ICG fluorescence angiogram. Both the renal artery (A) and vein (V) are well visualized. However, fewer fluorescent signals is seen at the lateral cortex (arrow heads).

ことが多い。すなわち動脈—静脈吻合後にシャント血流が穿刺可能な表在の静脈を通って中枢側へと良好に流れるかどうかを簡単に観察できる。

　また手関節部に内シャントを作製した際には、まれに末梢の手背側へとシャント血流が流れ込み鬱滞性の手の腫脹を来すことがあるが[10)11)]、このような合併症もシャント血流の方向を術中に観察し、手背側への分枝を結紮することにより未然に防止することができる。以上の利点からICG蛍光血管造影には従来のDoppler血流計やデュープレックス超音波検査による血流判定以上の利点があると考えている。

まとめ

　われわれはICG蛍光血管造影を日々の様々な血行再建術における血流判定検査とし

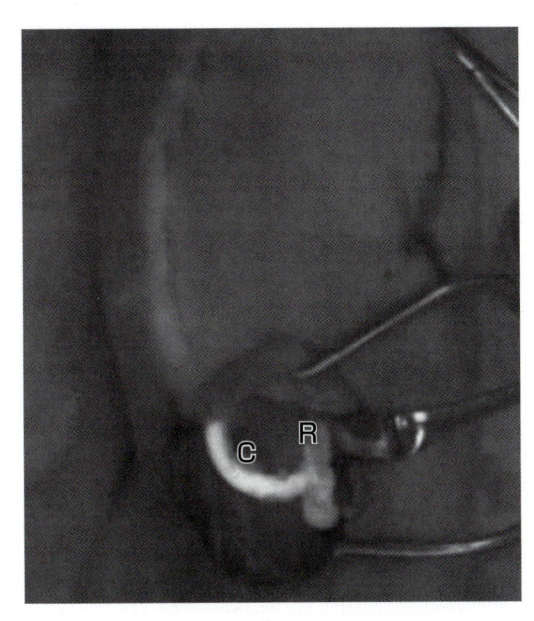

Fig. 8
ICG fluorescence angiography after completion of an A-V fistula. R : Radial artery, C : Cephalic vein.

て用いている。従来、Doppler血流計や、電磁血流計、transit-time血流計、デュープレックス超音波検査などが術中の血流判定に用いられ、その有用性について造影剤による直接血管造影との比較で論じられてきた[12-18]。

今回紹介したICG蛍光血管造影は、解像度では直接血管造影法より劣るものの、その簡便性や、用いる装置が小型で術者一人で操作できること、試薬であるICGはほとんど副作用がなく、また日常的に用いられている薬剤ということから倫理的な制約もないことなどから、容易に導入できる技術である。また得られる画像の最大の利点は、ICGの蛍光シグナルが血流を流れる血管内だけではなく、その支配領域である組織からも一様な蛍光シグナルとしてとらえることができるため、実質臓器や、腸管壁、または四肢軟部組織といった従来の直接血管造影では評価が困難であった組織中の血流判定ができることである。

一方、欠点は一度ICGを投与して蛍光造影を行うと、血流を介してICGが血管壁や組織中のタンパク質に付着し、しばらくの間蛍光を発するため、短時間に繰り返し検査ができないことである。これに関しては、米国などでより低濃度で高感度な近赤外蛍光を発する試薬の研究開発も進んでおり[19]、将来ICGにかわる造影剤として使用可能になるかもしれない。

血管外科が扱う領域は、頸動脈の再建から胸部、腹部血管、四肢末梢の血行再建術と多岐にわたり、ICG蛍光血管造影の活躍の場は広い。また別章でも述べたように、ICGはリンパの描出にもたいへん有用であるため、リンパ浮腫や、リンパの還流異常をとらえる新しい画像診断法としてもたいへん有望であると考えている[20)21)]。したがって血管外科領域では今後なくてはならない画像診断法の1つになるのではないかと期待される。

Summary

Indocyanine green fluorescence angiography for intraoperative assessment of blood flow in vascular surgery

Naoki Unno

Division of Vascular Surgery, Second Department of Surgery

Hamamatsu University School of Medicine, Shizuoka, Japan

Key Words : Indocyanine green, Angiography, Bypass surgery, Near-infrared light, Vascular surgery, Peripheral artery occlusive disease, Aneurysm, A-V fistula

Intraoperative assessment of bypass grafting is particularly important to prevent early graft failure. Although X-ray angiogram may be a gold standard for the accuracy of the assessment, the technique requires extra time, cost, and arterial injection of contrast materials. A new intraoperative imaging modality to assess blood flow is thus needed.

Fluorescence images of intravenously injected indocyanine green (ICG) have been obtained using a newly developed near-infrared camera system (PDE ; Hamamatsu Photonics K.K. Hamamatsu, Japan). A vascular surgeon can view real-time images of the angiogram by handling a camera unit of the system tracing the movement of the dye. ICG fluorescence angiogram was performed in patients with peripheral artery occlusive disease, abdominal aortic aneurysm, visceral artery aneurysm, or renal failure (creation of arteriovenous shunt). ICG fluorescence angiogram was safe and easy to perform with a low cost. The fluorescent signals could be obtained through prosthetic graft materials such as Dacron and ePTFE. We conclude that ICG fluorescence angiography is clinically feasible in vascular surgery. The introduction of ICG fluorescence angiogram may help surgeons assess the quality of bypass graft as well as confirm good tissue perfusion.

文　献

1) Taggart DP, Choudhary B, Anastasiadis K, et al：Preliminary experience with a novel intraoperative fluorescence imaging technique to evaluate the patency of bypass grafts in total arterial revascularization. Ann Thorac Surg 75：870-873, 2003.

2) Reuthebuch O, Haussler A, Genomi M, et al：Novadaq SPY intraoperative quality assessment in off-pump coronary artery bypass grafting. Chest 125：418-424, 2004.

3) Desai ND, Miwa S, Kodama D, et al：Improving the quality of coronary bypass surgery with intraoperative angiography：validation of a new technique. J Am Coll Cardiol 46（8）：1521-1525, 2005.

4) Raabe A, Beck J, Gerlach R, et al：Near-infrared indocyanine green video angiography：a new method for intraoperative assessment of vascular flow. Neurosurgery 52：132-139, 2003.

5) Woitzik J, Horn P, Vajkoczy P, et al：Intraoperative control of extracranial-intracranial bypass patency by near-infrared indocyanine green videoangiography. J Neurosurg 102：692-698, 2005.

6) Unno N, Suzuki M, Yamamoto N, et al：Indocyanine green fluorescence angiography for intraoperative assessment of blood flow：a feasibility study. Eur J Vasc Endovasc Surg 35：205-207, 2008.

7) Zelenock GB, Strodel WE, Knol JA, et al：A prospective study of clinically and endoscopically documented colonic ischemia in 100 patients undergoing aortic reconstructive surgery with aggressive colonic and direct pelvic revascularization, compared with historic controls. Surgery 106：771-779, 1989.

8) Ernst CB, Hagihara PF, Daugherty ME, et al：Inferior mesenteric artery stump pressure：a reliable index for safe IMA ligation during abdominal aortic aneurysmectomy. Ann Surg 187：641-646, 1978.

9) Unno N, Yamamoto N, Inuzuka K, et al：Laparoscopic nephrectomy, ex vivo repair and autotransplantation for renal artery aneurysm：Report of a case. Surg Today 37：169-172, 2007.

10) Kootstra G, Slooff MJ, Meijer S, et al：Venous hypertension of the hand caused by subcutaneous arteriovenous fistulae established for hemodialysis. Arch Chir Neerl 31（1）：43-47, 1979.

11) Delpin EA：Swelling of the hand after arteriovenous fistula for hemodialysis. Am J Surg 132：373-376, 1976.

12) Mozersky DJ, Summer DS, Barnes RW, et al：Intraoperative use of a sterile ultrasonic flow

probe. Surg Gynecol Obstet 136 : 279-281, 1973.

13) Barnes RW, Garrett WV : Intraoperative assessment of arterial reconstruction by Doppler ultrasound. Surg Gynecol Obstet 146 : 896-900, 1978.

14) Schwartz LB, Belkin M, Donaldson MC, et al : Validaton of a new and specific intraoperative measurement of vein graft resistance. J Vasc Surg 25 : 1033-1041, 1997.

15) Hol PK, Fosse E, Mork BE, et al : Graft control by transit time flow measurement and intraoperative angiography in coronary artery bypass surgery. Heart Surg Forum 4 : 254-257, 2001.

16) Barner HB, Rudd DR, Kaiser GC, et al : Blood flow in femoropopliteal bypass vein grafts. Arch Surg 96 : 619-627, 1968.

17) Terry HJ, Allan JS, Taylor GW : The relationship between blood-flow and failure of femoropopliteal reconstructive arterial surgery. Br J Surg 59 : 549-551, 1972.

18) Bandyk DF, Mills JL, Gahtan V, et al : Intraoperative duplex scanning of arterial reconstructions : Fate of repaired and unrepaired defects. J Vasc Surg 20 : 426-432, 1994.

19) Ohnishi S, Lomnes SJ, Laurence RG, et al : Organic alternatives to quantum dots for intraoperative near-infrared fluorescent sentinel lymph node mapping. Mol Imaging 4 : 172-181, 2005.

20) Unno N, Inuzuka K, Suzuki M, et al : Preliminary experience with a novel fluorescence lymphography using indocyanine green in patients with secondary lymphedema. J Vasc Surg 45 : 1016-1021, 2007.

21) Unno N, Nishiyama M, Suzuki M, et al : Quantitative lymph imaging for assessment of lymph function using indocyanine green fluorescent lymphography. Eur J Vasc Endovasc Surg 36 : 230-236, 2008.

V 脈管造影——末梢血管・局所微小循環評価

インドシアニングリーン（ICG）蛍光測定による新しい局所微小循環評価法

A new method to evaluate local tissue blood supply by indocyanine green fluorescence

| Key Words | 微小循環 | 皮膚潰瘍 | 虚血性潰瘍 | 血行再建 |

東京医科歯科大学医学部血管外科

寺崎宏明　　井上芳徳

はじめに

　わが国の糖尿病患者はその予備軍も含めると1600万人以上と推計されており、そのうち年間5万人以上が足病変のために下肢切断を余儀なくされている。また、欧米の報告では糖尿病患者の下肢切断術の手術死亡率は10％前後、切断後の3年生存率は50％といわれている[1]。また、一般的に大切断に至る例でも、初発は鶏眼や胼胝、陥入爪からの爪周囲炎などの軽微な病変である。糖尿病患者の足病変は背景に神経障害、血行障害、あるいはその双方が存在するために難治性になる場合が多い。神経性の潰瘍であれば、適切な創管理を行えば治癒が期待できる。しかし、虚血性の場合には血行再建を施行しなければ治癒は困難で、治癒が遷延している間に感染を生じたり、虚血が進行したりして病変が増悪し、大切断に至る例が多い。そのため、局所の血流評価は非常に重要である。

　血管外科では、手術適応の判断や、術後の追加治療の必要性の判断をするうえで局所の微小循環の評価は重要である。現在のところ、臨床では足関節血圧（ankle pressure；AP）、足趾血圧（toe pressure；TP）、経皮酸素分圧（transcutaneous oxygen pressure；$TcPO_2$）、皮膚灌流圧（skin perfusion pressure；SPP）などを測定し、血流を評価してきた。APやTPは比較的太い動脈の血圧の測定であり、局所の微小循環については間接的な評価である。また、$TcPO_2$やSPPはプローブを貼付した狭い範囲での評価であり、測定部に接触型のプローブを使用するため潰瘍部には直接使用できないことから比較的近傍の健常部の測定にとどまるなど、それぞれの検査法に欠点を有していた。そこで、われわれはICG蛍光測定法に着目した。

　欧米では投与したICGをレーザーで励起可視化させ、体外から観察することによって局所の組織灌流を測定する検査機器が商品化されている。この機器には定量化用のソフトウェアが付属しており、記録した画像上で健常部の一定の部位の輝度をtime-intensity curveにプロットして基準値とする。ある関心領域の輝度を測定し、基準値と比較して基準値より強い部分から弱い部分へ赤から橙、黄、緑（＝基準値）、青緑、青、桃色と色分けして表示する。また、その傾きを比較して perfusion indexとして算出

する、という2種類の評価を行う。Holmらは、この機器を用いて輝度の上昇率と組織灌流に相関があることを実際の症例を用いて報告している[2]。

実際に虚血肢に対して足部のICG蛍光測定検査を行うと、通常は画面上に健常部がまったく入らないため、健常部を基準値とすることはできない。しかし、皮下脂肪の多寡や、浮腫などの影響で輝度の絶対値には個人差がある。そこで、輝度の上昇率を算定して局所の微小循環の評価に用いることとした。

1 方法

窓がなく、蛍光灯のみ使用した室温18〜28度の室内で、患者さんに約15分間、仰臥位で安静にしてもらう。測定側のひざを軽く曲げてもらい、足背が上を向くようにする。点滴台などを利用して足背から20cmの高さに近赤外線カメラ（Photodynamic Eye；PDE（浜松ホトニクス社製））を固定する（カメラ、測定部を固定しないと検査後の定量的評価が困難となる）。ICG0.1mg/kgを肘静脈より静注し、静注後直ちに20cmの距離から近赤外線カメラで撮影する。実際には、10〜20秒程度で皮下の動脈が中枢側から描出され、次第に組織の輝度が上昇した後に末梢から静脈が描出され、徐々に中枢側の静脈が鮮明に描出されてくる。動脈に病変がある場合は側副血行路を介しているため、動脈は鮮明には描出されず、動脈周囲の組織の輝度が上昇する。撮影した画像はデジタルビデオカメラあるいはコンピューターに録画する。記録した画像上で動脈、静脈を同定し、動脈周囲の狭い範囲を固定した後、ROIs Analysis Program（浜松ホトニクス社製）を用いて輝度を256階調で表示してtime-intensity curveにプロットする。プロットした各データから上昇率を算定する。

実際の症例を提示する。

2 症例1

78歳・男性。2006年、糖尿病と診断されるも加療せず。2008年1月、靴擦れを契機に右1趾潰瘍が出現したため、紹介医を受診した。創処置と糖尿病管理のため入院となったが、潰瘍が治癒しないため、同2月、当科を紹介受診した。来院時、1趾は切除され、根部も切開されていた（**Fig.1**）。ABIは右0.74。経皮酸素分圧は24〜27mmHgと低下していた。PDEでは足尖部で発光不良であり輝度の上昇率も比較的低値であった

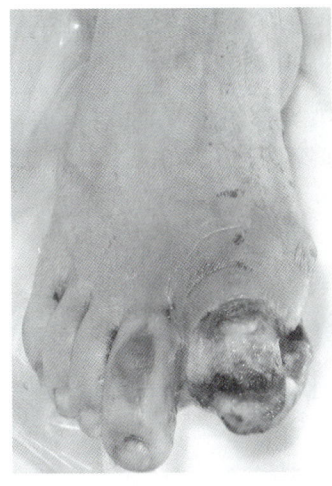

Fig.1
The great toe was resected and dissected to his sole.

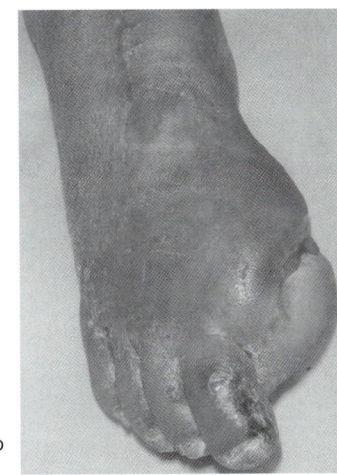

Fig.4
The ulcer was almost healed.

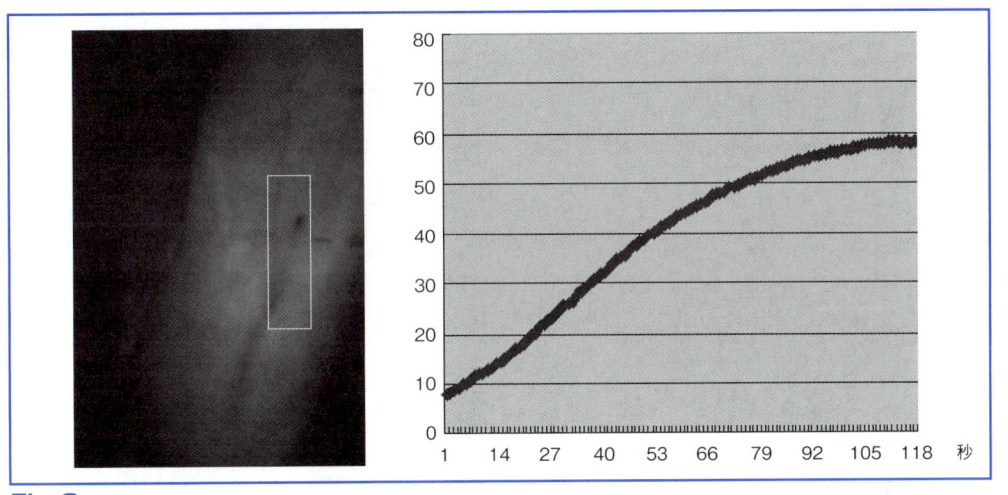

Fig.2
It is very dark whole his foot. And the slope of time-intensity curve is small.

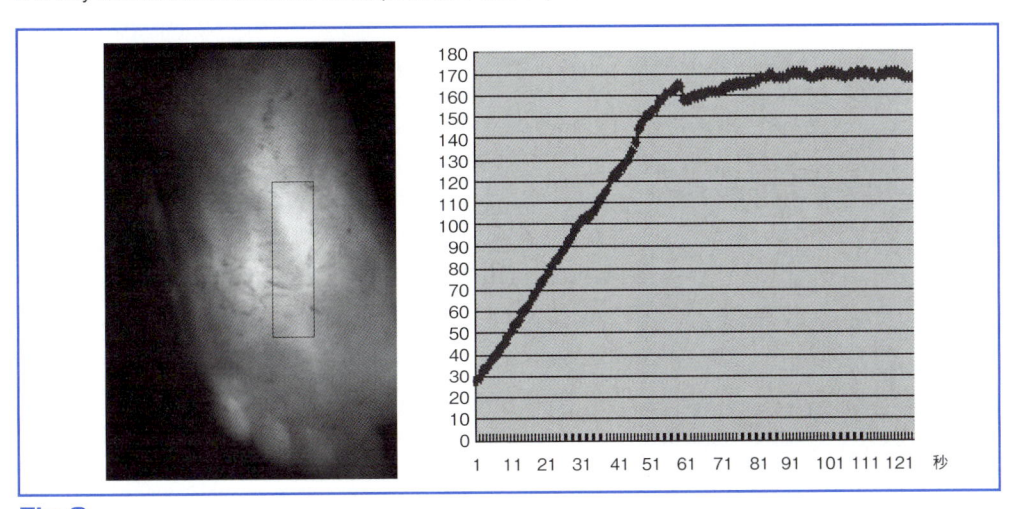

Fig.3
It is very bright whole his foot. And the slope of time-intensity curve is large.

（**Fig.2**、**DVD-27-1**）。血行障害を強く疑い、精査加療目的で入院となった。血管撮影では右浅大腿動脈の多発狭窄、前脛骨動脈、後脛骨動脈の閉塞、腓骨動脈の高度狭窄を認めた。血行再建後、経皮酸素分圧は46mmHgと改善した。PDEでも発光良好となり、輝度の上昇率も高値となった（**Fig.3**、**DVD-27-2**）。術後2か月で潰瘍はほぼ治癒した（**Fig.4**）。

3 症例2

56歳・男性。2001年、糖尿病と診断され、内服治療を開始した。2007年8月、右2

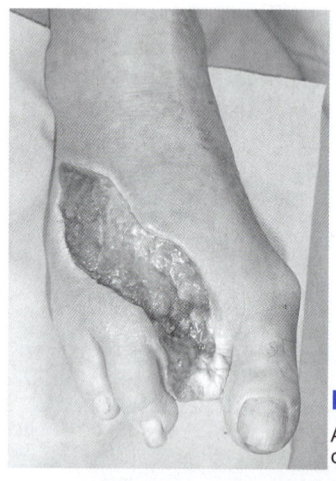

Fig.5
A large ulcer was on his instep.

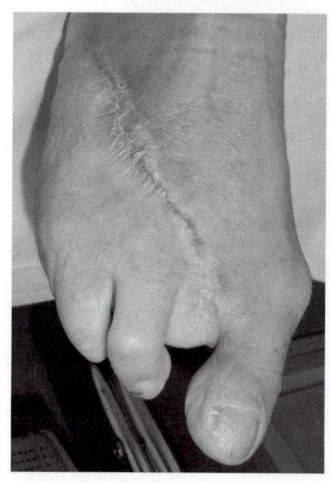

Fig.7
The ulcer was healed.

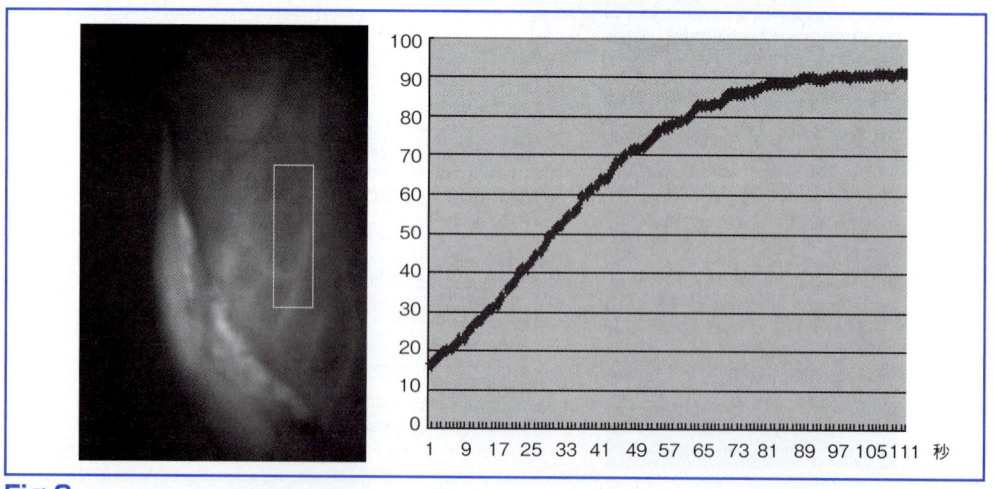

Fig.6
It is very bright in the ulcer. And the slope of time-intensity curve is small.

趾潰瘍が出現したため、紹介医を受診した。潰瘍が治癒しないために下腿切断術を勧められ、下腿温存を目的に同9月、当科を紹介受診した。来院時、右足背に巨大潰瘍を形成していた（**Fig.5**）。ABIは右1.07。経皮酸素分圧は45mmHgと良好であった。PDEで潰瘍底、周囲組織とも良好な発光を認め、輝度の上昇率も高値であり、保存的治療を選択した（**Fig.6**、**DVD-27-3**）。5か月後、潰瘍は治癒した（**Fig.7**）。

4 当科でのデータ

　過去の論文から引用できるようなデータはないため、当科で施行したパイロットスタディのデータを提示する。2006年9～10月、当科入院中の閉塞性動脈疾患症例およびボランティアの健常者の13例13肢を対象とした。平均年齢は70.9±9.37歳、男女比は13：0であった。重症度（Fontaine分類）では、I度10肢（術後3肢を含む）、II度5肢、III度0肢、IV度1肢であった。疾患は閉塞性動脈硬化症8例、動脈塞栓症2例、総腸骨動脈瘤1例、うっ滞性皮膚潰瘍1例、健常者1例であった。投与前値から上昇開始後の上昇率を比較したところ、健常者、血行再建術後の症例では平均4.48±3.26、治療前の症例では平均0.74±0.39と、輝度の上昇率に有意差を認めた（**Fig.8**）。

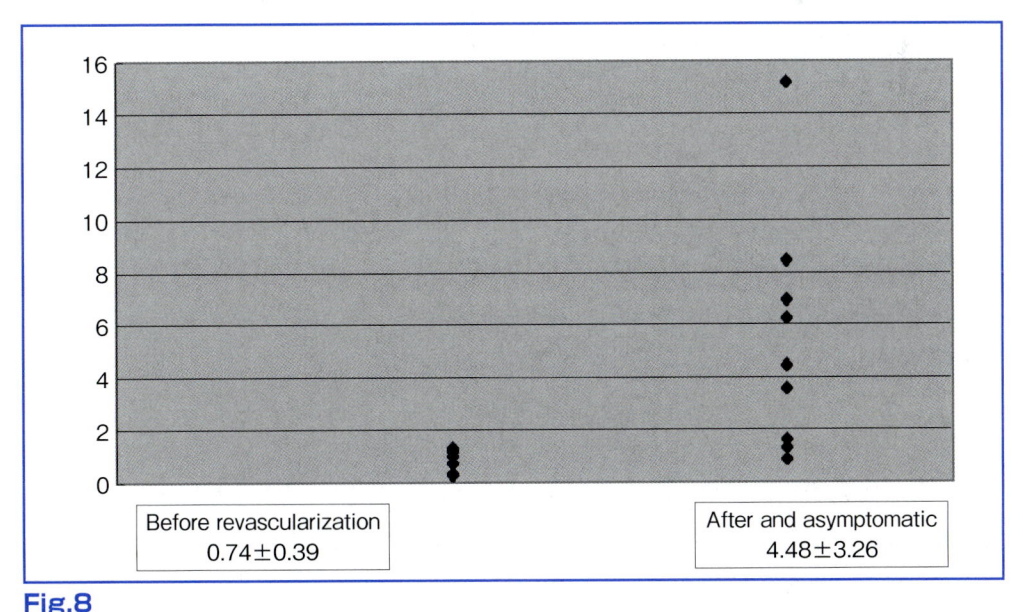

Fig.8
The slope of the preoperative group and Fontaine III and IV group is significantly lower than that of the postoperative group.

5 まとめ

　ICG蛍光測定法にて測定した輝度を、ROIsを用いて上昇率を算定する方法で、局所の組織血流の定量的な評価が可能であった。本法は非接触的な測定法であり、潰瘍症例に対しても潰瘍底や周囲の血流を直接的に評価でき、治癒予測や追加治療の必要性を判定する際に有用と考えられた。今後症例を重ね、保存的治療可能群と血行再建必要群の間のカットオフ値なども検討する必要がある。たとえば、Fontaine分類では、潰瘍症例はⅣ度に分類されるが、実際は軽度の虚血に潰瘍が合併する例や、重症虚血で潰瘍になってしまう例が混在している。また、Ⅱ度とⅢ度も自覚症状による違いなので、必ずしも虚血の程度が反映されているとは限らない。当科のような専門施設では、ABI、$TcPO_2$、SPPなどを測定して総合的に判断しているが、ICG蛍光測定法を施行することで、一般の施設でも簡便に、迅速に評価できる可能性があると考える。

　また、形成外科の分野では、angiosomeという概念がある。神経支配におけるdermatomeのように、体の各部の血行支配を立体的に理解するという概念である。主に皮切のラインを決定したり、皮弁に用いる部位を決定したり、血行再建を行う動脈を決定したり、という際に用いられている。たとえば、足部では前脛骨動脈から足背動脈へ移行し、後脛骨動脈から内側踵骨枝、内側足底動脈、外側足底動脈が分岐し、腓骨動脈から外側踵骨枝、前方穿通枝が分岐し、そのそれぞれがangiosomeを支配している。さらにその末梢で動脈同士が吻合し、足部の血流を保障している[3]。健常足であれば、そのangiosomeを支配する動脈を血管撮影検査で確認できる可能性もあるが、血行障害のある足では足部自体の動脈も数本の側副血行路を介しているため、さらにその分枝の描出はほぼ不可能である。しかし、このICG蛍光測定法では、われわれの経験では皮下であれば1～2mm大の動脈の描出も可能である。また、理論上はICG濃度や励起光の強度を上げたり、励起光を反射光ではなく透過光にすることによって、深部の観察も可能である。深部の観察が可能になればangiosomeの支配動脈が観察できると思われる。そうなれば、潰瘍部のangiosomeにもっとも優位な動脈が同定でき、より潰瘍治癒に有効な血行再建法を予測することが可能となる。

最後に

　ICG蛍光測定法で使用する近赤外線は人体に影響ないとされるJIS規格でClass 1である。またICGも古くから肝機能検査で一般的に使用されている薬剤で、ヨードアレルギー以外に重大な副作用はなく、非常に安全で低侵襲な検査法である。これまで血流の評価に関しては、一般的には造影CTや血管撮影などの侵襲的な検査しか普及していなかった。ICG蛍光測定検査が広く一般に普及すれば、初診時でも血流の評価が可

能なため、迅速に専門医へのコンサルトの必要性が判断でき、足病変症例や潰瘍症例に関しては特に患者さんのQOLの向上や生命予後にまで寄与することができると考える。

Summary

A new method to evaluate local tissue blood supply by indocyanine green fluorescence

Hiroaki Terasaki and Yoshinori Inoue

Department of Surgery and Division of Vascular Surgery, Tokyo Medical and Dental University Graduate School, Tokyo, Japan

Key Words : Local blood supply, Skin ulcer, Ischemic ulcer, Revascularization

Backgrounds : It is important to evaluate local tissue microcirculation. But recent methods are exceedingly localized and need to contact lesions directly, so that they cannot be used to the feet with ulcers.

Aims : The aim of this study is to evaluate the blood supply of the ischemic feet by analyzing fluorescence resulting from indocyanine green dye (ICG) injection.

Patients and Methods : From September 2006 to October 2006, we performed the ICG analysis in 13 subjects (13 limbs), who stayed at the hospital to receive surgical or conservative therapy except one healthy volunteer. After a 10-minute resting, we injected 0.1mg/kg ICG into the brachial vein and recorded ICG-imaging from 20cm distance. The brightness of a part of the feet in time-intensity-curve was plotted using recorded images. The blood supply was calculated as the slope of the curve.

Results : The slope of the preoperative group and Fontaine III and IV groups (0.74 ± 0.39) is significantly lower than that of the postoperative group (4.48 ± 3.26).

Conclusions : This method is far less invasive, demands no contact probes, and thus can be applied to the patients with foot ulcers. Evaluation of local tissue microcirculation with this method would enable us to estimate the effectiveness of the therapy, and to predict ischemic ulcer healing. And it contributes not only to the patients' QOL but also to their lifetimes.

文　献

1) Jeffcoat W, Harding K : Diabetic foot ulcer. Lancet 361 : 1545-1551, 2003.
2) Holm C, Mayr M, Hofter E, et al : Intraoperative evaluation of skin-flap viability using laser-induced fluorescence of indocyanine green. Br J Plast Surg 55 : 635-644, 2002.
3) Attinger C, Evance K, Bulan E, et al : Angiosome of the Foot and Ankle and Clinical Implication for Limb Salvage : Reconstruction, Incision, and Revascularization. Plast Reconstr Surg 117（Suppl）: 261S, 2006.

V 脈管造影——胎児内視鏡と胎盤血管造影

胎児内視鏡と胎盤血管造影
Visualization of the placental blood vessels by an ICG fluorescence endoscope

Key Words	胎児治療	双胎間輸血症候群	胎児鏡下胎盤吻合血管レーザー凝固術
	インドシアニングリーン（ICG）		ICG蛍光内視鏡

国立成育医療センター特殊診療部

石山昭彦　　千葉敏雄

1 胎児治療について

1）はじめに

　近年の超音波診断機器の高性能化や臨床診断技術・知見の進歩により、産婦人科外来の妊婦健診で子宮内胎児の臓器や胎盤・羊水異常が発見されることが多くなった。これらの出生前病態に伴う出生後障害を予防するための「胎児治療」が欧米を中心に発展・普及し、本邦でも一部の医療施設で既に行われるようになっている[1]。

　胎児治療の目的は、子宮内で発達に負の影響を及ぼす胎児・胎盤の形態的異常を可及的に是正しておくことで、胎児死亡や出生後の児の重篤化を防ぐことにある。そのため、すべての胎児異常が「胎児治療」の対象となるわけではなく、治療の適応決定には妊娠母体への安全性をも考慮したうえで十分な検討が必要となる。現在本邦でも行われている治療には、双胎間輸血症候群のレーザー手術（後述）、無心体双胎のラジオ波焼灼術、胎児胸水のシャント術、胎児不整脈の薬物治療、胎児輸血などがあげられる。なかでも双胎間輸血症候群に対するレーザー治療は2002年以降、症例数が増加し、胎児生存率、神経学的予後など、治療成績において欧米でのそれに優るとも劣らない良好な成績が得られるようになっている[2)3)]。

2）双胎間輸血症候群（twin-twin transfusion syndrome；TTTS）と胎児鏡下胎盤吻合血管レーザー凝固術

　双胎間輸血症候群は、双胎のなかでも一絨毛膜性二羊膜性双胎の約15%に発症する病態で、おもに胎盤上に胎児間の吻合血管が存在するために、双胎児間での血流不均衡が生ずるものである[3]。供血児では循環血液量が減少し、低血圧、乏尿、羊水過少、発育不全、腎不全が起こり、受血児では循環血液量の増加により、多尿、羊水過

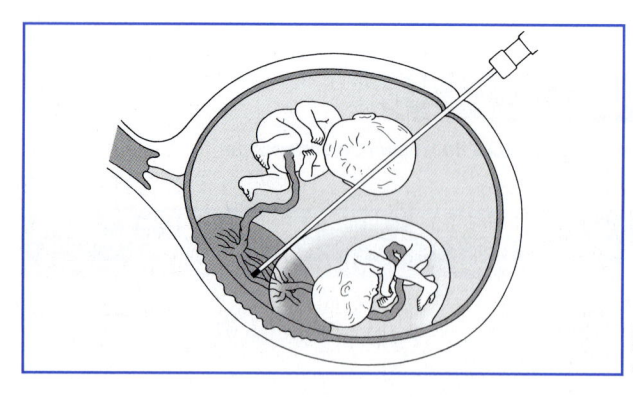

Fig. 1
Schematic illustration of fetoscopic laser surgery for twin-twin transfusion syndrome.

多、心不全、胎児水腫が起こる。妊娠中期までに発症した場合、罹患双胎児の死亡率が60〜80%と予後不良となるだけでなく、生存児での神経学的後遺症が高率であることも大きな問題とされている。その本質的な治療法として、欧米を中心に1990年代より始められてきた治療法が、胎児鏡を用いたレーザー焼灼により、胎盤表面の双胎間血管吻合を焼灼・凝固・閉塞する手技である[4)5)]。

手術方法は、母体腹壁に超音波ガイド下に挿入されたトロッカーを介し外套を留置し、その外套を通じて胎児鏡とレーザーファイバーを子宮内（羊水中）に挿入する。次いで胎児鏡にて胎盤の端から端まで双胎間羊膜中隔に沿い胎盤血管を観察し、双胎間の吻合血管を見出しレーザーで凝固する（**Fig.1**）[2)]。この治療法では、責任病変である胎盤吻合血管を正確に焼灼する必要があり、その血管をいかに的確に把握し確実にレーザー焼灼・凝固できるかがその成否をにぎる。

2 indocyanine green (ICG) による胎盤血管描出

1) 胎盤血管描出の問題点

前述したとおり、TTTSに対するレーザー治療はいかに的確に胎盤の胎児間吻合血管（母体サイドの胎盤血流でなく）を把握しレーザーで凝固できるかが鍵となる。しかし胎児治療は子宮内治療という特性上、通常の内視鏡手術と異なり気相中ではなく羊水中での手術が行われる。このため羊水中の浮遊物濃度あるいは羊水自体の混濁度によっては、現行の内視鏡では胎盤血管を描出することすら困難な場合もある。また、現在広く使われている内視鏡は光源に可視光を使用しているため、観察できる胎盤はその表面のみであり深部の血管を観察することは不可能である。そこで胎盤血管を羊水混濁下でも明瞭、かつ深部のものまで描出できるように、蛍光色素を用いた蛍光内視鏡が考案された。

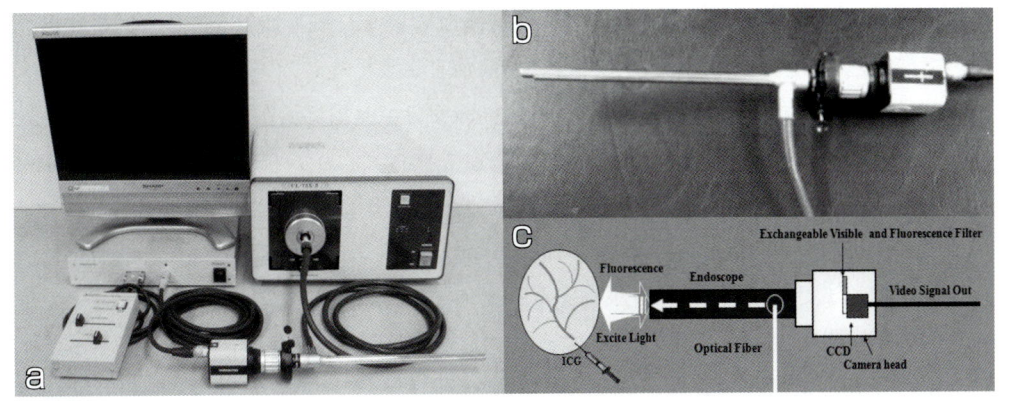

Fig.2
a.ICG fluorescence endoscope system. b.Fluorescence endoscope. c.Configuration of endoscope.

2) ICG蛍光内視鏡装置について

　インドシアニングリーン（indocyanine green；ICG）は、もともと肝機能評価、循環機能の診断と治療予後判定に使用されてきた検査用試薬である。この試薬は生体内に投与されると血液中のたんぱく成分（アルブミン）と結合し、その後速やかに肝臓に取り込まれる。腸肝循環や腎代謝の影響がなく、肝臓より胆汁中に高率かつ速やかに排泄されるため、安全な薬剤として臨床に広く使用されている。一方、ICGが生体内たんぱく成分と結合すると、赤外光により励起発光することから、近年、乳癌や消化器癌のリンパ節転移等の画像診断補助薬剤としての使用も報告されている[6)7)]。そこでわれわれは、胎盤血管を描出する目的でその応用を試み、そのために必要とされる内視鏡システムを開発した。

　生体内に投与されたICGを画像に描出する内視鏡撮像装置としては、蛍光励起光を観察する赤外観察カメラシステム PDE（Photodynamic Eye；浜松ホトニクス社製）、硬性内視鏡およびキセノン光源（新興光器）を採用した。これらを組み合わせた近赤外蛍光内視鏡撮像システムには、目的とする波長のICG蛍光画像を描出しやすくするために、特殊な光学フィルターを光源、カメラの各々に備えている（ICGの蛍光特性については他項に譲る）。この装置により血管内に投与したICGを光源照射により励起発光させ、目的とする蛍光画像を近赤外蛍光内視鏡撮像システムを通じてモニター上に映し出す。また本装置は、可変スイッチにより可視光画像と近赤外蛍光画像を容易に切り替えられるシステムとなっている（**Fig.2**）[8)]。

3) ICG蛍光内視鏡による胎盤描出[8)]
（1）胎児サイドの胎盤血管描出の実際（in vitro）

　胎盤血管の描出（in vitroにおける）には、妊娠サル（カニクイザル）の児出生後に娩

出された胎盤を使用した。前処置として胎盤血管腔を、臍帯血管を通じて生理食塩水で洗浄しておき、胎盤血管内に残存する血液を除去した。この胎盤を生理食塩水あるいは羊水で満たした水槽内に置き、臍帯動脈から牛血清に溶解したICG溶液を注入した。**Fig.3**は生理食塩水中でとらえた胎盤血管画像で、**a**が可視光画像、**b**が近赤外蛍光画像である。臍帯血管からICG溶液投与後、ICGは速やかに胎盤全体にわたる広がりをみせ、可視光画像よりもはるかに詳細な血管像、さらには表面にて観察困難な深部血管まで、細部にわたり観察することが可能となった。しかし、これはあくまで、混濁のない透明度の高い生理食塩水内という設定での観察である。臨床上、羊水は胎児の皮膚、気道、消化管、尿路などからの剥脱細胞や分泌物、羊膜からの剥脱細胞が、また場合によっては血液が混じることでしばしば混濁している。そこで別に取得したサルの混濁羊水を水槽に入れて再検証した。**Fig.4**はこの混濁羊水という条件下の像

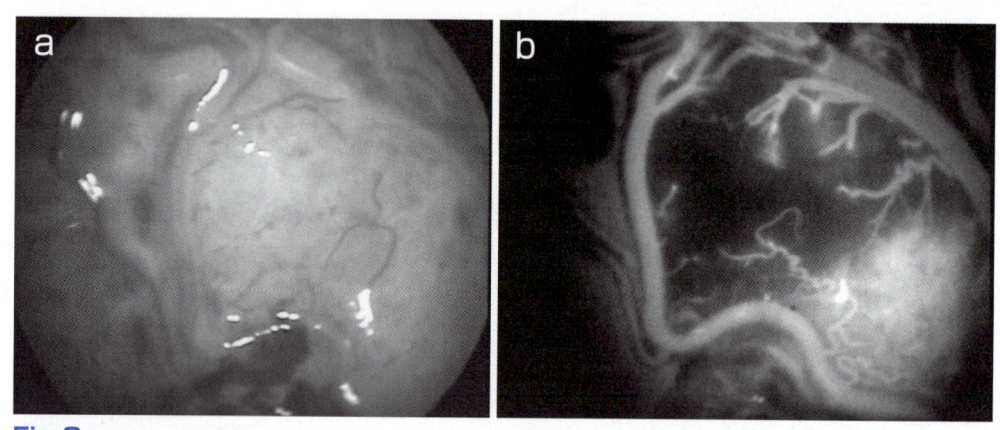

Fig.3
Placental vascular network of monkey placenta. a.A visible image. b.A fluorescence image. In b, both the superficial and underlying vascular branches are well visible.

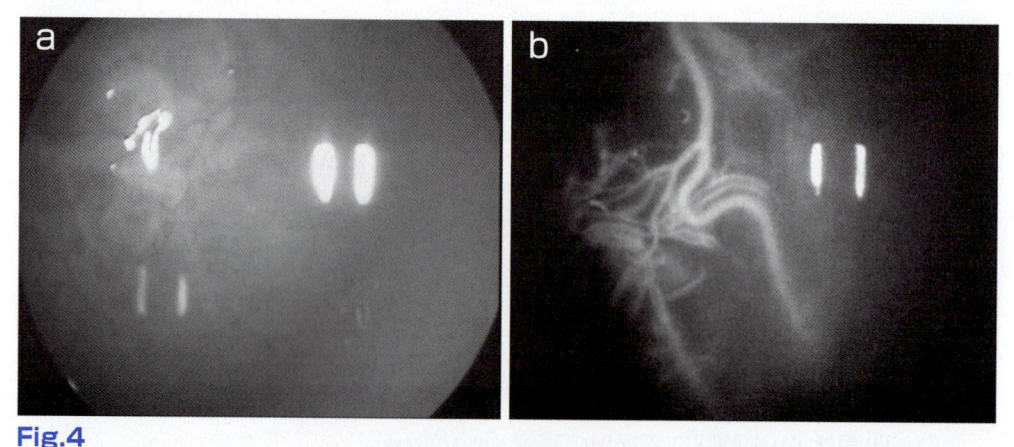

Fig.4
Placental vascular network in turbid amniotic fluid. a.A visible image. b.A fluorescence image. Fluorescence image clearly shows these vessels even when the placenta is placed within turbid amniotic fluid.

である。通常の内視鏡で用いられる可視光画像では、混濁羊水下での胎盤血管観察が非常に困難である(**Fig.4a**)。しかし、このICG蛍光内視鏡を用い、近赤外蛍光画像(**Fig.4b**)で観察することにより胎盤血管の描出が容易となった。

このように、ICG蛍光内視鏡技術の導入は、深部のものを含めた胎盤血管の描出を、それも混濁羊水環境下においても、これまでにないほどに容易なものとすることから、蛍光技術のこの領域における利点をうかがい知ることができる。

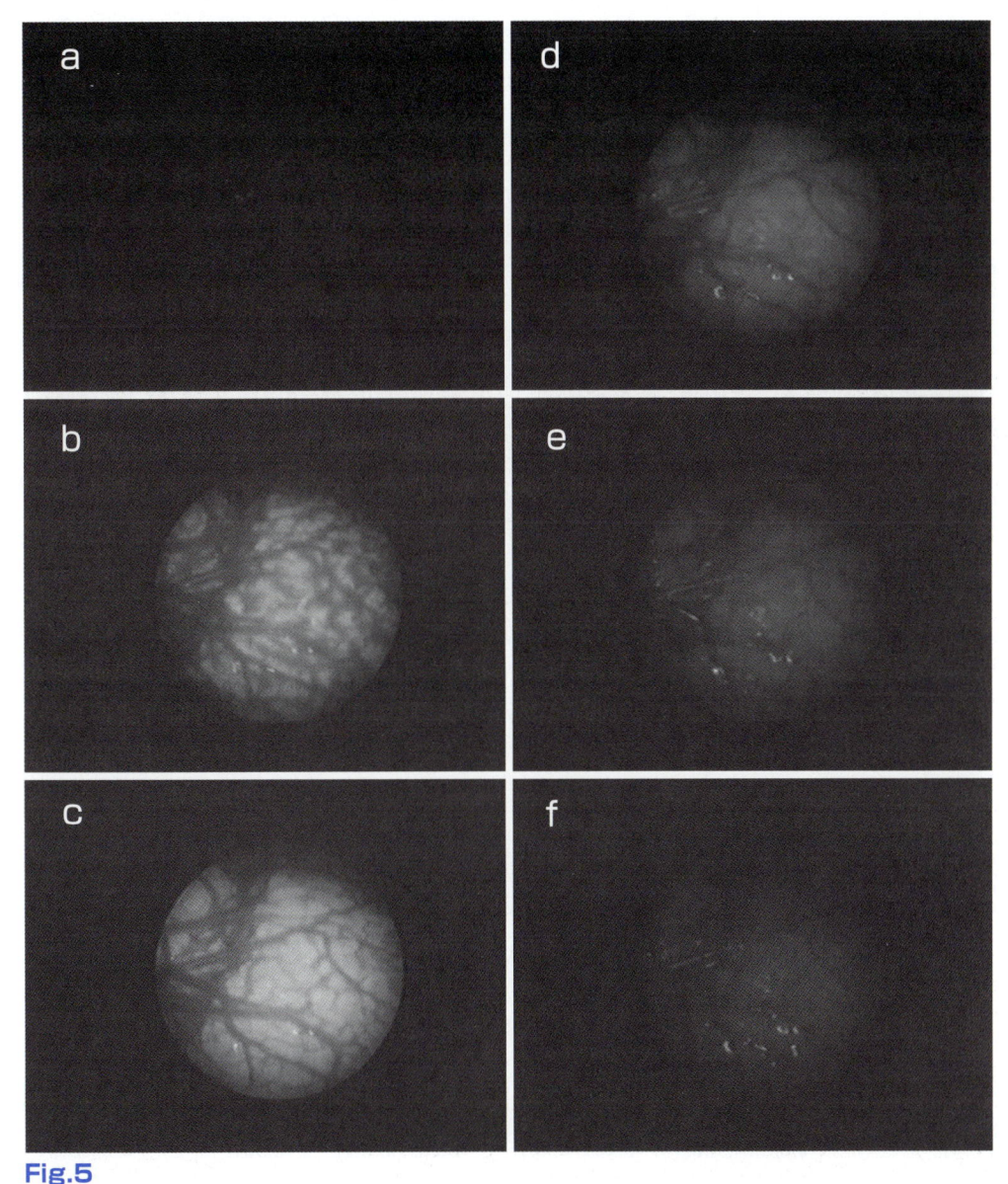

Fig.5
Time-dependent fluorescence image of the rabbit placenta. ICG was given to the maternal ear vein. a.5 sec, b.30 sec, c.60 sec, d.10 min, e.15 min, f.20 min.

(2) 胎児サイドの 胎盤血管描出の実際 (in vitro)

　臍帯にICG溶液を注入することで、胎盤血管が細部にわたり描出可能となることは前述した。しかし、臍帯は子宮内に胎児の付属物として存在するため、臍帯血管路を確保しICGを注入することは、その手技自体にリスクを伴う。そこで実臨床に応用されるためには、臍帯にICG溶液を投与することなく、妊娠母体にICG溶液を投与し、胎盤上の血管を把握することが必要となる。そこで妊娠ウサギを用いたin vivoでの検証を行った。対象として妊娠日齢28～30日（full term 32～34日）の妊娠ウサギを用いた。全身麻酔後に開腹し子宮切開にて胎盤を露出し、ICG溶液を耳静脈から投与した後、内視鏡下で胎盤表面の観察を行った。ICG溶液の投与は、インドシアニングリーンとして1.0mg/kgの単回静脈内投与とした[9)10)]。**Fig.5**は経時的な胎盤血管の観察結果を示したものである。母体静脈内にICG溶液を投与すると、投与後およそ30秒で胎盤の絨毛間腔（母体サイド）にICGの励起発光が斑状に出現してくる（**Fig.5b**）。そして投与後60秒が経過すると、胎盤血管（胎児サイド）が胎盤実質間の陰影欠損像として現れてくる（**Fig.5c**）。発光の程度はICG投与後90～120秒でピークとなり、その後減衰し始める。単回のICG静脈内投与で、ICG発光による血管描出が確認できる持続時間はおよそ15分である。その後も観察を続け、ICG投与後20分を経過すると胎盤上の血管と絨毛間腔の境界が不明瞭になり、胎盤血管を細部にわたって観察することは困難となる（**Fig.5f**）。血管の輝度値をグレースケールとして数値に換算し、経時的に評価した1例

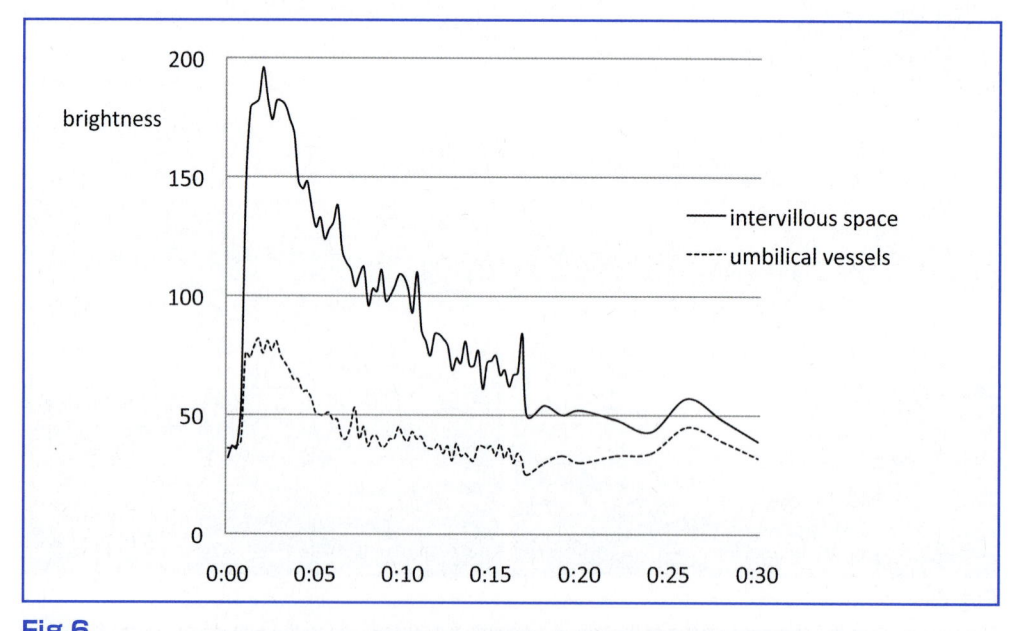

Fig.6
Time-dependent luminance changes of the intervillous space and umbilical vessels. As shown, luminance reached a peak 1min after injection and then, gradually attenuated.

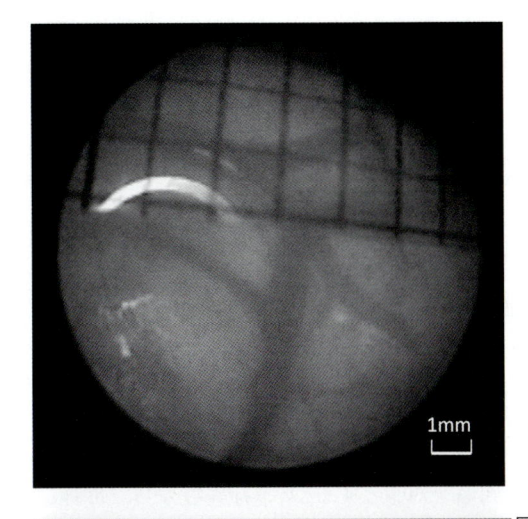

Fig.7
Fluorescence endoscope could visualize even a small vessel of 0.2mm in diameter.

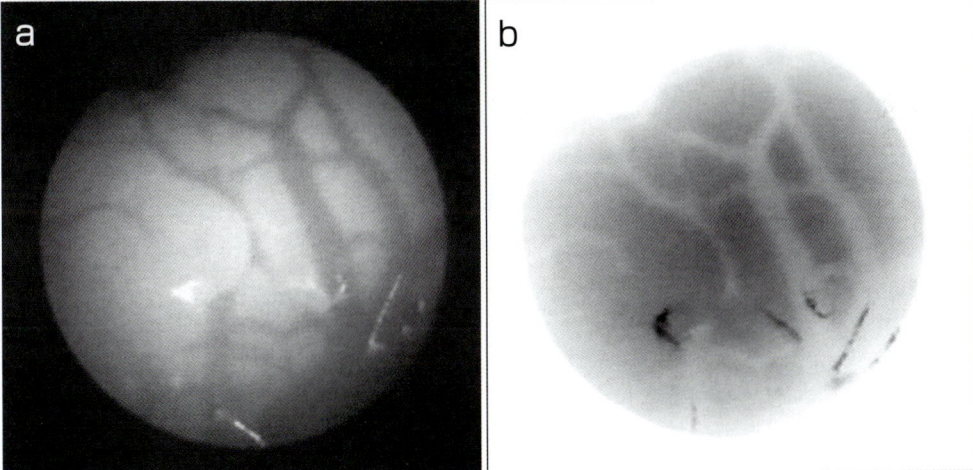

Fig.8
Positive (a) to negative (b) conversion of fluorescence vascular image.

をFig.6に示す。このグラフにおいて、輝度は90～120秒でピークに達し、持続時間はやはり約15分であることがわかった。また血管のサイズでは、径0.2mmの微細な血管も観察が可能であった(**Fig.7**)。

ICGは胎盤を通過しないことが知られており[9）10）]、この実験で妊娠母体に投与されたICG自体は、胎盤の絨毛間腔という腔隙に滞留するものと考えられる。そのため、絨毛間腔がICGの励起発光により白色像として描出されバックグラウンドの輝度として作用することから、胎盤上の胎児血管は黒色に抜けた陰影欠損像として観察される(**Fig.8a**)。今回の撮像システムには、画像信号のポジ(陽)とネガ(陰)を反転する機能も搭載したため、この画像をネガティブ表示にすることも可能である。こうして得た画像(**Fig.8b**)は、臍帯血管にICG溶液を投与し胎盤血管を励起発光したもの(**Fig.3b**・**4b**)と同様なもの

となり、場合によっては術者の感覚により適するものといえる。

3 まとめ

　われわれのICG近赤外蛍光内視鏡撮像システムは、近赤外蛍光検出器の高感度化、信号のチップ積算機能、ノイズ除去フィルター機能などを検討したうえで試作の重ねられたシステムである。いまだプロトタイプではあるが、今後、「胎児治療」という特殊状況下での有用性が期待されるところである。

　一方、この「胎児治療」が母体・胎児の両者を対象とするという特異性から、母体、胎児両者の安全性が常に考慮されなくてはならない。その課題の1つとしてICGの胎児への影響がある。ICG自体は日常臨床で用いられている薬剤であるが、妊娠母体にICGを投与した場合の胎児への安全性は確認されねばならない。前述のごとくICGをヒト妊娠母体に投与しても胎児移行のないことは知られている[9)10)]。明らかな危険性の報告はないものの、あえて妊娠母体という対象に薬剤投与を行うことから、この手法が実際に臨床応用されるには一層その安全性が検討されねばならない。第Ⅷ章に収載した「胎児手術への応用」でも、ICGの胎児移行についての検証、また近赤外蛍光内視鏡撮像システムのTTTS以外の胎児治療への応用、展望についてふれてみたい。

謝辞

　今回の研究にあたり、新興光器製作所　福与恒雄様、浜松ホトニクス株式会社　三輪光春様、国立成育医療センター実験外科研究室　絵野沢伸先生には、多大なる御指導・御協力をいただいたことを心より御礼申し上げる。

Summary

Visualization of the placental blood vessels by an ICG fluorescence endoscope

Akihiko Ishiyama and Toshio Chiba

Department of Strategic Medicine, National Center for Child Health and Development, Tokyo, Japan

Key Words : Fetal therapy, Twin-twin transfusion syndrome (TTTS), Fetoscopic laser surgery, indocyanine green (ICG), ICG fluorescence endoscope

In recent years, fetoscopic laser surgery for twin-twin transfusion syndrome (TTTS) has increasingly been performed to interrupt the placental blood flow responsible for deterioration of its pathophysiology. We have developed a new ICG fluorescence endoscope and tested its feasibility on an intraoperative visualization of the placental vascular network.

Our fluorescence imaging system consists of a specified rigid endoscope, a xenon light source emitting a light of 765 nm in wavelength, and a near infrared photodynamic camera to catch the activated ICG fluorescence emerging from the target vessels. We conducted experiments to assess the functional availability of this system using a couple of delivered monkey placentas (*in vitro*) and *in situ* placentas of pregnant rabbits (*in vivo*). In the former, we could visualize superficial and underlying placental vascular profile precisely and in detail. In addition, its imaging quality was never disturbed even when the placenta was placed underwater in turbid poorly-visible amniotic fluid. In the latter, within 60 seconds following intravenous maternal administration of the ICG, we could clearly define the dynamic fluorescence flow through the panoramic placental vascular network. As the ICG does not pass through the placenta, the fluorescence stayed on the maternal-side of the placenta highlighting fetal vessels as fluorescence-negative configuration. The placental vessels including a small one (at least 0.2 mm in diameter) could be clearly delineated for approximately 15 minutes on average.

In conclusion, our fluorescence endoscope is potentially helpful for outlining the *in situ* placental vascular architecture. This new technique could be useful for future TTTS laser surgery, although further studies are still needed for its validation.

文 献

1) 石山昭彦, 山下紘正, 千葉敏雄, ほか：超高感度内視鏡技術の開発. 炎と免 16(1)：15-20, 2008.
2) 左合治彦, 林聡, 千葉敏雄, ほか：双胎間輸血症候群に対する胎児鏡下胎盤吻合血管レーザー凝固術の現状と将来. 周産期医学 35(7)：961-965, 2005.
3) 千葉敏雄：一絨毛膜性双胎と胎児外科治療. 胎児外科, p98-131, 日本評論社, 2007.
4) Rossi AC, D'Addario V：Laser therapy and serial amnioreduction as treatment for twin-twin transfusion syndrome：a metaanalysis and review of literature. Am J Obstet Gynecol 198(2)：147-152, 2008.
5) Lopriore E, van Wezel-Meijler G, Middeldorp JM, et al：Incidence, origin and characteristics of cerebral injury in twin-to-twin transfusion syndrome treated with fetoscopic laser surgery. Am J Obstet Gynecol 194：1215-1220, 2006.
6) Kitai T, Inomoto T, Miwa M, et al：Fluorescence navigation with indocyanine green for detecting sentinel lymph nodes in breast cancer. Breast Cancer 12(3)：211-215, 2005.
7) Ito S, Muguruma N, Kusada Y, et al：Detection of humangastric cancer in resected specimens using a novel infrared fluorescence endoscoped in vitro. Endoscopy 33：849-863, 2001.
8) Harada K, Miwa M, Fukuyo T, et al：ICG fluorescence endoscope for visualization of the placental vascular network. Minim Invasive Ther Allied Technol. In press.
9) Rudolf H, Göretzlehner G, Brügmann E, et al：Assessment of liver function using indocyanine green (Ujoviridin) during normal pregnancy, during labor and in puerperium. Zentralbl Gynakol 99(25)：1548-1553, 1977.
10) Rudolf K, Rudolf H, Töwe J：The indocyanine green (Ujoviridin) test in patients with hyperemesis gravidarum. Zentralbl Gynakol 104(12)：748-752, 1982.

VI リンパ管造影、胆管造影

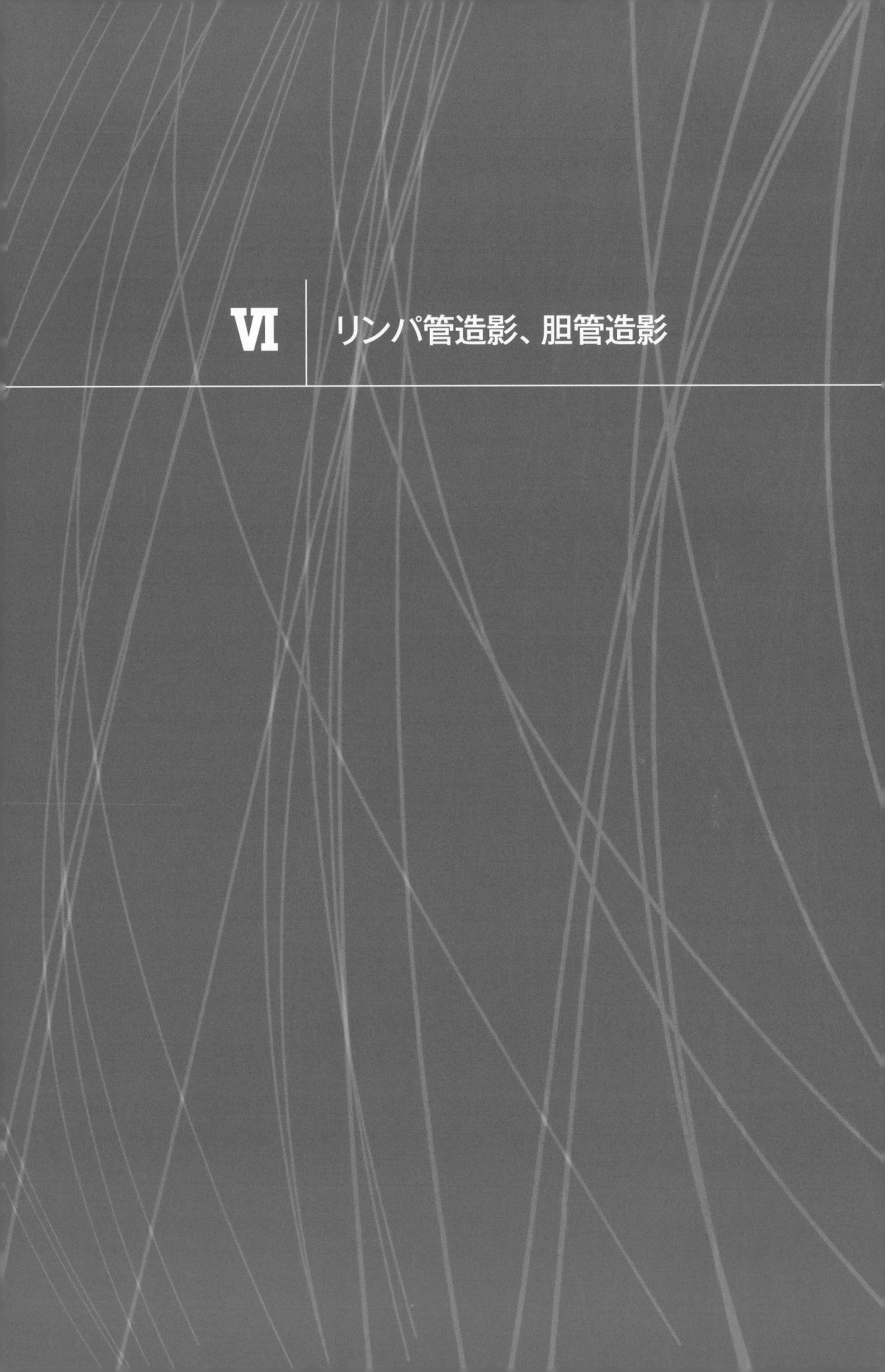

PDEとスーパーマイクロサージャリーによるリンパ浮腫治療
Treatments for lymphedema using Photodynamic Eye and super-microsurgery

Key Words　リンパ浮腫　リンパ管細静脈吻合　微小外科　超微小外科

東京大学医学部形成外科

光嶋　勲　　成島三長　　山本裕介

はじめに

　リンパ浮腫の治療は保存的療法と外科的治療法（組織切除、直接的または間接的リンパ誘導術など）が行われてきた。保存療法は浮腫の進行を遅らすものであり、後者は貯留したリンパ液を人工的に作成したバイパスを介して静脈系に還流させ根治を目的としている。しかし、いずれの方法を用いても長期間にわたる浮腫の著明な改善は難しいとされている[1-3]。一方、最近の形成再建外科領域における超微小（血管）外科（supra-microsurgery：0.8〜0.5mmの血管吻合）の技術の完成によって、極めて細い血管吻合が可能となっている[4-7]。

　この顕微鏡を用いた吻合技術を用いることにより従来の肉眼的なリンパ管静脈誘導[1)2)8)]またはリンパ管静脈吻合術[9-11]の成績を上回る新しいリンパ管細静脈吻合術が開発された。現在、吻合術と圧迫療法を併用した10年以上にわたる経過観察例が報告され始めている[4-7]。これにより、これまでの"リンパ浮腫は治らない"という考えが、早期または予防的吻合術または吻合＆圧迫併用療法に移行しつつある。本稿ではリンパ浮腫におけるリンパ管の運命、圧迫療法と吻合術の効果の比較、吻合術後長期経過例などについて述べる。

1　リンパ浮腫におけるリンパ管の運命

　先天的にリンパ系と静脈系の側副路が低形成である例でリンパ浮腫が発生するものと思われる。四肢の中枢側のリンパ節が少数でも摘除されると、関連したリンパ管の急速な拡張が起こる。その結果、リンパ節摘除後早期に中枢側からのリンパ管平滑筋細胞の広範な変性が起こる。その後、経時的に平滑筋はある程度は再生するが小筋細胞にとどまる[4]。

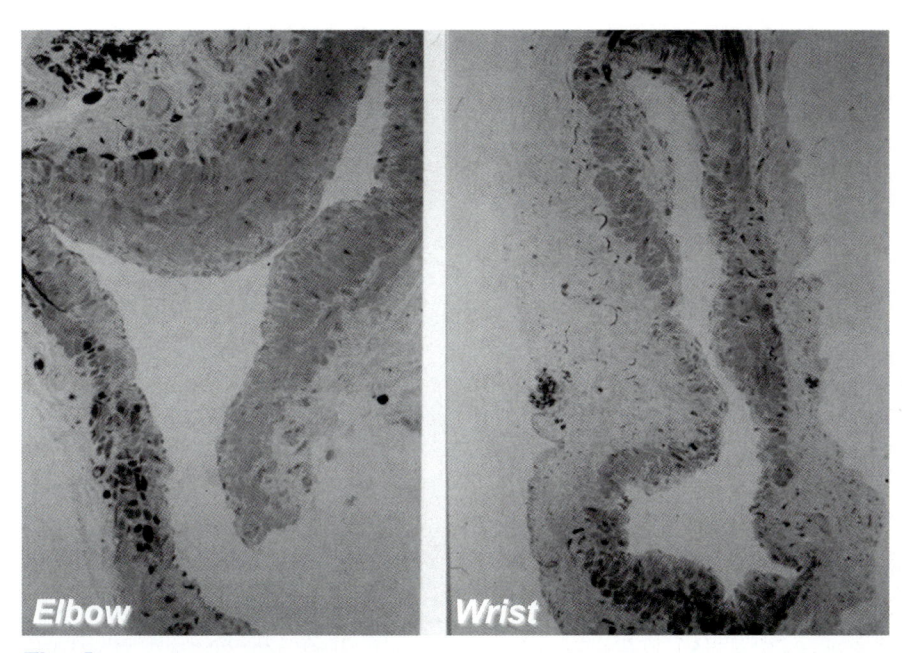

Fig. 1
Light microscopic findings of biopsied lymphatics in arm edema with 11 years. The lymphatics show dilatation and have small regenerated smooth muscle cells, which means loss of lymph-drainage function. Left：elbow fossa. Right：wrist ulnar side. (Toluidine Blue stain)
(Quoted from Koshima I. et al：Ultrastructural observation of lymphatic vessels in lymphedema in human extremities. Plast Reconstr Surg 97：397-405, 1996.)

　この結果、強力な収縮機能の回復には至らず、還流障害が続く。この間リンパ管炎を繰り返す例ではリンパ管の閉塞・消失が起こり線維芽細胞の活性化によって皮下脂肪組織間と真皮内の膠原線維の増生が起こる。これまでに得られた臨床例の手術時のリンパ管の生検所見を総合すると、平滑筋細胞の変性と再生は個々の症例、四肢の部位によりその形態は異なる(**Fig.1**)。浮腫の期間と再生の程度は相関しない[4]。

　また、少なくとも平滑筋細胞の再生の程度が術後の浮腫と蜂窩織炎の軽減度に多少なりとも相関するものと思われる。さらに、リンパ管が全域で破壊されていても、四肢遠位部のリンパ管の機能は温存されていることが多い。この結果、バイパス手術により末梢部のみの部分的な改善が得られることも多くの症例でみられる。さらに、足関節部で吻合しても大腿部の浮腫が軽減する例も認められることから、浮腫例のリンパ管では弁の閉鎖不全があり、リンパ液の逆流があるのであろう。

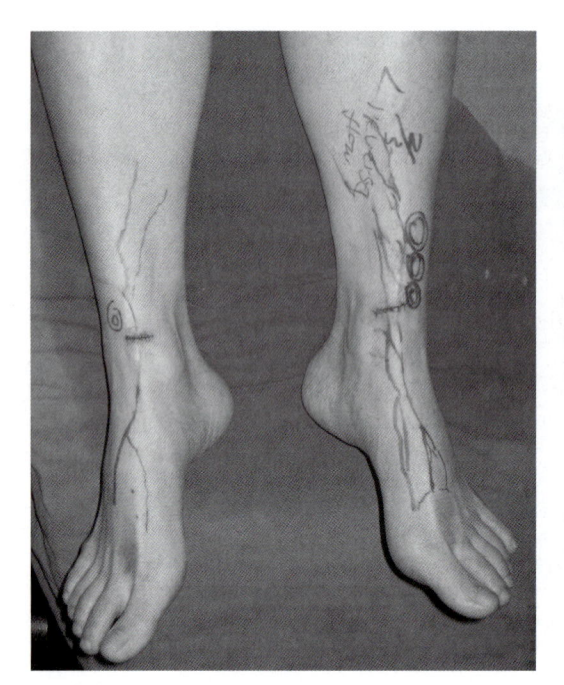

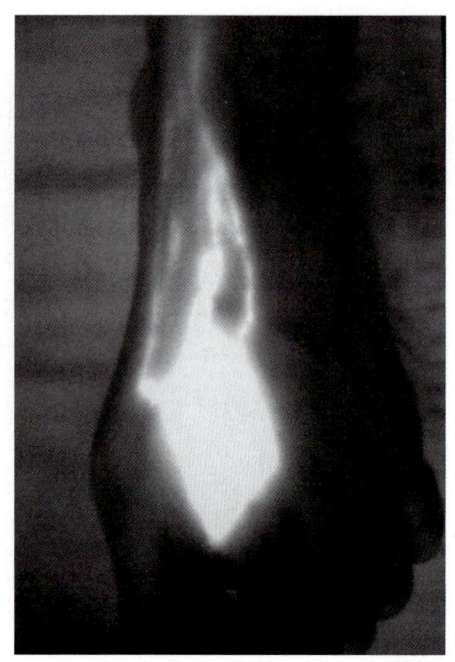

Fig. 2
Infrared lymphography (Photodynamic Eye, PDE).
Right：After subdermal injection of indocyanine green (ICG), several functioning lymphatics stained with fluorescent can be detected under irradiation with infrared ray.
Left：fluorescent lymphatics were traced with infrared lymphography. Only the distal lymphatics are detected on this bilateral legs with mild lymphedema.

2 新しいリンパ管機能診断法

　従来の方法はリンパ管を直接確認するわけではないため、リンパ管の閉塞部位やリンパ管の機能などはわからず、間接的に推測する程度のものであった。リンパ管蛍光造影法は最近開発されたリンパ管の機能検査法であり最有望視されている。

　インドシアニングリーン（indocyanine green；ICG）を皮下注射し赤外線を当てれば、正常四肢ではICGが蛍光を発しながらリンパ管内を急速に還流されるのが確認できる。浮腫部では還流機能障害の程度が直視下に容易に確認できる[12)13)]（**Fig.2**）。軽症のリンパ浮腫例でも、蛍光染色されるリンパ管は末梢部で数本がみられる程度で中枢まで染まることは少ない。

　また下肢の片側リンパ浮腫例であっても健側下肢も染まらないことが多い。このことは下肢例においては、浮腫が発生した時点で、健側も含めてすでにリンパ管の還流機能がかなり失われている可能性がある。

3 治療法

1）弾力ストッキング（包帯）による持続圧迫

　　外圧を加えて組織圧を高め、浮腫の増悪を予防する目的で用いる。軽症の浮腫でも必須の治療法で早期から連日使用する。特に昼間の起立時には必ず着用してもらう。また、頻繁に洗濯を繰り返すため、約6か月で緩むので、適宜新しいものに変える。必要に応じてチャック、ゴムなどを付け、個人に適したストッキングとする。標準サイズ以上の例に対しては特注品や包帯による圧迫を行う。入院したうえで徹底したマッサージ療法と圧迫を併用するFaeldi法[14]では外科的治療は禁忌とされている。

2）リンパ管細静脈吻合術と保存療法の比較

　　バイパスを作成することで、リンパ液を静脈系に返し、圧迫療法を不要とし、根治を目的とする方法である。著者らは顕微鏡下に約20倍から30倍に拡大し、糸も50ミクロン（1/20mm）の針を用い、超微小血管吻合術を用いたリンパ管細静脈吻合術を行ってきた（**Fig.3・4**）。著者らの術式が従来のリンパ管静脈吻合術（O'Brien、1977年[9]）と異なる点は、還流させる皮静脈を真皮直下または脂肪層浅層の細い静脈に端々吻合することである[4-7]。原則として、手術施行最低6か月前から徹底した持続圧迫による保存的治療（外来通院を主とする）を行ったうえで吻合術を行う。術後も圧迫療法を続ける（併用療法）。

　　最近開発されたリンパ管蛍光造影法を用いれば、還流機能を有するリンパ管を皮膚上から識別でき、術中に局麻下の小切開で確実に機能を有するリンパ管を簡単に露出することが可能となった[12)13)]。その結果、これまで熟練者にしかできなかった本術式が、アンダーソンがんセンターなど世界的に広まりつつある。

4 圧迫療法と併用療法の比較

　　35名の下肢の片側性または両側性リンパ浮腫のうち、12名に外来通院にて圧迫を主とする保存療法を行った。これらの患者の浮腫は発生後平均5.2年経過しており、術前の下腿（膝から10cm遠位部）の平均過剰周径7.1cmであったが平均1.5年の保存療法で平均0.6cm減少した。4cm以上著明に周径が減少した例は2例（16.7%）であった。

　　一方、これまでの他施設または当科での圧迫療法が無効な16名に入院したうえで手術を行った。これらの患者の術前の過剰周径は平均9.8cmで発生後、平均8.9年経過し

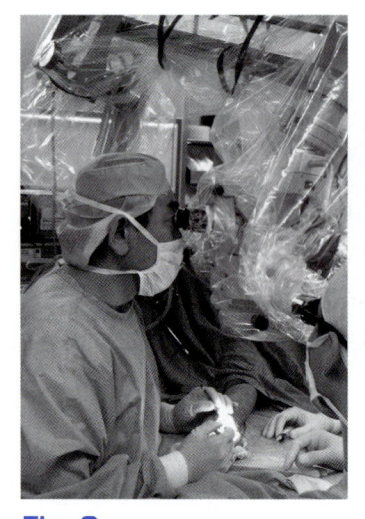

Fig. 3
Lymphaticovenular anastomosis using microscope.

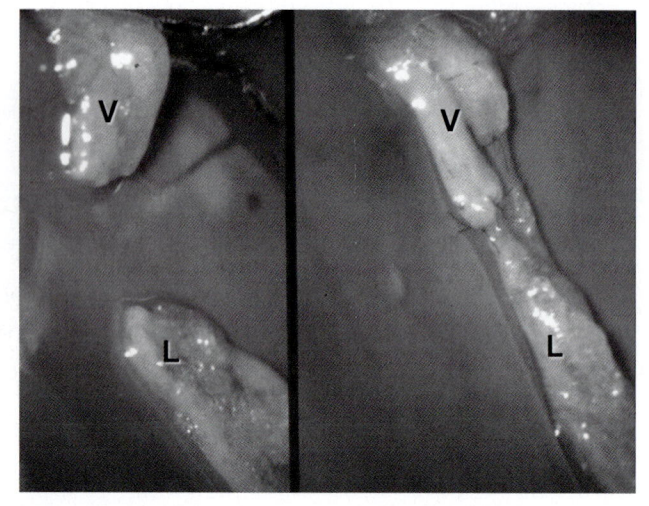

Fig. 4
Supra(super)-microsurgical lymphaticovenular (LV) anastomosis. Under an operating microscope, double lymphatic channels (L) of 0.5mm are anastomosed to a venules (V) of the same size. Flow from lymphatic channels to venules is established. Six to eight stitches are placed using 50 micron needle (12-0 nylon).

ていた。術後平均3.3年の経過にて平均2.7cmの減少が得られた。4cm以上の周径減少がみられたのは8例（50％）であった[4]。この結果から、圧迫療法単独よりも吻合術と併用すると効果が大きいことがわかる。また、圧迫との併用療法はほとんどの浮腫例に対して適応があると思われる。

5 浮腫発生後早期の例

　浮腫発生前または発生後早期のものであれば本術式でかなりの効果が期待できる。リンパ浮腫が発生する前または早期のリンパ管の平滑筋細胞が機能している時期であれば、1本のみの吻合であってもリンパ浮腫が予防できる症例もある。最近の著者らの集計では、発生後9か月まで（平均2.3か月）の下肢の早期浮腫35症例に対して局麻下に1～3吻合（平均1.4吻合）を行い、術後6年（平均31.7か月）までの経過観察を行った。その結果、全症例の88.5％が有効で11.5％は改善が得られなかった。

6 術後の圧迫療法不要例の検討

　術後数か月または数年間の簡単な圧迫で、リンパ管還流機能が回復する例がある。これまでに吻合術を行った約200例の上・下肢の浮腫のうち、上肢4例、下肢6例で術後圧迫なしでも術前の進行が止まっている。その内訳は、術後経過観察期間は2か月から15年で、上肢3例では浮腫発生後1年以内の軽症例と重症例であったが、11年の重症1例でも回復例があった。下肢例でも1年以内の軽症例と重症例が有効であったが11年の軽症例でも有効であった。

　以上の結果から、リンパ管の平滑筋の再生は部位や症状によって個人差があり、術後の圧迫が不要になった症例では吻合術によって、再生平滑筋がさらに分化し、リンパ還流機能が回復するのではないかと思われる[15]。

7 浮腫発生後長期経過した例

　一般的に吻合術後の著効例は少ない。しかし、手術用顕微鏡下でリンパ管硬化像がみられたり、皮下の線維化が著明な長期経過例でも、術後の圧迫療法を行えば長期的にみれば何らかの効果が得られることが多い。この併用療法の効果は、保存療法のみに比べて上肢では極めて有効である。下肢でも外見的な著効は得られずとも約半数で有効であった。特に、蜂窩織炎頻発例では吻合術蜂窩織炎の発生数が著減し、その効果は大きい[4-7]。時に、機能的なリンパ管が吻合された場合には、術前にくらべ著明なボリュームの減少が得られることもある（**Fig.5・6**）。

61yF 15y/11y Rad.+

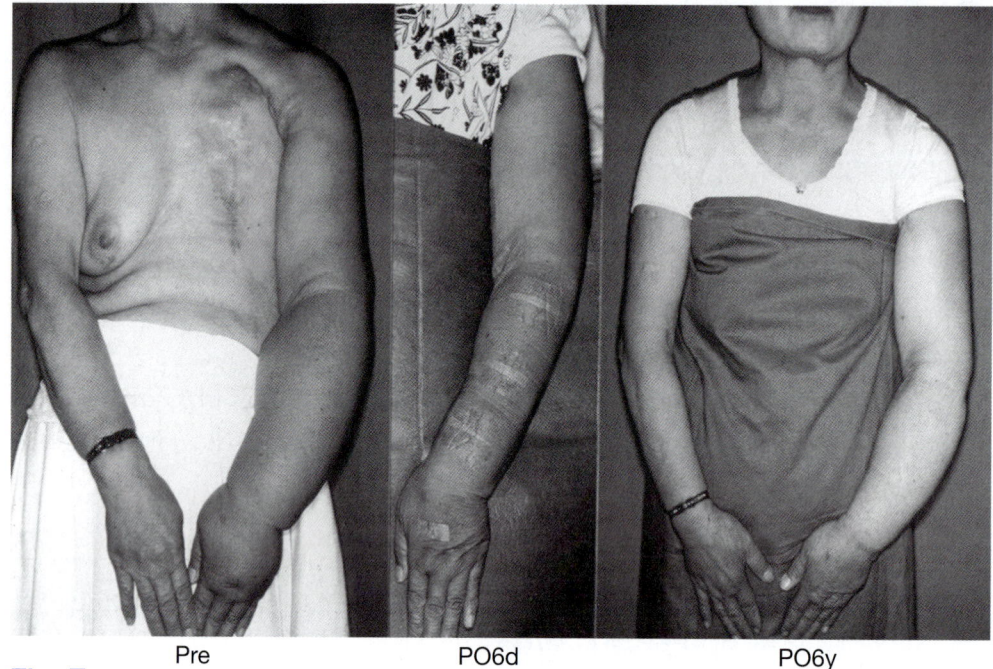

Pre   PO6d   PO6y

Fig. 5a

Case1. Sixty-one year-old woman with 11years lymphedema following mastectomy and radiation.
Left: Preope. Preoperative compression could not stop the progression of edema.
Middle: Six days after seven LV anastomoses with small incisions.
Right: Six years after anastomoses with mild compression.

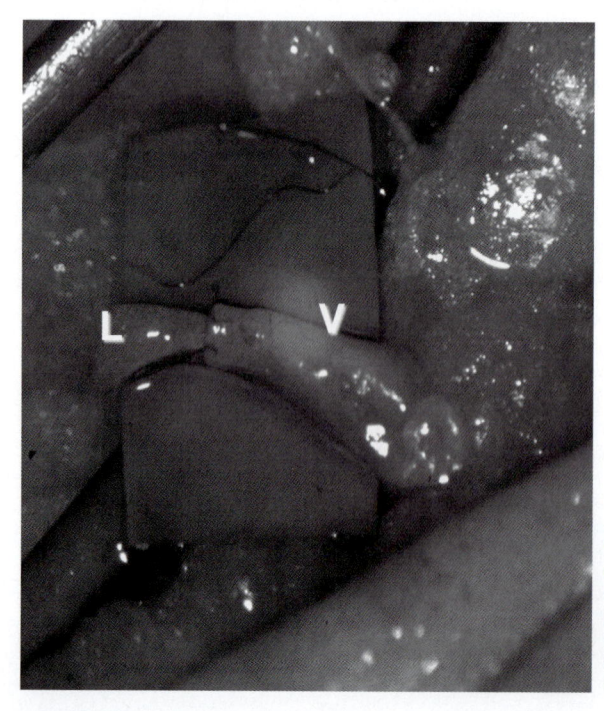

Fig. 5b

LV anastomosis.
L: lymphatic channel, V: venule
(Quoted from Koshima I. et al: Ultrastructural observation of lymphatic vessels in lymphedema in human extremities. Plast Reconstr Surg 97: 397-405, 1996.)

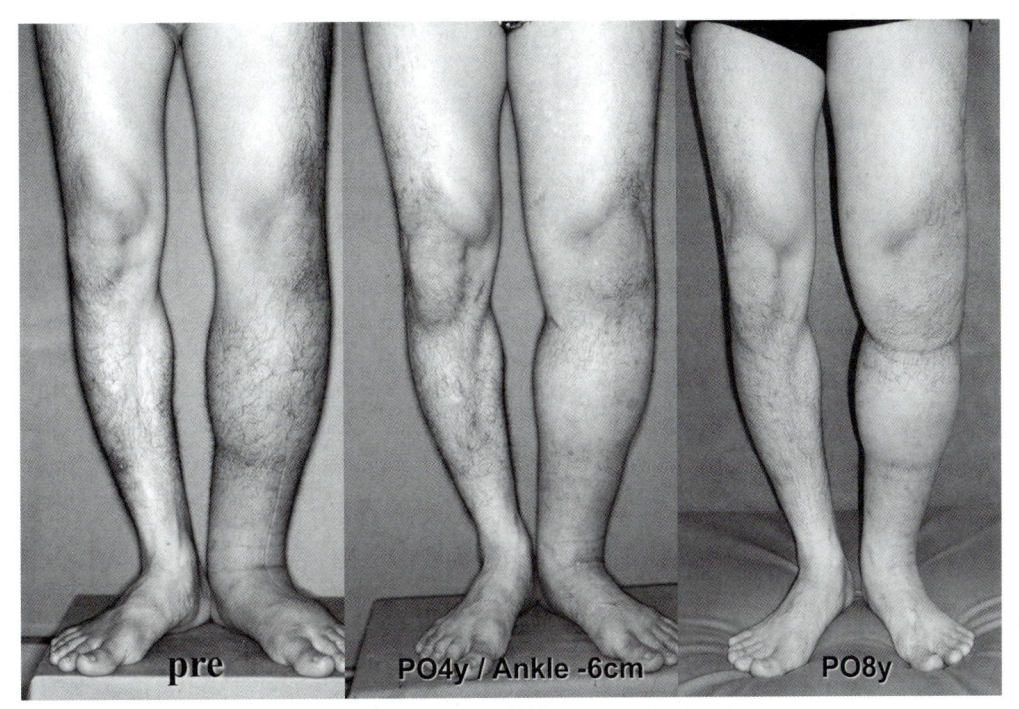

Fig. 6a

Case2. Twenty-five year-old man with six years progressive primary lymphedema.
Left: Preope with constant compression. Two LV anastomoses at each the left and right (prophylactic) lower legs.
Middle: Four years after surgery. The circumferential length of the left ankle shows remarkable decrease (-6cm).
Right: Eight years after anastomoses without compression. The edema of the right leg is prevented (usually 40% of primary leg edema is bilateral).

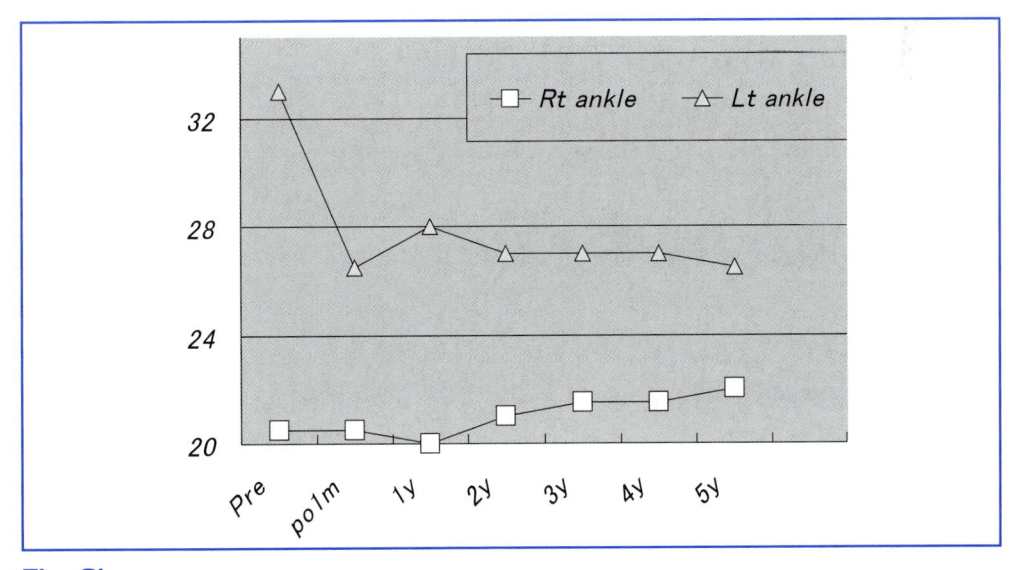

Fig. 6b

Periodical change of ankle size decreased until five years after surgery.
(Quoted from Koshima I. et al: Minimal invasive lymphaticovenular anastomosis under local anesthesia for leg lymphedema. Is it effective for Stage III and IV? Ann Plast Surg 53:1-6, 2004.)

8 吻合術無効例と対策

　早期例でも約10%で吻合術が無効であった。これらの例は主に下肢であり、術後の圧迫療法が中止されたり、高度の線維化があり、手術所見でリンパ管が硬化、閉塞または発見できなかった例であった。このような例では、たとえ吻合し得たとしてもリンパ液の静脈系への十分な還流が得られていない可能性がある。また、術後改善例で圧迫を継続していても、突然増悪するものもある。対策としては、圧迫を続けるとともに追加吻合によってさらなる還流系を確立して還流機能の再生を促す必要がある。

9 両側性下肢リンパ浮腫の頻度と予防

　われわれの下肢リンパ浮腫356例の集計では、特発性は比較的少なく、子宮癌や泌尿器悪性腫瘍切除後の続発性リンパ浮腫が極めて多い（87.4%）。特発性の浮腫は両側性浮腫が44%で、それらの半数以上が初発時から両側性浮腫であるが、片側であっても両側性となる可能性があり、その時期は9年前後であった。

　続発性浮腫に関しては26%が両側性で、手術直後から両側性であるものは約26%で少なく、片側性から両側性になるものが約69%と多い。平均すると術後4年半で片側に発生し、術後7年前後で対側にも発生し両側性となることが多い。このことは、片側のリンパ浮腫であっても26%の確立で両側性となる可能性がある。

　われわれも手術前の圧迫療法中に片側下肢の浮腫例が両側性に移行し、急速に増悪した例を経験した[16]。片側性であっても健側下肢が浮腫をまぬがれるとはいえない。著者らが過去10年以上にわたって提唱している予防的または早期の予防的吻合術後の長期経過では、その有効性が証明されている[6,7]。

10 陰部リンパ浮腫（瘻）

　進行性であり両下肢の浮腫を合併することが多く、性機能や排尿障害があり、圧迫療法は不可能でそのQOLは大きく障害されている。これまでに陰部の難治性浮腫または瘻孔例13症例（14〜80歳、男8例、女5例）に局麻下リンパ管細静脈吻合術を行った。このうち10例で両下肢浮腫を合併していた。1次性浮腫3例、2次性10例であった。浮

腫（漏）が発生してからの期間は2か月〜12年（平均4年4か月）で、リンパ管の吻合数は1〜5本（平均2.6本）で、術後の経過観察期間は2か月〜2年3か月（平均13か月）であった。

　下肢浮腫が発生している例に対しては術前後の圧迫療法がなされた。結果として、圧迫療法は効果がなかった。下肢も含めた複数の吻合で術中の良好な還流（全吻合34吻合の67.6%）が得られた。ほとんどの症例で最低1本は良好な吻合が可能で術後の浮腫は著減し、リンパ漏（タオル5枚分／日例もあり）も止まるものもみられた。陰部浮腫（リンパ漏）発生後、長期の例でもリンパ管静脈吻合術は症状を軽減できる可能性がある。長期例でもリンパ還流機能がかなり温存されているためと思われる。

11 今後の治療戦略：より効果的な外科的治療法の必要性

　著者らの経験では、浮腫発生前や直後に予防的吻合術を行えば、浮腫は発生しにくいことがわかっている[6)7)]。子宮癌手術時に大網移行術を併用することによって浮腫の発生頻度を減少できたという報告もある（私信）。同様に、リンパ節摘除と同時に吻合術を行うと有効であることが判明しつつある。

　さらに最近著者らは、長期経過した重症のリンパ浮腫例に対しては、健側から、正常な還流機能を持つ血管柄付きリンパ管移植を行い、リンパ液を静脈系に誘導するという方法を開発中である。今後は、形成外科と乳腺外科、産婦人科、泌尿器科などと合同のチームアプローチによる集学的治療によってリンパ浮腫の発生率が激減する日がくるものと確信している。

結語

　四肢のリンパ浮腫に関して、リンパ管の経時的な構造変化と機能不全、治療法として超微小外科の技術を用いた局麻下の早期または予防的リンパ管細静脈吻合術の適応と効果について述べた。今後はリンパ系機能障害の程度に応じた外科的治療法の選択が重要となるであろう。

Summary

Treatments for lymphedema using Photodynamic Eye and super-microsurgery

Isao Koshima, Mitsunaga Narushima, Yusuke Yamamoto
Department of Plastic and Reconstructive Surgery, Graduate School of Medicine, The University of Tokyo, Tokyo, Japan

Key Words : Lymphedema, Lymphaticovenular Anastomosis, Microsurgery, Supra-microsurgery

Background : Recent development of supermicrosurgical technique has made lymphaticovenular (LV) anastomosis an easier and accurate surgical method for lymphedema. However, indications of this method have not been established. In this paper, we describe a summary of our experience on recent developments in surgical treatments for lymphedema.

Methods and results : Ultramicrostructural analysis showed dysfunction of lymphatics in lymphedema was caused with degeneration and incomplete regeneration of smooth muscle cells and valve insufficiency in lymphatic channel. As for arm edema, operated 12 cases showed 47% decrease of circumferential excess length of forearm during 26 months follow-up. Twelve cases with only compression therapy showed 11.7% decrease during 11months follow up. Regarding leg edema, a total of 35 patients with early edema within nine months were operated on. With only 1.4 anastomoses for each case, 88.5% cases were rated effective for 31.7months follow-up period. A total of 14 cases of genital edema were operated on. With 2.6 anastomoses for each case, 85.7% cases obtained improvement and 64.3% of them showed excellent results without genital compression at 13.2 months follow up.

Conclusion : As a new assessment for lymphatic function, ICG and infrared ray examination is proposed. LV anastomosis is suitable for genital edema, arm edema with severe phlegmone, and early stage leg edema. Although pre and postoperative compression therapy is generally needed for limb edema, some cases need no postoperative compression due to remaining or regenerated smooth muscle cells. As for new methods, vascularized lymphadiposal flap is effective for progressive cases resisting with LV anastomosis. LV anastomosis is also effective for congenital chyloabdomen.

文 献

1) Smith JW, et al：Selection of appropriate surgical procedures in lymphedema. Introduction of the hinged pedicle. Plast Reconstr Surg 30：10-31, 1962.（有茎皮弁による間接的誘導術）

2) Thompson N：Buried dermal flap operation for chronic lymphedema of the extremities. Ten-year surgery of results in 79 cases. Plast Reconstr Surg 45：541-548, 1970.（真皮脂肪弁を用いた間接的誘導術：トンプソン法として有名である）

3) 加藤逸夫ほか：四肢リンパ浮腫の臨床−その病像と保存的治療．リンパ学 10：17-25, 1987.（本邦のリンパ浮腫の分類とその頻度, 保存療法について多くの症例から分析されている）

4) Koshima I, et al：Ultrastructural observation of lymphatic vessels in lymphedema in human extremities. Plast Reconstr Surg 97：397-405, 1996.（四肢の浮腫に対する顕微鏡下吻合術著効例の報告とリンパ管の生検電顕像の特徴を述べている）

5) Koshima I, et al：Supermicrosurgical lymphaticovenular anastomosis for the treatment of lymphedema in the upper extremities. J Reconstr Microsurg, 16：437-442, 2000.（上肢リンパ浮腫に対する吻合術の有効性を述べている）

6) Koshima I, et al：Long-term follow-up after lymphaticovenular anastomosis for lymphedema in the legs. J Reconstr Microsurg 19：209-215, 2003.（下肢の浮腫に対する吻合術後長期経過観察した結果の報告）

7) Koshima I, et al：Minimal invasive lymphaticovenular anastomosis under local anesthesia for leg lymphedema. Is it effective for Stage Ⅲ and Ⅳ？ Ann Plast Surg 53：1-6, 2004.（下肢の浮腫進行例に対する局麻下の吻合術の有効性について述べている）

8) Degni M：New technique of lymphatic-venous anastomosis（buried type）for the treatment of lymphedema. Vasa 3：479-483, 1974.（古典的吻合術について術式について述べてある）

9) O'Brien BM：Microlymphaticovenous anastomoses for obstructive lymphedema. Plast Reconstr Surg 60：197-211, 1977.（顕微鏡下の吻合術の臨床応用の試みとして最初の報告とされている）

10) Degni M：New technique of lymphatic-venous anastomosis for the treatment of lymphedema. J Cardiovas Surg 19：577-580, 1978.

11) Baumeister AC, et al：Treatment of lymphedemas by microsurgical lymphatic grafting：what is proved. Plast Reconstr Surg 85：64-74, 1990.（リンパ管移植術の初めての試み）

12) Ogata F, et al：Nobel lymphography using Indocyanine green dye for near-infrared fluorescence labeling. Ann Plast Surg 58：652-655, 2007.（ICG 注射後の赤外線螢光観察法、第1報）

13) Ogata F, et al：Intraoperative lymphography using Indocyanine green dye for near-infrared

fluorescence labeling in lymphedema. Ann Plast Surg 59：180-184, 2007.（ICG 注射後の赤外線螢光観察法, 第 2 報）

14) Faeldi M：Discussion. Plast Reconstr Surg 97：406-407, 1996.（保存療法の権威者の外科療法（Koshima 論文）に対する批判）

15) 光嶋勲：リンパ管細静脈吻合後の圧迫療法不要例の検討. 第 47 回日本脈管学会.（2007.10.25, 松本）（吻合術後のリンパ浮腫の治癒例に関する初めての報告とその分析）

16) 光嶋勲ほか：下肢リンパ浮腫 35 症例の病因と病像：特に片側性から両側性への移行例について. 日形会誌 108：138-143, 1998.（両側性下肢浮腫の発生に関する分析）

VI リンパ管造影、胆管造影──リンパ還流不全

形態学的・機能的異常をとらえる新しい画像診断法

Indocyanine green lymphography：A novel functional and morphological imaging technique to diagnose lymphatic disorder

Key Words	インドシアニングリーン	リンパ管造影	リンパ浮腫	リンパ瘻
	乳糜胸	運動	マッサージ	画像診断

浜松医科大学医学部第2外科・血管外科

海野直樹

はじめに

　リンパ管の形態学的異常を描出する画像診断法は、まず直接リンパ管造影法から始まった[1,2]。これは皮膚を切開し、リンパ管を直接露出してカニュレーションし、そこから油性ヨード造影剤を注入して撮影を行うものであり、1950年代以降、詳細かつ連続的な画像が得られたことから、リンパ浮腫などのリンパ疾患の病態解析やリンパ瘻の描出など、治療やリンパ学の発展に大きく貢献した。しかし直接リンパ管造影法は、皮膚を切開し、リンパ管にカニュレーションしなければならないことから侵襲的であり、その手技に熟練を要すること、また注入する油性ヨード造影剤による副作用により、かえってリンパ管炎を惹起してリンパ浮腫を増悪させてしまうなどの副作用があり、現在ではほとんど行われなくなった[3,4]。

　現在、世界におけるgold standardといわれるリンパ管画像診断法はリンパ管シンチグラムである。アイソトープである^{99m}Tcコロイドを皮下に注射し、これがリンパ管に取り込まれて移動、集積していく様をガンマカメラでシンチレーションカウントし、画像として描出する方法である。低侵襲かつリンパの停滞を鋭敏にとらえることができるため、1980年代から世界中の病院で行われるようになり、現在でもリンパ浮腫診断における画像診断法の主たるものとみなされている[5-7]。しかしこの方法の欠点は高価なアイソトープを使用すること、その撮影に高価かつ比較的大規模なガンマカメラとそれを扱う専門の技師が必要なこと、画像解像度が低く、リアルタイムの解析は困難なことなどがあげられる。またリンパ管シンチグラムに必要なアイソトープは保険適応がなされておらず、病院の持ち出しでアイソトープを購入して撮影しなければならない。そのためわが国では、日常診療において、ルーチンに本法を用いてリンパ管の還流異常を調べることは一部の施設を除けば実施されていない。

　したがって外来診療における四肢のむくみの診断において、リンパ還流異常の有無について本法を用いて診断することは困難である。このような現状にあって、日常臨床で簡

便かつ安全にリンパの還流異常をとらえることができる画像診断法が求められている。われわれはインドシアニングリーン（indocyanine green；ICG）蛍光リンパ管造影法を四肢のリンパ管造影に応用した結果、リンパ還流異常を鋭敏に描出する新しい画像診断法としてたいへん有望であると考えている。

1 ICG蛍光リンパ管造影の方法と形態学的評価

　浜松医科大学倫理委員会の承認を受けた後、ICG蛍光リンパ管造影を行った。立位で0.2～0.3mlの0.5%ICG（ジアグノグリーン®；第一三共、東京）を局所麻酔の後、両側の足背部に皮下注射する（**Fig.1**）。ICGは組織中のタンパク質と結合して直ちにリンパ管内に流入し、蛍光を発するので、赤外線カメラ（PDE；浜松ホトニクス社製）を用いて、リンパ管内を移動するリンパの蛍光をリアルタイムビデオイメージとしてモニター上で観察できる。

　正常者では立位で足背部に注射後約10分ほどで膝まで到達し、15～30分で鼠径部リンパ節まで到達する。ビデオイメージはハードディスクにmovie fileとして保存できるので、撮影後に再度評価可能である。

　またmovie fileを特殊な画像加工ソフトウエアを用いることにより、足全体のパノラマ画

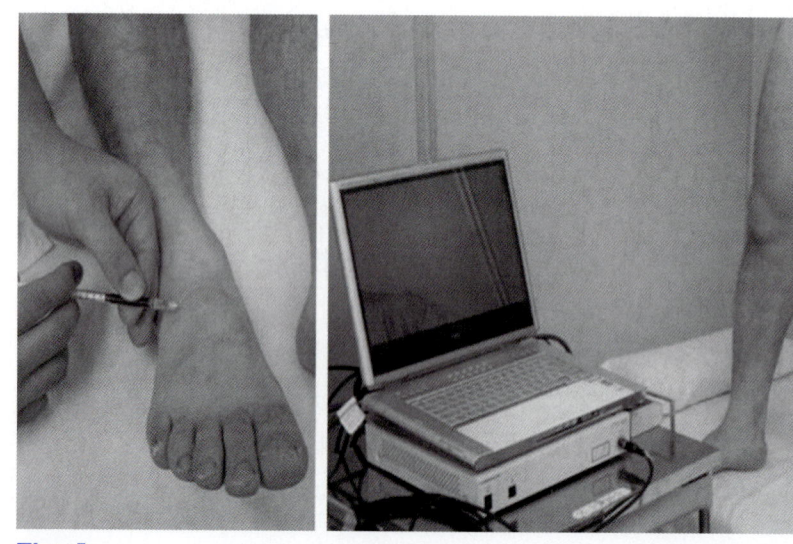

Fig. 1
Subcutaneous injection of ICG at the dorsum of foot.
ICG fluorescence lymphography was obtained at the bedside using a near-infrared camera system.

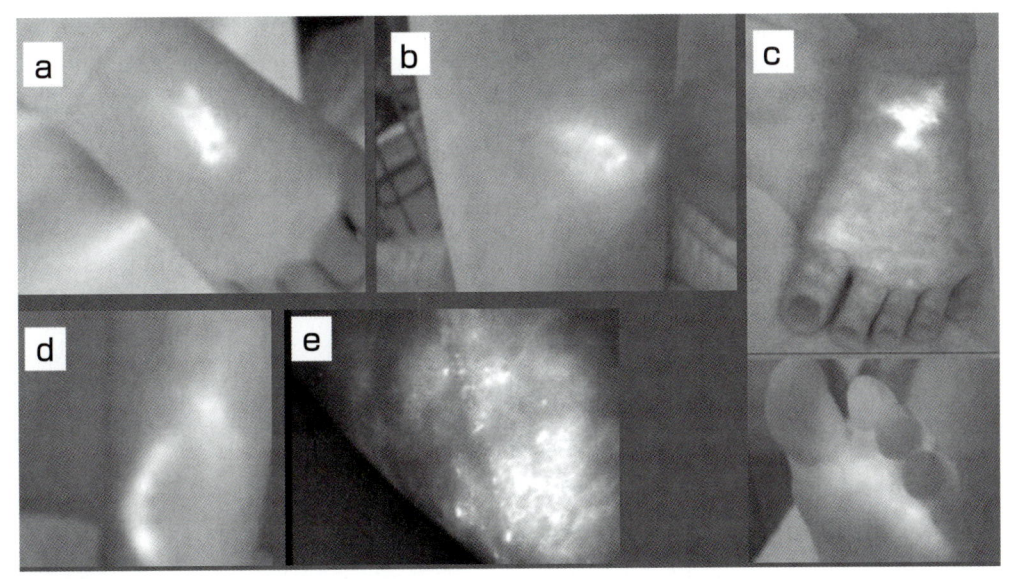

Fig. 2
Characteristic pattern of fluorescent lymphography in patients with lymphedema.
a.lack of dye movement from the injection site. b.dermal backflow. c.extended fluorescent images at the dorsum and plantar region of the foot. d.dilated lymph channels with proximal obliteration. e.diffuse glittering of fluorescent signals with scattered twinkling of the dye.

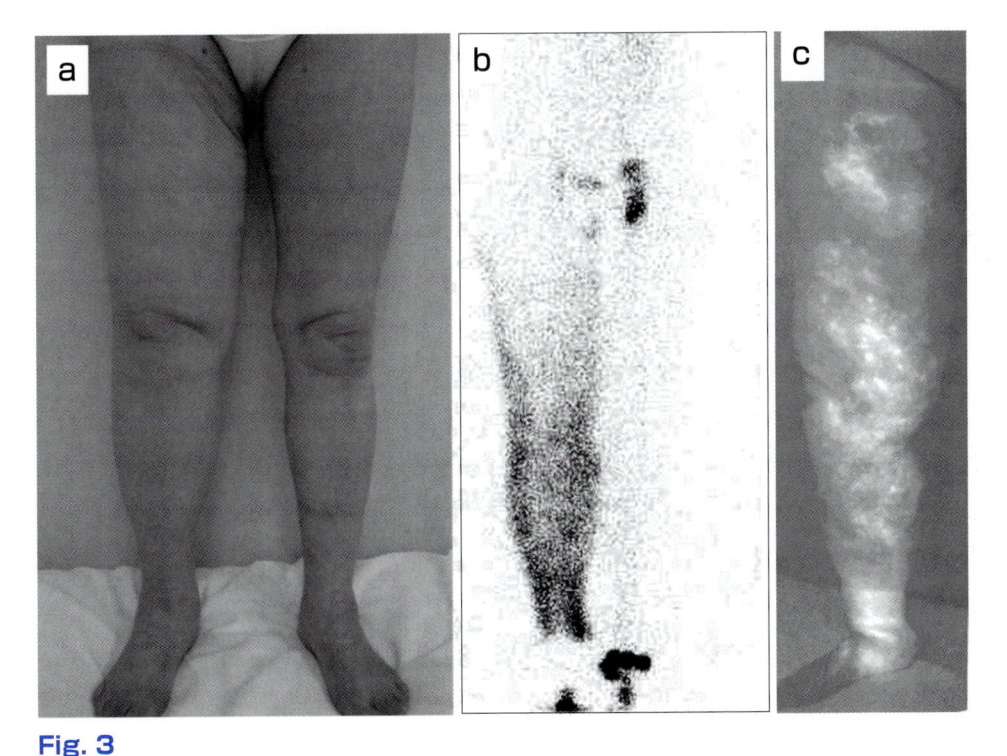

Fig. 3
a.70 year-old woman with right lower extremity lymphedema who underwent hysterectomy, bilateral iliac node dissection and pelvic radiotherapy for uterine cancer 30 years earlier (Clinical Staging, Stage III). b. Lymphoscintigram. c.ICG fluorescence lymphogram.（文献 8. J Vasc Surg より引用許可）

像として静止画fileとしても記録保存も可能である。健常者ではリンパ管は下腿内側、膝部、大腿内側を走行する数条の蛍光イメージとして観察される。

　一方、リンパ浮腫の患者においては以下に述べるような様々な形態的異常が観察される。1つは一次性リンパ浮腫のリンパ管無形成あるいは低形成の患者で観察される像で、足背部に皮下注射したICG蛍光が注射した部位にとどまり、中枢側のリンパ管像が観察されない形態である。また他の異常形態像としては、ICGを注射した足全体に蛍光が広がる像、皮膚逆流像（dermal backflow sign）、中枢側リンパ管の途絶と末梢側リンパ管の蛇行拡張像、下肢全体に蛍光イメージがびまん性に広がり、ところどころ星空のように鮮やかなスポット状の強い蛍光が散在している像（milky way signと命名）などが観察される（**Fig.2**）。これらの形態異常を呈する患者ではリンパ管シンチグラムでも同様に異常像が認められることが確認された（**Fig.3**）[8]。

2　ICG蛍光リンパ管造影を用いたリンパ機能評価

　上述したように健常者では足背部にICGを注射後、約10分で膝まで、約15〜30分で

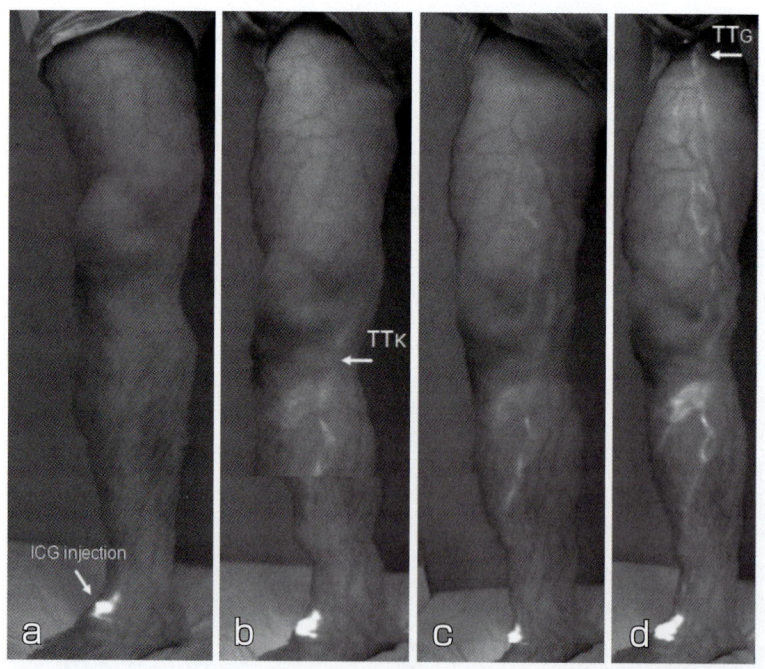

Fig. 4

Panoramic views of ICG fluorescence lymphography in a healthy volunteer: Sequential transition of ICG dye in lymph vessel. a.Immediately after injection of ICG at the dorsum of foot. Arrow indicates the injection site. b.Transit time to the knee (TT$_K$) was measured when ICG dye reached the knee (arrow). c.ICG dye was further propelled toward the groin. d. Transit time to groin (TT$_G$) was measured when ICG dye reached the groin (arrow).（文献 9. Eur J Vasc and Endovasc Surg より引用許可）

Fig. 5
a.Dynamic lymphoscintigraph of the lower limb. Circle and arrows indicate the site of knee and groin where the time-activity curves were created. Solid arrow: right side. Dashed arrow: left side. b.Bilateral time-activity curves at knee. Arrows indicate the transit time to knee (TT_K). c.Bilateral time-activity curves at groin. Arrows indicate the transit time to groin (TT_G).
（文献 9. Eur J Vasc and Endovasc Surg より引用許可）

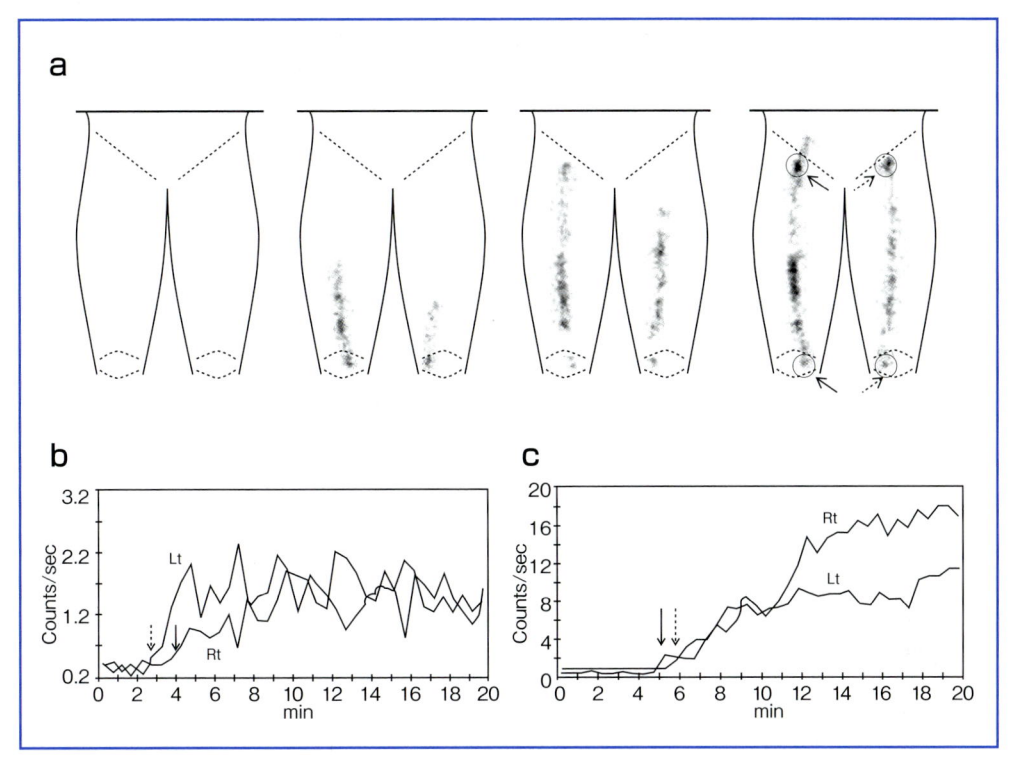

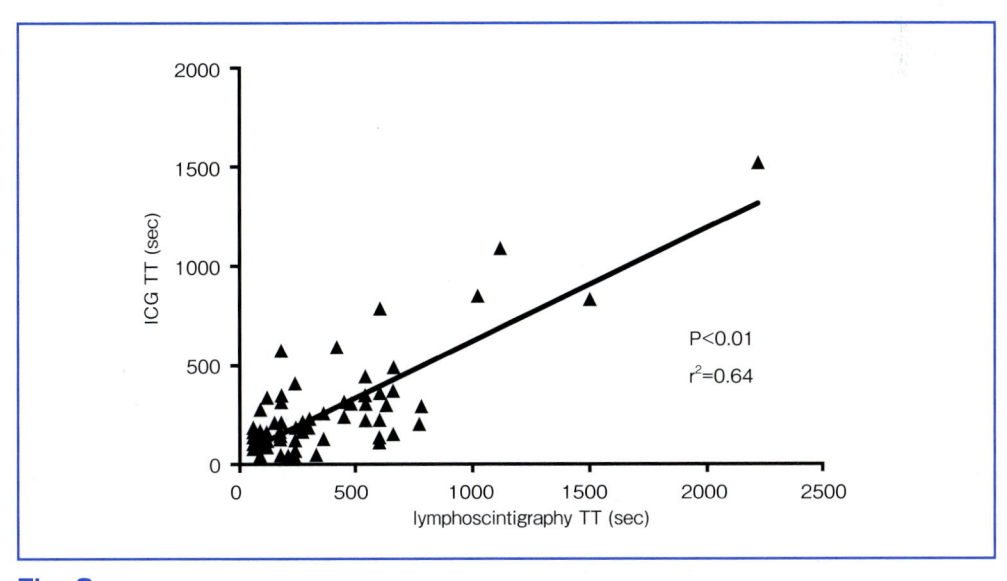

Fig. 6
Linear regression analysis shows a comparison of transit time measured by dynamic lymphoscintigraphy vs ICG fluorescence lymphography（文献 9. Eur J Vasc and Endovasc Surg より引用許可）

鼠径部まで蛍光が到達するが、われわれはこの到達スピードを計測することにより、リンパ流の速度すなわちリンパ機能の評価が可能と考えた。

そこでICGの足背部から膝と鼠径部までへと移動に要した時間をそれぞれtransit time to knee（TT_k），transit time to groin（TT_G）として測定し（**Fig.4**）、得られた値が、動的リンパ管シンチグラムで得られたアイソトープの到達時間TT_k、TT_Gと相関関係があるかを調べた。

動的リンパ管シンチグラムは核種として^{99m}Tc-HAS-D（99m-labeled human serum albumin diethylenetriamine pentaacetic acid, activity 111 MBq）を足背部に皮下注射し、ガンマカメラにて核種が膝、鼠径部に調達する時間をtime activity curveより測定した（**Fig.5**）。

ICG蛍光リンパ管造影と、動的リンパ管シンチグラムによって測定されたtransit time間には有意な相関関係が得られ、このことから、ICG蛍光リンパ管造影は動的リンパ管シンチグラムと同様に、リンパ機能の評価法の1つとして有用であると結論した（**Fig.6**）[9]。

3 異なる条件下でのtransit timeの変化

上述した方法にてtransit timeを測定し、異なる条件、体位の下、リンパ機能がどのように変化するかを観察した。健常人を対象に測定を行った。その結果、立位でのtransit timeと比較して、臥位におけるtransit time、立位でマッサージを加えた時のtransit time、座位でエルゴメーターによる運動をさせた時のtransit time、いずれも有意に短縮し、リンパの流速はマッサージや、運動で増加することが示唆された（**Fig.7**）[9]。

4 ICG蛍光リンパ管造影によるリンパ瘻孔部位の同定

われわれはICG蛍光リンパ管造影を食道癌手術後の難治性のリンパ瘻、すなわち乳糜胸の患者に応用し、開胸下でリンパの漏れる部位をpin-pointで同定することができた。その結果、同部を結紮することにより瘻孔を閉鎖し、乳糜胸を治療することができた[10]。

ICG蛍光リンパ管造影を胸腔、あるいは腹腔内の瘻孔検出に用いた報告はこれまでにはなく、この症例の経験は今後、難渋する体腔内リンパ瘻の治療に大きな福音になるものと期待される。この症例では手術開始後、開胸操作直後に鼠径部にICGを注射したところ、その10～20分後には食道、胸管切除部の近傍から漏出するリンパが蛍光シグ

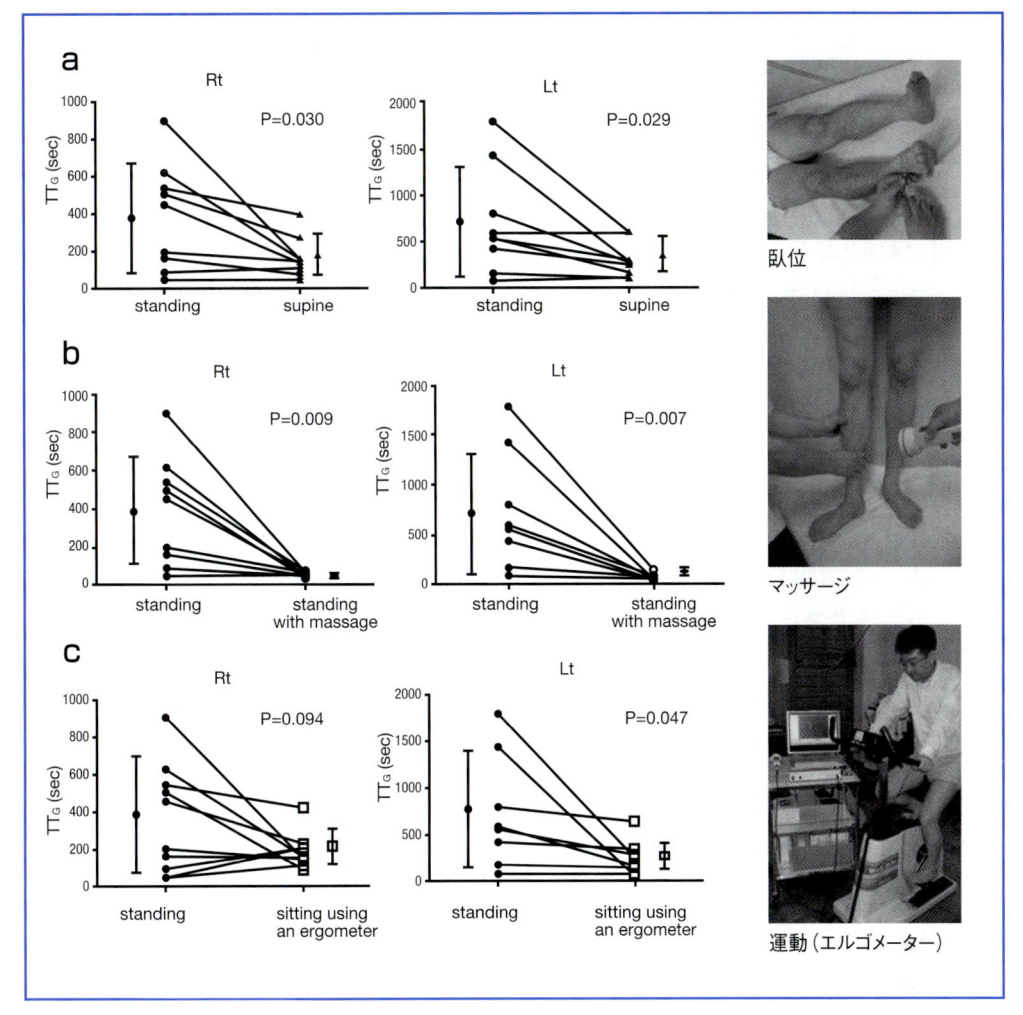

Fig. 7
Transit time to groin (TT$_G$) in ICG fluorescence lymphography in different positions. Data from individual participants were plotted for each leg in each condition. The mean (± S.D.) of TT$_G$ was also shown.
a. Standing position vs supine position.
b. Standing position vs standing with manual massage.
c. Standing position vs sitting with exercise using ergometer.
（文献 9. Eur J Vasc and Endovasc Surg より引用許可）

ナルとして確認できた（**Fig.8**）。したがって広範なリンパ節郭清を要する悪性腫瘍手術の際には、閉胸、閉腹前にICGリンパ管造影を行い、リンパの漏れがないことを確認すればリンパ瘻の予防に役立つかもしれない。

5 ICG蛍光リンパ管造影の有用性と今後の展開

　われわれは、これまでの臨床におけるICG蛍光リンパ管造影法の応用経験から、本法は簡便にリンパ流の異常を形態、機能的に検出し得る新しい画像診断法として非常に有用であると考えている。試薬であるICGは肝機能検査や、眼底の血管造影法としてすでに広く日常臨床で使用されており、ヨードにアレルギーを持つ患者への慎重投与を除けば、他に重篤な副作用などなく安全に投与できる。

　また非常に安価であり、繰り返し検査を行える点もリンパ管シンチグラムで使用する核種と比べて有利な点である。ただし、繰り返し検査を行う場合は、ICG蛍光は皮下に注射した後数日間は残存するため、1〜2週間の間隔を置かなくてはならない。

　検査手技ならびに赤外線カメラの操作は容易なため、特に熟練やトレーニングは必要としない。蛍光画像はリアルタイムでモニター上で被験者と一緒に観察できるので、被験者にとっても非常にinformativeであり、また装置が小型であるため、外来、検査室、病棟ベッドサイド、手術室内のどこにでも持ち運んで検査が可能である。ただし、直射日光が差し込む場所や、手術室での無影灯の下では蛍光が観察しづらい。

　以上の観点から、ICG蛍光リンパ管造影は、今後、臨床におけるリンパ画像診断法としてその応用範囲の拡大が期待される。今回、上述したtransit timeの測定によるリンパ機能評価もその1つである。比較のために行った動的リンパ管シンチグラムは、リンパ機能評価法としては1980年代に考案され、現在でも一部の施設で行われている[11)12)]。通常のリンパ管シンチグラムによる核種の集積分布の形態学的異常と、動的シンチグラムによる時間軸を含めた集積パターンを加味することにより、リンパ浮腫あるいはリンパ還流異常を鋭敏にとらえることができるといわれている[13)14)]。

　しかし、リンパ管シンチグラムあるいはさらに一歩踏み込んでの動的シンチグラムとなると、時間と労力を必要とし、何より現在でも、使用する核種や、ガンマカメラの機種の違い、測定パラメーターの施設ごとのばらつきなどから、標準的な評価方法が確立されておらず、このことが検査方法として普及しない最大の原因ではないかと考えている[15)16)]。

　われわれは体位や運動の有無でリンパ流が変化することを報告したが、この方法を用いることで、下肢静脈瘤や静脈鬱滞症候群の患者におけるリンパ流への影響など、これまでリンパの関与が必ずしも明らかではなかった疾患におけるリンパ機能の評価にも応用していけると考えている。また今回症例を提示した食道癌術後の難治性乳糜胸患者の治療の際に、ICG蛍光リンパ管造影はリンパ瘻孔の部位同定にたいへん役立った。術中に胸腔内、あるいは腹腔内のリンパ瘻孔部位を同定することは必ずしも容易ではなく、ICG蛍光リンパ管造影の新たな臨床応用の第一例として、今後さらなる症例の蓄積からその有用性が証明されるものと期待している。

ICG蛍光リンパ管造影法は赤外線カメラの普及とともに、悪性腫瘍のセンチネルリンパ節の同定などの分野で世界に先駆けてわが国でいち早く広まったが、この方法を四肢のリンパ浮腫、リンパ還流異常の形態的、機能的異常の診断に応用し、その結果を系統的に分析することにより、この分野における新たな診断、病態体系の確立へとつながるものと考えている。

　現在本邦には約10万人以上のリンパ浮腫患者がいると考えられているが、その多くは悪性腫瘍手術後などの二次性リンパ浮腫の患者である。しかし、その背後には明確な診断がなされずに原因不明の浮腫として診断されているより多くのリンパ還流異常者が存在すると推察される。その原因はこの領域を扱う専門の医師、医療機関が少ないこと、何より簡便な画像診断法がこれまでなかったことなどが原因と考えられる。

　また世界では実に1億人以上のリンパ還流障害者がいるといわれているが、地球温暖化の進行とともに感染症の増加も危惧され、それに伴いリンパ還流障害に起因する疾患も増加すると考えられている[17]。このような状況下で、リンパ還流異常を検出しうる新しい検査手段の確立は急務であり、ICG蛍光リンパ管造影法をその一翼を担う検査法として発展させていきたいと考えている。

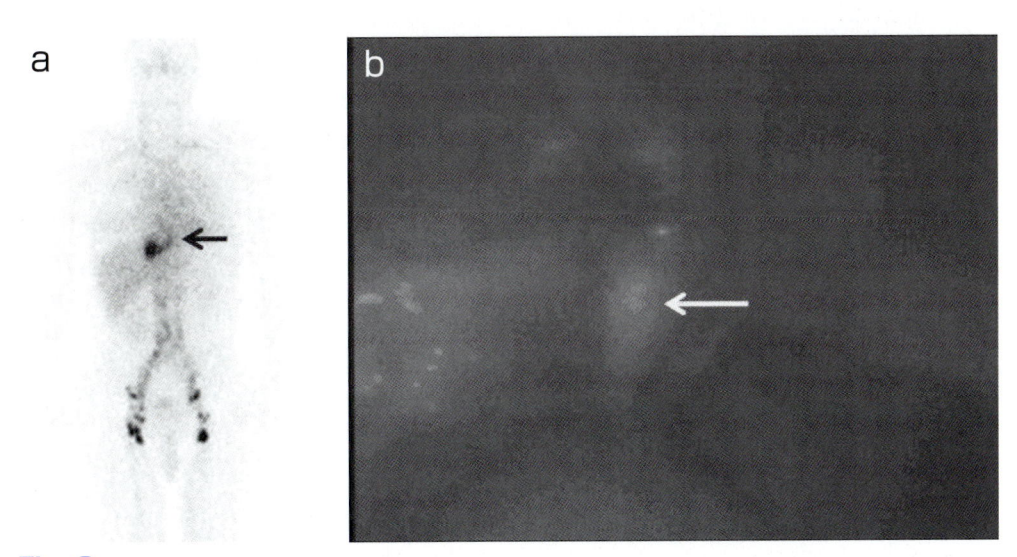

Fig. 8
A patient with intractant chyle thorax after esophageal cancer surgery a.Preoperative lymphoscintigraphy with Tc-99m HAS. Arrow indicates isotope accumulation in the lower mediastinum. b.Intraoperative ICG fluorescence lymphography. Arrow indicates the site of fistula.（文献 10. Surg Today より引用）

Summary

Indocyanine green lymphography : A novel functional and morphological imaging technique to diagnose lymphatic disorder

Naoki Unno

Hamamatsu University School of Medicine

Division of Vascular Surgery, Second Department of Surgery, Shizuoka, Japan

Key Words : Indocyanine green, Lymphography, Lymphedema, Lymph fistula, Chyle thorax, Exercize, Massage, Imaging modality

A new diagnostic imaging technique that can assess lymphatic disorders is needed as a screening test in daily practice. In this study, 0.2 - 0.3 ml of ICG (0.5%) solution was subcutaneously injected at the dorsum of the foot. Real-time images of lymphatic drainage were obtained with a near-infrared camera system.

In healthy volunteers, the normal fluorescence lymphographic pattern of the superficial lymphatic system of the lower extremities showed continuous lymph channels from the injection site on the foot to the groin along the medial aspect of the thigh. However, in patients with lymphedema, five abnormal fluorescent image patterns were observed as follows : (a) lack of dye movement from the injection site; (b) dermal backflow; (c) extended fluorescent signal beyond the dorsum and plantar region; (d) dilated lymph channels with advanced collaterals; and (e) diffuse glittering of fluorescent signals with scattered twinkling (milky way sign). In order to assess lymphatic function, we measured the intervals of the ICG dye movement from the injection site to the knee and groin (transit time to knee : TT_K, transit time to groin : TT_G, respectively). Compared to the TT_G in a standing position, other conditions such as supine position, standing with manual massage, and sitting with exercise significantly shortened the TT_G.

Because ICG fluorescence lymphography is safe, simple and minimally invasive, the technique may be useful in clinical practice to identify presence of a lymphatic disorder morphologically as well as functionally. Furthermore, we experienced a case of intractable chyle thorax after esophagectomy for esophageal cancer, in which ICG fluorescence lymphography was useful to identify a lymph fistula intra-operatively. Therefore, it would become a novel therapeutic assistance to treat lymph fistula.

文　献

1) Kinmonth JB : Lymphangiography in man : A method of outlining lymphatic trunks at operation. Clin Sci 11 : 13-20, 1952.
2) Kinmonth JB, Kemp Harper RA, Taylor GW : Lymphangiography. A technique for its clinical use in the lower limb. Br Med J : 940-942, 1955.
3) Tiwari A, Cheng S, Button M, et al : Differential diagnosis, investigation, and current treatment of lower limb lymphedema. Arch Surg 138 : 152-161, 2003.
4) Tiwari A, Myint F, Hamilton G : Management of lower limb lymphoedema in the United Kingdom. Eur J Vasc Endovasc Surg 31 : 311-315, 2006.
5) Sage HH, Gozum BV : Lymphatic scintigrams : a method for studying the functional pattern of lymphatics and lymph nodes. Cancer 11 : 200-203, 1958.
6) Stewart G, Gaunt JI, Croft DN, et al : Isotope lymphography : a new method of investigating the role of the lymphatics in chronic limb oedema. Br J Surg 72 : 906-909, 1985.
7) Burnand KG, Mcguinness CL, Lagattolla NR, et al : Value of isotope lymphography in the diagnosis of lymphoedema of the leg. Br J Surg 89 : 74-78, 2002.
8) Unno N, Inuzuka K, Suzuki M, et al : Preliminary experience with a novel fluorescence lymphography using indocyanine green in patients with secondary lymphedema. J Vasc Surg 45 : 1016-1021, 2007.
9) Unno N, Nishiyama M, K Suzuki M, et al : Quantitative lymph imaging for assessment of lymph function using indocyanine green fluorescent lymphography. Eur J Vasc Endovasc Surg 36 : 230-236, 2008.
10) Kamiya K, Unno N, Konno H : Intraoperative indocyanine green fluorescence lymphography, a novel imaging technique to detect chyle fistula after esophagectomy : Report of a case. Surg Today（in press）.
11) Ohtake E, Matsui K : Lymphoscintigraphy in patients with lymphedema : A new approach using intradermal injections of technetium-99m human serum albumin. Clin Nucl Med 11 : 474-478, 1986.
12) Nawaz MK, Hamad MM, Abdel-Dayem HM, et al : Tc-99m Human serum albumin lymphoscintigraphy in lymphedema of the lower extremities. Clin Nucl Med 15 : 794-799, 1990.
13) Cambria RA, Gloviczki P, Naessens JM, et al : Noninvasive evaluation of the lymphatic system with lymphoscintigraphy : A prospective, semiquantitative analysis in 386 extremities. J Vasc Surg 18 : 773-782, 1993.

14) Kleinhans E, Baumeister RGH, Hahn D, et al : Evaluation of transport kinetics in lymphoscintigraphy : Follow-up study in patients with transplanted lymphatic vessels. Eur J Nucl Med 10 : 349-352, 1985.

15) Weissleder H, Weissleder R : Lymphedema : evaluation of qualitative and quantitative lymphoscintigraphy in 238 patients. Radiology 167 : 729-735, 1988.

16) McNeill GC, Witte MH, Witte CL, et al : Whole-body lymphangioscintigraphy : Preferred method for initial assessment of the peripheral lymphatic system. Radiology 172 : 492-502, 1989.

17) Rockson SG, Rivera KK : Estimating the population burden of lymphedema. Ann N Y Acad Sci 1131 : 147-154, 2008.

VI リンパ管造影、胆管造影——リンパ還流不全

リンパ浮腫患者におけるICG蛍光リンパ管造影のパターンと手術成績の比較検討

ICG lymphangiographic pattern and surgical effect classified by its patterns in the lymphedema limbs

Key Words リンパ浮腫　リンパ管細静脈吻合術　ICG蛍光造影法　ICG蛍光リンパ管造影法

岡山大学医学部形成再建外科
山田　潔　　木股敬裕

はじめに

　原発性あるいは続発性のリンパ浮腫の患者に対して、流れが悪くなっているリンパ管を静脈に繋いでリンパ液を還流し、浮腫の改善を図るリンパ管静脈吻合術（lymphaticovenular anastomosis；LVA）という外科治療がある。これは1977年に、O'Brienらによって報告されたもので[1]、現在ではリンパ管を原法に比べてより浅層の皮下に存在する静脈に端々あるいは端側吻合する方法にリファインされ[2]、当院においても年間60〜80症例の手術を行っている。

　この手術のキーポイントはいかに機能的な太いリンパ管を同定するかということであり、これについてはこれまでに色素法やリンパシンチグラフィ[3]、MRリンフォグラフィ[4]などが用いられてきた。しかしTable 1に示す如くいずれの方法も一長一短があり、LVAの手術に親和性の高いリンパ管同定方法というものが存在しない状況であった。吻合に利用するリンパ管の口径は通常1mm以下で非常に繊細なテクニックが要求されるということもあって、LVAは限られた施設でしか行われない、特殊な手術という位置づけにあった。

Table 1

	Blue dye	Lymphoscintigraphy	MR Lymphangiography	ICG Fluorescence Lymphangiography
advantage	・Convenient ・Low cost ・Safe (some allergic reaction were reported)	・Ability for wide and deep examination ・Diagnosis and grading of the lymphedema is possible	・Ability for wide and deep examination ・Diagnosis and grading of the lymphedema is possible ・No Radiation exposure	・Clear and fine imaging ・Intraoperative use is possible ・Dynamic and functioning lymphatics are detectable ・No Radiation exposure
disadvantage	・Unsuitable for wide examination ・Poor sensitivity ・Not recordable	・Intraoperative use is impossible ・Radiation exposure ・Cost expense ・Not covered by the insurance	・Intraoperative use is impossible ・Cost expense ・Not covered by the insurance	・CCD camera is expensive ・Deep layer is undetectable ・Not covered by the insurance

しかしながら、インドシアニングリーン（ICG）蛍光リンパ管造影法[5]の開発によってLVAという術式が再び脚光を浴びてきた。この造影方法でリンパ管が描出されれば、皮膚切開を加えずとも確実にリンパ管が同定でき、かつ術中にダイナミックにその走行が確認できるからである。LVAにICG蛍光リンパ管造影法を導入するという手法（以下ICG-LVAと称す）は第49回日本形成外科学会総会・学術集会（2006年）において照喜納らが口演したのが初めてであるが、われわれはこれをヒントにして実施プロトコルを作成し、2008年7月現在までに150例のICG-LVAを施行している。

本稿においてはリンパ還流不全によって引き起こされる四肢のリンパ浮腫に対して蛍光リンパ管造影法を施行し、どのような造影パターンが得られるのか、またそれぞれの造影パターンにおけるLVAの治療効果にはどんな違いがあるのか、術後1年以上を経過した症例を対象に検討を行った。

1 健常者における四肢のリンパ管造影パターン

リンパ浮腫の四肢の造影パターンについて述べる前に、健常者の造影パターンについて理解しておく必要がある。

ヒトのリンパ管の解剖については1874年にフランスのSappey[6]が水銀注入法を用いた研究を行い、体系的なリンパ管の解剖学書を刊行しており、現在多くの書物に掲載されているリンパ管の走行はこのSappeyの図（**Fig.1**）をもとにしているものと思われる。近年ではSuami[7]が固定されていない新鮮死体を材料として、酸化鉛を注入してリンパ管の走行を研究しており、正常肢においては毛細リンパ管（lymph capillaries）を起点として前集合リンパ管（precollectors）を経て集合リンパ管（lymph collecting vessel）に至るというリンパ系の立体的な構造を示している（**Fig.2**）。

生体においては従来のパテントブルーなどを用いた色素法やリンパシンチグラフィ、MRリンフォグラフィなどによってもリンパ管の走行が確認可能であるが、われわれはICG蛍光リンパ管造影法を用いて健常者における四肢のリンパ管の走行を観察した。

健常者ボランティアの上肢3名、下肢5名に対して、それぞれ全指・趾間にICGを0.01～0.02mlずつ皮内に注入し、近赤外線観察カメラ（Photodynamic Eye；PDE（浜松ホトニクス社製））を使用してその造影パターンを観察した。

その結果、上肢では手背から数本のリンパ集合管がほぼ直線的に前腕を走り、肘関節を越えた辺りで上腕の内側へ向かい、腋窩へ至るという走行を示していた（**Fig.3**）。また、下肢においては、各趾間から足背を走るリンパ集合管は下腿を上行しながらしだいに内側寄りを走り、大腿においては大伏在静脈と平行しながら鼠径部へ至るという走

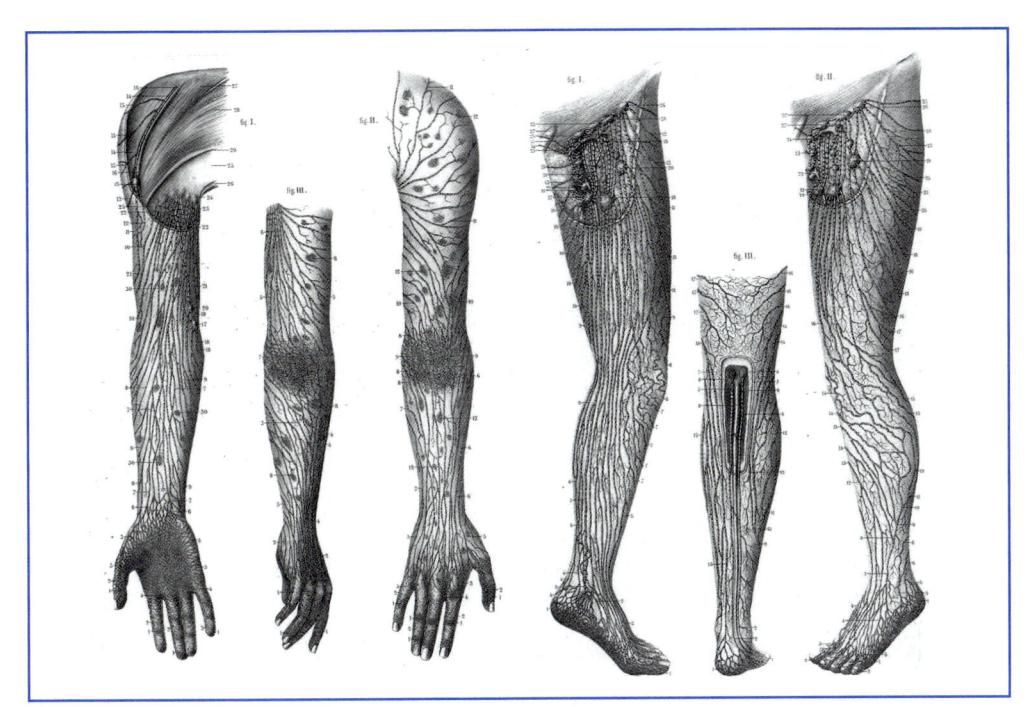

Fig.1
Figure from Sappey's textbook (1874).

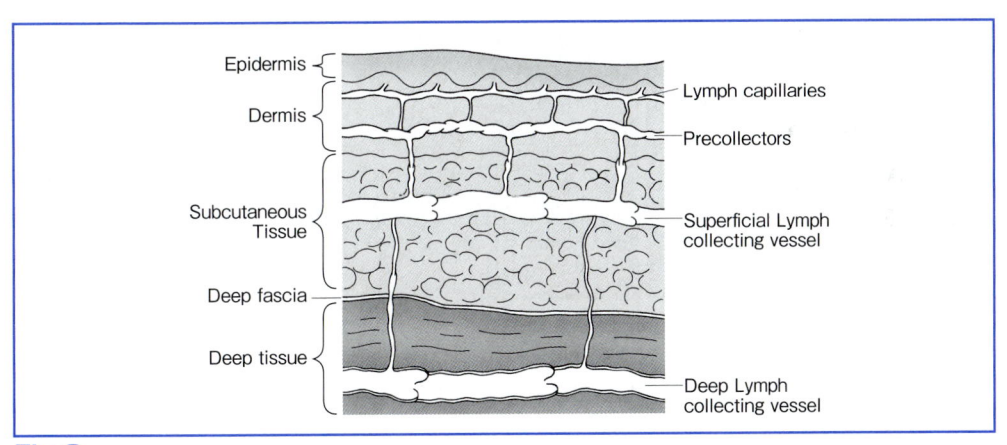

Fig.2
Structure of the lymphatic system.

行を示していた(**Fig.4**)。上肢、下肢ともにICG注入から腋窩あるいは鼠径部まで描出されるのに平均で6〜7分、早いものでは3分ほどで趾間から鼠径部まで到達した例もあった。
　PDEはその機器の特性から深部を走行する細いリンパ管の描出は苦手であり、大腿部など皮下脂肪の厚い部位においてはある程度太いリンパ集合管でないと観察が困難であった。反対に、手背や足背など、皮下脂肪の薄い部位においては0.2mm以下の非

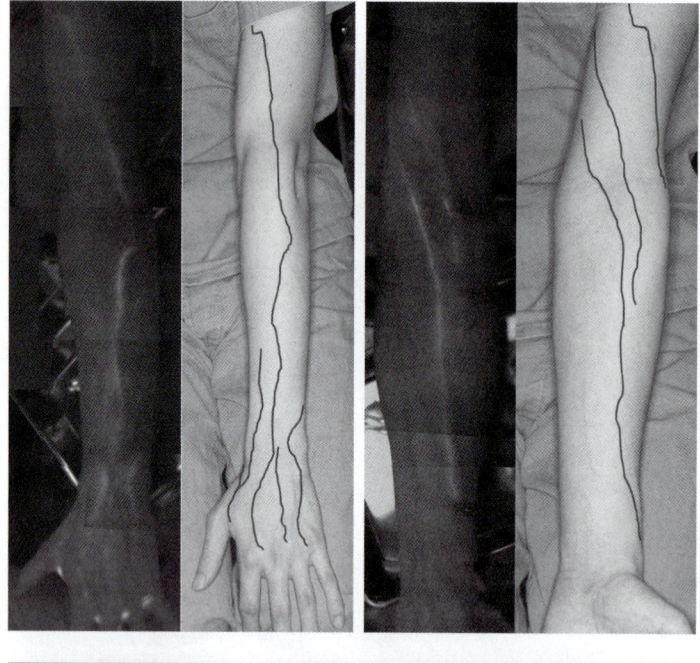

Fig.3 ICG fluorescence lymphangiography of the normal upper limb.

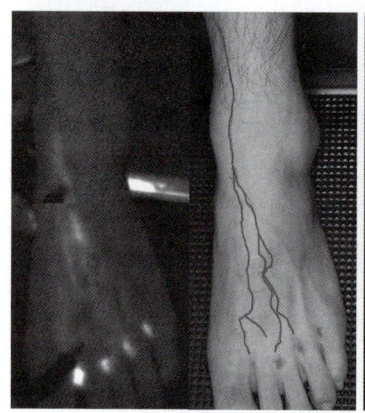

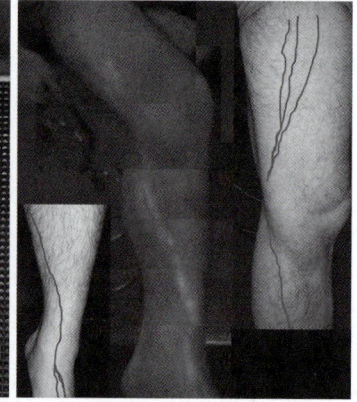

Fig.4 ICG fluorescence lymphangiography of the normal lower limb.

　常に細い前集合リンパ管も観察可能であった。このことは、肢の部位によってリンパ管が走行する深さが異なるという解剖学的特徴を示しており、LVAでリンパ管を同定する際に非常に重要であると思われる。PDEの造影所見と、解剖学標本との照らし合わせが今後必要であると考える。

　また、PDEによる検査記録は現在のところ動画で保存されているため、局所的なリンパの流れをダイナミックに観察するには優れているが、リンパシンチグラフィやMRリンフォグラフィのように静止画として全体像をとらえることが困難なため、検査結果の定量化が困難であると考えられた。

2 リンパ浮腫患者における四肢のリンパ管造影パターン

リンパ浮腫患者の四肢についても、健常者における手技と同様の方法でICG蛍光リンパ管造影を行った。その結果、リンパ浮腫患者においては健常者とは全く異なり多彩な造影パターンを示すことがわかった。

リンパ浮腫患者では総じてリンパ集合管の描出が遅延しており、中には全く描出されない症例も観察された。描出されるリンパ集合管の本数は減少しており、足背や膝蓋骨前面など皮下脂肪の薄い部分でのみ観察される例が多かった。また、真皮内に存在する0.2mm以下のごく細い前集合リンパ管が密なネットワークを形成していたり、真皮がびまん性に造影されたりしている部分が観察された。

われわれはこのリンパ浮腫患者でみられる造影パターンを4つに分類して検討を行った（**Fig.5**）。

L：linear……ICGが線状に描出されているもの。
P：subdermal plexus……ICGが皮下の浅い層で細かなネットワーク状に描出されるもの。
D：diffuse……ICGがびまん性に造影されるもの
S：static……ICG注入後10分たっても全く造影されないもの

linearパターンは皮下脂肪内の集合リンパ管を観察しているものと考えるが、浮腫の程度が軽度な場合、集合リンパ管は正常よりもむしろ拡張していることがあるため、この所

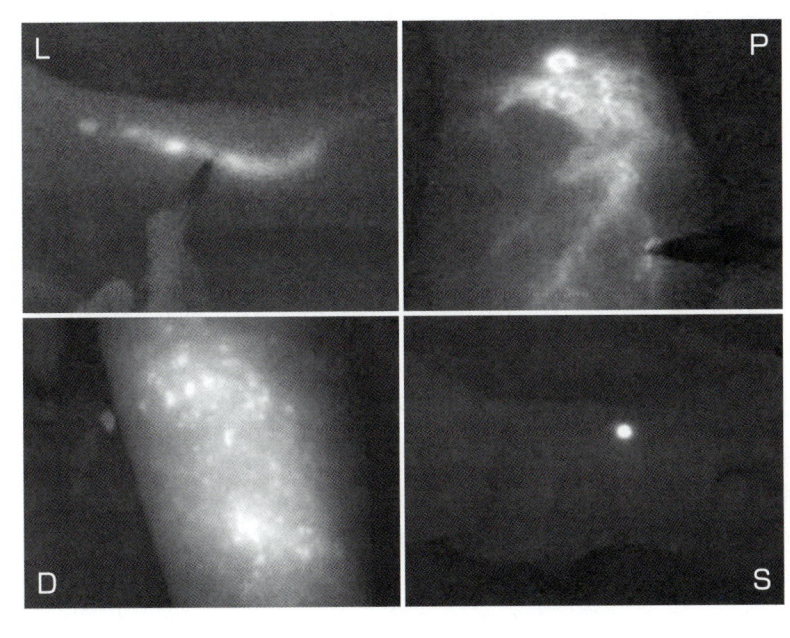

Fig.5
ICG fluorescence lymphangiographic patterns found in the lymphedema limbs.
L：linear
P：subdermal plexus
D：diffuse
S：static

見が得られたからといって安易にリンパ管の機能が良好であるという判断はできない。

　subdermal plexusパターンは真皮内の細い前集合リンパ管を観察しているものと考える。健常者では皮内に注入したICGは表皮直下の毛細リンパ管に取り込まれ、これは真皮内の前集合リンパ管に流れ、その後皮下脂肪内の集合リンパ管へと流れていく。前集合リンパ管と集合リンパ管との間には弁が存在するため通常は逆流することはなく、前集合リンパ管が広く描出されることはない。しかしながらリンパ還流不全の状態では弁の機能不全が起こり、集合リンパ管から前集合リンパ管への逆流現象（dermal back flow）が認められるため、前集合リンパ管へ過度のリンパ液が流れ込み、真皮内のネットワークが描出されるものと思われる。

　diffuseパターンもリンパ還流不全の結果、ICGが真皮内に拡散して描出されたものと考えている。

　staticパターンではリンパ還流不全が長期にわたって続いた結果、中枢から末梢へ向かってリンパ管の閉塞が起こり[2]、リンパ液の流れが途絶えてしまったためにICGが注入部位から広がらずに留まっているものと思われる。

　実際のリンパ浮腫患者における造影所見では、これら4つのパターンが単独で観察されるのではなく複数のパターンが組み合わさっており、浮腫の程度や観察部位の特性などを反映しているものと思われた。また、ICG注入から観察までの時間によっても変化していくことが確認された。

3 症例の検討

1）対象と検討方法

　岡山大学病院形成外科において、2006年4月以降で下肢のリンパ浮腫患者に対してICG-LVAを行い、術後1年以上の経過観察が可能であった症例を対象としてICG蛍光リンパ管造影法の造影パターンの分析と治療効果の検討を行った。

　ICG-LVAの術中にFig.6の如く全趾間と足関節、下腿、膝蓋、大腿などで全周性にICGを皮内に注射し、リンパ管の走行をPDEで確認した。その後、観察されたリンパ管の位置を目安に皮膚切開を加えて手術用顕微鏡下にリンパ管を同定し、皮下の細静脈に吻合してLVAを行った。LVAを行った部位でのICG造影パターンをL、P、D、Sの4つに分類して記録を行った。

　治療効果の検討は、ICG-LVAを行った下肢全体の評価と、LVAを行った部位だけをピックアップした評価の2つを行った。下肢全体の評価は、足背／足関節／下腿（膝蓋骨下縁から下10cm）／膝蓋骨中央／大腿（膝蓋骨上縁から上10cm）の5か所（Fig.7）

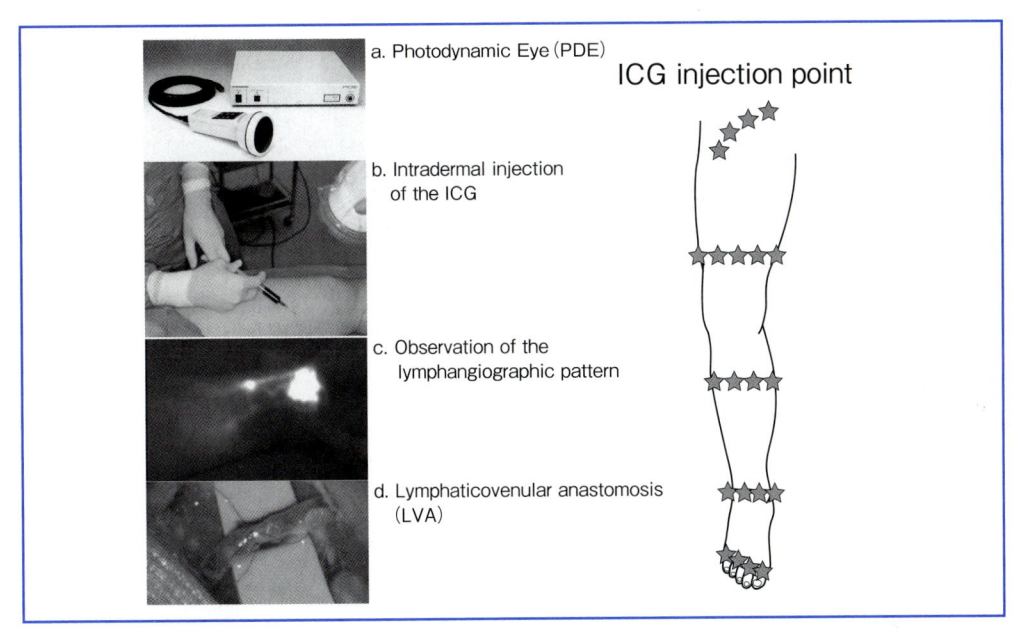

Fig.6
Flow chart of the ICG-LVA (a. to d.) and ICG injection point.

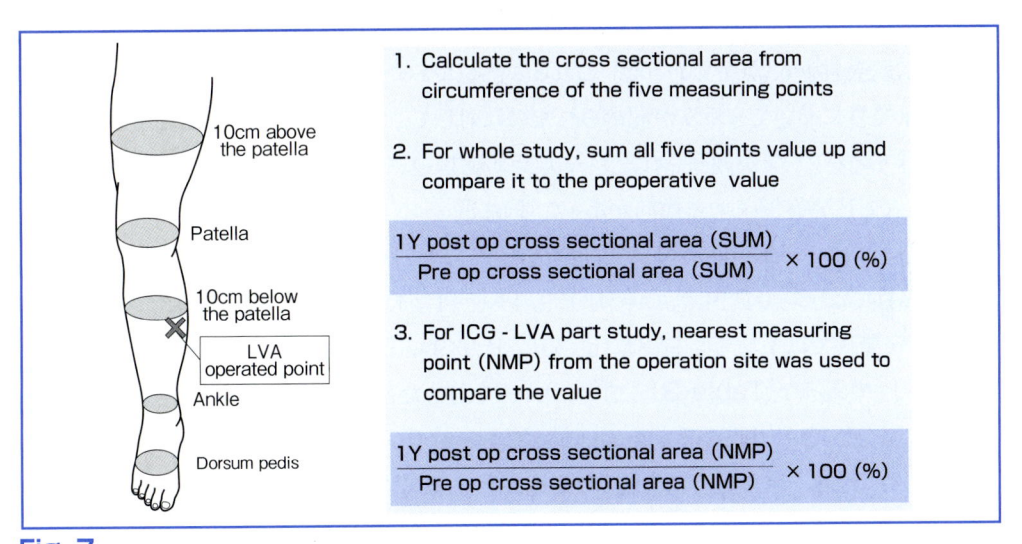

Fig. 7
Five measuring points for assessment and postoperative evaluating method.

の周径を測定し、この値から各部位を真円と仮定した断面積を求め、全5か所の総和を計算した。LVAを行った部位での評価は、前述の5か所の計測箇所のうちいちばん近いところの断面積を治療効果の指標として用いた。鼠径部でLVAを行うことも多いが、この部分は周径計測を行っていないため除外した。いずれの評価方法も、術後1年での値を術前の値と比較して、％表示で改善率を検討した。

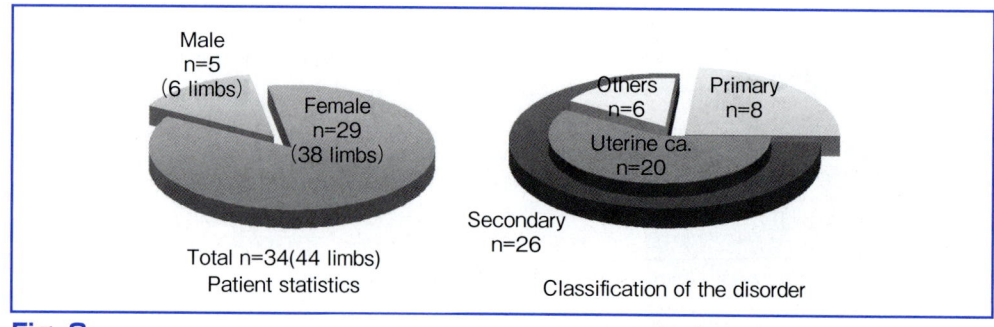

Fig. 8
Patient statistics and classification of the primary disease.

2) 結果

　　調査期間中の対象患者数は34人44肢で、男性5人6肢、女性29人38肢。症例の内訳は原発性が8人、続発性が26人で、続発性のうち20人が子宮癌術後であった（**Fig.8**）。

　　下肢全体の改善率をみると、術前の浮腫の状態を100%として術後1年で原発性が平均で94.4%、続発性が平均で97.0%に減少していた（**Table 2**）。

　　対象患者34人44肢に対して、LVAは全部で78か所に行っており、原発性が15か所、続発性が63か所であった。これらの部位でみた造影パターンの内訳は、鼠径部では原発性においてSのみが認められたのに対して、続発性においてはL、P、D、Sのすべてのパターンが観察された。一方で下腿以遠においては原発性・続発性いずれにおいてもLが多くみられる傾向があった（**Fig.9**）。

　　造影パターン別の改善率は、鼠径部を除外した57か所のLVAについて評価を行った。原発性では平均でL 91.7%（n=7）、P 97.1%（n=1）、D 94.0%（n=2）、S 90.8%（n=1）であり、続発性では平均でL 96.7%（n=35）、P 93.9%（n=5）、D 97.5%（n=5）、S 121.3%（n=1）であった（**Table 3**）。また、LVAを行った部位別に改善率の平均をみてみると、原発性では大腿92.5%（n=3）、膝102.4%（n=2）、下腿91.3%（n=4）、足関節95.5%（n=2）であり、続発性では大腿95.5%（n=8）、膝97.2%（n=10）、下腿99.4%（n=16）、足関節93.2%（n=4）、足背94.7%（n=8）であった（**Table 4**）。

3) 考察

　　これまでLVAを施行するに当たっては、いかに機能的なリンパ管を同定するかが最も大きな問題であり、手術成績を左右するクリティカルポイントであった。リンパシンチグラフィ、MRリンフォグラフィなどでおおまかなリンパ管の走行が把握できたとしても、手術中、皮切を加える際に、有効である検査とは言い難かった。しかしながら術中ICG蛍光リンパ管造影法の登場によって、LVAは格段に進化した。カメラで観察して、ICGが光っているところには必ずリンパ管があるという安心感があり、同時にICGの流れをみる

Table 2 List of the patient data and postoperative result at 1 year, primary lymphedema (above) and secondary lymphedema (below)

Primary lymphedema

Sex	Age	PD	RT	DE	whole result	LVA part 1	pattern 1	result 1	LVA part 2	pattern 2	result 2	LVA part 3	pattern 3	result 3
M	62	Primary	(−)	13	85.54%	AP	D	85.66%	P	L	92.73%			
F	45	Primary	(−)	48	98.49%	P	L	112.11%						
F	44	Primary	(−)	60	93.46%	G	S		BP	L	94.94%			
F	45	Primary	(−)	60	103.91%	G	S		A	L	90.91%			
M	44	Primary	(−)	73	98.48%	BP	P	97.12%						
F	48	Primary	(−)	90	90.78%	BP	L	82.20%						
F	56	Primary	(−)	96	103.72%	AP	D	102.42%	A	L	100.00%			
F	57	Primary	(−)	360	96.69%	G	S							
F	57	Primary	(−)	360	91.31%	G	S							
F	52	Primary	(−)	384	90.32%	AP	L	89.54%	BP	S	90.81%			
				average	94.4%									

Secondary lymphedema

Sex	Age	PD	RT	DE	whole result	LVA part 1	pattern 1	result 1	LVA part 2	pattern 2	result 2	LVA part 3	pattern 3	result 3
M	65	Prostatic ca	(−)	36	77.75%	G	L		BP	L	68.06%			
M	65	Prostatic ca	(−)	36	79.86%	A	L	73.47%						
F	33	Uterine ca	(−)	6	98.43%	G	D		DP	L	100.00%			
F	70	Uterine ca	(−)	21	98.35%	BP	L	91.73%						
F	70	Uterine ca	(−)	21	107.53%	BP	L	109.44%						
F	48	Uterine ca	(−)	28	103.54%	G	P		P	L	97.35%	BP	L	108.27%
F	43	Uterine ca	(+)	38	87.80%	G	D		DP	P	85.73%			
F	70	Uterine ca	(+)	39	91.67%	AP	P	86.46%	DP	P	92.31%			
F	70	Uterine ca	(−)	51	96.38%	G	D		DP	L	83.01%			
F	60	Uterine ca	(+)	69	94.26%	P	L	94.74%	BP	L	94.37%	BP	L	94.37%
F	68	Uterine ca	(+)	74	101.78%	AP	L	104.12%	P	L	100.00%	BP	L	100.00%
F	74	Uterine ca	(−)	76	92.58%	G	S							
F	66	Uterine ca	(+)	77	109.74%	BP	D	94.67%	DP	D	104.40%			
F	47	Uterine ca	(−)	80	95.44%	DP	L	91.31%						
F	47	Uterine ca	(−)	83	92.52%	P	L	97.28%						
F	48	Uterine ca	(−)	84	99.04%	G	P		DP	L	104.82%			
F	48	Uterine ca	(−)	84	98.94%	AP	P	105.06%						
F	54	Uterine ca	(+)	90	94.16%	AP	D	94.09%	P	L	94.74%			
F	74	Uterine ca	(−)	93	99.90%	P	L	97.66%	DP	L	95.96%			
F	73	Uterine ca	(+)	120	88.12%	G	S							
F	81	Uterine ca	(+)	120	90.53%	P	L	97.48%						
F	55	Uterine ca	(−)	132	89.16%	AP	P	100.00%	A	L	92.00%			
F	57	Uterine ca	(+)	144	111.03%	G	P		AP	L	101.69%	A	L	119.01%
F	78	Uterine ca	(+)	207	97.38%	AP	D	92.00%	BP	D	102.14%			
F	57	Uterine ca	(+)	232	97.51%	G	S		A	L	88.36%			
F	72	Uterine ca	(−)	240	96.49%	G	S		P	L	95.75%			
F	44	Trauma	(−)	240	102.25%	BP	L	100.00%	BP	L	100.00%	BP	L	100.00%
F	52	Others	(+)	5	109.12%	G	L		BP	L	109.91%			
F	52	Others	(+)	5	108.97%	G	L		BP	L	113.78%			
F	53	Others	(+)	8	101.72%	G	L		BP	L	103.20%			
F	53	Others	(+)	8	103.93%	G	L		BP	L	100.00%			
F	44	Others	(−)	36	97.13%	G	S							
M	64	Others	(+)	360	103.98%	G	S		P	S	121.25%			
M	63	Others	(+)	15	75.39%	AP	L	87.32%	P	L	76.10%			
				average	97.0%									

PD: primary disease, RT: radiation therapy, DE: duration of the lymphedema (month), LVA part ; G: groin, AP: 10cm above the patella, P: Patella, BP: 10cm below the patella, A: ankle, DP: dorsum pedis, pattern ; L: linear, P: subdermal plexus, D: diffuse, S: static

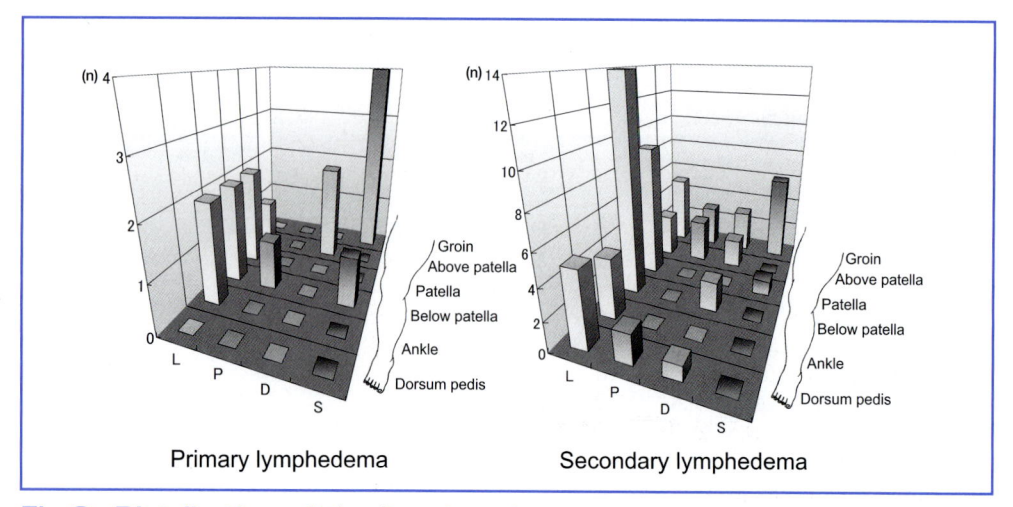

Fig.9 Distribution of the lymphangiographic pattern classified by the ICG-LVA site

Table 3 ICG-LVA postoperative improvement rate at one year after surgery classified by the lymphangiographic patterns

Primary lymphedema		Secondary lymphedema	
Linear (n=7)	91.72%	Linear (n=35)	96.72%
Plexus (n=1)	97.12%	Plexus (n=5)	93.91%
Diffuse (n=2)	94.04%	Diffuse (n=5)	97.46%
Static (n=1)	90.81%	Static (n=1)	121.25%
	(average)		(average)

Table 4 ICG-LVA postoperative improvement rate at one year after surgery classified by the surgical site

Primary lymphedema		Secondary lymphedema	
Above patella (n=3)	92.54%	Above patella (n=8)	95.47%
Patella (n=2)	102.42%	Patella (n=10)	97.23%
Below patella (n=4)	91.27%	Below patella (n=16)	99.37%
Ankle (n=2)	95.46%	Ankle (n=4)	93.21%
Dorsum Pedis (n=0)		Dorsum Pedis (n=8)	94.69%
	(average)		(average)

ことで機能的なリンパ管の同定も可能となった。ただし、この造影方法も皮膚表面からリンパ管までの距離が10mmを超えてくると描出能力が低下してくるため、リンパシンチグラフィ、MRリンフォグラフィなどでおおまかなリンパ管の走行をつかんだうえで皮膚切開を加え、その後ICG蛍光リンパ管造影を行うことでより深部の検索が可能となるものと思われる。

　下肢リンパ浮腫のICG造影パターンの検討から、膝よりも遠位ではLが最も多くみられ、膝から近位ではDあるいはSが最も多くみられるという結果となった。これは、リンパ還流不全となった四肢においても、末梢部は皮下脂肪が薄く、比較的長期にわたってリンパ集合管が温存されていることからLが観察されやすく、反対に中枢側はリンパ管の閉

塞が先行することと、PDEの機械的な限界のため皮下脂肪が厚いところは深部の観察がしづらいため、DあるいはSが多くを占めるものと思われた。

原発性リンパ浮腫の場合は、リンパシンチグラフィの所見から末梢に正常なリンパ組織が存在しない症例があることが報告されている[8]。われわれの原発性の症例におけるICGの造影所見では、鼠径部においては全例がSであったことより正常なリンパ組織の欠落が示唆されたが、膝から遠位においてはLが多く観察され、必ずしもリンパ組織の欠落があるわけではないと考えている。原発性の場合は続発性と比べて異なったリンパ管解剖を示していることが考えられ、今後これらICGの造影所見を解剖学的所見と照らし合わせていく必要があると思われた。

造影パターンでLは最もリンパ管機能がよく、Sが最も悪いと予測されたが、造影パターン別の改善率をみると原発性ではSが、続発性ではPが最もよい結果となった。症例数がまだ少ないために十分な検討ができていないが、この結果には2つの要素が関係していると思われる。1つは、造影パターンの分類の要素で、Lと分類しても、実際のリンパ管の口径が細かったりリンパ管機能が低下している場合には、LVAを行っても十分な効果が得られない可能性があるということである。またもう1つは改善率の求め方による要素で、ICG-LVAを行ったところを評価しているのではなく、手術部位に最も近い計測ポイントを評価しているため実際の改善率と乖離がある可能性があること、計測時間や部位のばらつき、弾性ストッキングやマッサージなどの保存的治療の併用や生活スタイルの変化など様々なバリアンスが存在するということである。今後の検討課題として、一定した、再現性のある評価方法を研究する必要があると思われる。また、LVAを受けた患者から手足が軽くなった、歩きやすくなった、蜂窩織炎の頻度が減ったなどの感想が出ており、自覚症状の改善を含めた聞き取り調査も併せて行っていく必要があると感じた。

4 まとめ

下肢のリンパ還流不全（リンパ浮腫）に対してICG蛍光リンパ管造影を行い、その造影パターンをlinear（L）、subdermal plexus（P）、diffuse（D）、static（S）の4つに分類し、造影パターンの分布およびパターン別のLVAの手術改善度の検討を行った。造影パターンの割合は、原発性・続発性ともに膝よりも遠位ではLが多くみられ、鼠径部ではSが多い傾向にあった。造影パターン別の改善率は原発性ではSが、続発性ではPが最もよい結果となった。今後さらに詳しい造影パターンの規定方法や手術成績の評価方法について検討する必要があると思われた。

Summary

ICG lymphangiographic pattern and surgical effect classified by its patterns in the lymphedema limbs

Kiyoshi Yamada and Yoshihiro Kimata

Dept. of the Plastic and Reconstructive Surgery, Okayama University Hospital, Okayama, Japan

Key Words : Lymphedema, Lymphaticovenular anastomosis, Indocyanine green fluorescence imaging, Indocyanine green fluorescence lymphangiography

A series of 34 lower limb lymphedema patients who underwent lymphaticovenular anastomosis (LVA) were investigated their lymphangiographic patterns and therapeutic results. The Indocyanine green (ICG) fluorescence lymphangiography was performed by intradermally injecting the ICG (0.01-0.02ml) into the each digital web space of the foot and observing the limb with a near-infrared ray CCD camera (Photodynamic Eye® : PDE, Hamamatsu Photonics, Japan). Their lymphangiographic patterns were classified into 4 of linear (L), subdermal plexus (P), diffuse (D), and static (S). Five points of cross sectional area of the lower limb were evaluated at the point of 1Y after surgery and compared with the preoperative value.

As for the distribution of the ICG lymphangiographic pattern, the L pattern was most frequently observed distal to the knee in both primary and secondary lymphedema. At the groin region, only the S pattern was observed in primary lymphedema while every L, P, D, and S patterns were observed in secondary lymphedema.

The improvement rate (reduction rate) of the cross sectional area of the lymphedema limbs classified by the ICG lymphangiographic patterns was L 91.7% (n=7), P 97.1% (n=1), D 94.0% (n=2), or S 90.8% (n=1) on average in primary lymphedema, versus L 96.7% (n=35), P 93.9% (n=5), D 97.5% (n=5), or S 121.3% (n=1) on average in secondary lymphedema.

ICG lymphangiography navigated LVA is a far easier and much reliable way in finding the functional lymphatics than the conventional methods. However, more detailed classification of the lymphangiographic patterns and the evaluation method of the surgical outcomes are seemed to be needed for the future lymphedema treatment.

文 献

1) O'Brien BM, Sykes P, Threlfall GN, et al：Microlymphaticovenous anastomoses for obstructive lymphedema. Plast Reconstr Surg 60：197-211, 1977.
2) Koshima I, Kawada S, Moriguchi T, et al：Ultrastructual Observations of Lymphatic Vessels Lymphedema in Human Extremities. Plast Reconstr Surg 97: 397-405, 1996.
3) Hollander W, Reilly P, Burrows BA：Lymphatic flow in human subjects as indicated by the disappearance of 1-131-labeled albumin from the subcutaneous tissue. J Clin Invest 40：222-233, 1961.
4) Ruehm SG, Schroeder T, Debatin JF：Interstitial MR lymphography with gadoterate meglumine：initial experience in humans. Radiology 220：816-821, 2001.
5) Ogata F, Narushima M, Mihara M, et al：Intraoperative lymphography using indocyanine green dye for near-infrared fluorescence labeling in lymphedema. Ann Plast Surg 59：180-184, 2007.
6) Sappey PC：Anatomie, Physiologie, Pathologie des vaisseaux lymphatiques. Adrien Delahaye, Paris, 1874.
7) Suami H, Taylor GI, Pan WR：A New Radiographic Cadaver Injection Technique for Investigating the Lymphatic System. Plast Reconstr Surg 115：2007-2013, 2005.
8) 前川二郎, 鮑智伸, 佐武利彦：リンパシンチグラフィーによるリンパ浮腫の評価. PEPARS 22：29-34, 2008.

VI　リンパ管造影、胆管造影――術中胆管造影

ICG蛍光法による開腹および鏡視下胆道造影
ICG fluorescence image-guided cholangiography

| Key Words | 術中胆管造影 | ICG蛍光硬性鏡 | 鏡視下胆嚢摘出術 |

昭和大学消化器一般外科
安田大輔　　草野満夫　　加藤貴史　　青木武士

菊名記念病院外科　浜松ホトニクス株式会社 中央研究所　　新興光器製作所
早稲田正博　　三輪光春　　　　　　　福与恒雄

はじめに

　インドシアニングリーン（indocyanine green；ICG）は血漿蛋白と結合すると蛍光を発し、LEDあるいはキセノン光で励起することにより、可視化像としてとらえることが可能である。このICG蛍光法は眼科領域では眼底検査の一環としてすでにルーチンに行われており、その後、乳腺のセンチネルリンパ節（sentinel lymph node；SLN）同定法として臨床応用され、多くの施設で行われるようになってきた[1]。われわれは2005年5月、大学の医の倫理委員会の承認を得て、この方法を初めて消化器外科手術に応用し、すでに100例以上の胃癌、大腸癌の消化器系腫瘍にSLN同定を施行してきた[2]。また、肝切除時における肝区域の同定法、術中の消化管の血管造影法としても有用な方法であることが確認された[3]。最近、ICGが胆汁中の蛋白と結合すると同様に蛍光を発することを見出し、術中胆道造影への応用の可能性について基礎的・臨床的検討を進めてきた。現在乳癌のSLNの検索に用いられているLED蛍光CCD内蔵カメラ（Photodynamic Eye；PDEカメラ）による開腹下での胆道造影と、さらに今回、鏡視下で観察可能なICG蛍光硬性鏡を試作し、ICG蛍光画像による胆管造影法の有用性を検討した[4]（第Ⅷ章参照）。

1　ICGと胆汁の混和による蛍光の発生

　本法の基礎となっているが、これまでこの事象について検討した報告はない。これまでICG溶液に血漿を混ぜると強い蛍光を発するが（**Fig.1a**）、血漿のどの成分に依

存するかについての検討は少ない。従来、ICGは血中アルブミンと結合するとされていたが、Bakerらはアルブミンではなく、α-1リポプロテインと結合して蛍光を発すること[5]、またYoneyaらはICGが混合された血漿を電気泳動法により、HDL (high-density lipoprotein)とLDL (low-density lipoprotein)が主成分であることを確認しており、特にHDLから強い蛍光がみられたことを報告した[6]。胆汁中にはLDLとHDLが含まれており、ICGがこれらと結合して蛍光を発するものと考えている。胆汁10mlに対してICG溶液0.5〜1mlの割合で良好な蛍光が得られ (**Fig.1b**)、ICGの量が多いと蛍光は減弱する。最高蛍光強度が得られる至適なICGと胆汁の混和比を検討中である。実際観察するには次の2つのICG投与法がある。

1) ICGの胆嚢内注入法

1〜2mlのICG溶液を開腹下でまたは鏡視下で胆嚢内に注入する。注入部より胆汁が漏れないよう細い穿刺針を用い、穿刺部はクリップまたは糸で閉鎖する。腹腔鏡下ではkurmar鉗子を用いると注入しやすい。しかし、この方法は胆汁が漏れる恐れがある。PDEカメラまたは蛍光硬性鏡で観察する。

2) ICGの全身投与法

われわれは肝硬変合併肝癌症例のICG肝予備力検査を手術3日前に行った症例に対してICG肝区域同定を行おうとしたところ、肝臓に取り込まれたICGが残存しており、PDEで白いまだら状の蛍光が観察された。同時に胆道系に排出されたICGが胆汁と混和し、胆嚢、総胆管が白色蛍光を呈することを偶然に発見した。ICG試験は肝機能や肝予備能を知るための検査として広く行われているが、経静脈的に投与すると、ICGは血中のリポ蛋白に結合して肝に輸送され、類洞を通過する間に肝細胞に取り込まれ胆汁に排泄される。ICGの血中から胆汁への移行量は肝有効血流量と肝細胞の機能に影響される。ICGの胆汁移行が投与後何時間でピークになるかでICGの投与タイミングを決定するが、肝機能の程度にも大きく影響を受ける。現在検討中である。

2 ICG蛍光胆道像の観察法

PDEカメラを用いて開腹下で観察する方法と鏡視下手術用の蛍光硬性鏡を用いて観察する方法とがある。後者は腹腔鏡胆嚢摘出術に用いられる。この硬性内視鏡、ライトガイド、キセノン光源で構成されており、通常の可視像と蛍光像が1本の硬性鏡で観察可能である (第Ⅷ章参照)。

1）基礎的検討

　　ビーグル犬を用い、全身麻酔下に季肋部に小切開を加え、胆嚢頸部からICG溶液（10mlに溶解）1mlを27G針で胆嚢内直接注入した後、PDEカメラおよび蛍光硬性鏡で観察した。ICG溶液と胆汁を1：10の比率で混和すると胆汁は鮮明な蛍光を発する。ICG注入直後より胆嚢、胆嚢管、総胆管、さらには肝管までが輝度の高い白色調の像として観察された（**Fig.1c・d**）。蛍光強度はPDEカメラ（**Fig.1c**）がICG蛍光硬性鏡（**Fig.1d**）に比べ優れていたが、臨床例においても十分使用可能と考えられた。この像は注入後すぐには消失せず、長時間維持していた。

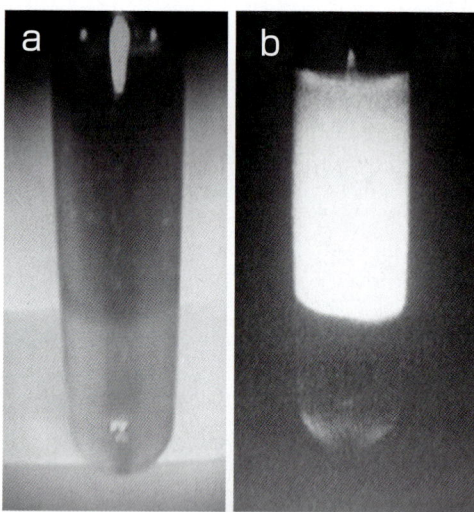

Fig.1 ICG fluorescence cholangiography
a.Immediately after mixed ICG and bile juice.
b.ICG fluorescence detected by PDE camera.
c.Intraoperative cholangiogram after injection of ICG into the cystic duct (PDE camera).
d.Intraoperative cholangiogram (ICG fluorescence endoscope).
GB; gallbladder.　CBD; common bile duct.

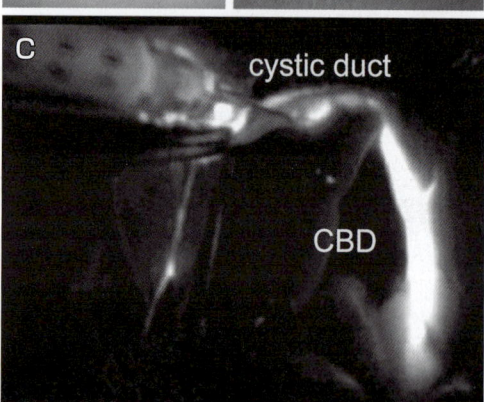

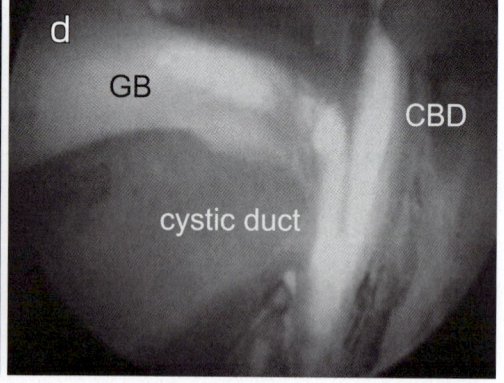

3 臨床例：胆石症患者および肝胆道疾患患者を対象とした

1）開腹下での観察

　　ICGは開腹時に直接胆嚢内に注入する方法と、手術数時間前に全身投与する方法があるが、前者は胆汁の漏出の危険性があり、現在は後者の方法で行っている。肝切離時に行った肝区域のICG tattooingの際に観察した症例を提示する（**Fig.2**）。胆嚢、胆嚢管そして総胆管が観察される。しかし総胆管の脂肪で覆われている3管合流部は画像が不鮮明となる（**Fig.2**）。この蛍光像は長時間持続しており、術中常時観察可能であることが通常のX線を用いる造影法にはない長所である。しかしICGを取り込んだ肝も白色調を呈し、観察しづらくなる（**Fig.3**）。

2）腹腔鏡下での観察

　　通常の腹腔鏡胆嚢摘出術（LSC）では胆嚢がほぼ剥離し得た段階で、胆嚢頸部にkumar鉗子をかけ、その側孔より胆嚢穿刺チューブを挿入し、さらに胆嚢頸部を穿刺し、胆汁を吸引しながらICG溶液を1～2ml注入した（**Fig.4a**）。穿刺部はエンドループで閉鎖した。注入直後より蛍光硬性鏡で観察する。

　　臨床例においても実験とほぼ同様の所見が得られた。脂肪で覆われている総胆管部分の像は不鮮明となるが、胆嚢管、総胆管の解剖学的位置関係は十分把握できる（**Fig.4b**）。しかし、総胆管内の結石の描出は困難である。蛍光胆管像は長時間維持されたが、ICGを取り込まれた肝も蛍光を発し、肝門部近傍の胆管像の観察は困難となる（**Fig.5**）。ICG蛍光硬性鏡ではフットスイッチで蛍光像と通常の可視像が瞬時に切り替えられ、胆嚢管、総胆管の走行を確認しながら、胆嚢摘出が可能であった（**Fig.6**）。しか

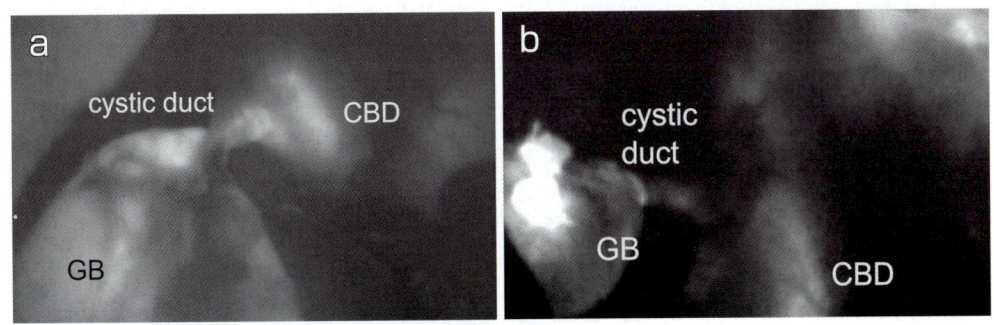

Fig.2 ICG fluorescence cholangiography
a. Intraoperative cholangiogram after injection of ICG intravenously before operation. ICG fluorescence images of biliary tract detected by PDE camera.
b. Intraoperative cholangiogram. ICG fluorescence detected by PDE camera after tattooing hepatic segment for hepatectomy. The portion of the bifurcation of cystic duct was not clearly observed due to thick fat tissue covered on CBD.
GB; gallbladder.　CBD; common bile duct.

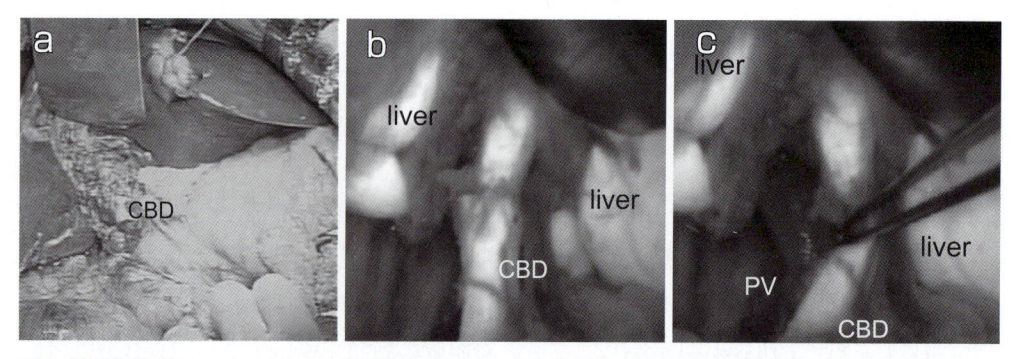

Fig.3 ICG fluorescence cholangiography (right hepatectomy, PDE camera)
a.At the right hepatectomy, the cystectomy was done.
b.ICG fluorescence image cholangiography; ICG was injected intravenously prior to right hepatectomy for the tattooing of right lobe.
c.ICG fluorescence image cholangiography; Portal vein was seen behind the CBD.
CBD; common bile duct. PV; portal vein.

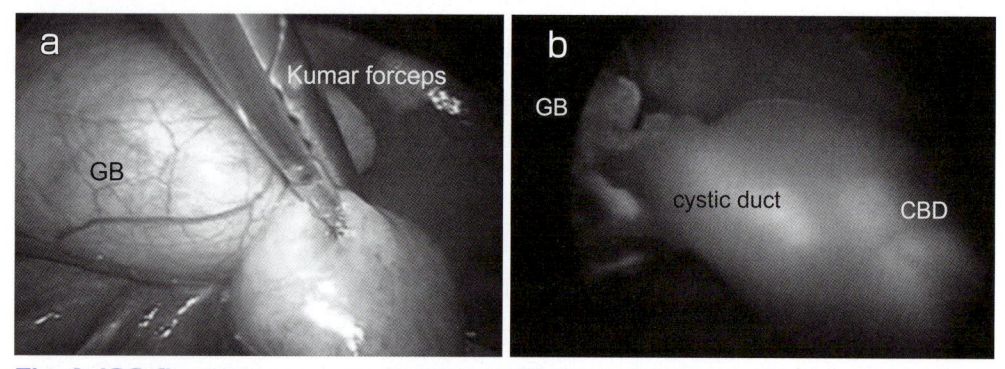

Fig.4 ICG fluorescence cholangiography
a.At laparoscopic cholecystectomy, the ICG solution was injected into the gallbladder using Kumar forceps.
b.ICG fluorescence images of biliary tract detected by ICG fluorescence endoscope. Clear cholangiogram could not detected cystic duct and common bile duct were covered with thick fat tissues.
GB; gallbladder. CBD; common bile duct.

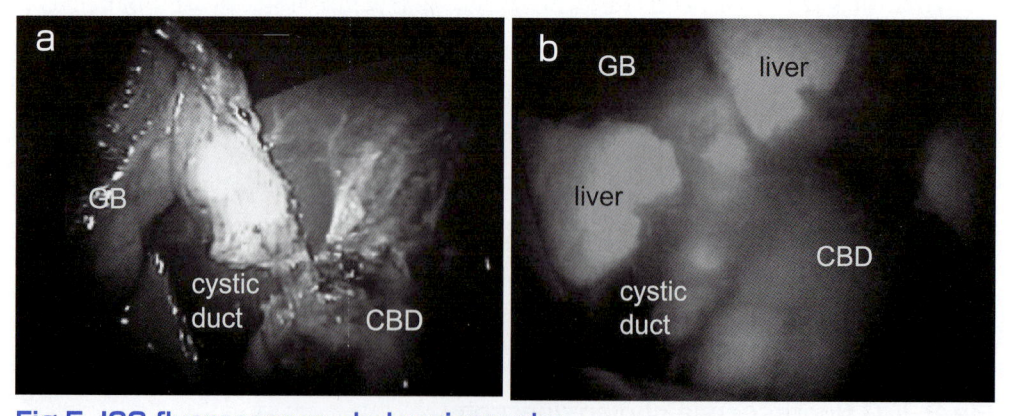

Fig.5 ICG fluorescence cholangiography
a.At laparoscopic cholecystectomy, the ICG solution was injected intravenously prior to operation.
b.ICG fluorescence images of biliary tract detected by ICG fluorescence endoscope which enables us to observe both the normal endoscopic view (a) and the ICG fluorescence image (b) by the foot switch.
GB; gallbladder. CBD; common bile duct.

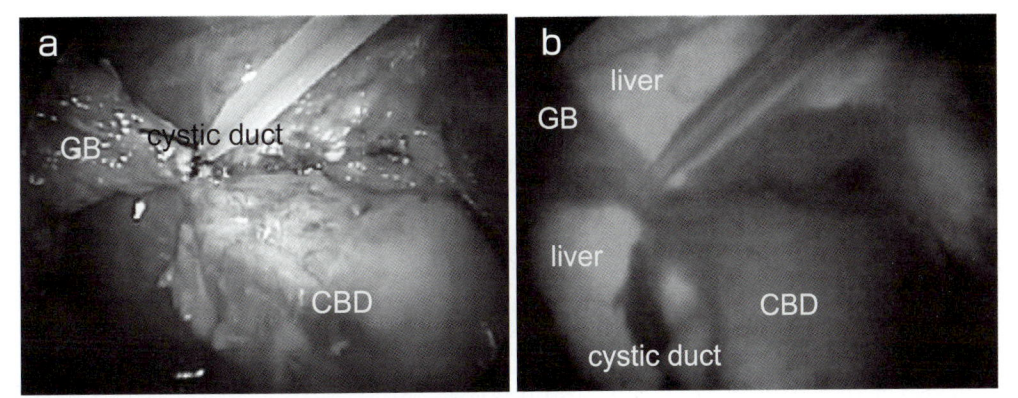

Fig.6 ICG fluorescence cholangiography
a.At laparoscopic cholecystectomy, the cystic duct was ligated by the endoloop (fluorescence endoscopy). The ICG solution was injected intravenously prior to operation.
b.ICG fluorescence image; You can see the long parallel running type of cystic duct and cystic duct was safely ligated. The ICG fluorescence uptake by liver was also seen.
GB; gallbladder. CBD; common bile duct.

し、胆嚢管に結石がある症例、高度な慢性胆嚢炎がある症例ではこれらの画像が得られない場合があり、胆嚢、胆嚢管をある程度剥離した段階で観察する必要がある。

考察

　ICGによる乳癌、消化器癌のセンチネルリンパ節生検をすでに300例以上施行しているが、ICGによる有害事現象は1例も認められていない。胆汁中にも血漿蛋白が含まれており、ICGとの癒合により、蛍光を発することは予測されたが、実際これらの事実を確認した報告は国内外とも今回が初めてである[5]。

　LED励起PDEカメラの改良型として鏡視下手術に応用可能な蛍光硬性鏡を試作し、今回、LSCにおける術中胆管造影法としての有用性が確認できた。しかし、胆汁とICGの混合により蛍光を発する機序、至適混合比率、また硬性鏡の可視像はかなり劣り、これらをさらに検討する必要がある。LSCは広く行われているが、時に胆管損傷などの合併症が、炎症が強い場合に起こり得る危険性がある。術中、胆管造影が必要な場合が少なくない。しかし術中の胆管造影は胆嚢管へのカニュレーション、レントゲン撮影モニターの搬入、さらに影響は少ないものの造影による被曝など、かなり煩雑である。本法は副作用のほとんどないICGを用い、胆嚢穿刺手技も簡便で、開腹してでもあるいは本硬性鏡を用いることにより、蛍光胆道像と通常の内視鏡像が同時に観察され、胆嚢管、総胆管の走行を確認しながら手術を行うことが可能であるなど極めて有用な方法と考えられた。

　ICG蛍光硬性鏡は開腹下でのPDEカメラの画像に比べ蛍光強度は弱く、さらなる改善が必要ではあるが、十分臨床に使用し得ると考えられ、腹腔鏡胆嚢摘出のみならず、腹腔鏡下、胃癌、大腸癌のセンチネルリンパ節同定、腫瘍部位同定として点墨法に代わるmarking法としても応用可能である[4]。

Summary

ICG fluorescence image-guided cholangiography

Daisuke Yasuda[1], Mitsuo Kusano[1], Takashi Kato[1], Takeshi Aoki[1], Masahiro Waseda[2], Mitsuharu Miwa[3], and Tsuneo Fukuyo[4]

[1]Department of Surgery, Showa University, Tokyo, Japan
[2]Division of Surgery, Kikuna Memorial Hospital, Kanagawa, Japan
[3]Hamamatsu Photonics, Shizuoka, Japan
[4]Shinko Optics, Tokyo, Japan

Key Words : Intra-operative cholangiography, ICG fluorescence endoscopy, Laparoscopic cholecystectomy

ICG fluorescence image-guided surgery has increasingly applied as a less invasive approach to various surgical fields. The application of this method to the sentinel lymph node navigation surgery (SNNS) has been employed for gastrointestinal (GI) malignancies as well as breast cancers. To detect sentinel lymph nodes (SLN), the dye-guided, and RI radio-guided methods have been used so far, but recently we have found that the PDE camera which enables us to observe the indocyanine green (ICG) fluorescence imaging emitting diode shows the usefulness not only for the detection of SLNs but also for the imaging of intra-operative cholangiography.

We have found a fact that fluorescence image can be obtained immediately after mixing ICG with bile juice, that has not been reported as yet. Furthermore, we have accidentally observed the ICG fluorescence image of cholangiogram during hepatectomy for a patient with liver cancer, who received an ICG test for the evaluation of the hepatic functional reserve 3 days prior to the operation.

In our preliminary animal studies, we could identify shining ICG fluorescence image of cholangiogram following the injection of ICG into the cystic duct. The gallbladder, cystic duct and common bile duct were clearly demonstrated. These images could be observed by using the PDE camera at laparotomy as well as by using a newly devised ICG fluorescence-image endoscope (FIE) for laparoscopic cholecystectomy. But the PDE camera was superior to the FIE in the intensity of ICG fluorescence detected.

Clinically we used FIE for patients who underwent laparoscopic cholecystectomy. Prior to dissection of the cystic duct, 1-2 ml of ICG solution was directly injected into the gallbladder using a Kumar forceps.

Fluorescence image along the biliary tract was clearly observed. Rather similar results were obtained when 10 ml of ICG solution was systemically injected several hours prior to operation. However, clear images of cholangiography could not be obtained when thick fat tissue covered the cystic duct and common bile duct, and when the patients had a stone in the cystic duct or severe cholecystitis.

Our preliminary studies have confirmed that ICG fluorescence image-guided intra-operative cholangiography is a promising approach for laparoscopic cholecystectomy or biliary reconstruction in hepato-pancreatico-biliary surgeries without using the conventional X-ray image system.

文　献

1) 橋本隆, 岡田憲幸, 正井良和, ほか：ICG 蛍光測光による乳腺リンパ流の観察：センチネルリンパ節生検への応用. 臨外 66：1821-1826, 2005.

2) 草野満夫, 加藤正典, 角田明良, ほか：LED 励起 ICG 蛍光をトレーサーとした新しいセンチネルリンパ節同定法—消化器癌への応用—. 日本消化器外科学会雑誌 39(8)：1464, 2006.

3) Kusano M, Tajima Y, et al：Sentinel Node Mapping Guided by Indocyanine Green Fluorescence Imaging：A New Method for Sentinel Node Navigation Surgery in Gastrointestinal Cancer. Dig Surg 25：103-108, 2008.

4) Kusano M, Yasuda D, Wtanabe M, et al：Novel Fluorescence Endoscope for Minimally Invasive Surgery. SAGES (Society of American Gastrointestinal Endoscopic Surgeons) 2008 Surgical Spring Week, Emerging Tecnology Poster Session Proceedings Vol.2, 2008.

5) Baker KJ：Binding of sulfobromophthalein (BSP) sodium and indocyanine green (ICG) by plasma alpha-1 lipoproteins. Proc Soc Exp Biol Med 122：957-963, 1966.

6) Yoneya S, Saito T, Komatsu Y, et al：Binding Properties of Indocyanine Green in Human Blood. IOVS 39 (7)：1998.

VII 肝区域のTattooingと腫瘍のMarking

ICG蛍光法を用いた三次元肝区域同定法
Three dimensional identification of liver segment using ICG fluorescence navigation system

Key Words | 肝区域同定 | 系統的肝切除 | ICG蛍光法

昭和大学消化器一般外科

青木武士　　清水喜徳　　安田大輔　　新谷　隆　　村井紀元
加藤博久　　草野満夫

はじめに

　系統的区域・亜区域切除は、肝悪性腫瘍に対する標準術式であるが、それを完遂するためには、複雑な肝局所解剖と多彩な血管走行のバリエーションを把握し、肝区域・亜区域の同定を行うことが重要である。

　これまで肝臓外科手術は、術中エコーを駆使することにより、飛躍的な進歩を遂げてきたが[1]、近年、術前においてCT、MRI、USなどを用い三次元(3D)イメージングを行うことにより、手術の安全性、確実性を高めることが可能となってきた[4-7]。さらに術中のリアルタイムナビゲーションを導入することで、術前にシミュレートされた3D画像を忠実に実行することも可能となっている[8-12]。教室では系統的区域・亜区域切除を施行する際に、インドシアニングリーン(indocyanine green ; ICG)蛍光法を用いた肝区域同定および肝離断面のナビゲーションを行っている[17][18]。本稿では、ICG蛍光法を用いた新たな肝区域同定法を中心に概説する。

1 │ 肝区域同定法

　術中肝区域同定法には、グリソン一括処理に代表されるような阻血法による同定、そして特に亜区域グリソンの分岐が肝内にあるS5、6、7、8切除などには、術中超音波下(IOUS)色素注入法による同定が有用とされている。染色法による肝区域同定には、幕内らの報告したIOUS下による色素注入法がgolden standardである[1]。後に高山らは、S5の区域同定にはcounterstaining法が有効であると報告している[2]。しかしこれらの方法は、肝表面に出現するdemarcation lineの同定には有効であるものの、肝離断面をナビゲーションするのは困難である。そこで、Sakairiらはintersegmental planeの

同定にsurgical clipの有用性を報告している[3]。このように術中肝区域の色素同定および肝離断面のナビゲーションはIOUS下色素注入法を軸にいくつかの改良がなされてきた。

2 ICG蛍光法

　教室では乳癌のセンチネルリンパ節生検や、冠動脈バイパス術におけるグラフト血流評価に応用されているICG蛍光法をIOUS下肝区域同定に用いている。

　ICGは体内で血清蛋白質と結合すると、近赤外線領域の励起（吸収：約800nm）・蛍光波長（約840nm）を有する。このため脈管内から露出しにくい、体内での透過性が高い、といった体内の情報を得るのに有意なトレーサーとしての特徴を有している。近年ICG蛍光画像の心血管・脳神経外科・臓器移植手術中の血流評価や、乳癌・胃癌手術のsentinel node navigation systemにおける新しいトレーサーとしての有用性が報告されている[13-16]。

3 ICG-LED蛍光法による肝区域同定法

　2006年1月〜2007年12月までに教室においてICG-LED蛍光法を用いた肝区域同定を61例の肝腫瘍性病変に対し施行してきた（**Table 1**）。ICG1ml（2.5mg/ml）を切除予定門脈枝に注入。直後にPringle法による肝血行遮断を行い、部屋を暗所にし、PDE-Ⅱを用い、肝を観察した。

　症例を呈示する。症例は72歳・男性。S5の直径約3cmの肝硬変合併肝細胞癌に

Table 1　Patients characteristics and pathological variables

Age (range, y)	68 (46-86)
Male/Female (n)	36/25
Background of liver	
normal/chronic hepatitis/liver cirrhosis	33/10/18
Pathology	
hepatocellular carcinoma	21
intrahepatic chorangio carcinoma	8
liver metastasis (colon, rectum)	18
liver metastasis (stomach)	4
others	10

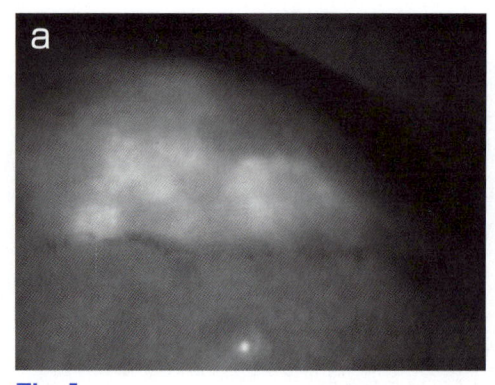

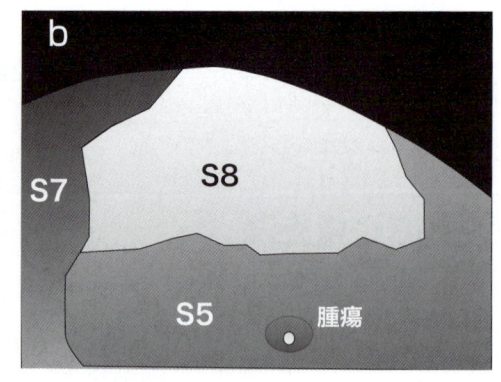

Fig. 1
Subsegment 8 was clearly identified with ICG fluorescence using PDE-II.

　て、S5亜区域切除を予定。ICG蛍光法によりS8を染色同定しcounterstainingし、S5の右側境界はIOUSを用い右肝静脈のラインで、左側境界は中肝静脈のラインで、S5亜区域を同定した。ICG注入直後よりS8亜区域が徐々に明らかとなり、注入1分後にはそれらが明瞭に同定され、注入15分後も染色区域は継続して蛍光識別された。本法により、励起されたICGの蛍光画像の感度は高く、目視では確認困難なS8亜区域が鮮やかに蛍光を発し、明瞭に肝区域が観察された（**Fig. 1**）。

　ICG-LED蛍光法による肝区域の同定率は91.8%、61例中5例は、染色予定区域以外の区域が描出された。2例は、切除予定門脈枝へのICG局注不全、3例は門脈圧亢進症によると思われるICG逆流現象であった。ICGの肝への局注による合併症は認められなかった。区域同定後電気メスにて切除予定区域をマーキングし、肝離断を開始。数回にわたるPringle操作後も切除予定区域は、強い蛍光染色を維持しており、残肝領域との蛍光染色の強弱をPDE-IIにて観察することにより、離断面のナビゲーションが可能であった。しかし染色区域に強い蛍光を示していたICGは、徐々に全肝に蛍光を示すようになり、三次元的な肝離断面の評価を行うのに困難なケースもみられ、改善の余地があると思われた。

4　ICG-LED蛍光法による三次元肝区域同定法

　切除予定区域の血行処理を先行後、ICGを静注し、さらに切除予定区域のcounterstainingを施行した後、肝離断面をナビゲーションする方法を考案した。すなわち本法は、切除予定門脈枝は既に先行処理されているため、ICGを静注後同部位は、非染色領域として、またその他の領域は蛍光染色領域として観察され

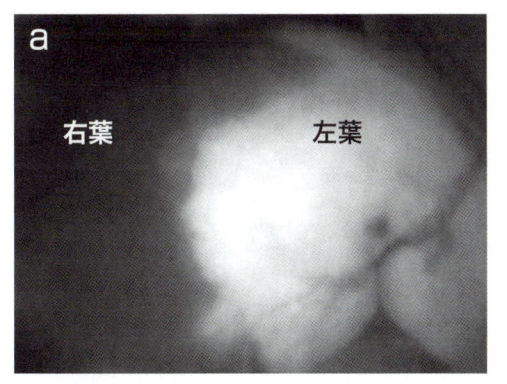

Fig.2a
ICG was injected via central vein after ligation of right portal vein and right hepatic artery (Counterstaining method). Then, left lobe clearly identified using PDE-II and started to perform right lobectomy.

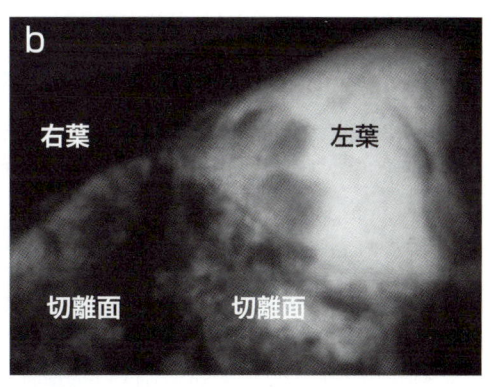

Fig.2b
During transection of liver, intersegmental plane was observed using PDE-II. In this case, ICG fluorescence was not detected in intersegmental plane of resecting liver while ICG fluorescence was strongly observed in intersegmental plane of remnant liver.

（counterstaining）、Pringle操作後も切除予定区域の非染色領域は継続維持され、よって離断面のナビゲーションにも有用であると考えられた。

症例を呈示する。症例は79歳・男性。大腸癌肝転移にて右肝切除を施行。右門脈、右肝動脈を結紮切離後、ICG1mlを中心静脈より静注。PDE-IIを用い部屋を暗所にし、肝を観察した。右葉は、非染色領域として、左葉は鮮明な蛍光染色領域として観察された（**Fig.2a**）。電気メスにてdemarcation lineを作成後、肝離断を開始。切除予定区域は数回にわたるPringle操作後も非染色領域として同定された。血流遮断解除時に肝離断面をPDE-IIで数回にわたり観察。予定切除肝の離断面に蛍光染色が強く認められた場合、離断方向が、残肝側へシフトしている可能性が考えられ、一方、予定切除肝の離断面に蛍光染色が認められない場合、離断方向が、切除肝側へシフトしている可能性が考えられた（**Fig.2b**）。

このように切除予定区域の肝離断時においてもPDE-IIを用い蛍光染色の有無を観察することにより、離断面のナビゲーションが可能であり、三次元肝区域同定に沿った肝切除が可能であると考えられた。

おわりに

幕内らのIOUS下色素注入法による肝区域同定法の報告により、正確かつ簡便な系統的肝切除術が可能となった。その後、肝表面に出現するdemarcation lineのみならず、肝離断面の正確なナビゲーションを行うことで、三次元肝区域同定に沿った肝切除を目指す試みがなされてきた。ICG蛍光法は、鮮明な肝区域同定が可能であるが、さらに切除予定区域の血行処理を先行後、ICG静注によるcounterstaining法により、三次元的な肝離断面のナビゲーションが可能であることが示唆された。

Summary

Three dimensional identification of liver segment using ICG fluorescence navigation system

Takeshi Aoki, Yoshinori Shimizu, Daisuke Yasuda, Takashi Niiya, Noriyuki Murai, Hirohisa Kato, and Mitsuo Kusano

Department of General and Gastroenterological Surgery, School of Medicine, Showa University, Tokyo, Japan

Key Words : Liver segment identification, Anatomical liver resection, ICG fluorescence navigation system

BACKGROUND : In treating malignant hepatic neoplasms, anatomic resection could improve the patient's survival and limit complications of hepatectomy. Our purpose was to develop an intraoperative method for identifying segment of the liver and navigating intersegmental plane of the liver with a highlysensitive near-infrared fluorescence imaging.

METHODS : The subjects were 61 patients with hepatic malignant disease who received hepatectomy in our hospital fromJanuary 2006 to December 2007. The segments of the liver were identified before hepatic resection by using an infrared observation camera system termed Photodynamic Eye-2 (PDE-II) with indocyanine green (ICG). One milliliter of ICG solution was injected into a branch of the portal vein scheduled for resection, and the liver was observed with PDE-II immediately after Pringle method in a darkened operating room.

RESULTS : Although greenish stain of the liver surface after the injection of ICG via portal vein was not visible clearly without PDE-II, 1 minute after injection of ICG with fluorescence using PDE-II, demarcation of the liver segment was clearly detected. To navigate the intersegmental plane of the liver during liver transection, ICG was injected via the central vein after ligation of the vessel which dominated the liver segment (Counterstaining). During transection of the liver, the fluorescent agent was observed using PDE-II. PDE-II enabled to navigate the liver intersegmental plane. Stained subsegments and/or segments of the liver were identifiable in 56 (91.8%) of the 61 patients. There were no complications or adverse side effects related to the injection of patent blue dye.

CONCLUSION : We demonstrated here that the near-infrared fluorescence imaging system is a novel and reliable intra-operative technique to navigate three dimensional hepatic segment for anatomical hepatic resection.

文　献

1) Makuuchi M, et al：Ultrasonically guided subsegmentectomy. Surg Gynecol Obset 126：346-350, 1986.
2) Takayama T, et al：A new method for mapping hepatic subsegment：counterstaining indetification technique. Surgery 110：903-904, 1991.
3) Sakairi T, et al：Identification of the intersegmental or subsegmental plane in the liver with a surgical clip. Surgery 110：903-904, 1991.
4) 竜 崇正：[術前画像診断と Navigation Surgery] 肝疾患 肝切除におけるイメージナビゲーションの有用性. 日本外科学会雑誌 109(2)：71-76, 2008.
5) 藤本治郎, ほか：[肝切除 合理性の追求] 術前シミュレーションを応用した肝切除. 手術 62(1)：1-2, 2008.
6) 渡會伸治, ほか：[肝区域の新しい見方] 治療からみた肝区域 肝切除に必要な区域診断. 消化器画像 8(3)：328-334, 2006.
7) 廣橋伸治, ほか：[肝区域の新しい見方] 画像からみた肝区域 三次元画像 MRI. 消化器画像 8(3)：299-304, 2006.
8) 川中博文, ほか：[イメージガイド手術の現状と将来] 一般外科領域における画像誘導下手術の現状と期待. 泌尿器外科 16(7)：739-744, 2003.
9) 前原伸一郎, ほか：腹腔鏡下リアルタイム三次元エコーによる肝臓手術のナビゲーション. 日本コンピューター外科学会誌 3(3)：187-188, 2001.
10) 草野満夫, ほか：LED 励起 ICG 蛍光をトレーサーとした新しいセンチネルリンパ節同定法─消化癌への応用─. 日消外会誌 39：1464, 2006.
11) Kusano M, et al：Sentinel node mapping guided by indocyanine green fluorescence imaging; a new method for sentinel node navigation surgery in gastrointestinal cancer. Dig Surg 25：103-108, 2008.
12) 草野満夫, ほか：大腸癌におけるセンチネルリンパ節同定法─ICG 蛍光法と鏡視下蛍光硬性鏡の開発─. 手術 62(4)：461-467, 2008.
13) 田嶋勇介, ほか：センチネルノードナビゲーション手術（SNNS）の進歩と展望 色素法とRI法の比較. 手術 70(4)：375-381, 2008.
14) Beler S, et al：Image-guided surgery of liver metastases by three-demensional ultrasound-based optoelectronic navigation. British J Surgery 94：866-875, 2007.
15) Beler S, et al：Feasibility of navigated resection of liver tumors using multiplanar visualization of intraopeartive 3-dimensional ultrasound deta. Annals of Surgery 246：2, 2007.
16) Lamade W, et al：Navigation and image-guided HBP surgery：a review and preview. J Hepatobiliary Pancreat Surg 9：592-599, 2002.
17) 青木武士, ほか：LED 励起 ICG 蛍光 video navigation system を用いた新しい肝区域同定法. 外科治療 96(6)：1047-1049, 2007.
18) Aoki T, et al：Image guided liver mapping using fluorescence navigation system with indocyanine green for anatomical hepatic resection. World J Surg 32：1763-1767, 2008.

進行胆嚢癌におけるICG蛍光法を用いた至適肝切除区域同定の経験

Hepatic tattooing by ICG fluorescence image in surgery of gallbladder cancer

Key Words | ICG蛍光法 | 胆嚢静脈還流領域 | 肝区域Tattooing

昭和大学消化器一般外科
安田大輔　青木武士　清水喜徳　草野智一　松田和広

浜松ホトニクス株式会社 中央研究所　　昭和大学放射線科　　昭和大学消化器一般外科
三輪光春　　　　　　　　　　　　　橋本東児　　　　　草野満夫

はじめに

　進行胆嚢癌に対する肝切除術式には、①拡大胆嚢摘出術、②肝床切除、③肝S4a+S5切除などが挙げられるがいまだcontroversialであり、標準化されていない。

　胆嚢漿膜下層で形成されたplexusは合流後、胆嚢静脈となり主にP4a、P5に流入すると考えられてきたが前区域枝、右門脈、左門脈にも流入することが報告され、症例によって多岐にわたると考えられるようになってきた[1]。

　そこで胆嚢静脈還流領域の同定が重要視され、様々な施設で、胆嚢静脈還流領域同定法が報告された。

1　胆嚢静脈還流領域同定法

1）解剖検体による検討

　Karlmark[2]は肝鋳型標本を用いて、上腸間膜静脈より着色したゼラチンを注入し胆嚢静脈の走行について検討した。胆嚢静脈には胆嚢の肝臓側と腹腔側の静脈があり、前者は、直接肝内の方形葉に流入し、後者は胆嚢頸部に向かって走行した後、胆管の静脈と合流し一部は肝外門脈、その他は肝方形葉に流入すると報告している。

　佐藤[3]は門脈、肝動脈、肝静脈にシリコンゴムを注入して肝鋳型標本を作成、胆嚢静脈の肝内流入血管を検討した。Karlmarkと同様、胆嚢静脈流入経路を肝床部側と腹腔側に2分した。肝床側はP4a、P5に流入し、腹腔側はCalot三角部を介して多くは前

区域枝に流入し、後区域枝、門脈臍部、左門脈本幹、P4a、P5、P6、P1にも流入し多岐にわたると報告した。

2）血管造影CTによる検討

　杉田ら[4) 5)]は術前胆嚢動脈に超選択的にカテーテルを挿入した後Angio-CTを撮影し胆嚢静脈を同定。肝内流入経路および肝内流入領域を検討した。結果、胆嚢頸部より肝門部を経由し肝内に流入する経路（Type 1）、肝床部を経由して肝内に流入する経路（Type 2）に大別され、Type 1は、前区域枝、門脈臍部、右門脈本幹に流入。Type 2は大部分がS4a、S5に流入していたと報告した。

　Yoshimitsuら[6)]も同様の方法で胆嚢静脈肝内流入領域を検討し、多くの症例で、S4a、S5への流入を認め、他にS1、S6、S8、S3、S7への流入を認めたと報告した。

　Suzukiら[7) 8)]はCTAP画像において胆嚢床と連続する非腫瘍性perfusion defectに着目し、①胆嚢床から楔状に広がり、P4a、P5、P6に流入するものと、②胆嚢床からP4または直接に中肝静脈へ流入するもの、の2つに大別されると報告した。

　これまで様々な胆嚢静脈還流領域同定法について述べてきたが、術中に胆嚢静脈還流領域を同定した報告はない。そこで、今回、われわれはインドシアニングリーン（indocyanine green；ICG）が血漿蛋白質と結合し、LEDによって励起されると強い白色調の蛍光（波長840nm）を発する特性に着目し[9)]、胆嚢癌における新たな術中至適肝切除範囲（胆嚢静脈還流領域）同定法を考案したので症例を提示し報告する。

症例：79歳・女性
診断：胆嚢癌、肝転移
主訴：なし
既往歴：慢性関節リウマチ
現病歴：慢性関節リウマチにて内科入院中、腹部CTにて偶発的に胆嚢腫瘍指摘。ENGBDからの細胞診にてadenocarcinomaと診断。胆嚢癌の診断にて当科入院。
入院時血液検査所見：WBC 7300 /μl、Hb 8.9 g/dl、Ht 27.0％、PLT $36.4×10^4$/μl、PT >100％、HPT >100％、Alb 3.3 g/dl、T-Bil 0.3mg/dl、AST 14 IU/l、ALT 10 IU/l、BUN 16.4 mg/dl、Cr 0.7 mg/dl、Glucose 131mg/dl、CEA 2.4ng/ml、CA19-9 <1.0U/ml
術前肝予備能：Child-Pugh 5（A）、Liver damage A ICG15 9％、GSAシンチ LHL15 0.908、HH15
腹部造影CT：胆嚢底部に内腔に突出する腫瘤性病変、肝S4にリング状に造影される腫瘤性病変を2個認めた（**Fig.1**）。
ERCP：胆嚢体部に腫瘍による不整な陰影欠損像を認め、胆汁細胞診ではadenocarcinomaが指摘された（**Fig.2**）。

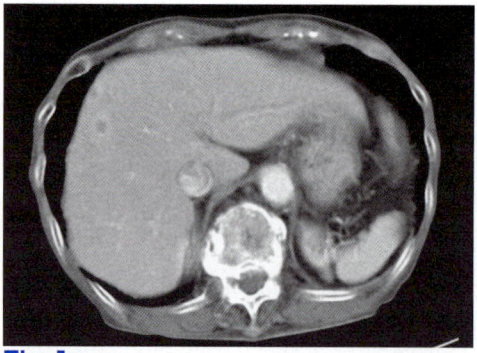

Fig.1a
Two metastatic lesions with ring enhancement were detected in segment 5-8 by enhanced CT.

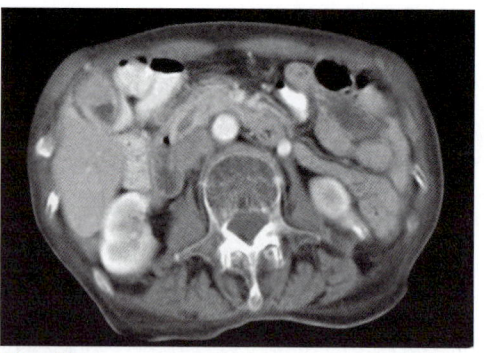

Fig.1b
The irregular elevated lesion which was protruded into the gallbladder lumen was detected in the from body to fundus of gallbladder by enhanced CT.

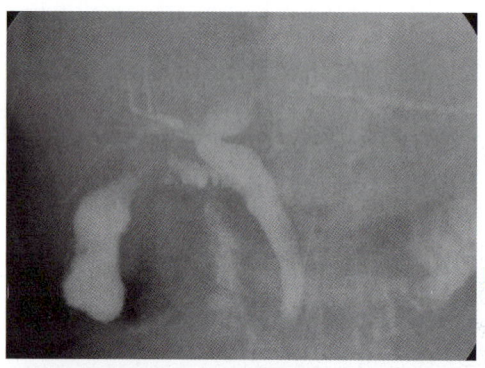

Fig.2
The Irregular defect lesion were detected in the body of the gallbladder by ERCP. Cytology : Class V adenocarcinoma.

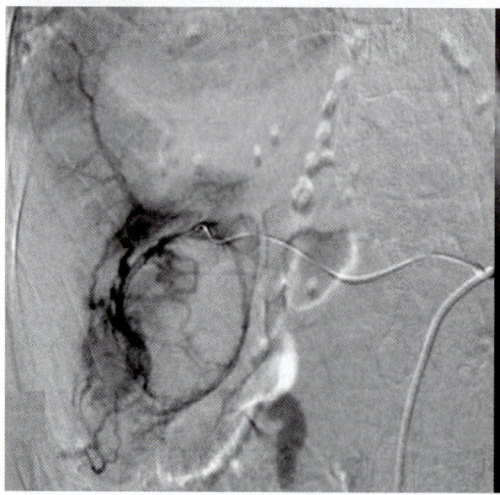

Fig.3a
The cystic vein inflow into the P8 except gallbladder bed.

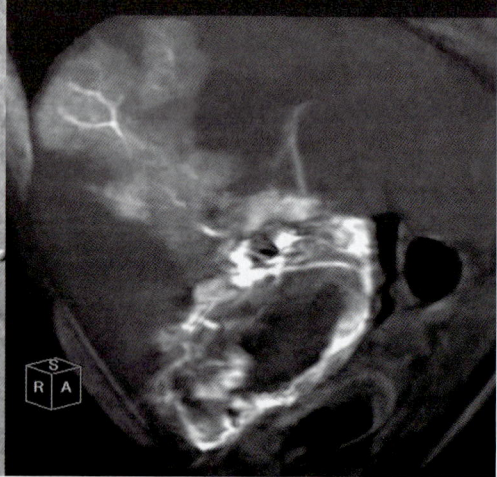

Fig.3b
The intrahepatic inflow area of the drainage vein of the gallbladder was detected in S4a, S5-8 by Angio-CT.

術前胆囊静脈還流領域同定：超選択的にmicro catheterを胆囊動脈に挿入し、血管造影およびAngio-CTを行い胆囊静脈還流領域を同定した。胆囊静脈は胆囊床以外にS8領域の門脈系に流入していた（**Fig.3**）。

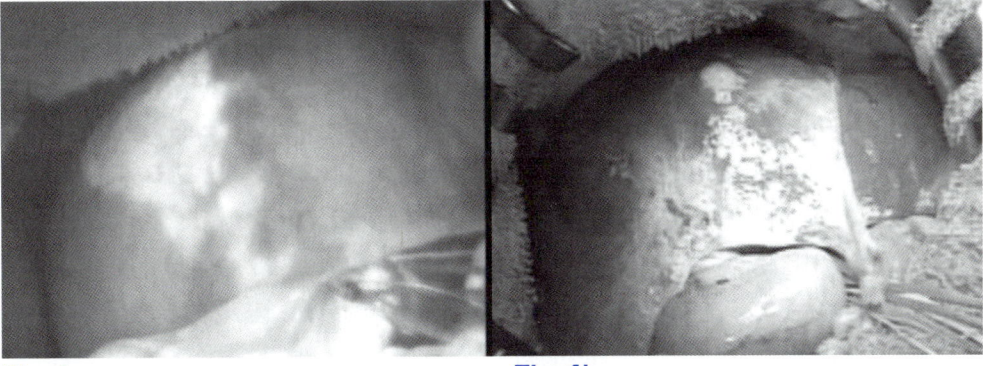

Fig.4a
The intrahepatic inflow area of the drainage vein of the gallbladder was visualized as the brightly white area in S4a, S5-8 by ICG fluorescence image (PDE). It was matched with preoperative detected area.

Fig.4b
The area which was stained by ICG dye, was not distinguished with naked eye.

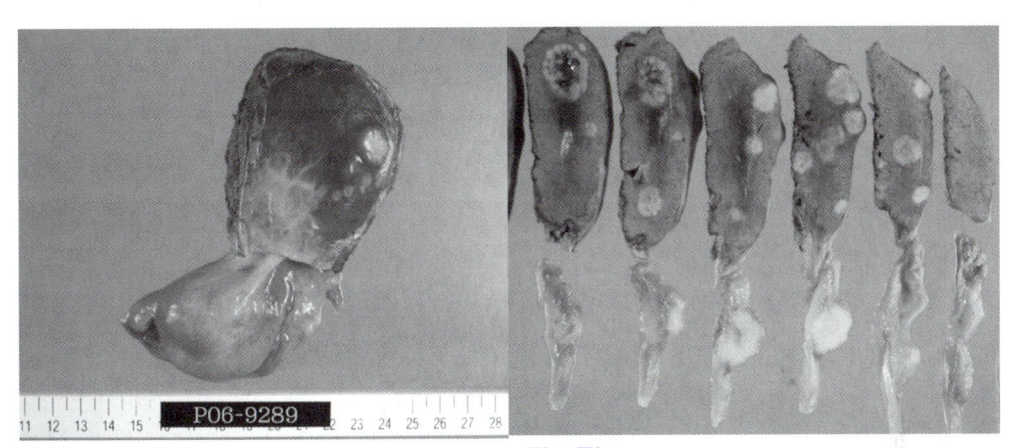

Fig.5a
Resected specimen: GB and Liver (S4a, S5-8) We could detect only two metastatic lesions in surface of the resected liver.

Fig.5b
Cross section of the liver: Multiple metastatic lesions were detected in the resected liver.

術中胆嚢静脈還流領域同定：胆嚢動脈よりICG溶液（2.5mg/ml）を1ml注入し、直後よりICG-LED camera systemを用いて胆嚢および胆嚢静脈還流領域を観察した。

ICG溶液注入直後より胆嚢およびS4からS5-8が強い白色調の蛍光領域として描出され、術前に行った胆嚢静脈還流領域と一致していた（**Fig.4**）。

手術：肝S4a+S5-8切除、胆嚢摘出、No 12b、12p、12a、13リンパ節郭清。

腫瘍は胆嚢体部に位置し、肉眼上肝床部への直接浸潤は認めなかった。

肝S5-8に転移巣を認め、No 12bリンパ節の腫大を認めた。

病理組織学的所見：#1：Gallbladder cancer：Gf, 33×25mm poorly to moderately diff. tubular adenocarcinoma (tub3≧tub2), pT2(ss), int, INFβINF, ly2, v1, pn1, pHinf0, pBinf0, pN2, M1(liver)

#2：Adenocarcinoma metastatic to the liver（**Fig.5**）

2 考察

　今回提示した症例において、術前に行ったAngio-CTによる胆囊静脈還流領域と術中にICG-LED蛍光法によって同定した至適肝切除領域が一致したことから本法が新たな術中胆囊静脈還流領域同定法となり得ることが示唆された。
　これにより比較的侵襲度の高いAngio-CTやCTAPなどを用いた胆囊静脈還流領域同定法が必要でなくなり、低侵襲、簡便かつreal timeに胆囊静脈還流領域を同定可能な本法が新たな胆囊癌至適肝切除範囲同定法として確立されることが期待される。
　また、従来行われてきた区域門脈枝を露出しclumpまたは結紮することでischemic demarcationを描出する方法や、超音波ガイド下にて門脈枝を穿刺しインジゴカルミンなどの色素を注入する方法と比較しても、遜色なく肝切除領域を描出することが可能であり[10]、肝切除区域の可視化という点においても、本法は有用である。

3 まとめ

　本症例においてICG-LED 蛍光法による至適肝切除範囲同定法はこれまで不明確であった進行胆囊癌における至適肝切除範囲の同定に有用である可能性が示唆された。

Summary

Hepatic tattooing by ICG fluorescence image in surgery of gallbladder cancer

Daisuke Yasuda[1], Takeshi Aoki[1], Yoshinori Shimizu[1], Tomokazu Kusano[1], Hirokazu Matsuda[1], Mitsuharu Miwa[2], Toji Hashimoto[3], Mitsuo Kusano[1]

[1]Division of General and gastroenterological surgery, Department of surgery, School of Medicine, Showa University, Tokyo, Japan
[2]Hamamatsu Photonics, Shizuoka, Japan
[3]Department of Radiology, School of Medicine, Showa University, Tokyo, Japan

Key Words : ICG fluorescence image, Intrahepatic inflow area of the drainage vein of the gallbladder, Hepatic tattooing

In the surgery of gallbladder cancer (GBC), various kinds of operative procedures have been employed according to the stages of GBCa.

As for GBCa in advanced stages, segmental or major hepatectomy is usually performed, but no standard operative procedure has been established as yet.

Recently the drainage vein of the gallbladder has been considered to be the main metastatic route of GBC to the liver. Many investigators have analyzed the inflow area of the drainage vein in the gallbladder using autopsy specimens, cast models and Angio-CT. However, there have been no reports about intra-operative detection of the inflow area of the drainage vein in the gallbladder.

Focusing on the ICG-fluorescence image which is useful for visualization of the hepatic segment in liver surgery, we have developed a novel method to detect an optimal liver resection area for GBC (intrahepatic inflow area of the drainage vein in the gallbladder) using the ICG Fluorescence Image.

In this chapter, we show a case report in which the ICG fluorescence image is useful to detect the optimal liver resection area for advanced GBC.

文　献

1) 竜崇正, 趙明浩, 岡田正：胆囊静脈還流領域からみた合理的胆囊摘出術. 胆と膵 25(3): 145-153, 2004.
2) Karlmark E：Die Localisationsten denz bei venen in die Lever. Acta Path et microbiol Scandinav Suppl 13：100-119, 1932.
3) 佐藤智文：ヒト肝鋳型標本よりみた胆囊静脈の解剖学的研究. 胆道 3：227-233, 1989.
4) 杉田光隆, 遠藤格, 増成秀樹, ほか：胆囊静脈の還流領域. 胆と膵 24：105-110, 2003.
5) Sugita M, Ryu M, Shimada H, et al：Intrahepatic inflow areas of the drainage vein of the gallbladder：Analysis by angio-CT. Surgery 128：417-421, 2000.
6) Yoshimitsu K, Honda H, Kuroiwa K, et al：Liver metastasis from gall-bladder carcinoma：anatomic correlation with cholecystic venous drainage demonstrated by helical computed tomography during injection of contrast medium in the cholecystic artery. Cancer 92：340-348, 2001.
7) Suzuki M, Yamamoto K, Unno M, et al：Detection of perfusion area of the gallbladder vein on computed tomography during arterial portography(CTAP)- the background for dual S4aS5 hepatic sub-segmentectomy in advanced gallbladder carcinoma. Hepato-gastroenterol 47：631-635, 2000.
8) 山本久仁治, 鈴木正徳, 松野正紀, ほか：Computed tomography during arterial portography (CTAP)からみた胆囊静脈還流領域の同定. 胆と膵 20：693-697, 1998.
9) Toshiyuki K, Inamoto T, Mituharu M, et al：Fluorescence Navigation with Indocyanine Green for Detecting Sentinel Lymph Nodes in Breast Cancer. Breast Cancer 12：211-215, 2005.
10) Aoki T, Yasuda D, Shimizu Y, et al：Image-Guided Liver Mapping Using Fluorescence Navigation System with Indocyanine Green for Anatomical Hepatic Resection. World J Surg 32：1763-1767, 2008.

LED励起ICG蛍光により同定した胆嚢静脈灌流域を切除する胆嚢癌に対する拡大胆嚢摘出術の1例

Hepatectomy of the cystic venous drainage area detected by indocyanine green fluorescence imaging as the treatment for gallbladder carcinoma

Key Words | 胆嚢癌 | 胆嚢静脈灌流域 | ICG | 赤外観察カメラシステム

慶應義塾大学医学部一般・消化器外科
河地茂行　　田辺　稔　　篠田昌宏　　日比泰造　　上田政和

東京医科大学八王子医療センター外科
島津元秀

慶應義塾大学医学部一般・消化器外科
北川雄光

1 背景

　従来当教室ではss胆嚢癌に対する標準術式として、D2リンパ節郭清を伴う拡大胆嚢摘出術（拡大胆摘）を施行してきた。拡大胆摘における肝切除範囲に関しては議論のあるところで、ss胆嚢癌における肝微小転移が胆嚢壁から約2cmの厚さの肝床に認められることが多いことから[1]、肝床を2cm切除すれば十分とする意見から、S4aS5を系統的切除するべき[2]との意見まで、さまざまな主張がある。われわれは、微小肝転移はまず胆嚢静脈灌流域に発生すると考え、胆嚢静脈灌流域を同定できれば、その領域を切除するのが理にかなうと考えてきた。したがって術中に胆嚢動脈にカニュレーションし、インドシアニングリーン（indocyanine green；ICG）を注入することで染色される領域を胆嚢静脈灌流域と考え、肝切離線を決定する試みを施行してきた。しかし、この方法は有用である一方、肝実質の染色の度合いや持続が不規則で、普遍的な方法とするにはしばしば満足のいくものではなかった。

　ICGは血漿タンパク質と結合するとピーク波長840nmの蛍光を発する。この特性を利用し、ICG蛍光をLED（発光ダイオード）で励起可視化させる方法は、冠動脈バイパス後の血流評価[3]や、乳癌手術におけるセンチネルリンパ節の同定[4]に応用され、その有用性が報告されている。

　今回われわれは、胆嚢静脈灌流域同定のために従来肉眼で観察していたICG染色域を、LED励起ICG蛍光をCCDカメラ（浜松ホトニクス社製）にて撮像・記録することにより、より正確かつ客観的に可視化することが可能と考え、ss胆嚢癌に対する拡大胆嚢摘出術に応用したので報告する。

2 症例提示

症例は59歳・男性。アルコール性肝障害を消化器内科で経過観察中に、胆嚢に経時的に増大する腫瘤を認めたため、胆嚢癌を疑い、手術目的で当科を受診した。既往歴として胃癌に対して胃全摘術を施行されていた。

胃全摘後のため超音波内視鏡は施行できず、体外超音波では胆嚢壁最外層に若干の不明瞭化を認め、MRIでは胆嚢腫瘍は腺筋症とは考えにくい所見であった。**Fig.1**にdynamic CT像を示す。胆嚢腫瘤は2か所存在し、胆嚢底部、胆嚢頸部に2cm大の腫瘤を認めた。どちらもdynamic CTにてよく造影される腫瘤で、明らかなHinfやBinfを認めないものの、広基性で胆嚢壁の層構造に乱れもあり、また、経過観察中に増大傾向を認めていたため総合的に判断してss胆嚢癌が疑われた。

そこで、胆嚢静脈灌流域を肝切除する拡大胆嚢摘出術を施行した。癒着剥離は最小限にとどめ、胆嚢動脈を同定し、18G IVHカテーテルを先だけ挿入し固定(深いカニュレーションは動脈分枝のすべてを染色することができなくなるので注意を要する)。Pringle法による肝門部血行遮断の後、5mg/mlに調製したICGを1ml胆嚢動脈より注入し、浜松ホトニクス社製の赤外観察カメラシステムPDE(Photodynamic Eye)を用いてICG蛍光を観察した。**Fig.2**にその画像を示す。ICG注入直後より胆嚢静脈灌流域が明瞭に可視化され、本症例では左側は肝鎌状間膜の尾側が境界となり、前区域の尾側が広く染色され、いわゆるS4aS5領域が染色される結果となった。蛍光を発する肝組織を電気メスにてマーキングし、肝切除範囲と定めた。

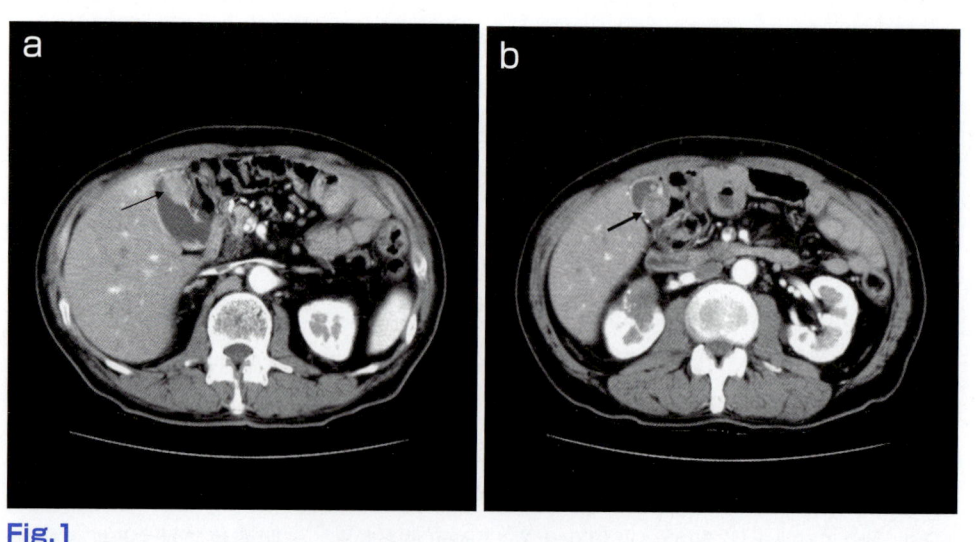

Fig.1
Dynamic CT demonstrated two well-enhanced sessile type polypoid lesions in fundus (thin arrow, a) and neck (thin arrow, b) of the gallbladder.

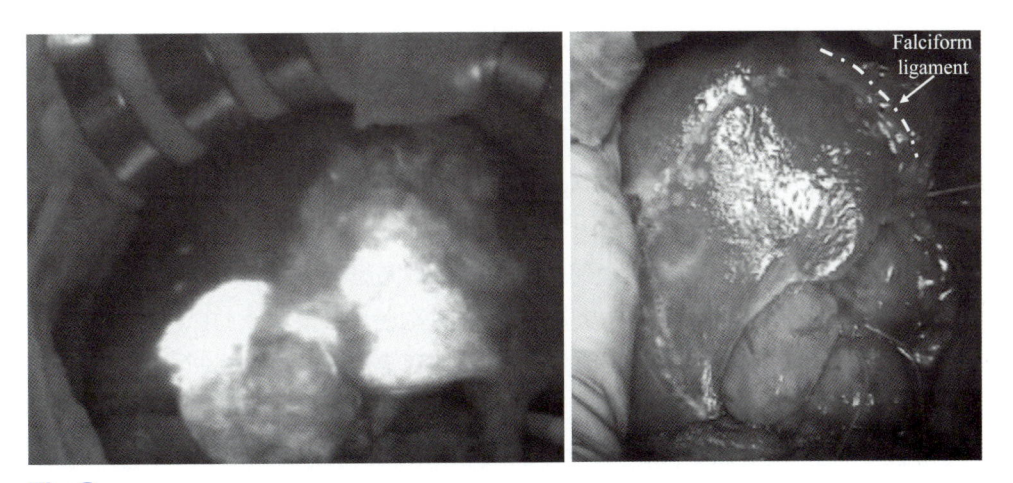

Fig.2
The staining of liver by the LED emission ICG flourescence was clearly visualized just after injection of ICG through the cystic artery under Pringle maneuver (left side) and cystic venous drainage area was marked on the liver surface (right side).

そしてD2郭清を伴う拡大胆摘を施行。胆嚢管断端に癌陰性であったため、胆管切除は付加しなかった。術後経過良好で14病日に軽快退院した。胆嚢には複数の胆嚢癌があり、深達度ss、ly0、v1、リンパ節転移(−)であった。

3 考察

　ss胆嚢癌に対する拡大胆摘の肝切除範囲に関してはsurgical marginの確保で十分という意見、肝床を2cmつければ十分という意見、S4aS5の系統的切除が理想とする意見など諸説様々で、いまだに議論が絶えない。われわれの施設の過去の検討でも、ss胆嚢癌の予後に肝切除範囲は関与していなかった(肝切除の有無では有意に予後に差があった)が[5]、肝切除範囲に微小肝転移の存在した症例は経験しており、surgical marginの確保という意味合いだけでは論じられないと考えている。

　S4aS5切除の根拠は、微小肝転移を切除するという観点で胆嚢静脈灌流域の大部分の切除を試みたものであり[2]、胆嚢静脈灌流域の切除というコンセプトは肝床切除範囲の決定に有用と考えられている。われわれはこのコンセプトに基づき、過去10数例のss胆嚢癌症例に対し術中に胆嚢静脈灌流域を検討してきた。胆嚢動脈からのICG局注による胆嚢静脈灌流域の同定は、Pringleによる肝門部血行遮断を施行することにより容易に同定可能となり、肝切除範囲の目安として有用と思われた。しかし、症例による染色の度合いや、持続に差があり、普遍的な方法としてはいささか疑問を感じたのも事実であった。

そこで今回LED励起ICG蛍光を可視化する方法で、ICGの染色域の同定を試みたが、この方法の鋭敏さは肉眼的な観察をはるかに凌駕するもので大変有用であると考えられた。注入するICG量は、肉眼的観察の1/10程度で十分であり、注入直後から誰の目にも明瞭に蛍光領域が可視化され、客観性の面でも肉眼的観察を明らかに凌いでいた。

　胆嚢動脈が複数ある症例など、胆嚢動脈局注による胆嚢静脈灌流域の同定自体にいくつか検討すべき問題は残るものの、LED励起ICG蛍光の観察は、ICGの染色域をより鋭敏・客観的に描出することが可能で、胆嚢静脈灌流域の精度の高い同定法としての可能性が大変期待できると考えられた。

　今後は、症例を重ねて手技を確立していくとともに、胆嚢癌治療としての胆嚢静脈灌流域切除の妥当性を検証していくことが重要であると考えている。

Summary

Hepatectomy of the cystic venous drainage area detected by indocyanine green fluorescence imaging as the treatment for gallbladder carcinoma

Shigeyuki Kawachi[1], Minoru Tanabe[1], Masahiro Shinoda[1], Taizo Hibi[1], Masakazu Ueda[1], Motohide Shimazu[2], and Yuko Kitagawa[1]

[1]Department of Surgery, Keio University School of Medicine, Tokyo, Japan
[2]Department of Gastroenterological Surgery, Hachioji Medical Center, Tokyo Medical University, Tokyo, Japan

Key Words: Gallbladder carcinoma, Cystic venous drainage area, Indocyanine green (ICG) Image-guided fluorescence navigation system

A gallbladder (GB) bed resection with cholecystectomy has been performed as the radical surgical treatment for advanced (pT2) GB carcinoma, however, the question as to what extent of hepatic resection is appropriate remains controversial. The drainage veins of the GB (the cystic veins) are thought to be important hepatic metastatic routes of GB carcinoma. In order to determine the venous drainage area of the cystic veins, indocyanine green (ICG) fluorescence imaging method has been employed. In our institution, ICG solution (5mg/ml) is injected via the cystic artery and the stained area of the liver parenchyma is detected by a charge-coupled device (CCD) camera which is able to visualize the fluorescence of ICG with light-emitting diode (LED).

We report here a case of a 59-year-old man who had gradually increasing GB tumors Ultrasonography showed two GB masses, both 20mm in size, one in the fundus and the other in the neck of the GB. Dynamic CT scan demonstrated that both tumors were enhanced in arterial phase and had not obviously invaded the liver bed. The diagnosis of pT2 GB carcinoma was made based on medical imagings. The resection of the GB bed using this ICG dyeing method for detecting the drainage area of the cystic veins was performed. This novel method for imaging the cystic venous drainage area might be useful in determining the appropriate extent of hepatic resection for pT2 advanced gallbladder carcinoma.

文　献

1) Endo I, Shimada H, Takimoto A, et al：Microscopic liver metastasis：prognostic factor for patients with pT2 gallbladder carcinoma. World J Surg 28（7）：692-696, 2004.
2) Suzuki M, Yamamoto K, Unno M, et al：Detection of perfusion areas of the gallbladder vein on computed tomography during arterial portography（CTAP）-the background for dual S4a, S5 hepatic subsegmentectomy in advanced gallbladder carcinoma. Hepatogastroenterology 47（33）：631-635, 2000.
3) Balacumaraswami L, Taggart DP：Intraoperative imaging techniques to assess coronary artery bypass graft patency. Ann Thrac Surg 83（6）：2251-2257, 2007.
4) 橋本隆, 岡田憲幸, 正井良和, ほか：ICG蛍光側光による乳腺リンパ流の観察：センチネルリンパ節生検への応用. 臨外 66（8）：1821-1826, 2005.
5) Yagi H, Shimazu M, Kawachi S, et al：Retrospective analysis of outcome in 63 gallbladder carcinoma patients after radical resection. J Hepatobiliary Pancreat Surg 13（6）：530-536, 2006.

胆囊癌に対しICG蛍光navigationにて観察された胆囊静脈灌流域の肝切除術

ICG fluorescence navigation in partial hepatectomy for gallbladder cancer

Key Words　胆囊癌　　ICG　　赤外線

東京医科大学八王子医療センター消化器外科

安田祥浩　　島津元秀　　粕谷和彦　　園田一郎　　野村朋壽
黄司博展　　石崎哲央　　尾形高士　　寿美哲生　　冨岡英則

同大学外科学第3講座　　　　　　同大学八王子医療センター　放射線科

土田明彦　　青木達哉　　佐口　徹

はじめに

　胆囊癌の予後不良の主な原因の1つが、肝転移である[1]。肝転移の主な経路である胆囊静脈は、すべて肝内門脈枝か肝類洞に流入する[2,3]。このため肝転移の制御には、胆囊静脈灌流域の肝切除を行うことが重要である[4]。われわれは、術中に胆囊動脈よりインドシアニングリーン（以下、ICG）を注入し、ICG蛍光navigationにて胆囊静脈灌流域を確認し、適切な肝切除術を行い得た症例を経験したので報告する。

1 症例

患者：71歳・男性
主訴：特記すべきことなし
既往歴：脳梗塞
現病歴：前医にて肝機能障害の精査で腹部CT検査を施行したところ、胆囊内に約20mmの腫瘤像を認め、手術目的に当院に紹介され、2007年8月に入院した。
入院時検査所見：ICG15分停滞率は3.4％であった。血液・生化学検査所見は正常範囲内であり、前医で指摘された肝機能障害は認めなかった。腫瘍マーカーはCEA 1.28ng/ml、CA19-9 4.76ng/mlと正常範囲内であった。
腹部超音波検査所見：胆囊頸部に広基性腫瘤と胆囊結石を認めた。
腹部造影CT検査所見：胆囊頸部に隆起性病変を認めた。

MRCP検査所見：胆嚢頸部に隆起性病変と胆嚢結石を認めた。
EUS検査所見：胆嚢頸部に20mm大の1spの乳頭状腫瘍を認めた。第3層は保たれており、深達度MPの胆嚢癌を疑った。
ERCP検査所見：総胆管には異常所見は認めなかった。
胆嚢造影検査所見：ENGBDチューブからの造影では腫瘍壁に台形変形を認め、深達度MP以深を疑った。
血管造影検査所見：上腸間膜動脈からの置換右肝動脈より胆嚢動脈は分岐し、直後に2分岐した。選択的胆嚢動脈造影では腫瘍は濃染され、胆嚢静脈灌流も観察された（**Fig.1**）。そのCTAでは肝S_{4a}、S_5領域に胆嚢静脈灌流域を認めた（**Fig.2**）。

胆嚢内に留置したENGBDチューブの細胞診はclass Ⅲであった。

以上より深達度MP以深の胆嚢癌を疑い、胆石症の診断にて2007年8月に手術を施行した。

手術所見：開腹すると肝転移、腹膜播種、リンパ節腫大は認めなかった。胆嚢頸部に腫瘤を触知した。まず、胆嚢頸部漿膜下にリンファゾリン0.1mlを注入し、センチネルリンパ節を同定した。$12b_2$番リンパ節が染色されたため、摘出し術中迅速病理診断にて癌陰性の結果を得た。さらに$12b_1$、12aの郭清を施行した。次に胆嚢管を切離し、断端は術中迅速病理診断にて癌陰性であった。上腸間膜動脈からの置換右肝動脈より胆嚢動脈は分岐しており、高位で2分岐していた。中枢側を結紮後、肝臓側の胆嚢動脈に22Gカテーテルを留置した。Pringle血行遮断下にICGを1ml（2.5mg）注入した。注入後より発光ダイオード（以下：LED）によるICGの蛍光励起と観察装置が一体化した赤外線観察カメラシステムPDE-2（浜松ホトニクス社製）を用い、肝臓をテレビモニターで観察し

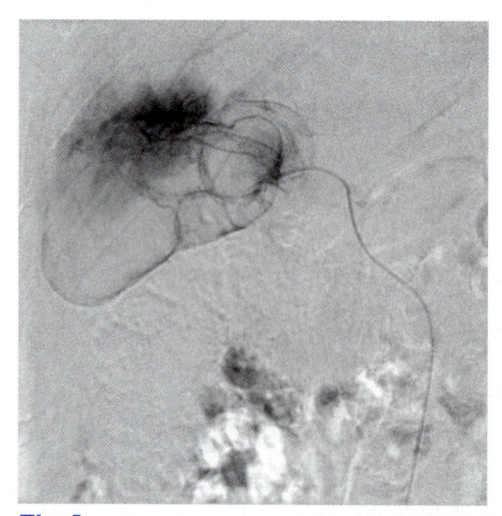

Fig.1
Selective angiography of the cystic artery depicts the area perfused by the cystic vein.

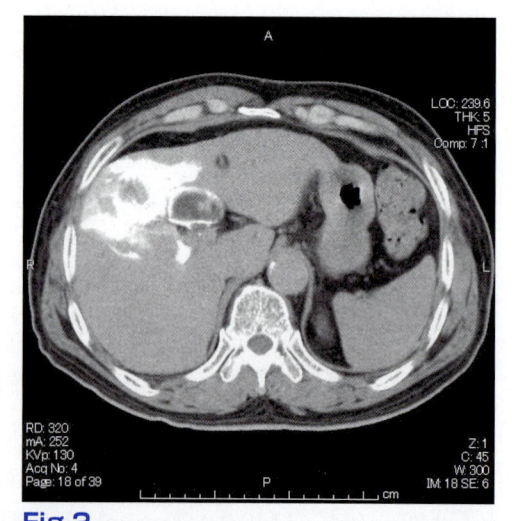

Fig.2
Cystic artery CTA showed hepatic S4a and S5 segments where the cystic vein perfusion occurs.

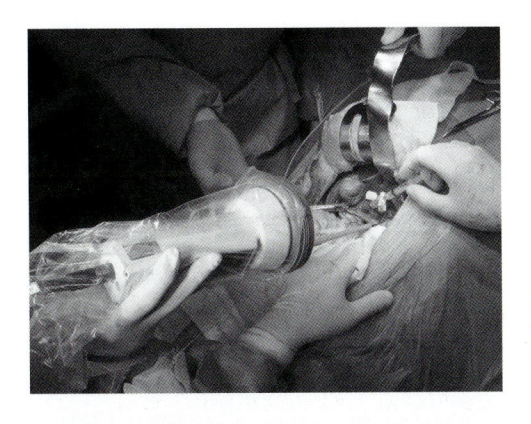

Fig.3
The liver was examined by using infrared ray observation camera system PDE-2 following ICG injection into the cystic artery.

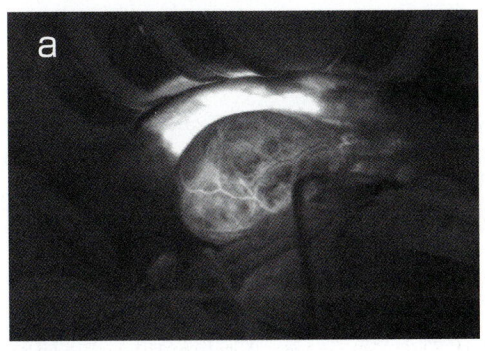

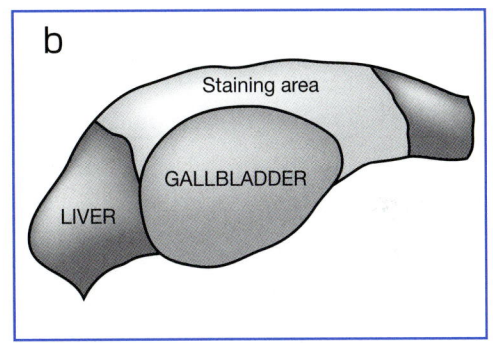

Fig.4
ICG was injected into the cystic artery while the circulation was interrupted by using Pringle's method : staining of the region where cystic vein perfusion occurs was clearly observed with the aid of infrared camera system PDE-2.

た（以下、ICG蛍光navigation）（**Fig.3**）。肝S_{4a}、S_5領域に胆嚢静脈灌流域が明瞭に描出された（**Fig.4**）。この領域は、術前に行った選択的胆嚢動脈造影によるCTAでの胆嚢静脈灌流域と一致していた。この領域をテレビモニター下に電気メスでマーキングし、Pringle血行遮断下にマーキングした領域の肝切除術を施行した。術中迅速病理診断にて深達度mpの胆嚢癌であった。手術時間は3時間42分、出血量は220gであった。

病理診断所見：adenocarcinoma、Gn、25×18×10mm、mp、pS0、pHinf0、ly0、v0、pn0、pN0、fstage Iであった。

術後経過は良好で、13病日に退院した。現在、術後11か月が経過したが、再発の兆候は認めず、外来通院中である。

2 考察

進行胆嚢癌に対して拡大手術が行われているが、いまだ満足のいく治療成績があげ

られていない。その主な原因の1つが肝転移であり、その制御が重要である[1]。胆嚢癌の肝転移において胆嚢静脈は重要な経路と考えられている[2]。胆嚢静脈はすべて肝内門脈枝か肝類洞に流入するとされる[3]。このため、肝転移の制御には、胆嚢静脈灌流域の肝切除が重要である[4]。早期の肝転移では、胆嚢周囲に限局してみられることがしばしばあり、限局性肝転移と呼ばれている[5]。近年、この限局性肝転移に対する処置として肝S_{4a}、S_5切除術が行われている[5]。この術式の根拠は、胆嚢静脈灌流域の多くが肝S_{4a}、S_5に限局しており、その領域にmicrometastasisが好発する可能性があることによる[6]。自験例においても胆嚢静脈灌流域はほぼ肝S_{4a}、S_5領域に一致していたが、厳密には個人差がみられた。

多くの症例で胆嚢静脈灌流域は肝S_{4a}、S_5領域内にあるが、それ以外の肝臓領域に灌流することもある。熊岡ら[7]は胆嚢静脈灌流域の約7割が肝S_4、S_5領域に灌流すると述べている。また、Yoshimitsuら[8]も多くは肝S_{4a}、S_5に灌流するが、その他に肝S_1、S_6、S_8、S_3、S_7への流入が各々4〜21%の症例に認められたと述べている。竜ら[9]は選択的胆嚢動脈造影によるCTAにて詳細な胆嚢静脈流入血管を報告しており、胆嚢癌30例中、$P_{4a}+P_5$ 16例、P_4+P_5 4例、前区域門脈+P_{4a} 7例、左門脈+P_5+尾状葉1例、右門脈+P_4 2例であったと述べ、これにより術式選択を行い、5年生存率53%、リンパ節転移がない症例では、70%と良好な成績を示している。Yoshimitsuら[10]は同時性肝転移と術後6か月以内の早期肝再発巣の存在部位が、術前に行った選択的胆嚢動脈造影によるCTAの胆嚢静脈灌流域とよく相関していると述べている。

これらの結果より胆嚢癌の肝転移を制御するためには、胆嚢静脈灌流域の肝切除が重要であることが示されている。そこで、われわれは術前に選択的胆嚢動脈造影によるCTAで胆嚢静脈灌流域を確認し、さらに術中に胆嚢動脈にカニュレーションし、ICG蛍光navigationにて胆嚢静脈灌流域を確認し、肝切除術を行った。この領域は術前のCTAとよく一致していた。ICG蛍光navigationについては他項で詳しく述べられているので省略するが、注意点はPringle血行遮断下に行うことである。われわれの施設でも初期にPringle血行遮断を行わず、ICGが肝静脈から全身に流れ、再度肝臓に流入し、肝臓全体が蛍光された症例を経験している。Pringle血行遮断下に行うと、ICG注入1〜2分後には、胆嚢静脈灌流域が鮮やかに蛍光され、肝離断面における3次元的識別も可能で、適切な肝切除領域の同定が可能であった。

本法は進行胆嚢癌に対する胆嚢静脈灌流域を簡単、明瞭に同定することができ、画一的な肝S_{4a}、S_5を切除することを避け、個別的に適切な肝切除術を行うためのnavigationとなった。今後、症例を蓄積し、本法の有用性を確立していきたいと考えている。

Summary

ICG fluorescence navigation in partial hepatectomy for gallbladder cancer

Yoshihiro Yasuda[1], Motohide Shimazu[1], Kazuhiko Kasuya[1], Ichiro Sonoda[1], Tomohisa Nomura[1], Hironobu Koji[1], Tetsuo Ishizaki[1], Takashi Ogata[1], Tetsuo Sumi[1], Hidenori Tomioka[1], Akihiko Tsuchida[2], Tatsuya Aoki[2], and Toru Saguchi[3]

Departments of [1]Gastroenterological Surgery and [2]Pathology, Hachiouji Medical Center, Tokyo Medical University, Tokyo, Japan

[3]Third Department of Surgery, Tokyo Medical University, Tokyo, Japan

Key Words : Gallbladder cancer, ICG, Infrared rays

One of the major causes for a poor prognosis in patients with gallbladder cancer is hepatic metastasis. The cystic vein, a major route for hepatic metastasis, completely empties into the intrahepatic portal branch or the hepatic sinusoid. Thus to control hepatic metastasis, it is essential to conduct hepatectomy in the area perfused by the cystic vein.

With the aid of selective angiography of the cystic artery by a pre-operative CTA scan in a case of gallbladder cancer, we confirmed that the cystic vein perfusion occured in the hepatic S_{4a} and S_5 segments. Canulating the cystic artery during surgery in order to inject indocyanine green (ICG) while interrupting the circulation by the Pringle method, the location of the region where the cystic vein perfusion occured was confirmed on a television monitor by using an infrared camera system PDE-2 and hepatectomy was conducted at this section. The area where the cystic vein perfusion occurs (observed by using ICG fluorescence navigation) coincided well with the location previously determined through a pre-operative selective cystic artery CTA scan.

Hepatectomy at the hepatic S_{4a} and S_5 segments is conducted frequently in cases of advanced gallbladder cancer. Most of the blood from the area drained by the cystic vein perfuses into the hepatic S_{4a} and S_5 segments but there are a number of cases in which influx into other areas was also observed. Thus it is considered helpful to conduct hepatectomy within the area perfused by the cystic vein with the aid of ICG fluorescence navigation.

文 献

1) Ogura Y, Mizumoto R, Isaji S, et al：Radical Operations for Carcinoma of the Gallbladder：Present Status in Japan. World J. Surg 15：337-343, 1991.
2) 山内英生, 宮川菊雄, 佐藤寿雄, ほか：胆嚢静脈の走行——胆嚢癌の進展経路としての意義について——. 胆と膵 5 (3)：341-347, 1984.
3) Sugita M, Ryu M, Satake M, et al：Intrahepatic Inflow Areas of the Drainage vein of the Gallbladder：Analysis by angio-CT. Surgery 128：417-421, 2000.
4) 佐藤智丈：ト肝鋳型標本よりみた胆嚢静脈の解剖学的研究. 胆道 3 (3)：227-233, 1989.
5) 近藤 哲, 二村雄次, 神谷順一, ほか：胆嚢癌に対する肝切除. 胆と膵 17 (2)：145-149, 1996.
6) Suzuki M, Yamamoto K, Unno M, et al：Detection of Perfusion Areas of the Gallbladder Vein on Computed Tomography during Arterial Portography (CTAP) —The Background for Dual S_{4a}・S_5 Hepatic Subsegmentectomy in Advanced Gallbladder Carcinoma. Hepato-gastroenterol 47：631-635, 2000.
7) 熊岡弘子, 菊山正隆, 北中秀法, ほか：腹部血管造影による胆嚢静脈灌流部位の検討. 日消誌 95 (5)：419-423, 1998.
8) Yoshimitsu K, Honda H, Kaneko K, et al：Anatomy and Clinical Importance of Cholecystic Venous Drainage：Helical CT Observations During Injection of Contrast Medium into the Cholecystic Artery. AJR Am J Roentgenol 169：505-510, 1997.
9) 竜崇正, 趙明浩, 高山亘, ほか：胆嚢静脈灌流領域からみた合理的胆嚢癌手術. 胆と膵 25 (3)：145-153, 2004.
10) Yoshimitsu K, Honda H, Kuroiwa T, et al：Liver Metastasis from Gallbladder Carcinoma：Anatomic Correlation with Cholecystic Venous Drainage Demonstrated by Helical Computed Tomography during Injection of Contrast Medium into the Cholecystic Artery. Cancer 92：340-348, 2001.

VII 肝区域のTattooingと腫瘍のMarking──消化管腫瘍の術前Marking

ICG蛍光法を応用した大腸癌術前マーキング
Colonic marking using a fluorescence imaging technique with light-emitting diode-activated indocyanine green

Key Words | 大腸癌 | 術前マーキング | インドシアニングリーン | 蛍光法

昭和大学消化器一般外科

渡辺　誠　　角田明良　　草野満夫

はじめに

　消化管腫瘍、特に大腸癌においては腫瘍径が小さい場合、また内視鏡的粘膜切除後で外科的追加切除が必要とされる場合、術中に腫瘍部位を同定する目的に内視鏡的術前マーキングが施行される。マーキングの方法として墨を用いた点墨法[1]と内視鏡デバイスであるクリップを用いたクリッピング法[2]が代表である。

　しかしながら点墨法に関しては墨の腹腔内散布による腹膜炎などの有害事象の報告[3]が散見され、その安全性に関しては不透明である。一方クリップ法に関しては直接触診が必要なことから腹腔鏡下手術には不向きである。また開腹手術で触診が可能な場合でも、腸管壁や脂肪の厚みよっては分かりにくいことがある。

　われわれはインドシアニングリーン（indocyanine green；ICG）の蛍光特性を応用した新しい大腸癌術前マーキング法を考案し、その有用性について報告してきた[4]。本稿では大腸癌におけるICG蛍光法を用いた術前マーキング法の実際について述べる。

1 方法

1）ICG局注

　手術の3～5日前に下部内視鏡検査を施行し腫瘍周囲の粘膜下層に0.25%ICG溶液を計4か所（0.5ml/1回）局注する（**Fig.1**）。

2）手術

　開腹手術の場合は開腹後、また腹腔鏡下手術の場合は大腸を授動し小開腹創から大腸を引き出した後に、LED搭載CCDカメラシステムPDE-2（浜松ホトニクス社製）を用いて大腸を観察し腫瘍部位を同定する。

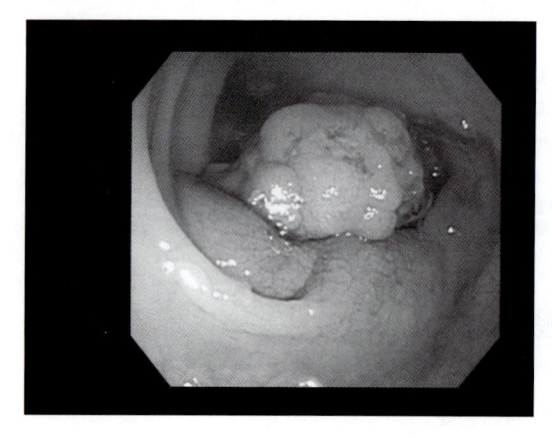

Fig. 1
ICG was injected using a standard 25 gauge sclerotherapy needle through the mucosa into the submucosal space of the bowel wall at four quadrants circumferentially around the lesion.

2 マーキング部位観察の実際

1）68歳・女性

　　術前診断はS状結腸癌（MPH0P0N0StageI）であった。ICG局注は手術3日前に施行された。手術は用手補助腹腔鏡下（HALS）S状結腸切除術が予定された。HALS下に直腸間膜からS状結腸、さらに下行結腸にかけて授動した後ハンドポートからS状結腸を引き出しPDE-2にて観察した。肉眼ではICGの緑色は確認できないが、ICG蛍光下では腫瘍部位が明瞭に描出され同定が容易であった（**Fig.2a・b**）。

2）79歳・女性

　　術前診断は上行結腸癌（MPN0P0N0StageI）と横行結腸の側方発育型腫瘍（以下

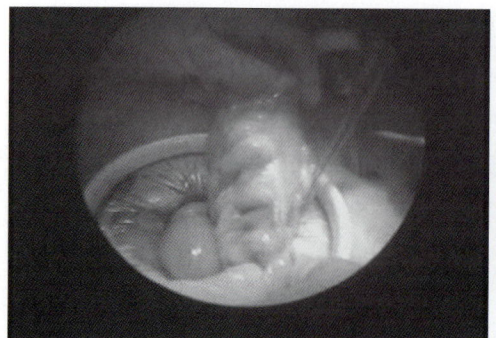

Fig.2a **Fig.2b**
Although the localization of sigmoid colon cancer was not able to identified with the naked eyes, it was clearly visualized and was easily and accurately identified after LED-induced fluorescence.

Fig.3a　　　　　　　　**Fig.3b**

Although the localization of LST was not able to identified with naked eyes, it was clearly visualized and was easily and accurately identified after LED-induced fluorescence.

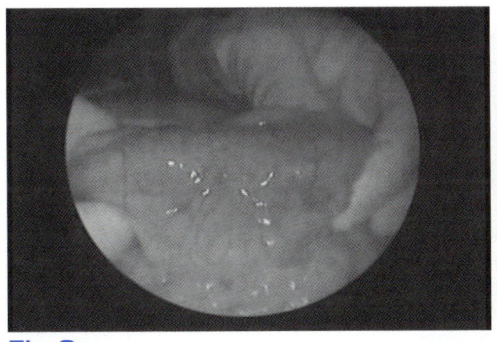

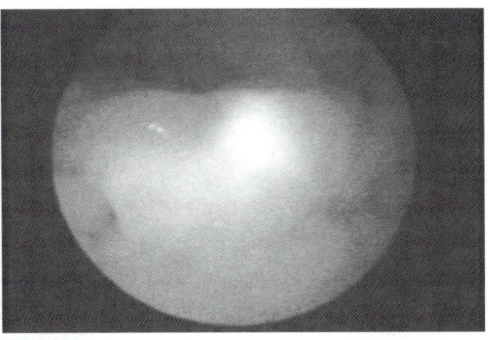

LST）であった。LST部位が横行結腸の脾彎曲部位近傍であったため手術は用手補助腹腔鏡下結腸右半切除術ならびに横行結腸部分切除術が予定された。手術3日前に横行結腸のLST部位に内視鏡的ICG局注が施行された。術中写真を**Fig.3**に示す。ICG蛍光下でLST部位が明瞭に描出され、確実な腫瘍部位の同定が可能であった。

3 考察

　ICGを緑色の色素媒体として認識する術前マーキング法の報告も散見される[5) 6)]。Lee ら[5)]は、ICGは墨に比して腫瘍部位の識別率が悪く、特に局注後48時間以上経過した場合、緑色として認識できないと報告している。またPriceら[6)]は組織にICGを長時間停滞させる目的でICG濃度を高くすると、組織炎症反応が出現するためマーキング法としては有用ではないと報告している。

　LeeらやPriceらの用いたICG溶液の濃度が1%、1.25%であったのに対して、今回われわれの用いたICG溶液は0.25%と低濃度で、局注から手術までの期間は約72時間であった。その結果、肉眼的には緑色と認識できなくても、蛍光観察下においては白色調として腫瘍部位を明瞭に認識することが可能であった。さらに組織炎症反応を含めた有害事象、合併症は認めなかったことからICG蛍光法を応用した術前マーキング法は色素法としてのそれよりも感度がよく安全で優れていると考えられる。

　今後、術前マーキングを必要とする症例に関しては腹腔鏡下手術が主体となっていくものと思われる。われわれはキセノン光源によるICG蛍光装置を搭載した腹腔鏡を浜松ホトニクス中央研究所と共同開発した。このデバイスに関しては次稿を参照されたい。腹腔内でリアルタイムに腫瘍部位を同定できる腹腔鏡デバイスが開発された意義は大きいものと考える。

おわりに

　ICG 蛍光法を応用した大腸癌術前マーキングの実際について述べた。ICG 蛍光法による術前マーキングは安全性、正確性の点で他の媒体よりも優れており有用であると考えられる。

Summary

Colonic marking using a fluorescence imaging technique with light-emitting diode-activated indocyanine green

Makoto Watanabe, Akira Tsunoda, and Mitsuo Kusano
Department of General and Gastroenterological Surgery, Showa University, Tokyo, Japan

Key Words : Colorectal cancer, Colonic marking, Indocyanine green (ICG), Fluorescence imaging

　This study presents a novel method for colonic marking using fluorescence imaging technique of light-emitting diode (LED) -activated indocyanine green (ICG) fluorescence. Colonic marking using a fluorescence imaging technique of LED-activated ICG fluorescence may be a new concept of colonic marking method based on the characteristics that ICG is a near infrared fluorescent dye, and is useful without any adverse effects to identify peri-operatively the tumor localization.

文献

1) Ponsky JL, King JF：Endoscopic marking of colonic lesions. Gastrointest Endosc 22：42-47, 1975.
2) Lehman GA, Maveety PR, O'Connor KW：Mucosal clipping-utility and safety testing in the colon. Gastrointest Endosc 31：273-276, 1985.
3) Coman E, Brandt LJ, Brenner S, et al：Fat necrosis and inflammatory pseudotumor due to endoscopic tattooing of the colon with India ink. Gastrointest Endosc 37：65-68, 1991.
4) Watanabe M, Tsunoda A, Narita K, et al：Feasibility study of colonic tattooing using a fluorescence imaging technique with light-emitting diode-activated indocyanine green. Surg Today（in press）.
5) Lee JG, Low AH, Leung JW, et al：Randomized comparative study of indocyanine green and India ink for colonic tattooing. An animal survival study. J Clin Gastroenterol 31：233-236, 2000.
6) Price N, Gottfried MR, Clary E, et al：Safety and efficacy of India ink and indocyanine green as colonic tattooing agents. Gastrointest Endosc 51：438-442, 2000.

VIII 鏡視下手術との融合による新たな低侵襲性手術の展開

鏡視下ICG蛍光硬性鏡の開発
A new ICG fluorescence endoscope for minimally invasive surgery

Key Words | ICG蛍光 | 蛍光硬性鏡 | 低侵襲性手術

昭和大学消化器一般外科

草野満夫　　渡辺　誠　　田嶋勇介　　安田大輔　　加藤正典
加藤貴史　　青木武士　　角田明良

浜松ホトニクス株式会社 中央研究所　　新興光器製作所
三輪光春　　　　　　　　　　　　　福与恒雄

はじめに

　LED励起によるICG蛍光法は本書に記載されているように乳癌、胃癌手術におけるセンチネルリンパ節ナビゲーション手術(sentinel node navigation surgery；SNNS)としてその臨床応用が広がり[1-4]、リンパ管造影、血管造影あるいは胆管造影法としての有用性が検討されている。さらに、本法が現在、広く行われている鏡視下手術に応用可能となれば、これらの低侵襲性はさらに向上する。

　われわれは数年前より鏡視下蛍光硬性鏡を国立成育医療センター、浜松ホトニクス、新興光器製作所と共同開発してきた。国立成育医療センター千葉らはヒトを含む動物臓器内部の血流、特に子宮内胎児手術の代表的な適応疾患である双胎間輸血症候群(TTTS)の胎盤吻合血管レーザ凝固術において、吻合血管の血流を可視化する特殊内視鏡装置(新型蛍光内視鏡)の開発を目指している(本書第V章に収載した「胎児内視鏡と胎盤血管造影」参照)。また気管支ビデオスコープを使用する蛍光気管支内視鏡は肺癌の診断治療法が確立しつつある[5]。

　一方、消化器外科領域ではすでに慈恵医科大学外科の二村らが胃癌のSNNSに応用し[6]、本邦で初めて鏡視下SNNSを行った。われわれもこれまで通常の硬性鏡と同じキセノン光でインドシアニングリーン(indocyanine green；ICG)を励起し、その蛍光画像をCCDカメラで観察するPDEカメラ硬性鏡の開発を行ってきた。いくつかの解決すべき問題点があるものの、十分臨床に応用可能と考えている。本書の他の項目と重複記載のところがあるが、これまでの実験、臨床成績を紹介する。

1 ICG蛍光硬性鏡の構成とその特徴

　装置は硬性内視鏡、CCDカメラ内蔵head、カメラコントロールユニット、画像撮影ライトガイド、キセノン光源装置、可視像、蛍光像の切り替えフットスイッチで構成されている（**Fig.1**）。ICG蛍光内視鏡は10mmφ直視鏡で視野角80°、蛍光用ライトガイドはファイバー径：5mm、φ全長：1800mmで、蛍光用キセノン光源装置は重さが約9kg、プリセット150Wのキセノンランプを使用している。この硬性鏡の特徴は通常の可視像と蛍光像を瞬時に切り替え、一本の硬性鏡で観察可能であることである。主に近赤外光を使用するため、レンズ系には近赤外線の透過性がよい材質を選定し、広角で明るいレンズ設計を行っている。ライトガイドは高NA（開口数）のガラスファイバーの使用により、近赤外光の透過率の向上を図っている。ライトガイドとは光源部よりスコープ基部に光を伝送するガラスファイバーで、通常20～30ミクロンのガラス繊維を数千本まとめて使用する。キセノン光源装置は、ランプは150Wのキセノン球を使用している。フィルターにより可視光から近赤外光までの波長光を抽出し、可視像と蛍光像の創出を行っている。可視像と蛍光像を同時にみるための手段として、光源内の蛍光フィルターを可視光とミックスさせ、その割合を変えることにより任意の濃度画像の取出しが可能となった（**Table 1**）。

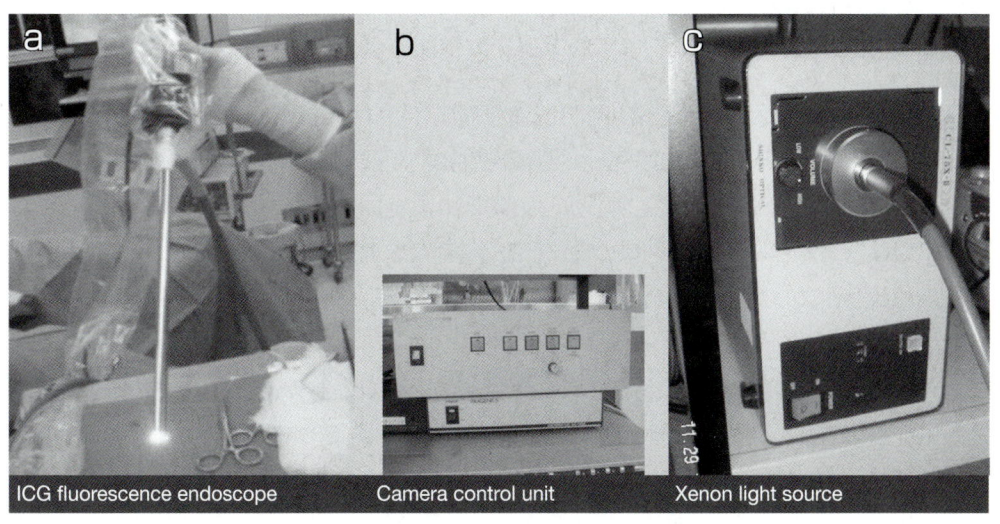

Fig. 1　System of ICG fluorescence endoscope (IFE)　　　(Please refer Table 1)

Table 1 ICG fluorescence endoscope and fluorescence light source system characteristics of ICG fluorescence endoscope (vs. conventional endoscope)

	蛍光用	可視用
内視鏡	主に近赤外光を使用するため、レンズ系には近赤外線の透過性がよい材質を選定し、広角で明るいレンズ設計を行っている。	画質、明るさの向上を図るため、近年ではリレーレンズ系にロッドレンズを使用し、表面にはマルチコーティングを施し光の損失を防いでいる。 しかし、蛍光観察にはこのガラス層とマルチコーティングが障害となる。
ライトガイド	高NA（開口数）のガラスファイバーの使用により、近赤外光の透過率の向上を図っている。 ※ライトガイドとは光源部よりスコープ基部に光を伝送するガラスファイバーで、通常20〜30ミクロンのガラス繊維を数千本まとめて使用する。	通常はNA（開口数）0.5のガラスファイバーを使用している。
キセノン光源装置	ランプは150Wのキセノン球を使用。フィルターにより可視光から近赤外光までの波長光を抽出し、可視像と蛍光像の創出を行っている。 可視像と蛍光像を同時にみるための手段として、光源内の蛍光フィルターを可視光とミックスさせ、その割合を変えることにより任意の濃度画像の取出しに成功した。	ランプは150Wのキセノン球を使用。 フィルターにより近赤外光をカット、可視光のみを抽出している。

2 基礎的検討

　ビーグル犬を用いて、通常可視下での観察、ICG注入後の肝臓、腸管血管、胆管系を観察した。可視下では肝臓、胆嚢など問題なく観察された。一方、鏡視下では色調調整が煩雑であり、画質も劣るが、蛍光像で同定したSLN、マーキング部位などを肉眼で確認するという意味からは十分に目的は達する。ICG蛍光像であるが、肝臓は白色調に観察され、腸管壁の血管も明瞭に観察されるが、その蛍光輝度は通常のPDEに比べ劣る。この点が今後の改良の大きな課題である。

　腹腔鏡下胆嚢摘出術において術中胆管造影が必要な時がある。この蛍光硬性鏡でICG胆管造影が可能か否かを検討した（**DVD-37**）。詳細は第Ⅵ章に収載した「ICG蛍光法による開腹および鏡視下胆道造影」を参照されたい。胆汁にICGを混和すると蛍光を発する。この知見はこれまでに報告がない。胆嚢内にICGを注入すると胆嚢そして数分後に胆嚢管、総胆管が明瞭に観察される。

3 臨床での検討

この硬性鏡は鏡視下手術に威力を発する。

1）SNNSへの応用－胃癌（Fig.2、DVD-37）

鏡視下手術は食道癌、胃癌、大腸癌に行われているが、鏡視下でのSN同定が可能となれば、その低侵襲度はさらに増す。しかし、これらの腫瘍に対してのSNNSはまだ臨床研究段階であり、メラノーマ、乳癌に比べると理論的conceptが十分に得られていない。今後、精度の高いSLN同定法が開発されることと相まって、SNNSのbackgroundが確立されるものと考える。各疾患の硬性鏡については本書（第Ⅳ章胃癌）を参照していただきたい。

しかし、現時点では硬性鏡を使用しなくても小切開の鏡視下SNNSは十分可能である。現在われわれの行っている方法を紹介する。対象は早期の胃・大腸癌で、手術2～3日前にICGを腫瘍周囲に注入する。通常と同じように鏡視下手術を施行後、小切開を加え、病変部を体外に引き出し、通常のPDEカメラで観察する。この方法は単にSLNを同定するばかりでなく、腫瘍の存在部位を明確に同定でき、basin resectionなど部分切除を行うにあたって極めて有用である。

症例：60歳・女性。胃癌（胃体部大彎側の2cmのsm癌）。喘息があり、長期間治療を続けていることからSLNを同定し、部分切除を行った。腹膜炎に既往があったため上腹部に6cmの小切開を加え、大網を部分的に切離後、PDEカメラで病変部とSLNを確認、同定し、術中迅速診断でSLNの陰性を確認後、蛍光部分を切除した。術後の病理診断で断端（-）、LNも陰性であった。このように術前重篤な合併症を有する患者、高齢者など、EMR、ESD後の断端陽性例などには応用してよい方法である。

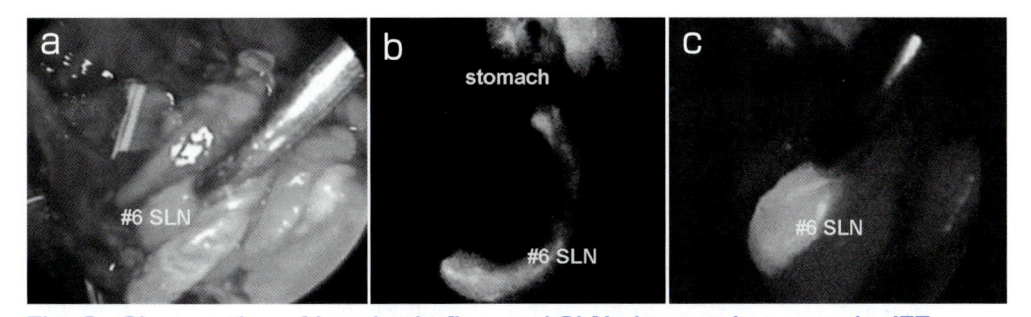

Fig. 2 Observation of lymphatic flow and SLNs in gastric cancer by IFE
ICG was injected endoscopically surround the gastric cancer 3 days prior to the operation. We can find swelling #6 lymph node by normal view of IFE (a), and white shining lymphatic flow and #6 lymph node clearly seen by fluorescence image view (b·c).

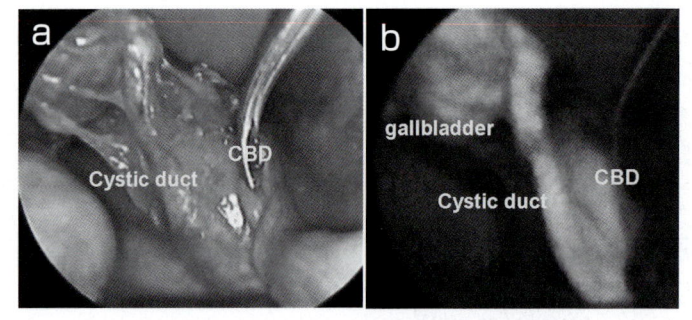

Fig. 3 Intraoperative cholangiography(IFE)
Two ml of ICG solution was directly injected into gallbladder. Immediately following ICG injection, gallbladder, cystic duct and common bile duct were clearly recognized.

2) 胆道造影（Fig.3、DVD-37）

　　IFEを腹腔鏡下胆嚢摘出術に応用しているが（第Ⅵ章に収載した「ICG蛍光法による開腹および鏡視下胆道造影」参照）、胆嚢炎の強い症例、胆管が脂肪で覆われている場合は描出が困難である。しかし、胆嚢管を処理する時にこの方法を用いて最終確認をするという意味での有用性は高い。肝硬変合併肝癌の症例で術2日前にICG肝予備力検査を行ったが、開腹してPDEカメラで観察すると肝臓はまだらな白色調に、胆嚢、総胆管もICG蛍光が明瞭に観察された。このように術数日前にICGを全身投与しておくと同様に肝臓から胆道系に排出されたICGと胆汁が混和し、明瞭な胆管像が確認し得た。簡便な胆道造影検査法として、特に鏡視下でのIFEでの観察には極めて有用な方法である。

3) 血管造影（第Ⅴ章 脈管造影の項参照）

　　脳、心臓、腹部血管とあらゆる脈管が本法で観察される。しかし、観察深度が浅く、露出しているか、あるいは組織の浅いところの脈管しか観察されない。腹部領域では肝動脈、門脈再建後、門脈の副血行路の同定、さらにこれまで困難であった小腸の血管病変術中同定などに威力を発揮する。時に大量の下血をきたす小腸のA-V malformationは手術の適応であるが、術前に通常の腹部血管造影で部位を同定し得ても、術中は困難なことがある。まだ本法を行った症例は経験していないが、硬性鏡で病変部位を確認して、切除するという鏡視下手術が可能と考えられる。

4) 腫瘍部位同定、マーキング（Fig.4、DVD-37）（第Ⅳ章 大腸癌の項参照）

　　血管病変のみならず、大腸癌、胃癌などの漿膜面からは同定できない早期病変の部位確認に極めて有用である。現在、点墨、クリッピングなどの方法が用いられているが、前者は過剰注入による注入部位の汚染、時に炎症を起こす。後者は触知でしか確

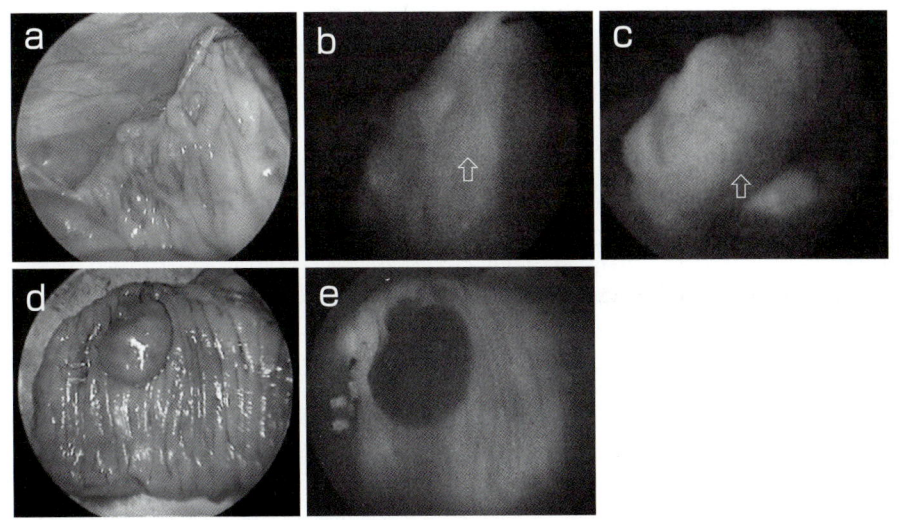

Fig. 4 Tumor marking by IFE
ICG was injected endoscopically surround the transverse colon cancer (depth : submucosa) 3 days prior to the operation.
We can not find tumor location swelling by normal view of IFE (a), but it was visualized by fluorescence image view (b) as white shining area (arrow), which also was observed following pulled out tumor from the small wound (c). d. Resected specimen. e. Fluorescence image view of the resected specimen.

認できず、HALSは可能であるが、完全鏡視下ではクリップを触知できず点墨法が主に用いられている。これまでの経験からICGの蛍光は注入してから4〜5日は持続することを確認しており、注入は術前3〜4日の間に行えば問題ない。注入部位はICGの淡い緑色を呈する場合もあるが、通常はほとんどICGの色素は観察されず、蛍光硬性鏡で観察するとあざやかな白色蛍光像として観察される。本法は同時にSLNも観察可能であり、病変部の剝離、摘出は可視像と蛍光像を切り替えながら行う。欠点としてはキセノン光励起であるので、開腹で使用するLED励起より蛍光輝度が劣ることである。また、観察深度が浅く、厚い脂肪組織で覆われているリンパ節の同定がやや困難である。

おわりに──これからの課題──

これまで蛍光硬性鏡の有用性について述べたが、まだ臨床にルーチンに使用するには解決すべき多くの問題点がある。まずキセノン光での励起であるので、体表、開腹術で使用するLED励起によるPDEカメラより蛍光輝度が劣ることである。観察深度が浅く厚い脂肪組織で覆われているリンパ節、脈管の観察がやや困難である。これはPDEカメラも同様であるが硬性鏡の場合、さらに感度が低下する。簡便な色調の調整、カメラheadの消毒の問題など、実施するうえで無視できない問題である。

われわれは鏡視下手術と蛍光硬性鏡を応用したSNNS、脈管、胆管系の同定などのあらたなアプローチとの融合が究極的な低侵襲性手術の方向であると考えており、これらの難題を早急に解決したい。

Summary

A new ICG fluorescence endoscope for minimally invasive surgery

Mitsuo Kusano[1], Makoto Watanabe[1], Yusuke Tajima[1], Daisuke Yasuda[1], Masanori Kato[1], Takashi Kato[1], Takeshi Aoki[1], Akira Tsunoda[1], Mitsuharu Miwa[2], and Tsuneo Fukuyo[3]

[1]Department of Surgery Showa University, Tokyo, Japan, [2]Hamamatsu Photonics, Shizuoka, Japan, [3]Shinkou Optics, Tokyo, Japan

Key Words : ICG fluorescence, Fluorescence endoscope, Minimally invasive surgery

ICG fluorescence image-guided surgery has been applying as a less invasive approach for various surgical fields. The application of the sentinel lymph node (SLN) navigation surgery (SNNS) to malignancies is the most attractive which can minimize the dissection area of lymph nodes when there is no metastasis in SLN. The SNNS has been employed not only in breast cancers but also in gastrointestinal (GI) malignancies. To detect sentinel lymph nodes (SLN), the dye-guided, and RI radio-guided methods have been employed. In our preliminary study of 300 cases of breast cancer and GI tract malignancies, the detection of SLNs by the PDE camera which enables us to observe the indocyanine green (ICG) fluorescence imaging emitting diode showed the usefulness in detecting not only SLNs but also the marking tumor lesion. In order to apply to the laparoscopic or other minimally invasive surgeries, we have developed a novel ICG fluorescence endoscope device. We introduce our preliminary study of the fluorescence-image endoscope to detect not only SLNs but also the marking tumor lesion, and to apply to intraoperative cholangiography in laparoscopic or in other minimally invasive surgeries.

A new device consists of an endoscope, a light-guide, and a xenon light source. The endoscope is 10mm in diameter in which we can get both normal and fluorescence images by changing the foot-switch channel.

Fluorescence images were obtained after injection of ICG using a charge coupled device endoscope with a cut filter as the detector, and light emitting xenon at 840 nm as the light source. Several days prior to operation, 2ml of ICG was injected around the tumor endoscopically. In laparoscopic cholechystectomy (LSC), 10ml of ICG solution was directly injected into the gallbladder. At operation, soon after laparotomy, the tumor lesion wass easily recognized, and lymphatic channels draining from the tumor to the SLNs were clearly visible by fluorescence and SLNs brighting fluorescence. SLNs were then dissected for the histological examination. As the preliminary study, we applied this method to three gastric cancers and three colon cancers. There were no adverse side effects of ICG. In all cases, we could easily find the tumor location and SLNs showing fluorescence images. In LSC, the gallbladder, cystic duct and common bile duct were clearly observed.

A novel method of the ICG fluorescence endoscope will be a promising approach to the detection of SLNs and the lesion of early stage tumor as well as to the application to image-guided laparoscopic cholecystectomy in which conventional laparoscope could not cover.

文 献

1) 北島政樹,久保敦司 編:Sentinel Node Navigation −癌治療への新しい展開. 218-224, 金原出版, 2002.
2) Kitai T, Inomoto T, Miwa M, et al:Fluorescence navigation with indocyanine green for detecting sentinel lymph nodes in breast cancer. Breast Cancer 12:211-215, 2005.
3) 草野満夫,加藤正典,角田明良,ほか:LED励起ICG蛍光をトレーサーとした新しいセンチネルリンパ節同定法—消化器癌への応用— 日本消化器外科学会雑誌 39(8), 1464, 2006.
4) Kusano M, Tajima Y, Yamazaki K, et al:Sentinel node mapping guided by indocyanine green fluorescence imaging:a new method for sentinel node navigation surgery in gastrointestinal cancer. Digest Surg (in press).
5) Usuda J, Tsutsui H, Kato H, et al:Photodynamic therapy for lung cancers based on novel photodynamic diagnosis using talaporfin sodium (NPe6) and autofluorescence bronchoscopy. Lung Cancer. Dec;58(3):317-323, 2007.
6) Nimura H, Narimiya N, Mitsumori N, et al:Infrared ray electronic endoscopy combined with indocyanine green injection for detection of sentinel nodes of patients with gastric cancer. Br J surg 91:575-579, 2004.

VIII 鏡視下手術との融合による新たな低侵襲性手術の展開

胎児手術への応用
Fluorescence imaging and fetal therapy

Key Words｜胎児治療｜双胎間輸血症候群｜仙尾部奇形腫｜DDGアナライザ｜インドシアニングリーン（ICG）

国立成育医療センター特殊診療部
石山昭彦　　千葉敏雄

1　胎児手術への応用

はじめに

　第V章に収載した「胎児内視鏡と胎盤血管造影」においては、胎盤血管のインドシアニングリーン（indocyanine green；ICG）造影像の実験的データについて述べた。今後の検討にてさらなる有効性や安全性が証明されていけば、「胎児治療」という低侵襲性が最も望まれる手術においても、この手法が応用・展開されていくものと期待される。母体・胎児の両者を対象としなくてはならない「胎児治療」という手術の特異性から、安全性という点ではまず第一に、ICGの胎児への移行について考慮しなくてはならない。そこで母体に投与されたICGの胎児移行性について、われわれの実験データを文献的考察とともに述べてみたい。

　また第V章では、双胎間輸血症候群に対する胎児鏡下胎盤吻合血管レーザー凝固術における胎盤血管像の描出について説明したが、それ以外の「胎児治療」領域におけるICG蛍光内視鏡の可能性についてもふれておきたい。

2　臍帯へのICG移行について

1）ICGの胎児移行に関するこれまでの報告

　ICGは、肝機能検査や循環機能検査などに臨床で既に使用されている検査用試薬であるが、妊娠中の投与に関する安全性が確立されていないという理由から、有益性が危険性を上回ると判断される場合にのみ投与することと添付文書に記載されている。

　これまで妊娠母体へのICG投与は、1977年および1982年にRudolfらが報告してお

り、それぞれ、正常妊婦の肝機能測定と[1]妊娠悪阻患者の肝機能評価[2]について論じている。両者とも、妊娠母体特有の肝機能の変化、すなわち妊娠初期・中期は非妊娠に比しICG消失率は正常域にあるが、児分娩前後には排泄遅延を示すとされる点を検討している。前者においては胎児へのICG移行も調べられており、結論として、妊娠時期を問わず胎児側へのICG移行は全くみられなかったと報告されている[1]。

2) 脈波分光法を用いたICGの臍帯移行に関する検討

われわれもICG蛍光内視鏡を使用した胎盤血管の描出にあたり、ICGの妊娠ウサギ母体投与後の臍帯、胎児への移行について検証を行っている。測定対象のウサギ胎仔から経時的に血液を採取し、比色法によるICG濃度を測定することは困難なため、DDGアナライザ-3300（日本光電）(**Fig.1a**)を使用し、体内のICG濃度を測定した。DDGアナライザは、パルスオキシメーターの原理である脈波分光法（pulse spectrophotometry）を用いて血液中に投与されたICG濃度を無侵襲に測定する機器である[3]。経静脈投与さ

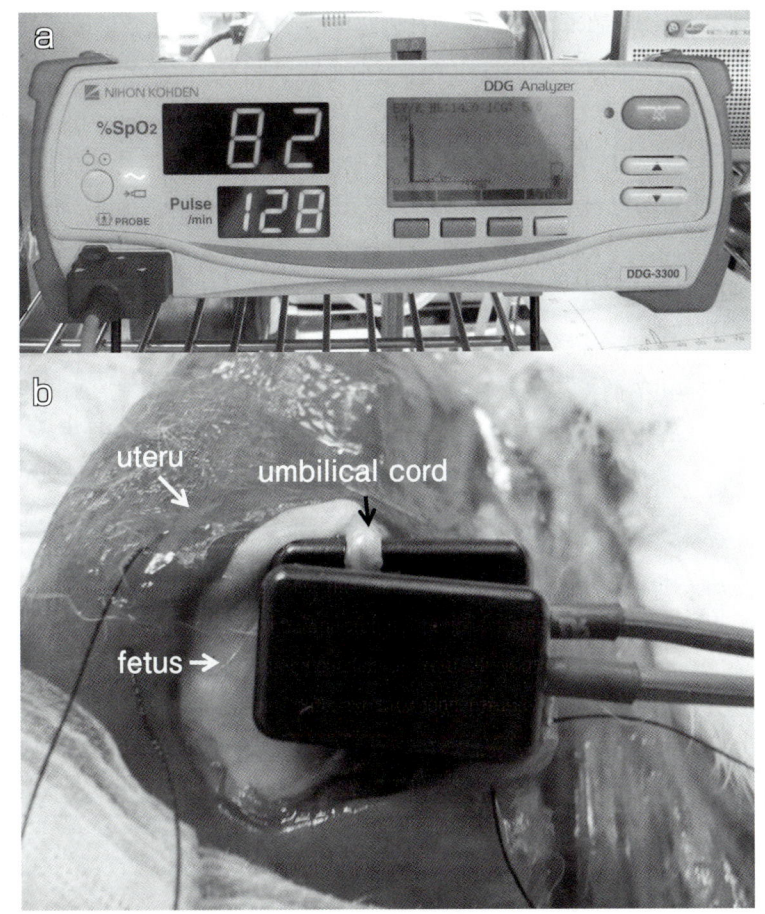

Fig.1
a.DDG Analyzer (Nihon Kohden).
b.Probe is set onto the umbilical cord.

れたICGの血漿消失率を経皮的に測定することができ、その精度も静脈採血から比色法で測定されたICG濃度と良好な相関を示す[4]。妊娠ウサギを全身麻酔後に開腹し、子宮に小切開を加え、臍帯のみを露出させプローブを装着した(**Fig.1b**)。同時に妊娠ウサギの母体後肢にもプローブを装着し、ICGの濃度変化を測定した。ICGは母体耳静脈にICGとして1.0mg/kgを単回投与した。

こうして得られたDDGアナライザの濃度パターンを**Fig.2**に示す。**Fig.2**の上が母体側の色素濃度図(早期成分**a**と後期成分**b**)、下が臍帯(胎仔)側の色素濃度図(早期成分**c**と後期成分**d**)である。早期成分は測定開始後90秒までの変化で、通常、この波形から心拍出量が計算できる。後期成分は測定開始後15分までの変化であり、この波形から血漿消失率が計算できる[3]。なお、後期成分の縦軸は対数表示である。この結果、妊娠ウサギ母体は、ヒト成人の測定で得られるようなICGの肝代謝、血漿消失のパターンを呈していた。一方、臍帯側すなわち胎仔側ではICGは検出されず、その移行はほぼ生じないと考えられた。

本機器では脈波振幅が小さい場合、信号/ノイズ比が低下し信頼性が下がるという測定限界があり、**Fig.2c**にみられるごく少量のICG濃度測定値が、ICG濃度そのものを示しているのかノイズなのかを明確に識別することは困難である。しかし臍帯側早期成分(**Fig.2c**)に、母体側(**Fig.2a**)にみられる初循環成分の波形がみられないことから、ノイズの可能性が高いと思われる。

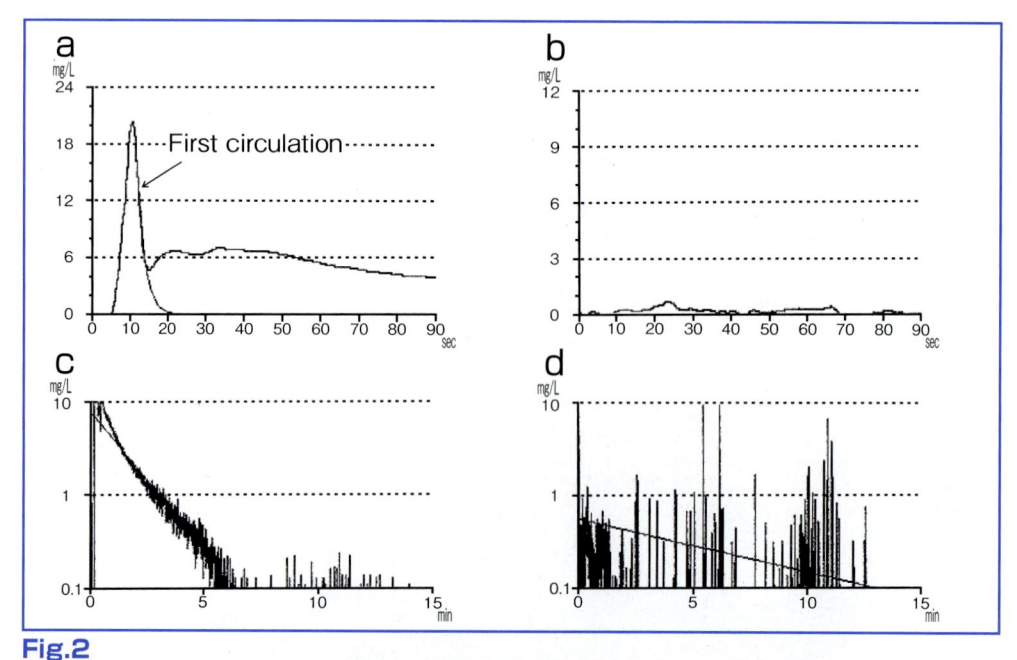

Fig.2
Time-dependent profile of ICG concentration based on DDG analyzer. a・b:maternal circulation, c・d:fetal circulation (umbilical cord).

3 適応となりうる疾患

　このICG蛍光内視鏡の手法を用いた「胎児治療」領域の対象疾患には、双胎間輸血症候群、仙尾部奇形腫などが考えられる。

1）双胎間輸血症候群
　双胎間輸血症候群とは、一絨毛膜性双胎の胎盤上に吻合血管が存在することで双方の胎児間に血流不均衡の生ずる病態であり、近年、その治療法として胎児鏡下胎盤吻合血管レーザー凝固術が行われている。胎盤上に存在する血管吻合が本質的な病因であるため、この吻合の閉塞が根治的治療となる。治療ターゲットが胎盤血管となることから、さらなる治療成績向上に資するべく、ICG蛍光内視鏡の実用化が期待されるところである[5]（詳細は第V章に収載した「胎児内視鏡と胎盤血管造影」を参照されたい）。

2）仙尾部奇形腫
　仙尾部奇形腫は発生頻度が35,000～40,000出生に1例と稀な疾患であるが、胎児治療の効果が十分に期待できる疾患の1つである。腫瘤の成長による機械的圧迫や腫瘤内のシャント血流による循環亢進により、高拍出性心不全から胎児水腫をきたす場合がある。仙尾部奇形腫が胎児期に診断された場合、妊娠中はドプラ血流計測を含めた詳細な超音波検査にて高拍出性心不全の評価を行い、心不全が疑われた場合は、妊娠週数による肺成熟の程度を考慮したうえで、娩出のタイミングを検討することになる[6]。近年、肺成熟が不十分な症例に対しては、胎児手術が考慮されるようになり、直視下切除術や流入血流の遮断（laser ablationなど）などが行われている[7)8]。より低侵襲な治療を目指すという流れから、将来的にはシャント血流の遮断術が主流になるものと思われる。

　このシャント血流遮断術では、いかに血流のみが焼灼・閉塞できるかが重要であり、その血管走行の把握にICG蛍光内視鏡を導入しうる可能性が期待される。その際には、臍帯からICG溶液を投与し、胎児鏡下に腫瘤やシャント血流を観察し効率良く焼灼するという方法も考えられる。現在は、経腹的超音波断層法などのみがシャント血流確認の手法となっているが、仙尾部奇形腫においては、深部血管まで描出しうるICG蛍光内視鏡の能力も大いに期待できると思われる。

4 まとめ

「胎児治療」とは母体・胎児の双方を対象とする手術自体の特異性から、両者の安全性がクリアされたうえで初めてヒトへと展開できるものである。ここでは母体に投与されたICGが胎児に移行しないという点からその安全性を論じたが、仙尾部奇形腫の胎児手術のように、敢えて胎児に投与しなくてはならない場合も想定される。そのため、胎児に対するICGの影響も検討されなくてはならない。有効性と安全性のさらなる検証が必要ではあるが、本手法が実用化され疾患を有する胎児のさらなる周産期予後改善につながることを願うものである。

Summary

Fluorescence imaging and fetal therapy

Akihiko Ishiyama and Toshio Chiba
Department of Strategic Medicine, National Center for Child Health and Development, Tokyo, Japan

Key Words：Fetal therapy, Twin-twin transfusion syndrome, Sacrococcygeal teratoma, DDG analyzer, Indocyanine green（ICG）

The ICG fluorescence imaging system can clearly visualize dynamic fluorescence flow through vital vascular networks including that of the placenta. It is mandatory to confirm the safety and efficacy of this system before its clinical use in the field of fetal therapy. A couple of studies have already been undertaken to determine if indocyanine green (ICG) fluorescence dye could pass through the placenta from the maternal to feto-umbilical circulation with reported negative outcome.

Then, we conducted the following experiment using pregnant rabbits; ICG was employed as a test fluorochrome and time-dependent in situ changes of the circulating ICG concentration was measured by a dye densitogram analyzer (DDG-3300, Nihon Kohden). First, the DDG probe was mounted onto both the animal umbilical cord and maternal hind leg finger. Then, the ICG dye was given to the mother via her ear vein in a dose of 1.0mg/kg. Again, this test did not bring about any ICG dye detected in the fetal side circulation throughout the experimental period (15minutes following its maternal administration). As a result, ICG was not transferred from the maternal to fetal circulation in pregnant rabbits. On the other hand, the maternal ICG concentration rose gradually showing a clear peak with subsequent attenuation.

In conclusion, if we could extrapolate human transplacental dye transfer from this outcome, this ICG fluorescence imaging is likely to be safely used for fetal surgery including laser surgery for twin-twin transfusion syndrome and fetal debulking of sacrococcygeal teratoma as well.

文 献

1) Rudolf H, Göretzlehner G, Brügmann E, et al：Assessment of liver function using indocyanine green（Ujoviridin）during normal pregnancy, during labor and in puerperium. Zentralbl Gynakol 99(25)：1548-1553, 1977.

2) Rudolf K, Rudolf H, Töwe J：The indocyanine green（Ujoviridin）test in patients with hyperemesis gravidarum. Zentralbl Gynakol 104(12)：748-752, 1982.

3) 小林直樹, 平原英昭, 鵜川貞二, ほか：パルス式色素希釈法. 医器学 69(8)：363-367, 1999.

4) 折井亮, 大辻幹哉, 花岡一雄, ほか：DDGアナライザによるICGKの測定に関する検討. 臨床モニター 15(4)：49, 2004.

5) El Kateb A, Ville Y, et al：Update on twin-to-twin transfusion syndrome. Best Pract Res Clin Obstet Gynaecol 22(1)：63-75, 2008.

6) 木戸浩一郎, 篠塚憲男, 綾部琢也：仙尾部奇形腫. 周産期医学 34(2)：201-204, 2004.

7) 千葉敏雄：胎児仙尾部奇形腫の出生前診断・管理と胎児期治療. 胎児外科. p242-261, 日本評論社, 2007.

8) Makin EC, Hyett J, Ade-Ajayi N, et al：Outcome of antenatally diagnosed sacroccygeal teratomas: single-center experience. J Pediatr Surg 41(2)：388-393, 2006.

おわりに

　ようやく，皆様のお手元にお届けすることができました。
この本を読まれてICG蛍光法が広い臨床領域で活躍していることへの驚きを私同様に感じられたことと思います。すでにこの方法を用いて臨床研究を進めている先生方も自分の専門以外の分野にも興味を持たれたことと思います。

　まず，超多忙な中で執筆いただいた先生方に心から御礼申し上げます。原稿以外に英文抄録，さらにはDVDの作成まで多くの負荷をおかけしました。いままでお会いしたことのない先生も手紙一本で執筆いただき，感謝の言葉もございません。このように充実した内容の本が刊行できたのもひとえに先生方のご尽力の賜物です。どの論文からも先生方の仕事への情熱がひしひしと感じられました。"ICG蛍光Navigation Surgery"という共通の入り口から入り，異なる領域，世界の外科学を学ぶことができることに喜びを禁じ得ません。

　本書のタイトルを"ICG蛍光Navigation Surgeryのすべて"としましたが，決してすべてではなくほんの一部でしかありません。本書に紹介できなかった仕事以外にも，この領域で立派な仕事は数多くあることはご承知のことと存じます。数年後の改訂版ではこれらの仕事も紹介できれば幸いです。

　本法の特徴は臨床の現場で数十年前から肝予備力検査試薬として使用されているICGが主役であることです。LEDも最近では照明器具などに使われており，PDE Cameraもそう特殊な機器ではありません。このような一般試薬とPDEとの組み合わせが，広い臨床領域に今，新たな光を投げかけています。

　本書がより安全，そして低侵襲的な手術の担い手として，より発展することに寄与することを期待しております。

2008年10月
昭和大学 消化器 一般外科教授 **草野満夫**

Closing

Now we have published this book. You may have been surprised to learn that the ICG fluorescence method has been employed in so many different clinical fields. More than a few doctors who have been involved in this work would also have interests in other fields as well as in their own areas.

First we would like to thank all the authors who were willing to write scientific and clinical articles and to edit DVDs for this book. As I was reading each and every article, I became deeply impressed that all of the authors are very enthusiastic about this field. We appreciate their great contributions to the publication of this book.

We cannot contain ourselves for joy that the study of ICG fluorescence navigation surgery has lead to so many new surgical techniques, all of which are derived from the common approach known as ICG.

Although the title of the book is "All of ICG Fluorescence Navigation Surgery", as you know, there are still so many good works which have not been included in this book for reasons of space and for that I must apologize.

The ICG fluorescence method is characterized by the use of ICG, which is a very cheap and easily available test drug, in combination with the PDE camera, which is a so small-scale instrument.

We sincerely hope that this novel approach will continue to be developed and be shining as a new light for safe and minimally invasive surgery.

Mitsuo Kusano
Professor and Chairman Department of Surgery Showa University Tokyo JAPAN

A New Light for Minimally Invasive Surgery

ICG 蛍光 Navigation Surgery のすべて
光るリンパ節、脈管、臓器を追う

2008年11月20日　初版第1刷発行

［監修・編集］草野満夫
［発行人］赤土正幸
［発行所］株式会社インターメディカ
　　　　〒102-0072 東京都千代田区飯田橋2-14-2
　　　　TEL. 03-3234-9559
　　　　FAX. 03-3239-3066
　　　　URL. http://www.intermedica.co.jp

［印　刷］大平印刷株式会社
ISBN978-4-89996-205-2

定価はカバーに表示してあります。